병! 도대체 왜 생길까?

병! 도대체 왜 생길까?

발행일　　2023년 1월 1일

지은이　　손성훈
펴낸이　　손형국
펴낸곳　　(주)북랩
편집인　　선일영　　　　　　　　　　편집　　정두철, 배진용, 김현아, 류휘석, 김가람
디자인　　이현수, 김민하, 김영주, 안유경　　제작　　박기성, 황동현, 구성우, 권태련
마케팅　　김회란, 박진관
출판등록　　2004. 12. 1(제2012-000051호)
주소　　서울특별시 금천구 가산디지털 1로 168, 우림라이온스밸리 B동 B113~114호, C동 B101호
홈페이지　　www.book.co.kr
전화번호　　(02)2026-5777　　　　　　　　팩스　　(02)3159-9637

ISBN　　979-11-6836-598-8 13510 (종이책)　　　979-11-6836-599-5 15510 (전자책)

(주)북랩 성공출판의 파트너
북랩 홈페이지와 패밀리 사이트에서 다양한 출판 솔루션을 만나 보세요!
홈페이지 book.co.kr　•　**블로그** blog.naver.com/essaybook　•　**출판문의** book@book.co.kr

작가 연락처 문의 ▸ ask.book.co.kr
작가 연락처는 개인정보이므로 북랩에서 알려드릴 수 없습니다.

종횡무진 한의사가 정리한 '교양으로 읽는 병인 백과'

병! 도대체 왜 생길까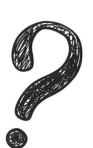

세상의 모든 병인을 몽땅 이 한 권에!

손성훈 지음

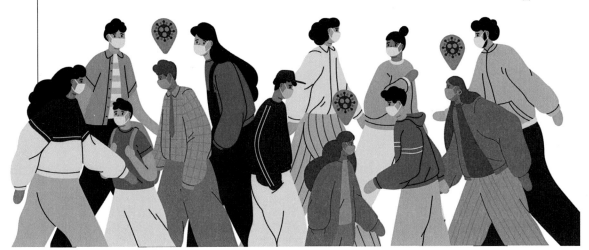

북랩

추천사

졸업한 지 한참 되는 제자가 간만에 연락해 자신의 책을 소개하면서 추천사를 써달라는 부탁을 했다. 괜히 허접한 책을 추천했다가 욕을 얻어먹느니 차라리 거절할까 고민하던 중 원고를 보니 내용이 광범위하고 분량도 적지 않아 오랫동안 공들여 정리한 흔적이 역력하여 많은 사람들의 건강한 삶에 도움을 주리라는 확신을 갖고 추천하기로 결심하였다.

저자는 10대 때부터 건강이 좋지 않아 의료인의 길로 들어선 이유도 있는 만큼 환자로서 체험에서 우러나오는 진솔함과 절박함, 그리고 치료자로서 의료적 지식과 경험을 아울러 공유할 수 있는 특수한 위치에서 쓰여졌다는 점에서도 특별한 의미가 있다.

세상에 아프지 않은 사람은 없다. 세상에 죽지 않는 사람은 없다. 원인 없이 아프거나 죽는 사람도 없다. 현대 과학에서는 여러 가지 병인에 대해서 형이하학적으로 분석하고 있지만 이것이 전부가 아니고, 한의학에서는 형이상학적 원인을 가지고 언급하고 있지만 관점의 차이가 많은 것이 사실이다.

이 책에서는 현대 과학뿐 아니라 한의학 및 기타 복합적인 원인들을 아울러 다룸으로써 병에 관해 종합적으로 보는 시각을 제시하였다. 치료도 병의 원인을 알아야 적절하게 행할 수 있는데, 이 책에서 언급하듯이 병의 원인이 이렇게 다양한데 일률적으로 치료하는 데에는 한계가 있을 수밖에 없다.

저자는 이 책에서 자연의 섭리에 따라 생활하고 순리에 맞게 처신하며 스스로를 돌보는 삶을 사는 것이 건강한 삶이며, 아무리 많이 잘 알더라도 정작 얼마나 옳게 잘 실천해 내느냐가 중요하다는 점을 시사하고 있다.

따라서 이 책을 통해 병을 보는 시각을 넓히고, 예방적 측면에서 건강관리를 하여 많은 사람들이 진정하게 행복하고 건강하게 무병장수하기를 기대해 본다.

대구한의대학교 부속 대구한방병원장, 대구한의대학교 한의과대학 교수
한의학 박사 김재수

병! 도대체 왜 생길까?

추천사

"병이란 도대체 어떻게 생겨나고 어떻게 대처해야 하는가?"

우리는 전 세계적인 Covid 대유행의 고통을 겪으면서 건강관리의 소중함과 함께 이런 의문에 대하여 최첨단 서양의학만으로는 문제의 분석과 해결방안에 한계가 있음을 인정하지 않을 수 없다. 이 책을 처음 접하고 보니 평소에 학구적인 저자가 어릴 적부터 병약함을 직접 체험하고 의료인으로의 도전과 성취, 그리고 그동안 치료자로서의 다양한 경험을 통해 본인만의 독창적이고도 예리한 분석 방법으로 정리한 교양 건강 백과 형태의 실용적인 역작이라고 감히 평가할 수 있겠다.

저자는 병의 원인을 보는 시야를 전통적 의학의 육체적, 정신적 질환의 범주에서 벗어나 인문, 사회, 과학, 기술 및 영성적 측면으로까지 확대하여 관찰하고 있다. 아날로그 시대에서 디지털 시대로의 전환이 일어나고 물자 중심에서 서비스 중심으로 생활 기반의 변화가 일어나고 있는 현대사회에서는 전통적 의학에서 관찰하지 못했던 여러 요소들이 새로운 병의 원인으로 나타날 수밖에 없다.

저자는 이러한 시대적 상황에 부응할 수 있는 병인의 분류와 그에 따른 대처 방안을 현대 서양 의학적 관점뿐 아니라 한의학적, 지구 환경적, 그리고 사회문화적 차원의 통섭적 관점에서 제시하고 있다. 과학적으로 증명될 수 있는 주요 병인들은 의학적 관점에서 전문가의 의견과 양서를 참조하여 소개하고 있고, 養生을 통한 예방 조치는 한의학적 관점에서 관련 지식과 한의사로서의 임상 경험을 바탕으로 설명하고 있어 책 내용에 대한 신뢰성이 인정되는 저술로 평가된다. 이러한 점에서 이 책은 건강관리에 관심이 있는 교양인들의 건강 지침서로서뿐만 아니라 예방의학을 공부하는 양한방 의학도들에게도 참고 자료가 될 것으로 확신한다.

경북대학교 명예교수, 전 경북대학교 병원장
의학 박사 이상훈

들어가며

1. 生(Life) - 생명, 생활, 생애

인간의 보편적 경험 세계에서는 증명하기 곤란한 종교적 혹은 형이상학적 입장은 논외로 두겠지만, 최근까지 과학적 연구로 밝혀진 바에 따르면, 우주는 배경복사 관측을 통해 약 138억 년 전 빅뱅이라는 대폭발로 시작되었고, 현재까지 우리가 알고 있는 유일한 생명의 행성인 지구는 운석의 방사성 연대 측정을 통해 약 46억 년 전 탄생했으며, 이 지구상 최초의 생명체는 가장 원시적인 생물로 분류되는 원핵생물에 속하는 남세균들이 뭉쳐져 이룬 화석인 스트로마톨라이트에 대한 방사성 연대 측정을 통해 약 38억 년 전 출현했고, 그 후 장구한 세월 동안 다양하게 진화하여 오늘날 우리 인간을 비롯해 각양각색의 수많은 생명체가 지구상에 존재하게 되었다고 보는 것이 정설이다. 이렇듯 **생명은 광대한 배경과 장구한 역사 속에서 신비롭게 싹튼 만큼 삭막한 우주에 생기를 불어넣고 활력을 선사한 기적 같은 현상**이라고 할 것이다.

그렇게 꽃피운 기적이 오늘도 계속되고 있기에 우리는 저마다 자신의 **생명**을 소중히 여기는 본성이 있다. 또, 하루하루 더 나은 **생활**을 선호하고 희구한다. 나아가, 한 번뿐인 각자의 삶에서 자신의 가치를 멋지게 실현하여 만족스러운 **생애**가 되기를 소망하고 추구한다. 그렇기에 '生(life)'은 **우리가 세상에서 사라지지 않는 한 항상 중심테마**일 수밖에 없다.

2. 인류의 염원과 건강한 삶 - 행복, 사랑, 평화, 건강 - 보건, 양생

평화로운 세상에서 각자의 행복한 삶을 원 없이 누리는 것이 인류의 궁극적 이상향이 아닐까 하는 필자의 견해에 이의를 제기할 사람은 별로 없을 것이다. 그런데, 이러한 **궁극적 이상향에서도 가장 필수적인 전제조건은 '건강'**일 것이다. 건강하지 않으면 내부에서 이미 평화가 깨어져 온전히 행복할 수 없고, 서로 사랑하며 화합하기도 어려워진다. 그러함에도 인류의 역사는 질병의 역사라고 할 만큼 우리 인류는 수많은 질병에 시달려왔다. 그러므로 **각종 질병으로부터 건강을 지키는 '보건'과 내재한 '生'의 기운을 기르고 돌보는 '양생'은 가장 기본적이고도 중요한 인류의 과제**임에 틀림이 없다.

3. 이 책의 구성상 특징과 활용법

이 책은 코로나19의 전 세계적 대유행이라는 전례 없이 심각한 보건의 위기를 동시대 지구상에 살고 있는 온 인류가 함께 겪으며 필연적으로 높아진 건강관리에 대한 관심에 부응하여 일반인들에게 도움이 되는 건강정보를 정리해서 제공하고 실질적인 보탬이 되고자 편찬하게 되었다. 사실, 일반인과 전문인의 중간 정도에 해당하는 학구적 교양인이라면 흥미 있게 읽을 만한 편성으로 서술하려 했는데, 막상 일반 대중들에게는 꽤 버거운 내용과 분량이 아닐까 싶다.

이 책은 건강관리를 위한 실용적 길잡이로서 뿐만이 아니라, 교양으로서의 관련 지적 호기심을 충족할 수 있도록 스펙트럼을 폭넓게 잡고 있다. 그렇기에 **이 책은 건강관리와 관련된 다양한 분야에서 최근까지 밝혀낸 학술적 성과들을 통섭하여 두루 고찰해 보고자 한 것에 더욱 큰 의의**를 두고 싶다.

이 책에서 다루는 대다수 내용은 기존의 다양한 근거 자료들을 수집, 참고하여 정리한 것이지만, 필자의 주관적 관점에 따른 분류나 독자적 이론도 담겨 있다. 그러한 필자의 자의적 정의나 분류가 다소 생소하고 어색하더라도 일단 적응하면 이해에 별 지장은 없을 것이다.

보통 건강과 질병에 관해 기술할 때 공통으로 등장하는 개념이 인(因), 증(症), 치(治)이다. **'인'이란 병의 원인을 말하고, '증'이란 드러난 병의 증상을 말하며, '치'**

란 그 병을 다스리는 방법을 말한다. 치료하려면 병증에 맞는 병인을 다스려야 한다. 즉, 치료에 앞서 병인의 파악이 우선한다는 말이다. 그렇기에 **본편에서는 병인을 중심으로 서술하면서 그에 따른 기본적인 건강관리에 관한 내용도 조금씩 곁들였다.**

0장은 기초편으로 건강과 질병에 관련된 개념을 소개하는 개요의 장이다. 1장부터 14장까지는 필자 나름의 분류에 따라 병인을 14종으로 나누고 그에 관해 설명하고 관련 질환을 다룬다.

부분적으로는 일반인들이 읽기에 다소 생소하거나 지나치게 전문적인 내용도 있을 것이다. 만약 흥미가 없다고 느껴지는 부분이 등장하면 그 부분은 대강 훑어 넘기고 관심 있는 부분 위주로 정독하며 선별적으로 읽더라도 이 책의 가치는 충분히 전달될 것이다. 단기간에 처음부터 끝까지 정독하려고 하면 지치기 쉬우므로 책장에 보관용으로 비치해 두고 **백과사전처럼 생각날 때마다 관심 가는 부분부터 조금씩 참조하며 시차를 두고 전체적으로 반복해서 읽어 보는 것도 이 책을 활용하는 좋은 방법**이 되리라 생각한다.

4. 집필 동기

필자가 이 책의 집필을 구체적으로 결심했을 때는 세계보건기구(WHO)에서 코로나19의 팬데믹을 선언한 원년 초가을 무렵, 치료제는커녕 백신 소식도 깜깜한 가운데 전 세계적으로 확진자와 사망자가 나날이 급증하던 비상시국이었다. 물론 그사이 우리 인류는 백신과 치료제를 차례로 개발해왔고, 이미 코로나19가 치명률도 많이 낮아진 데다 팬데믹이 막바지를 향해 가고 있다는 낙관적인 전망이 속속 나오고 있다. 하지만, 잇따른 변이 바이러스의 출현과 여전히 끊이지 않는 감염자의 속출은 이 사태의 완전한 종식을 기대하기 힘들게 하고 있다.

어차피 적자생존이다. 거스를 수 없는 대조류에는 적응해야만 살아남을 수 있다. 특히, **건강을 잃으면 모든 것을 잃는다**는 것은 동서고금의 진리가 아니겠는가? **생명과 건강의 중요성에 대한 사회적 인식은 시대가 바뀌고 시간이 흐를수록 계속 향상되는 추세긴 했지만, 특히 이번의 전 지구적 팬데믹 사태는 결과적으로 우리가 보건의 중요성을 절감하고 재인식하는 혹독한 계기가 되었다.** 그런 만큼 이제는 바이러스와 더불어 살아갈 태세를 갖추고, 나아가 향후 유사한 대재앙이 또 발생하지 않도록 이번 선례를 귀중한 거울로 삼아야 할 것이다. 비단 이 사태뿐 아니라 범람하는 각종 유해화학물질과 불량식품, 전 지구적 기후위기, 눈앞만 좇는 문명화의 폐단, 그리고 만연해 있는 안전 불감증이나 불행한 인간관계 등도 오늘날 우리의 건강을 호시탐탐 위협하는 공공의 적이라 할 수 있다. 더군다나 인류의 평균수명은 최근 계속 연장되고 있고, 특히 2020년 기준으로 한국인의 기대수명은 83.5세로 세계 최상위권에 근접해 있기에 아프지 않고 건강하게 만족스러운 여생을 보내려면 발병 전에 적극적으로 예방해야만 한다.

동서양 의학을 접목한 통합의료 시술로 높은 평가를 받는 일본 의사 하루야마 시게오는 『뇌내혁명』이라는 그의 유명한 베스트셀러 첫 머리말을 이렇게 시작한다. '오늘날 의사들이 의료행위를 통해서 실제로 고칠 수 있는 병은 전체의 약 20%에 지나지 않으며, 나머지 80%는 그저 의료비만 물 쓰듯 낭비하고 있다'는 것이다.

이러한 주장은 그만의 견해가 아니다. 『나는 현대의학을 믿지 않는다』라는 책의 저자인 미국의 로버트 멘델존 박사도 현대 서양의학의 10%인 응급의료만 환자의 목숨을 구할 수 있으며, 나머지 90%는 환자를 치료할 수 없고, 오히려 악화시키고 마지막에 가서는 의료라는 이름으로 환자를 죽인다고 고백하고 있다.

또한, 일본의 의사인 쓰루미 다카후미도 저서인 『진실된 암 치료 비책』에서 2001년 미국인의 사망원인 1위가 의료행위로 인한 사망으로, 2위인 심장병, 3위인 암보다 높았다고 밝힌 바 있다. 오죽하면 2007년 기준 미국인의 38%가 질병 치료를 위해 침술, 약초, 명상 등 부작용이 거의 없는 전통의학에 의지하며, 이러한 추세는 영국, 호주, 프랑스, 독일 등의 선진 각국에서 나타나는 보편적 현상이어서 인구의 거의 절반 이상이 전통의학을 희망한다는 통계가 있다.

그렇다. 아무리 제도권 의료라고 하더라도 인간이 행하는 일이기에 허점이나 오류가 없을 수 없다. 그렇기에 자기 건강은 웬만큼 스스로 돌보며 지켜 나가는 법을 익혀야 하고, 이에 부응하는 일반인을 위한 건강관리 안내서에 대한 높아진 기대 또한 필연적인 요구가 되었다. 그리고 원인을 알아야 대책을 세울 수 있으므로 본편에서는 우선 질병의 각종 원인에 대하여 다각적으로 살펴보는 것에 의의를 두고 첫 삽을 뜨기로 했다.

필자는 한의사다. 그리고 심리상담사와 국제뇌파전문가(QEEG-D) 자격증 보유

자이며, 공과대학을 졸업한 공학사이고, 사주명리학 수료 후 자격증을 취득한 명리사이기도 하다. 그리고, 고등학교를 수석으로 입학하면서 헛바람이 든 핑계일 수도 있겠으나 당시로선 '삼라만상과 인류의 미래, 그리고 참된 삶'이라는 주제를 화두로 삼아 메모해 두고 당면한 학업보다도 더 골몰하면서 심리적 방황을 달래려 하기도 하였다. 하지만, **상처뿐인 영광이라 할까 현재 다른 사람들의 건강을 돌보는 일을 하면서 부끄럽게도 정작 자신의 건강은 제대로 돌보지 못해 이런 다양한 관심 분야만큼이나 크고 작은 병치레를 많이 해왔다.**

그러나, 보통 건강과 관련하여 환자에게는 절실함은 있으나 지식과 정보가 부족하고, 의사에게는 지식과 정보는 있으나 절실함이 부족하게 마련이다. 그런 점에서 필자는 건강의 소중함을 누구보다 절실히 체험한 의사인 동시에 건강의 비결을 솔직히 공유할 수 있는 환우라는 특수한 위치에 있다. **의료인으로서, 그리고 환우로서 그동안의 치열한 공부와 처절한 경험을 바탕으로 건강에 관해 습득한 다양하고 진솔한 견해를 일반인들과 함께 나눌 수 있다면 참 보람될 것 같았다. 그래서 관심 있는 일반인들을 위해 그간의 공부와 경험 등을 밑천으로 구체적인 근거에 기반한 내용을 필자 나름의 관점과 기준에 따라 정리하고 서술하여 건강관리에 관한 교양과 상식을 전달하는 보편적인 참고서와 실용적인 안내서가 될 수 있기를 바라는 마음으로 이 책을 편찬하게 되었다.**

모쪼록, 병인의 세계에 오신 것을 환영하며, 우리의 귀한 인연으로 독자 여러분이 건강에 대한 식견을 다지고 건강이 위협받는 시대임에도 건강한 삶을 영위하는 데에 조금이라도 의미 있는 일조가 될 수 있기를 바랄 따름이다.

코로나19 팬데믹을 지켜보며,
대전 둔산동 휴한의원 진료실에서
저자 씀.

차 례

| 추천사 | 4

| 들어가며 | 6
1. 生(Life) - 생명, 생활, 생애   6
2. 인류의 염원과 건강한 삶 - 행복, 사랑, 평화, 건강 - 보건, 양생   7
3. 이 책의 구성상 특징과 활용법   7
4. 집필 동기   8

제0장 건강과 질병에 관한 개념들 17

1.	건강의 개념	18
2.	건강의 다양한 차원	19
3.	질병과 예방의 개념	23
4.	병인의 개념과 분류	23

제1장 소인 27

1.	유전적 이상	28
2.	기혈의 편차	48
3.	신체 구조 이상	58
4.	면역계 이상 및 면역력 저하	59
5.	연령대	71

6   성별   72

7. 인종   73

제2장 물리적 원인 77

1. 한열   78
2. 조습   81
3. 압력   81
4. 장력   83
5. 중력   83
6. 진동   84
7. 마찰   85
8. 전기   85
9. 전자기파   86
10. 소음   92
11. 초음파   93
12. 일조량 과부족   94

제3장 화학적 원인 97

1. 유해 유기용제   99
2. 유해 금속류 및 그 화합물   104
3. 강산·강염기   109
4. 유독 기체   113
5. 산소 과부족   117
6. 환경호르몬   120
7. 미세먼지   124
8. 미세플라스틱(마이크로플라스틱)   125
9. 농약   126
10. 기타 유해화학물질   128

제4장 생물적 원인 131

1.	병원성 바이러스류	**133**
2.	병원성 세균류	**136**
3.	병원성 원생생물	**137**
4.	유독 식물	**138**
5.	병원성 균류	**141**
6.	유해 동물	**142**

제5장 식이적 원인 145

1.	영양 불균형	**146**
2.	불량식품	**177**
3.	유해 식품첨가물	**180**
4.	유해 조리법 및 보관법	**187**
5.	기타 유해 식품	**192**

제6장 약물적 원인 199

1.	의약품 오남용	**200**
2.	마약류	**202**

제7장 의료적 원인 207

1.	진단 단계 요인	**207**
2.	치료 단계 요인	**208**
3.	원내 감염	**210**

제8장 지구적 원인 211

1. 기상   213
2. 계절   214
3. 기후대   219
4. 기후변화 및 이상기후   222
5. 기타 천재지변   231

제9장 문화적 원인 235

1. 문명화   236
2. 경쟁주의 문화   247
3. 과도한 규율   248
4. 극단적인 성문화   249
5. 외모 및 겉멋 지상주의 문화   250
6. 차별 문화   252
7. 집단주의 문화   252
8. 지나친 개인주의 문화   253
9. 상업주의 문화   253
10. 잘못 형성된 음식 문화   253
11. 음주 문화   257
12. 불행한 인간관계   257
13. 진로 선택의 실패   267
14. 직업   268
15. 사회적 불안정   270
16. 군중의 무질서한 밀집   272

제10장 습관적 원인 275

1. 과로(노권)   276
2. 활동량 부족   277

3. 근육긴장 278

4. 잦은 여행 278

5. 자세 및 동작 불량 279

6. 호흡 습관 불량 282

7. 해로운 조리 습관 283

8. 식습관 불량 284

9. 수면 습관 불량 286

10. 배설 습관 불량 289

11. 불균형한 성생활 291

12. 음란물 탐닉 294

13. 영상 자극 295

14. 음향 탐닉 296

15. 기호식품 탐기 297

16. 위험한 레포츠 305

17. 사행성 오락 305

18. 기타 비위생적 습관 306

제11장 정신적 원인 323

1. 스트레스 324

2. 오욕칠정(욕망과 감정) 330

3. 부주의 및 대충주의 331

4. 완벽주의 331

5. 비관적 사고 332

6. 그릇된 신념 333

제12장 대사적 원인 335

1. 기체 336

2. 담음 336

3. 어혈 338

4. 식적 340

5. 비만 341

6.	땀	345
7.	피지	346
8.	유해산소(활성산소 과다)	347
9.	단백질 병리 현상	351
10.	지질 이상	353
11.	이차적 영양실조	354
12.	상재 균총 이상	355

제13장 조절적 원인 373

1.	호르몬 이상	374
2.	호르몬 저항성	379
3.	신경전달체계 이상	385
4.	생체리듬 교란	394

제14장 원인 미상 411

	나오며		414
1. 최근의 질병 양상과 보건 실태의 특징	414
2. 경각심을 가져야 할 10대 주요 병인	416
3. 한의학의 선구적 혜안	417
4. 다양한 병인에 굴하지 않는 건강한 삶을 위하여	418
5. 감사의 글	420
	참고 도서		422
	참고 논문 및 웹사이트		428
	참고 방송 프로그램		443
	찾아보기		444

건강과 질병에 관한 개념들

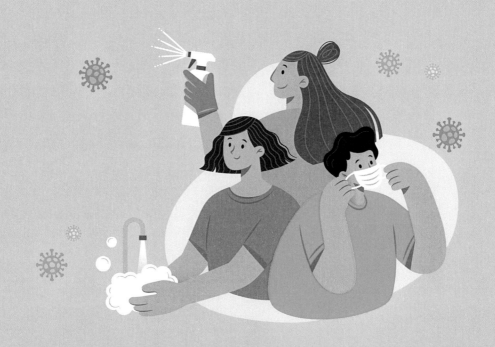

1. 건강의 개념

UN 산하 세계보건기구인 WHO는 스위스 제네바에 본부를 두고 1948년 발족한 이래 국제 보건사업을 지도하고 조정하는 일에 중추적인 역할을 담당하고 있는데, 건강의 정의에 대해 지금껏 몇 차례 발표하여 그 기준을 제시한 바 있다. 우선, 1948년「보건 헌장A Magna Carta for World Health」에서 건강의 개념을 다음과 같이 최초로 명시하였다. 즉, 건강이란 단순히 질병이 없거나 허약하지 않은 상태뿐 아니라 육체적, 정신적, 그리고 사회적으로 온전히 안녕한 상태를 말한다. (Health is a complete state of physical, mental and social wellbeing and not merely the absence of disease or infirmity). 이를 1957년 새롭게 내린 실용적인 정의를 참조하여 풀어보자면, **건강이란 육체적, 정신적, 그리고 사회적으로 고통이나 불편이 없고, 나약하지도 않으며, 스트레스 없이 안정되어 있고, 뜻대로 원활하여 유전적으로나 환경적으로 주어진 조건, 즉 나이, 성별, 지역사회 및 지리적 조건 등 기본적인 특성에 따라 정해진 기준의 정상범위 내에서 정상적으로 기능을 영위하며 원만히 적응하고 있는 상태**라고 할 수 있다. 그 후 1998년에는 영적인 개념을 추가하여 "**건강이란 질병이 없거나 허약하지 않을 뿐만 아니라 육체적, 정신적, 사회적, 그리고 영성적 안녕이 역동적이며 완전한 상태이다.**"라고 재정의하여 현재까지 통용되고 있다.

이 밖에 여러 학자가 내린 건강에 대한 정의를 잠깐 살펴보면, "건강이란 외부 환경의 변동에 대하여 내부 환경의 **항상성(homeostasis)이 유지된 상태**"라고 정의하기도 하고, "각 개개인이 **사회적인 역할과 임무를 효과적으로 수행할 수 있는 최적의 상태**"라고도 하였다. 또, 임상 개념, 역할수행 개념, 적응 건강 개념, 행복론적 개념 등 네 가지로 분류하여 건강을 정의하기도 하였다. **임상 개념**은 건강이란 질병, 증상, 그리고 불구 등이 없는 것으로 보는 입장이다. **역할수행 개념**은 건강이란 인간이 자신에게 주어진 일상적인 역할수행을 하는 데 어려움이 없는 상태라고 보는 입장이다. **적응 건강 개념**은 물리적, 사회적으로 효과적인 상호작용을 통해 적응을 잘해 나가는 상태라고 보았으며, 환경의 스트레스에 유동적으로 잘 적응한다고 보는 입장이다. **행복론적 개념**에서의 건강은 일반적인 안녕과 자아 실현화를 말하며, 더 높은 수준의 안녕을 성취하려는 능력을 의미한다.

한의학적으로는 심신의 음양이 대자연에 상응하여 조화와 균형을 이루고 타인이나 사회와의 소통도 적절하여 기혈의 순환이 원활한 상태를 건강이라고 정의할 수 있겠다.

이렇게 건강에 대한 정의는 육체적 측면뿐 아니라 정신적, 사회적, 그리고 영성적 측면 등으로 **점차 확대 통합된 단계로 다양화되었고, 최적의 건강 상태를 유지하기 위하여 적극적인 건강 행위가 요구**되고 있다.

2. 건강의 다양한 차원

필자는 앞서 언급한 1998년 이후 통용되고 있는 WHO에서 정의 내린 건강의 개념을 확장하여 다차원적으로 고찰해 보았다.

전통적 의미에서 건강이라고 하면 육체적 건강을 말해왔다. 그리고, 서양에서는 정신적 건강에 관해 과학적으로 접근하여 학문으로서의 정신의학이라는 분과가 태동한 지 불과 200년도 되지 않는다. 그 이전에는 조현병, 우울증, 조증, 강박증, 거식증, 치매 등 각종 정신과 질환들을 마귀가 들러서 그렇다고 보고 주술적인 방법으로 다루려고 하였다. 한편, 한의학의 역사에서는 그보다 훨씬 전에 육체적 질환과 정신적 질환을 거의 대등하게 한약과 침구술 등의 한의학적 방법으로 다루었던 기록이 의서들에 남아있다. 그만큼 정신적 건강에 대한 관심과 인식은 동양이 서양보다 앞서지 않았나 싶다. 사회적 건강에 대한 개념이 확립된 것은 20세기에 이르러서의 일이다. 그리고, 20세기가 거의 다 지나서 영성적 건강에 대한 개념을 WHO에서 명문화하기에 이른다.

이 밖에도 필자는 환경적 차원의 건강으로서 물상적, 공안적, 기술적, 경제적, 문화적, 정치적, 사법적 건강을 새롭게 정의하고자 한다. 그리하여 여기서 건강의 개념을 총 11가지 측면에서 구분하여 얘기해 보기로 한다.

우선, **건강을 크게 3가지 차원으로 나누어 보자면, 전통적 의미에서의 의료적 건강에 육체적, 정신적 건강이 포함되고, 20세기에 편입된 건강의 개념과 맞닿아 있**

는 윤리적 건강에 사회적, 영성적 건강이 포함되며, 필자가 창안한 신조어인 환경적
건강에 물상적, 공안적, 기술적, 경제적, 문화적, 정치적, 사법적 건강이 포함될 수
있다.

건강의 차원		범주	개념	방편
의료적	육체적	신체와 물육	원활한 육체적 생리 기능 유지	보건 생활, 투약, 처치, 체표 자극, 치료적 훈련
	정신적	정신과 심리	온전한 인지, 정서, 행동의 통합 양태 구현	치료적 상담, 투약, 체표 자극, 치료적 훈련
윤리적	사회적	직업과 교제	원만한 사회적 자아 형성	소질 계발 및 사회화 교육
	영성적	신념과 행위	정실한 가치관, 종교관, 사명감 정립	성찰, 통찰, 훈육, 교도
환경적	물상적	안전과 보전	안전한 물상적 환경 확보	방재, 방역
	공안적	안보와 치안	안녕한 사회적 질서 구축	외교, 방위, 방범
	기술적	기술과 산업	무해한 기술의 산업적 적용	편리, 안락, 풍요보다 인간, 감성, 환경 위주 혁신
	경제적	재화와 보험	긴요한 항산 구비	금융 및 재정 지원
	문화적	인문과 예술	건전한 문화 향유	학술진흥 및 여가선용
	정치적	신임과 문책	공정한 인사 달성	현명한 권한 행사
	사법적	심리와 재판	사회적 정의 실현	법관의 자질 함양 및 독립성 보장

육체적 건강이란 신체와 물육(物肉)의 범주로서 신체적으로 고통이나 불편 없
이 편안하고, 원활한 육체적 생리 기능을 유지하고 있는 상태라고 할 수 있다. 예
를 들어, 다른 게 다 멀쩡해도 당뇨병을 앓고 있다면 그 사람은 육체적으로 건강
한 상태가 아닌 것이다. 육체적 건강을 위해서는 평소 보건 생활이 권장되고, 약
물 투여, 시술이나 수술과 같은 처치, 물리적 체표 자극, 치료적 훈련 등을 그 방
편으로 활용하게 된다.

정신적 건강이란 정신과 심리의 범주로서 불안이나 공포, 우울, 과민, 과긴장, 과각성, 산만, 흥분, 둔마, 혼몽 등이 없이 마음이 편안하고 온전한 인지, 정서, 행동의 통합된 양태를 구현하고 있는 상태라고 할 수 있다. 예를 들어, 다른 게 다 멀쩡해도 강박증을 앓고 있다면 그 사람은 정신적으로 건강한 상태가 아닌 것이다. 정신적 건강을 위해서는 정신위생을 지켜야 하고, 치료적 상담, 약물 투여, 물리적 체표 자극, 치료적 훈련 등을 그 방편으로 활용하게 된다.

사회적 건강이란 직업과 교제의 범주로서 각 개인의 사회생활에 있어서 그 사람 나름대로 역할을 충분히 수행하며 자신에게 부과된 사회적 기능을 다 하고 사회생활에 잘 적응하여 원만한 사회적 자아를 형성하고 있는 상태라고 할 수 있다. 예를 들어, 현직 교사가 다른 게 다 멀쩡해도 교직이 적성에 맞지 않아 갈등이 심하다면 그 사람은 사회적으로 건강한 상태가 아닌 것이다. 사회적 건강을 위해서는 소질 계발과 사회화 교육 등이 필요할 것이다.

영성적 건강이란 신념과 행위의 범주로서 정실한 가치관, 종교관, 사명감 등을 정립하고 있는 상태라고 할 수 있다. 예를 들어, 다른 게 다 멀쩡해도 매우 이기적인 목적으로만 교회를 다닌다면 그 사람은 영성적으로 건강한 상태가 아닌 것이다. 영성적 건강을 위해서는 성찰, 통찰, 훈육, 교도 등이 방편으로 활용될 수 있다.

물상적 건강이란 안전과 보전의 범주로서 안전한 물상(物象)적 환경을 확보하고 있는 상태라고 할 수 있다. 예를 들어, 곧 무너질 듯한 다리를 그냥 방치해 두는 것은 물상적으로 건강한 상태가 아닌 것이다. 물상적 건강을 위해서는 방재, 방역 등이 필요할 것이다.

공안적 건강이란 안보와 치안의 범주로서 안녕한 사회적 질서를 구축하고 있는 상태라고 할 수 있다. 예를 들어, 범죄가 만연한 사회는 공안적으로 건강한 상태가 아닌 것이다. 공안적 건강을 위해서는 외교, 방위, 방범 등의 방편을 활용하게 된다.

기술적 건강이란 기술과 산업의 범주로서 무해한 기술을 산업적으로 적용하고 있는 상태라고 할 수 있다. 예를 들어, 우리 몸의 DNA를 파괴할 수 있는 방사능 물질인 라돈을 방출하는 침대 매트리스의 제조와 산업적 생산은 기술적으로 건강한 상태가 아닌 것이다. 기술적 건강을 위해서는 편리나 안락, 풍요만을 추구할 것이 아니라 인간과 감성, 환경 등을 고려한 혁신이 필요할 것이다.

경제적 건강이란 재화와 보험의 범주로서 긴요한 항산(恒産)을 구비하고 있는 상태라고 할 수 있다. 자본주의 사회에서는 금전적 안전장치가 꼭 필요하다. 예를 들어, 구성원을 위한 최소한의 경제적 안전망도 갖춰지지 않은 사회에서 소득도 없고 자산도 없는 알거지라면 경제적 혼수상태라고 할 만큼 경제적으로 건강한 상태가 아닌 것이다. 경제적 건강을 위해서는 금융이나 재정 지원이 필요할 것이다.

문화적 건강이란 인문과 예술의 범주로서 건전한 문화를 생산하거나 향유하고 있는 상태라고 할 수 있다. 예를 들어, 보편적 인류에 반하는 성 착취 영상물이 범람하거나 이를 즐겨 본다면 문화적으로 건강한 상태가 아닌 것이다. 문화적 건강을 위해서는 학술진흥과 여가선용이 필요할 것이다.

정치적 건강이란 신임과 문책의 범주로서 집단 내에서 공과에 따라 합당한 상벌이 주어지는 공정한 인사를 달성하고 있는 상태라고 할 수 있다. 민주주의 사회에서는 이러한 정의를 위한 견제 장치가 꼭 필요하다. 예를 들어, 사회 통념상 명백한 잘못을 저지른 사람이 아무렇지도 않게 그 집단의 요직에서 활보하는 것을 방치한다면 그 집단은 정치적으로 건강한 상태가 아닌 것이다. 정치적 건강을 위해서는 현명한 권한 행사가 방편으로 활용될 수 있다.

사법적 건강이란 심리(審理)와 재판의 범주로서 억울한 상황에 처했을 때 사회적으로 가장 강제력 있고 최후의 보루인 법의 심판에 따라 사회적 정의가 실현되고 있는 상태라고 할 수 있다. 예를 들어, 억울한 일로 소송을 하는데, 모두가 법 앞에 평등한 것이 아니라, 돈이 있으면 무죄고, 돈이 없으면 유죄라는 이른바 유전무죄 무전유죄 식의 판결이 난다면 이는 사법적으로 건강한 상태가 아닌 것이다. 사법적 건강을 위해서는 법관의 자질 함양과 독립성 보장 등이 전제되어야 할 것이다.

이렇게 건강의 개념을 다차원적으로 살펴보았고, 이 모든 측면에서의 건강이 보장되는 그런 선진복지사회가 이 땅에 속히 정착되길 간절히 바란다. 다만, 필자가 의료인인 만큼 **이 책에서는 주로 전통적 정의에 해당하는 의료적 건강에 초점**을 맞춰 다루고자 한다.

3. 질병과 예방의 개념

WHO에서는 10년마다 ICD라는 국제질병분류 체계를 업데이트하여 발표하고 있는데, 가장 최신 버전은 2022년부터 194개 회원국에 적용되는 ICD-11이다. 여기에는 전 세계에서 보고된 질병과 그 증상 등을 분류해 놓았는데, 이를 골자로 대한민국 실정에 맞게 표준화한 한국표준질병·사인분류 체계가 KCD이다. 질병의 종류나 개수는 분류 기준이나 방법에 따라 자료마다 차이가 큰 편이지만, WHO에서 발표한 최신 버전인 ICD-11에서는 5만 5천 가지 정도로 질병코드를 부여하여 나누고 있다.

질병이란 유기체의 육체적, 정신적 기능에 일시적 혹은 지속적 장애가 발생하여 정상적인 기능을 할 수 없는 상태를 일컫는다. 질병은 어느 한 가지 원인에 의해서 발생하는 것이 아니라 여러 가지 원인이 서로 겹쳐서 작용하는 경향이 있는데, 질병을 막고 건강을 관리하기 위해서는 3단계의 예방법이 존재한다. 1차적 예방은 질병이 발생하기 전 억제하는 단계이다. 2차적 예방은 1차적 예방에 실패하여 발생한 질병을 조기에 발견하여 조기 치료하는 단계이다. 3차적 예방은 질병으로 인해 남게 된 후유증과 장애를 최소화하고 재활시켜 사회에 복귀하도록 하는 단계이다.

4. 병인의 개념과 분류

전통적으로 삼원론에서는 건강이 병인, 숙주, 환경의 세 요인이 상호작용하여 성립된다고 본다. 즉, 병인이 우세하거나 병인에게 유리한 환경이 되면 건강이 저해되거나 질병이 발생하고, 반대로 숙주가 우세하거나 숙주에게 유리한 환경이 되면 건강이 증진된다고 보는 것이다. 그러나 이 책에서는 병인을 질병이나 병증 혹은 부상을 일으키는 원인 내지 조건으로 정의하여 발병에 관여하는 요인이라면 모두 병인의 범주에서 다루기로 한다.

필자는 질병을 일으키는 원인을 다음 도표와 같이 14개의 범주로 분류하여 다음

장인 1장부터 구체적으로 설명하고 그것들이 일으키는 다양한 질환들에 관해 소개하고자 한다.

이 책에서는 발병 원인이 개체에 내재한 소인이라면 **내인성**, 개체 외부에서 영향을 주는 것이라면 **외인성**으로 구분하였고, 외인성은 다시 발병의 직접 원인이 되는 **직접성**과 간접 원인이 되는 **간접성**으로 나누었다. 또, 반복되는 습관에 의한 발병이면 **습관성**, 정신적 요인과 관련이 깊은 발병이면 **심인성**, 체내 생리작용의 이상에서 비롯되는 발병이면 **기작성**, 그리고 원인이 불명확한 경우의 발병이면 **특발성**으로 각각 구분하였다.

병인 분류표

성질		목차	병인	종류
내인성		1장	소인	유전적 이상, 기혈의 편차, 신체 구조 이상, 면역계 이상 및 면역력 저하, 연령대, 성별, 인종 등
외인성	직접성	2장	물리적 원인	한열, 조습, 압력, 장력, 중력, 진동, 마찰, 전기, 전자기파, 소음, 초음파, 일조량 과부족 등
		3장	화학적 원인	유해 유기용제, 유해 금속류 및 그 화합물, 강산·강염기, 유독 기체, 산소 과부족, 환경호르몬, 미세먼지, 미세플라스틱, 농약, 기타 유해화학물질 등
		4장	생물적 원인	병원성 바이러스류, 병원성 세균류, 병원성 원생생물, 유독 식물, 병원성 균류, 유해 동물 등
		5장	식이적 원인	영양 불균형, 불량식품, 유해 식품첨가물, 유해 조리법 및 보관법, 기타 유해 식품 등
		6장	약물적 원인	의약품 오남용, 마약류 등
	간접성	7장	의료적 원인	진단 단계 요인, 치료 단계 요인, 원내 감염 등
		8장	지구적 원인	기상, 계절, 기후대, 기후변화 및 이상기후, 기타 천재지변 등
		9장	문화적 원인	문명화, 경쟁주의 문화, 과도한 규율, 극단적인 성문화, 외모 및 겉멋 지상주의 문화, 차별 문화, 집단주의 문화, 지나친 개인주의 문화, 상업주의 문화, 잘못 형성된 음식 문화, 음주 문화, 불행한 인간관계, 진로 선택의 실패, 직업, 사회적 불안정, 군중의 무질서한 밀집 등
습관성		10장	습관적 원인	과로, 활동량 부족, 근육긴장, 잦은 여행, 자세 및 동작 불량, 호흡 습관 불량, 해로운 조리 습관, 식습관 불량, 수면 습관 불량, 배설 습관 불량, 불균형한 성생활, 음란물 탐닉, 영상 자극, 음향 탐닉, 기호식품 탐기, 위험한 레포츠, 사행성 오락, 기타 비위생적 습관 등
심인성		11장	정신적 원인	스트레스, 오욕칠정, 부주의 및 대충주의, 완벽주의, 비관적 사고, 그릇된 신념 등
기작성		12장	대사적 원인	기체, 담음, 어혈, 식적, 비만, 땀, 피지, 유해산소, 단백질 병리 현상, 지질 이상, 이차적 영양실조, 상재 균총 이상 등
		13장	조절적 원인	호르몬 이상, 호르몬 저항성, 신경전달체계 이상, 생체리듬 교란 등
특발성		14장	원인 미상	

※ 이 도표가 이 책의 핵심 요강이므로 틀을 잘 익혀두면 내용의 이해에 도움이 될 것이다.

병인 분류도

병인			
내인성		제1장 **소인** : 유전적 이상, 기혈의 편차, 신체 구조 이상, 면역계 이상 및 면역력 저하, 연령대, 성별, 인종 등	
외인성	**직접성**	제2장 **물리적 원인** : 한열, 조습, 압력, 장력, 중력, 진동, 마찰, 전기, 전자기파, 소음, 초음파, 일조량 과부족 등 제3장 **화학적 원인** : 유해 유기용제, 유해 금속류 및 그 화합물, 강산·강염기, 유독 기체, 산소 과부족, 환경호르몬, 미세먼지, 미세플라스틱, 농약, 기타 유해화학물질 등 제4장 **생물적 원인** : 병원성 바이러스류, 병원성 세균류, 병원성 원생생물, 유독 식물, 병원성 균류, 유해 동물 등 제5장 **식이적 원인** : 영양 불균형, 불량식품, 유해 식품첨가물, 유해 조리법 및 보관법, 기타 유해 식품 등 제6장 **약물적 원인** : 의약품 오남용, 마약류 등	
	간접성	제7장 **의료적 원인** : 진단 단계 요인, 치료 단계 요인, 원내 감염 등 제8장 **지구적 원인** : 기상, 계절, 기후대, 기후변화 및 이상기후, 기타 천재지변 등 제9장 **문화적 원인** : 문명화, 경쟁주의 문화, 과도한 규율, 극단적인 성문화, 외모 및 겉멋 지상주의 문화, 차별 문화, 집단주의 문화, 지나친 개인주의 문화, 상업주의 문화, 잘못 형성된 음식 문화, 음주 문화, 불행한 인간관계, 진로 선택의 실패, 직업, 사회적 불안정, 군중의 무질서한 밀집 등	
습관성		제10장 **습관적 원인** : 과로, 활동량 부족, 근육긴장, 잦은 여행, 자세 및 동작 불량, 호흡 습관 불량, 해로운 조리 습관, 식습관 불량, 수면 습관 불량, 배설 습관 불량, 불균형한 성생활, 음란물 탐닉, 영상 자극, 음향 탐닉, 기호식품 탐기, 위험한 레포츠, 사행성 오락, 기타 비위생적 습관 등	
심인성		제11장 **정신적 원인** : 스트레스, 오욕칠정, 부주의 및 대충주의, 완벽주의, 비관적 사고, 그릇된 신념 등	
기작성		제12장 **대사 원인** : 기체, 담음, 어혈, 식적, 비만, 땀, 피지, 유해산소, 단백질 병리 현상, 지질 이상, 이차적 영양실조, 상재 균총 이상 등 제13장 **조절적 원인** : 호르몬 이상, 호르몬 저항성, 신경전달체계 이상, 생체리듬 교란 등	
특발성		제14장 **원인 미상**	

제1장

소인

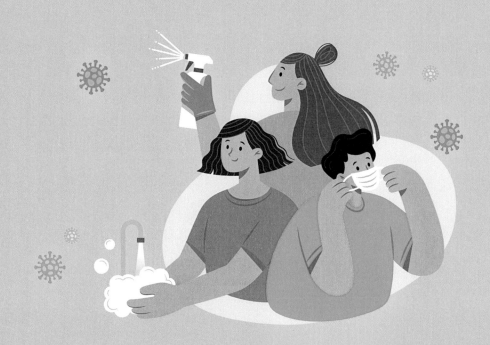

1. 유전적 이상

1) 유전 현상과 타고난 유전자의 중요성

　유전이란 어떤 특성을 가진 선조의 인자들이 후손으로 전해 내려오는 현상을 말한다. 이러한 유전정보를 담고 있는 인자를 유전자라고 부르며, 그 본체는 DNA이다. DNA가 처음 발견됐을 때는 19세기 중반이었지만, 이때는 조금도 중요하게 취급되지 않다가 거의 100년 가까이 지나서 이것이 유전자의 본체임이 밝혀졌다.

　우리 몸은 약 1백조 개의 세포로 이루어져 있는데, 각각의 세포 속에는 핵이 하나씩 있다. 그 각각의 핵에는 23쌍으로 된 46개의 염색체가 들어 있고, 한 쌍의 염색체는 부모로부터 각각 하나씩 물려받은 것이다. 염색체는 규칙적으로 꼬여 있는 DNA 가닥으로 되어 있는데, 이 DNA는 각 세포 속 핵 내에서 약 2m 정도씩 이중나선 구조로 길게 이어져 염색체를 이루는 실 가닥이다. 유전자는 우리 자신이라는 꽃을 피우는 씨앗이라고 할 수 있는데, 그 과정은 일련의 DNA 실 가닥 배열에 담긴 정보가 세포핵 안에서 메신저 RNA로 전사되고 이것이 핵막을 통과하여 세포질로 이동한 후 거기서 다시 아미노산이라는 언어로 이루어진 단백질로 번역되어 최종적으로 신체 각 구성 성분으로 발현된다. 이를 분자생물학에서는 '**중심원리**(central dogma)'라고 하며, 이러한 과정을 통해 각 종을 그 종답게 하고, 각 개체를 그 개체답게 하는 것이다.

　특히, 건강의 영역에서는 **건강한 유전자를 갖고 강한 체질로 태어나면 평생 건강할 가능성이 그만큼 크고, 그렇지 못한 유전자를 물려받고 약한 체질로 태어나면 평생 골골거릴 가능성이 그만큼 크게 마련이며, DNA의 염기서열은 쉽게 바뀌지도 않는다. 다만, 뒤에서 다룰 후성유전학적 현상에서는 DNA 염기서열의 변화 없이도 유전자 기능의 변화가 일어날 수 있고, 이것이 후대에 유전될 수도 있다는 사실 또한 점차 밝혀지고 있기는 하다.**

　과학자들은 유전적 질환의 원인이 되는 유전자를 찾아내기 위해 오랫동안 노력을 하였는데, 인간게놈프로젝트(HGP)를 통해 2003년 사람의 유전체 지도를 거의 완성하며 인간게놈의 염기 숫자는 약 30억 7천만 개, 유전자는 약 2만 5천~3만 2천 개라고 밝혀냈다. 역사상 최초로 핵폭탄을 개발했던 맨해튼 프로젝트, 역사상 최초로 달에 인류의 흔적을 남겼던 아폴로 프로젝트와 더불어 인류의 3대 프로젝트라 불렸던 **인간게놈프로젝트가 13년간의 방대한 작업을 완성하면서 발표한 내용에서 질병은 유전자 손상으로부터, 노화는 핵산의 결핍으로부터 발생한다고 천명하고 있다. 이처럼 소인으로서의 유전적 이상은 매우 중요하다. 유전병뿐 아니라 여타 질환의 발병에도 유전자가 관여하고 있을뿐더러 노화나 장수에 관여하는 유전자 또한 따로 존재하는 것으로 밝혀지고 있다.**

유전자, 즉 DNA는 타고난 것이므로 자연적으로 쉽게 바뀌지는 않는다. 그러나 사회가 복잡해지고 경쟁이 치열해지면서 스트레스는 증가하고, 문명의 이기뿐 아니라 문명의 흉기 또한 늘어나면서 우리의 DNA를 위협하고 있다. DNA가 변질하거나 손상되는 원인으로는 자연적 손상, 방사선이나 자외선 노출, 오염물질이나 술, 담배를 포함한 유해화학물질 등 독성물질에 의한 손상, 축적된 활성산소, 잘못된 식습관, 전자기기 전자파 노출, 심한 스트레스와 수면 부족 등을 들 수 있다. 그러므로 가능하면 이들을 피하는 것이 건강관리의 기본이다.

2) 유전질환의 종류

질환은 환경적 인자에 의한 것과 유전적 인자에 의한 것, 그리고 이들 양자의 복합작용에 의한 것 등 세 가지 유형으로 나눌 수 있지만, 인간에게서 발생하는 질환은 대부분 환경과 유전적 인자가 복합적으로 작용한다. 유전적 인자에 의해 발생하는 질환은 크게 세 종류가 있다. 첫째, 염색체의 수나 구조에 이상이 있는 경우를 **염색체질환, 혹은 세포 유전질환**이라 하고, 둘째, 한 유전자의 돌연변이에 의해 발생하는 경우를 **단일유전자질환, 혹은 멘델 유전질환**이라 하며, 셋째, 여러 가지 유전자의 돌연변이와 환경인자의 복합작용에 의해 발생하는 경우를 **다인 유전질환**이라 한다.

유전적 이상은 사람 신체의 거의 모든 부위에서 발생한다. **현재 약 6천여 종의 유전자가 단일유전질환을 초래할 수 있는 것으로 알려져 있으나, 사실 이는 비교적 드물게 나타나며 유전질환은 대부분 염색체의 특정 부분의 변이로 나타나는 다인유전질환이다.** 유전적 결함에 의해 생겨난다고 분류되는 유전질환 가운데에는 생식세포에 담겨서 다음 세대로 전해지기도 하지만, 그와는 반대로 불임으로 되거나 혹은 어릴 때 발병하여 목숨을 잃기 때문에 다음 세대로 전해질 수 없는 경우도 있다.

1〉세포 유전질환(염색체질환)

인간의 염색체수는 46개, 즉 22쌍의 상동염색체와 2개의 성염색체로 구성되어 있는데, 남성은 XY, 여성은 XX로 이루어져 있다. 즉, 남성은 44+XY, 여성은 44+XX로 나타낸다. 그런데, **생식세포의 분열 과정에서 특정 염색체가 제대로 분리되지 않아 염색체수에 이상이 생기거나 염색체수는 정상이나 그 일부 구조에 이상이 생기는 경우가 있다. 이때 각각 해당하는 질환이 발생하게 되는데, 이는 염색체 이상에 의할 뿐 본질적인 유전자에 이상이 생겨 유전되는 질환은 아니므로 후대로 유전되어 내려가지 않는 경우가 많다.** 염색체 구조의 이상에 의한 경우는 일부가 상실된 '결실', 일부가 추가된 '중복', 염색체 일부가 거꾸로 배열된 '역위', 한 염색체의 일부가 같은 염색체의 다른 부분이나 다른 염색체로 옮겨지는 '전좌' 등으로 다시 세분된다.

1] 상염색체 세포 유전질환

① 다운 증후군

대략 95%의 환자들이 21번 염색체가 정상보다 1개가 더 많아 3개인 상염색체 수 이상으로, 염색체 이상 증후군 중 가장 흔하며 지능발육 부전의 주요 원인이다. 또, 특유의 얼굴 형상을 가지며 면역체계가 약하다. 발생 원인은 대부분 감수분열 시 모체 측 염색체의 비분리 때문이며 산모의 나이가 35세가 넘으면 급증하는데, 45세 이상에서는 약 1/50 비율로 발생한다.

② 에드워즈 증후군

18번 염색체가 3개인 상염색체 수 이상으로, 심한 발달 저하와 신경 이상, 지적 장애가 나타나고, 특이한 외모를 보인다.

③ 파타우 증후군

13번 염색체가 3개인 상염색체 수 이상으로, 신경 이상이 심하며 많은 기형 증상을 보인다.

④ 윌리엄스 증후군

7번 염색체 일부가 결실되어 특유의 외모와 함께 심장질환, 지적 장애 등의 증상이 나타난다.

⑤ WAGR 증후군(Wilm's tumor, aniridia, gonadoblastoma, retardation : WAGR)

11번 염색체의 결실로 나타나며, 홍채 미발달, 각종 장기의 종양과 지적 장애를 보인다.

⑥ 안젤만 증후군

15번 염색체의 결실로 나타나는데, 언어장애와 정신장애를 보인다.

⑦ 프라더-윌리 증후군

15번 염색체의 결실로 나타나는데, 비정상적인 식욕으로 인한 비만, 저신장, 성기 발육부전, 학습장애, 지적 장애 증상을 보인다.

⑧ 스미스-마제니스 증후군

17번 염색체의 결실로 나타나는데, 발육 지연, 학습장애, 정신이상 등 각종 기형을 보인다.

⑨ 디조지 증후군

22번 염색체의 결실로 나타나는데, 면역결핍, 심장계 이상, 언어장애 등의 증상을 보인다.

⑩ 묘성 증후군

5번 염색체의 결실로 나타나며, 목소리가 고양이 우는 소리처럼 되며 각종 육체, 정신이상을 보인다.

⑪ 묘안 증후군

22번 염색체의 중복으로 나타나며, 지적 장애와 홍채 결손, 항문폐쇄 등의 증상을 보인다.

⑫ 울프-허쉬호른 증후군

4번 염색체의 결실 또는 전좌로 나타나는데, 성장지연, 정신장애, 그 밖의 다양한 기형 증상을 보인다.

⑬ 만성 골수 백혈병

9번과 22번 염색체 사이에서 상호 전좌가 일어나면서 발생한다.

2] 성염색체 세포 유전질환

① 클라인펠터 증후군

2개 이상의 X염색체와 1개 이상의 Y염색체를 가지는 성염색체 수 이상으

로, 남성의 성선 기능 저하증을 나타내는 증후군인데, 고환이 작아서 생식
능력이 없는 경우가 많고 남성이지만 가슴이 나오고 털이 없으며, 2차 성징
이 일어나지 않는다. 성염색체를 침범하는 유전질환 중 가장 흔하며 모든
염색체 이상 증후군 중 다운 증후군 다음으로 많다. 핵형이 47+XXY인 경
우가 93%로 대부분을 차지한다.

② 터너 증후군

X염색체 중 하나가 완전 또는 부분 소실된 성염색체 수 이상으로, 여성의
성선 기능 저하증을 특징으로 하는 유전질환이다. 털이 적고 가슴과 성기
가 잘 발달하지 못하며 불임을 보인다.

③ XXX 증후군

X염색체가 3개 이상 존재하는 성염색체 수 이상으로, 표현형은 여성인데
불규칙한 월경과 평균 이상으로 키가 크고 마른 체형이 특징이며, 임상 증
상은 거의 정상이지만, 15~20%는 약간의 지적 장애가 있을 수 있다.

④ 야콥 증후군

남성이 Y염색체를 2개 이상 가지고 있어서 나타나는 성염색체 수 이상으
로, 표현형은 남성인데 성장이 빨라서 대부분 키가 크다는 것 외엔 지능이
나 발달, 생식능력 등에서 평생 특별한 이상은 나타나지 않는다.

2〉멘델 유전질환(단일유전자질환)

**유전질환이 유전자의 본질적 이상으로 생긴 경우는 유전자의 돌연변이가 그
원인**이 되는데, 그 종류를 몇 가지로 분류할 수 있겠으나 **공통으로 모두 DNA
분자의 염기 배열순서를 바꾸어 결국엔 그 순서에 포함된 유전암호를 왜곡**하게
된다.

1] 상염색체 우성 유전질환

**우성유전이란 문제가 되는 유전자를 아버지나 어머니 중 어느 한쪽에서만 물려
받아도 이상을 나타내는 데 충분한 유전**의 경우를 말한다. 성별이나 근친결혼의
영향을 받지 않고 환자가 정상인과 결혼하면 자식의 약 반 수에서 발현된다. 마
르판 증후군, 폰 히펠 린다우 병, 가족성 고콜레스테롤 혈증, 연골 형성 부전증,
헌팅턴무도병, 알포트 증후군, 다낭신, 구상 적혈구증, 결절성 경화증, 불완전 골

형성증, 근긴장성 이영양증, 폰 빌레브란트 병과 가족성 용종증, 유전성 대장암, 유전성 뇌종양, 유전성 망막모세포종, 유전성 신경섬유종증, 그리고 유전성 다발성 골종양 등 대부분의 유전성 종양들이 이에 해당한다.

① 신경섬유종 1형

신경섬유를 만드는 유전자 이상에 의해 신경계에 문제가 발생한다.

② 헌팅턴무도병

40세 정도의 나이부터 증상이 나타나서, 자신이 의도하지 않은 움직임을 보이며 치매를 수반하는 경우가 많다.

2] 상염색체 열성 유전질환

열성유전이란 양쪽 부모로부터 동시에 결함 유전자를 물려받을 때라야만 이상이 발현되는 유전의 경우이다. **멘델유전질환 중 가장 많은 수를 차지**하는데, 성별에는 무관하나 **근친결혼 시 발생 빈도가 증가**한다. 대부분의 선천성 대사 장애, 백피증(알비노), 알캅톤뇨증, 겸상적혈구 빈혈증, 탈라세미아, 선천성 부신 증식증, 혈색소 침착증, α-1 항트립신 결핍증, 페닐케톤뇨증, 윌슨병 등이 해당한다.

① 페닐케톤뇨증

페닐알라닌에서 타이로신을 만드는 반응에 필요한 효소에 이상이 생겨서 페닐알라닌이 축적되어 지적 장애가 나타난다.

② 겸상적혈구 빈혈증

유전자의 염기 하나가 바뀌어 비정상적인 헤모글로빈이 만들어져서 적혈구에 축적되어 적혈구의 형태가 낫 모양처럼 변하여 발생하는 빈혈증이다.

③ 낭포성섬유증

상피세포 표면에 있는 수송단백질에 이상이 생겨서 몸속의 점액이 이상할 정도로 많이 분비되는 증상이다.

④ 백피증

멜라닌 색소가 만들어지지 않아 피부, 모발, 눈의 색이 없는 증상이다.

⑤ 색소성건피증

피부나 눈이 빛에 대해 매우 민감하게 되는 증상으로 빛에 노출되면 주근깨, 물집, DNA 손상이 발생한다.

⑥ 윌슨병

체내에 구리가 계속 축적되며 외부로 배출되지 않아서 간, 신경계에 질환이 발생한다.

⑦ 후를러-샤이에 증후군

몸의 결합조직을 만드는 다당류 유전자를 제대로 합성하지 못하는 증상이다.

⑧ 테이-삭스병

신경세포에 문제가 나타나서 정신, 신체 능력이 떨어지며 마비, 실조증이 나타난다.

3| 반성 유전질환

이 경우는 **X염색체와 연관되어 발생하며 거의 다 X염색체 열성 유전질환이므로 주로 남자에게서 증상이 발현**된다. 그 이유는 남녀의 성염색체가 다르기 때문인데, 남자는 X염색체 한 개와 Y염색체 한 개를 가지고 있으나, 여자는 두 개의 X염색체를 가지고 있다. 그러므로 여자의 경우에 하나의 X염색체가 결함 유전자를 가지고 있다 하더라도 다른 하나의 X염색체가 정상이기 때문에 겉으로는 이상이 나타나지 않게 된다. 적록색맹, 파브리병, 취약성 X 증후군, 근이영양증, 혈우병, 만성 육아종병, 포도당-6-인산 탈수소효소 결핍증, 요붕증, 레쉬-니한 증후군, 무감마글로불린혈증 등이 해당한다.

① A형 혈우병

혈액응고인자의 문제로 인해 피가 잘 멎지 않는 증상이 나타난다.

② X 연관 무감마글로불린혈증

성숙한 B세포를 생산하지 못해서 발생하는 면역결핍증이다.

③ 고환여성화증후군

남성호르몬 수용체 이상으로 인해 염색체상이 XY임에도 여성과 같은 외양을 보이는 증상이다.

④ 파브리병

리소좀의 가수분해 효소 부족으로 인해 당지질을 잘 분해하지 못하는 질환으로 주로 신장 기능 상실이 나타난다.

⑤ 취약성 X 증후군

지능 저하, 긴 얼굴, 거대 고환이 나타난다.

4| 한성 유전질환

이 경우는 **성별에 따라 오직 한쪽 성별에만 국한되어 발현되는 유전질환**을 말한다. 관련 유전자가 Y염색체 상에 존재하여 남자에게서 증상이 발현된다.

- 무정자증

Y염색체 유전으로, 무정자증으로 인한 불임의 경우에는 Y염색체의 이상을 의심할 수 있다.

5| 미토콘드리아 유전질환

일반적으로 유전정보는 세포 내 핵 속의 염색체상에 담겨 있다. 그러나 **핵이 아닌 미토콘드리아에 존재하는 유전자의 이상으로 발생하는 유전질환**도 있다.

- 레버 시신경위축증

미토콘드리아 유전으로 일어나는데, 시신경 미토콘드리아 유전자의 이상에 의해 양쪽 눈의 시력을 잃는다.

한편, 어느 경우에는 **열성과 우성유전 양상을 모두 보이는 유전 이상**이 있다. 예를 들면, 귀가 안 들리는 이롱증 중에는 우성유전과 열성유전의 종류가 각각 따로 있고, 또 근육의 퇴행성 위축을 보이는 근이영양증도 열성(가사성 흉곽이영양증), 우성(근경직성 근이영양증), 반성(베커근이영양증, 뒤센근이영양증) 유전 등 세 가지 유전 양상을 모두 보이는 특성이 있다.

이렇게 세대 간 유전 현상이 뚜렷하고 예상 발생률을 수학적인 확률로써 명백히 파악할 수 있는 일반적인 유전 현상을 멘델의 유전법칙이라고 한다. 멘델의 유전법칙을 따르는 유전병들은 해당 가족 내에서는 매우 높은 위험률을 보이지만, 전체 인구집단에서는 아주 드물게 발생하는 경향이 뚜렷하다. 즉, 여기서 소개한 유전질환들은 보통 사람들에게는 매우 생소한 질병들일 것이다.

3〉 다인 유전질환

다인 유전질환은 환경의 영향과 둘 이상의 돌연변이 유전자들의 복합작용에 의해 발생하며, 관여하는 유전자가 많을수록 증상이 더 심하다. 피부색, 모발색, 홍채색, 키, 지능 등의 여러 가지 정상 표현형들은 이러한 다인자성 유전 법칙을 따른다. 사람의 유전에서 중요한 이런 다인자성 유전은 성장률, 체중, 수명, 혈압, 콜레스테롤 수치와 같은 평범한 형질들과 선천성 이상을 나타내는 병적인 형질들을 모두 포함한다. 전체집단 내에서 다인자성 유전에 속하는 선천성 이상증의 빈도는 멘델유전을 따르는 유전병에 비해 수치가 높다. **인간의 유전질환은 대부분 다인 유전질환이고, 멘델 유전질환은 상대적으로 매우 드물다.** 대표적으로 선천성 심장병, 구개열, 유문협착증, 개방이분척추, 수두증, 요도하열, 만곡족, 고관절탈구, 사시, 뇌전증, 건선, 당뇨병, 고혈압, 통풍, 조현병, 암 등이 다인 유전질환으로 밝혀져 있다. 고혈압과 관련된 원인 유전자는 많으면 20가지가 넘는 것으로 추산되며, 암 관련 유전자는 무려 1백 가지가 넘을 것으로 추산되고 있다.

다인자성 유전에서 중요한 사항은 형질발현에 있어서 환경의 영향이라는 점이다. 즉, 똑같은 유전적 요인을 가진 사람들일지라도 어느 환경에 놓이냐에 따라 표현형이 달라진다는 것이다. 그러므로, **멘델유전처럼 간단한 확률로 예측하기가 힘들며, 유전적 위험률도 훨씬 낮다.**

일란성 쌍둥이와 이란성 쌍둥이의 비교 연구에서 사람의 수명은 약 30% 정도가 유전적 요인에 의해 좌우되며, 나머지 70%는 환경적 요인에 의해 결정된다는 결과가 나왔다. 또, 키는 85% 정도가, 심장의 최대박동수는 84% 정도가 유전적 경향이라고 한다. 다만, 이 수치들은 제한적으로 해석하여야 하며, 섣불리 일반화할 수는 없다.

1] 구순열

입술갈림증이라 할 수 있는 구순열은 얼굴이 형성되는 임신초기인 7~8주에 생긴다. 위험인자로는 알코올 중독, 흡연, 특정 뇌전증 치료제 복용 등이 알려져 있으나 이는 단지 일부에 불과할 뿐이고, 직접적인 원인은 제대로 알려지지 않았다. 다만, 유전자가 중요한 역할을 한다는 증거는 분명하다. 이 질환이 일란성 쌍둥이에게는 발병률이 40%로서, 이는 이란성 쌍둥이보다 10배 높은 수치라는 것이다.

2] 자폐증

자폐증으로 흔히 알려진 전반적 발달장애에서도 유전적 요인이 상당히 높을 것으로 예상된다. 자폐 아동의 형제자매들이 자폐장애가 생길 가능성이 일반인보다 50배가 넘는 것으로 알려져 있으며, 이전 연구에서는 자폐 아동의 일란성 쌍둥이가 자폐장애를 가질 가능성이 36%이지만 이란성 쌍둥이는 0%였던 결과가 보고되었다. 또한, 이 환자의 가계에는 반드시 이 질환이 아니더라도 언어나 다른 인지기능에 문제가 있는 가족이 많은 편이라고 한다.

3] 알레르기

알레르기 체질이 한 가족 내에서 어느 정도로 동반되는지에 관한 연구에 따르면, 부모 중 어느 한쪽이 알레르기 체질이면, 그 자녀는 약 40% 정도 알레르기 체질로 태어난다. 만약 부모가 모두 알레르기 체질이라면, 그 자녀는 약 50% 정도 알레르기 체질이다. 반면, 부모가 모두 알레르기 체질이 아니라면 그 자녀는 약 20% 정도 알레르기 체질이다. 가족 내에 알레르기 질환이 있는 경우 유전되는 양상은 동일한 알레르기 질환이 다른 알레르기 질환보다도 2배 정도 잘 발생한다. 즉, 부모가 기관지천식을 앓고 있는 경우 자녀도 알레르기 비염, 아토피성 피부염 등 다른 알레르기 질환보다는 기관지천식이 생길 확률이 높으며, 부모가 아토피성 피부염이 있으면 자녀도 아토피성 피부염에 잘 걸리는 식이다.

4] 야뇨증

야뇨증은 보통 만 5세 이후에 일주일에 2회 이상 야간에 소변을 가리지 못하는 증상을 말한다. 야뇨증의 유전적 요인에 관한 연구에 따르면 두 부모가 모두 야뇨증 병력이 있다면 자녀의 77%, 어느 한쪽에만 병력이 있다면 44%, 모두 병력이 없다면 15% 정도에서 야뇨증을 보인다고 한다.

5] ADHD(Attention Deficit/Hyperactivity Disorder : 주의력결핍/과잉행동 장애)

ADHD는 주로 아동기에 많이 나타나는 장애로, 지속적 집중이 안 되고 주의력이 부족하여 산만하고 과다활동이나 충동성을 보이는 증상을 말한다. 이러한 ADHD는 이란성 쌍둥이보다 일란성 쌍둥이에서 이 장애의 일치율이 더 높으며, 형제자매도 높은 위험도를 보여 유전적 소인일 가능성을 보여준다.

6] 몽유병

몽유병으로 알려진 수면보행증도 유전적 소인이 있을 것으로 보이는데, 만약 형제나 부모 중에 몽유병을 앓았던 사람이 있다면 몽유병을 경험할 확률이 약

10배 정도 높아진다고 한다.

7| 비만

비만도 유전적 인자의 영향이 있음이 밝혀져 있다. 2,002명의 비만한 소아를 대상으로 한 조사에서 부모 중 한쪽 또는 모두가 비만인 경우는 72%였다. 특히 중증 비만의 위험도는 중증 비만이 있는 가계에서 6~8배 높았다. 또, 친족 중에 소아 때부터 시작된 비만이 있는 경우, 성인이 된 후 비만이 발생한 가계에 비해 비만이 될 가능성이 2배였다. 5세 전에 비만이었던 부모의 자녀가 성인이 되어 비만이 될 가능성은 10배가 넘었다. 덴마크에서 입양한 아이의 연구나, 스웨덴에서 분리하여 키운 쌍둥이 연구에 의하면 입양된 아이의 체중은 양부모보다 친부모와 관련이 컸다. 일란성 쌍둥이를 따로 양육하여도 남성의 70%와 여성의 66%에서 체중이 일치하였다. 이러한 연구 결과에 의하면 BMI(체질량지수)의 유전가능성은 50~70% 정도이다.

8| 고혈압

고혈압은 가족 내에서 흔히 발견된다. 부모의 혈압은 입양아보다 친자에게서 더 비슷하고, 쌍둥이 연구에서는 고혈압 발생에 대한 유전적 기여는 30~60% 정도로 나타났다. 일란성 쌍둥이에서 이란성보다 혈압이 일치한다는 사실은 고혈압에서 유전적 인자의 관련성을 입증한다. 1,003명의 일란성 쌍둥이와 858명의 이란성 쌍둥이 연구에서 고혈압 일치율은 각각 62%와 48%였다.

9| 기분장애

기분장애는 기분이 일정 기간 병적으로 가라앉거나 들뜨는 이상 상태를 보이는 정신장애인데, 가라앉은 기분 상태를 우울증, 기분이 약간 들뜬 상태를 경조증, 기분이 심하게 들뜬 상태를 조증이라 한다. 이때 기분이란 외부 여건과는 관계없이 자신의 내적인 요인에 의해서 지배되는 감정 상태를 뜻한다. 기분장애에는 조울증, 즉 조증이나 경조증과 울증이 기간을 두고 주기적으로 나타나거나 조증만이 주기적으로 나타나는 양극성 장애와 우울증만 나타나는 주요우울장애가 있다. 이러한 기분장애는 모두 어느 정도 가족적인 경향을 띠는 것으로 알려져 있다. 가계연구 결과에서는 양극성 장애가 주요우울증보다 좀 더 높은 가족적 경향을 보이며, 양극성 장애의 가족에는 양극성 장애와 주요우울증이 모두 많지만, 주요우울증의 가족에는 양극성 장애는 드물다고 한다. 쌍둥이 형제 연구에서는 양극성 장애에 있어서 일란성 쌍둥이 간의 발병 일치율은 60% 내외이고, 이란성 쌍둥이 간의 일치율은 20% 내외라고 한다. 그리고 이들 일치율은 주요우울증보다 더 높다.

10] 공황장애

공황장애란 뚜렷한 이유도 없이 갑자기 가슴이 꽉 막히면서 답답해지거나 심장박동이 굉장히 빨라지고 호흡곤란이 생기거나 손발이 싸늘해지면서 식은땀이 나거나 근육이 경직되거나 주체할 수 없이 떨리는 등의 신체적인 공황발작이 일어나 정신적으로도 곧 쓰러지거나 죽을 것 같은 극심한 불안과 공포를 느끼며 이러한 증상이 반복적으로 일어나는 질환을 말한다.

공황장애가 있는 사람의 형제, 자매, 자녀에게서 같은 문제가 8배 더 많이 발생한다. 이러한 비율은 공황장애가 없는 사람의 가족보다 2.6~20배 높다. 공황장애에 관한 연구 결과는 유전적 관련성을 보여준다. 쌍둥이의 공황장애 연구에서 30~40%의 일치를 보이고, 일란성 쌍둥이 간의 일치율이 이란성 쌍둥이 간의 일치율에 비해 훨씬 높다고 한다.

11] 신경성 식욕부진증

신경성 식욕부진증이란 음식과 체중에 대한 불안으로, 굶거나 먹고 나서 토하는 등 자기 파괴적인 비정상적 섭식 행동을 보이는 대표적인 섭식장애로 일명 거식증이라고도 한다. 신경성 식욕부진증이 있는 사람의 직계 가족에서 감정 장애의 위험이 크다는 많은 연구가 있다. 이를테면, 중증 우울장애, 양극성 장애, 정신분열형 장애 같은 것들이다. 신경성 식욕부진증의 쌍둥이 연구에서 일란성의 경우 일치율은 56%였으며, 이란성의 경우 5%였다.

12] 조현병

종전에 정신분열병이라고 불렸던 조현병은 사고, 기분, 지각, 의욕, 행동 등 인간 정신의 여러 측면에서 장애를 일으켜 개인 생활이나 사회생활에 중대한 지장을 초래하는 가장 심각한 정신질환의 하나이다. 조현병의 발병에는 유전적 요소가 포함되어 있음이 밝혀져 있다. 즉, 일반인들이 조현병에 걸릴 확률은 약 1% 정도인 데 비해 조현병 환자의 1차 직계 가족은 10% 정도이고, 2차 직계 가족도 일반인보다 높은 조현병 발병률을 보였다. 쌍둥이 연구에서도 일란성 쌍둥이가 이란성 쌍둥이보다 2배 혹은 그 이상 높게 나와 있다. 또한, 양자 연구에서는 조현병 환자의 자식들이 양자로 나간 경우, 정상인의 자식이 양자로 나간 경우보다 4배가량 높은 조현병 발병률을 보였다는 보고도 있다. 그러나 유전적 요인 외에도 여러 다른 생물학적, 심리·사회적 요인이 모두 갖추어져야 비로소 조현병에 걸리는 것으로 보고되고 있다.

13] 알코올 중독(알코올 의존증)

조사에 의하면 남성의 1/10과 여성의 1/50에서 알코올 중독의 경향을 나타낸다. 알코올 중독의 직계 가족에서 알코올 중독의 위험은 그렇지 않은 가족의 7배이다. 중증 알코올 중독 연구에 의하면, 아버지의 16%와 형제의 7%가 역시 중독이었으며, 알코올 중독이 아닌 가족에서는 아버지의 1.6%, 형제의 0.5%가 중독이었다. 또, 알코올 중독 환자의 자녀들은 그렇지 않은 부모의 자녀들에 비해서 약 4배가량 더 많은 수가 알코올 중독 환자가 된다고 하며, 딸보다는 아들에 더 가능성이 크다고 하는 보고가 있다. 또 쌍둥이 연구들에서도 실제 부모가 알코올 중독자인 경우, 건강한 집안에 입양되어 가더라도 알코올 중독에 걸릴 가능성은 크다고 한다. 그리고 일란성 쌍둥이가 이란성 쌍둥이보다 2배의 알코올 중독 발병 일치율을 보인다고 하며, 이란성 쌍둥이도 쌍둥이가 아닌 형제간에 비해서는 높은 일치율을 보인다는 보고들이 있다.

14] 알츠하이머병

알츠하이머병은 여러 종류의 치매 가운데 가장 흔한 퇴행성 뇌질환으로, 매우 서서히 발병하여 점진적으로 진행되는 경과가 특징적이다. 알츠하이머병의 정확한 발병 기전과 원인에 대해서는 아직 제대로 알려지지 않았다. 현재 베타 아밀로이드라는 작은 단백질이 과도하게 만들어져 뇌에 침착되면서 뇌세포에 해로운 영향을 주는 것이 발병의 핵심 기전으로 알려져 있으나, 그 외에도 뇌세포의 골격 유지에 중요한 역할을 하는 타우 단백질의 과인산화, 염증반응, 산화적 손상 등도 뇌세포 손상을 일으켜 발병에 영향을 미치는 것으로 보인다.

알츠하이머병은 유전적인 요인으로 약 40~50%가 발병하는 것으로 보고되었는데, 직계 가족 중 이 병을 앓은 사람이 있는 경우 그렇지 않은 사람보다 발병 위험이 커진다. 발병 위험률을 높이는 대표적인 위험 유전자로 아포지단백 E ε4(APOE ε4) 유전자형이 있다. 우리나라에서 시행된 연구 결과를 보면 이 유전자형이 없는 사람보다 1개 가지고 있으면 약 2.7배, 2개 가지고 있는 경우 17.4배 정도 알츠하이머병의 위험성이 높아지는 것으로 나타나 있다.

그 밖에 아밀로이드 전구 단백질 유전자(염색체 21번에 위치), 프리세닐린 1 유전자(염색체 14번에 위치), 프리세닐린 2 유전자(염색체 1번에 위치) 등에 돌연변이가 있는 경우 가족적으로 알츠하이머병이 발병하는 것으로 알려져 있으나 이들은 모두 40~50대에 발병하는 조발성(초로기) 알츠하이머병의 발병에만 관여하며 대부분의 만발성(노년기) 알츠하이머병의 발병과는 무관하다.

15] 암

현재까지 인간에게 발생한다고 알려진 암의 종류는 1백 가지가 넘는다. 암이란 악성종양으로서 현재까지의 연구 결과에 따르면 **모든 암의 약 80%는 생활 습관 및 환경적 요인에 의하여 발생하며 대부분 체세포에 생긴 돌연변이에 의한 후천적인 이상**에 해당한다.

그러나 **암으로 진행하는 과정의 중심은 세포 내의 특정 유전자들의 이상**이라고 할 수 있다. 정상세포가 암세포로 변형되는 데에 관여하는 유전자들은 크게 세 가지로 분류할 수 있는데, 첫째는 종양 유전자이고, 둘째는 종양억제유전자이며, 셋째는 복제 실수 교정 유전자이다.

종양 유전자란 유전자가 이상 발현되면 정상세포를 암세포로 변형시키는 능력이 있는 유전자들을 총칭하는 용어이다. 많은 종양 유전자는 정상적인 세포에도 존재하며 세포의 증식이나 분열의 제어와 분화, 발생 등의 기능에 중요한 작용을 하는 것으로 알려져 있다. 이러한 것이 발암물질이나 방사선 작용으로 돌연변이를 일으켜 종양 유전자로서 활성화되면 보통 때와는 다른 단백질을 생성하는데, 그것이 계기가 되어 암으로 진행되는 것으로 여겨진다.

종양억제유전자란 정상세포에 존재하면서 기능을 유지하지만, 그 기능을 상실하면 종양을 유발하는 유전자로, 무분별한 세포의 분열과 성장을 억제하는 기능을 가지므로 암의 발생 과정에서 중요한 역할을 한다. 이들은 세포의 성장 촉진

유전자들과 균형을 이루어 세포의 성장 및 분화, 그리고 생존을 조절하는 것으로 생각된다. 따라서 이들 유전자의 기능이 소실되면 세포가 과잉으로 성장하여 암이 유발될 수 있다. 종양억제유전자는 유전성 암과 밀접한 관계가 있다. p53은 인체 세포 내 23개 염색체 쌍 중 17번째에 들어있는 가장 잘 알려진 대표적인 종양억제유전자이다. 이는 세포의 이상 증식을 억제하고, 세포 DNA가 손상되었을 때 이를 정상적으로 복구하는 기능을 수행하여 암세포가 사멸되도록 유도하며, DNA의 무제한적 증폭을 방지하기도 하는 항암 유전자이다. 유방암이나 난소암 등 대표적인 유전성 암을 비롯해 모든 암세포의 약 80%는 이 p53 유전자가 변이 또는 상실되어 제 기능을 하지 못해 발생하는 것으로 본다. p53이 제 기능을 못 하는 이유는 유전자의 염기서열에 변화가 일어나기 때문이다. 유전자의 변이가 일어나게 되면 세포 사이의 정보 전달체계가 파괴되어 암이 발생한다. 한국인에게 많이 나타나는 바이러스 간염으로 인한 간암 또한 p53의 기능 이상에서 비롯되는 것으로 알려져 있다.

최근 들어서는 **복제 실수 교정 유전자**가 거론되고 있는데, 이는 DNA의 복제 과정에서 흔히 일어날 수 있는 실수를 교정하는 데에 관여하는 유전자들이다. 이때 이러한 교정을 제대로 수행하지 못하면 유전자들은 기능 이상을 일으키게 되며, 만일 세포의 분열 및 성장을 조절하는 유전자에 이러한 복제 과정 실수가 일어나 교정이 되지 않는다면 정상세포는 무분별한 성장을 일으키게 되어 결국 암이 발생하는 것이다.

앞서 소개한 대로 암의 원인은 대부분이 주로 환경적 요인에 의한 것이지만, **전체 종양의 약 6%는 유전적 요인에 의하여 발생하는 것으로 알려져 있다. 이를 유전성 종양이라고 하는데, 대부분 멘델 우성유전을 한다. 이들은 또 일반인보다 조기에 암이 생기고, 한 가족 내 환자들은 서로 유사한 특성을 보인다.** 대표적인 유전성 암의 종류에는 유전성 대장종양, 유전성 유방암, 유전성 난소암, 유전성 신경섬유종, 유전성 망막모세포종, 유전성 신모세포종, 유전성 뇌종양, 유전성 골연골종, 유전성 혈액 악성종양, 그리고 유전성 전립선암 등이 있다.

유방암의 발병에 가장 중요한 위험 요인은 나이로서, 고령일수록 위험성이 증가한다. 그리고, 모친이나 자매 중 한 명이 유방암 환자일 경우 위험성이 증가한다. 일란성 쌍둥이 자매 중 한쪽이 유방암으로 진단받을 경우, 나머지 한쪽은 평생 30~35% 확률로 유방암이 발병할 수 있는데, 이는 일반인보다 3배 이상 높은 확률이다. 이란성 쌍둥이도 그 확률이 높기는 하지만 일란성 쌍둥이만큼 아주 높지는 않다. 할리우드 스타인 안젤리나 졸리를 통해 일반인들에게도 알려진 17번 염색체에 존재하는 BRCA1 유전자와 13번 염색체에 존재하는 BRCA2 유전자의 돌연변이는 유방암 발병 위험성과 관련되어 있다. BRCA1 유전자에 돌연변이가 있는 여성은 50세에는 30%의 확률로 유방암이 발병하고, 70세에는 65%의 확률로 유방암에 걸리게 된다. 70세의 나이에 BRCA2 유전자의 돌연변이가 있는 여성은 45%의 확률로 유방암이 발병한다. 이 두 유전자가 유방암 가족에게서 발생하는 유방암의 80~90% 정도에 관여한다고 한다. 그리고, CHEK2라는 유전자는 높은 유방암 발병 위험성에는 관여하지 않지만 중간 정도의 유방암 위험성에 관여한다. 이 유전자는 세포 주기 조절에 관여하여 세포분열에 영향을 미친다. BRCA1, BRCA2 유전자의 돌연변이가 없더라도 CHEK2 유전자의 돌연변이가 있다면 대조군보다 4배 정도 높은 확률로 유방암에 걸릴 수 있다는 연구 결과가 있다.

전립선암은 주로 고령에서 발생하며, 40세 이후부터 증가하기 시작하여 80세를 전후로 최대치에 이른다. 1990년에 이루어진 전립선암 환자 691명과 대조군 640명을 대상으로 가족력에 따른 전립선암의 발생위험도에 관한 연구 결과에 의하면, 전립선암 환자에서 대조군보다 전립선암의 가족력이 높게 나타났으며, 아버지나 형제 중 전립선암 환자가 있는 경우 가족력이 없는 사람에 비해 전립선암 발생위험도가 2배 높은 것으로 밝혀졌고, 할아버지나 삼촌이 전립선암에 걸렸을 경우 그 위험도는 1.7배 증가하는 것으로 보고되고 있다. 더욱이 2대에 걸쳐 전립선암이 발생하면 그 위험도가 폭증하여 약 8.8배 이상 더 위험한 것으로 보고되고 있다. 한 가계 내에서 발생한 전립선암 환자 수에 따른 전립선암 발생 위험도를 보면 1명인 경우 2.2배 증가하며, 2명인 경우 4.9배, 3명인 경우 10.9배까지 증가하는 것으로 보고되고 있다. 결론적으로 전립선암은 환경적 요인과 유전적 요인이 복합적으로 작용하겠으나 전립선암이 발생한 가족 수가 많을수록, 또 가계도 상 그들과 가까울수록 그 위험도가 증가한다는 것을 알 수 있다.

백혈병은 소아기의 악성종양 중 가장 빈도가 높아 약 40%를 차지하는데, 미국에서 발표된 연구에 따르면 15세 이하의 백인 아동에서는 발병률이 1/2,880 정도인데, 백혈병을 앓고 있는 형제자매는 그렇지 않은 경우보다 4배의 높은 발생률을 보이고, 일란성 쌍둥이 중의 한 명이 백혈병을 앓을 때 다른 쌍둥이가 같은 병을 앓을 가능성은 1/5 정도로 높다.

뇌종양은 인구 10만 명당 1년에 5명가량에서 발생하는 것으로 알려져 있으며, 대부분은 유전되지 않으나 일부는 유전성 경향을 지니고 있다. 그중 비교적 발생 빈도가 높고 많은 연구가 되어 있는 유전성 뇌종양이 신경섬유종증에 동반된 뇌종양이다. 신경섬유종증이란 피부, 안구 및 신경계통에 여러 가지 증상이 나타나는 유전성 질환이다.

3) 돌연변이

돌연변이란 염색체의 특정한 부위, 즉 유전정보를 담고 있는 DNA에 영구적인 변화가 생긴 것을 의미한다. **생식세포의 돌연변이는 그 후손에게 전달되어 유전질환을 초래**할 수 있다. 한편, **체세포의 돌연변이는 유전질환을 일으키지는 않지만, 암이나 선천기형을 유발**할 수 있다. 사람에게서 임상적인 이상과 그 원인으로 유전자 돌연변이를 규명한 최초의 사례는 헤모글로빈 이상인 겸상적혈구 빈혈증이었다.

1〉 돌연변이 유발원

DNA 구조변화, 혹은 염색체 이상을 일으키는 요인, 즉 '**돌연변이 유발원**'은 다양하다. 대표적으로 **화학물질, 그리고 자외선이나 전리방사선, 또 바이러스 등이 자연돌연변이의 발생 빈도를 증가시키는 위험인자**라 할 수 있다. 암을 일으키는 물질, 즉 **발암원은 거의 다 돌연변이 유발원**에 해당한다.

2〉 DNA 복제 실수

돌연변이 유발원에 의한 돌연변이 말고 DNA 분자 자신이 복제될 때 발생하는 실수로 인해서 돌연변이가 유발되기도 한다. 사람은 일생토록 대략 10^{16}회의 세포분열을 한다. 돌연변이 유발원이 없는 환경에서도 100만 번에 한 번꼴로 돌연변이는 자연발생적으로 일어나는데, 이렇게 낮은 비율로 유지될 수 있는 이유는 DNA 복제와 복구의 정확성 때문이다. 복제 중 복구를 하기도 하지만, 복제 시 놓쳐 버렸거나 평상시 생겨난 손상에 대해서는 그에 맞춰 또 다른 대책들이 준비되어 있다. 그 대책들은 세포의 유전자에 의해서 만들어지는 단백질 효소들과 관련되는데, 이렇게 복구를 맡은 효소가 제대로 그 기능을 다 하지 못한다면 당연히 돌연변이가 많아질 것이다.

3〉 염색체의 부등교차

돌연변이의 또 다른 발생 원인은 **염색체의 부등교차**이다. 사람이 가지고 있는 46개의 염색체는 생식세포가 형성되는 감수분열 때 나란히 접합을 이룬 한 쌍의 상동염색체 중 일부가 잘려서 반대편에 달라붙으면서 교환이 일어나곤 한다. 이렇게 염색체 일부가 교환되는 현상을 교차라고 하는데, 이는 생명체의 다양성을 증가시키는 효과가 있지만 때로는 돌연변이를 일으키기도 한다. 교차가 이루어질 때 서로 잘리는 부위가 같지 않으면 어느 한쪽은 더 길고 반대편은 짧아지게 된다. 이러한 현상을 부등교차라고 하는데, 이는 아주 우연히 자연발생적으로 일어나는 돌연변이의 현상의 하나이다. 만약 부등교차에 의해서 생겨난 염색체 길이의 차이가 너무 크다면 태아가 유산할 확률도 그만큼 증가한다.

4) 후성유전체

1〉 후성유전학의 대두

DNA가 유전정보의 단위라면, 뉴클레오솜은 후성유전정보의 단위로, 환경이 보내는 신호에 반응하여 유전자의 작동방식에 영향을 끼칠 수 있다는 주장이 최근 대두되었다. 타고난 천성, 즉 유전적 인자가 중요하지만, 후천적인 양육 환경과 본인의 의지 등에 의해서 그 결과는 유의하게 달라질 수 있고, 특히 생애 초기에 겪게 되는 경험을 통해 꽤 큰 영향을 받을 수 있다는 학설이 최근 들어 힘을 얻고 있다. 이는 바로 **후성유전학**이라는 유전학의 한 분야인데, DNA의 염기서열 변화는 이루어지지 않았지만, 유전자가 발현됨에 있어 조절인자의 변형으로 일어나는 다양성에 관해 연구하는 학문이다.

유전자가 중요하지만, 현재까지 알려진 흔한 유전자들은 유전의 영향에 대해 대체로 5%도 설명해 주지 못한다고 한다. 그리고 인간의 경우 진정한 유전정보는 전 유전물질의 1.5%밖에 차지하지 않는다고 한다. 그러므로 나머지 유전물질에는 중요한 비밀이 아직도 많이 숨겨져 있고, 바로 이 부분에 후성유전학자들은 주목하고 있다.

2〉후성유전체의 작용

후성유전체란 이미 존재하고 있는 유전자의 집합인 유전체에 언제 어디서 어떤 유전자가 어떻게 발현할지를 표시하고 때로는 이를 변형할 수 있는 화학물질이라고 할 수 있다. 따라서 후성유전체는 상위에서 유전체를 조절하는 물질들의 집합으로 DNA나 히스톤단백질에 직접 결합하여 유전자의 발현을 직접 조절하는 화학물질과 단백질의 집합체로 정의할 수 있다. 일단 후성유전체 구성 물질이 DNA에 부착하여 유전자 기능을 변형하는 경우를 유전자에 표지되었다고 한다. 이 표지는 유전자 DNA의 염기서열, 즉 정보 자체를 변형시키지는 못하지만, DNA에 담겨 있는 정보의 발현 정도를 변형함으로써 유전자의 정보가 단백질로 만들어지지 않게 하기도 한다. 후성유전체의 표지는 유전자, 즉 DNA가 아니지만, 세포분열 이후의 딸세포에 전달되며 다음 세대로도 전달된다. 후성유전체의 세 가지 주요 메커니즘은 다음과 같다.

첫째, **DNA 메틸화**이다. 메틸기를 DNA 염기에 달라붙게 하여 유전자의 작용을 억제한다. DNMT라고 약칭하는 DNA 메틸기 전달효소는 DNA를 메틸화시켜 그 부분의 유전물질을 읽을 수 없도록 잠가버린다. 즉, DNMT는 한 세포가 어떤 단백질을 만들어 내고 어떤 단백질을 만들어 내지 않을지를 결정할 권한을 갖는 것이다. DNMT가 잠그는 자물쇠는 탄소 원자 하나와 수소 원자 셋으로 이루어진 단순한 화학구조인 메틸기인데, 이것을 필요에 따라 유전 텍스트의 하나인 시토신 염기에 붙여 메틸화시킨다. 그리하여 유전 텍스트를 읽는 단백질이 더 이상 이중나선에 연결되지 않아 해당 유전자는 잠겨서 발현되지 않게 되는 것이다. 인간을 비롯한 포유동물 대부분에서 DNA 메틸화는 생체 내에서 정상적으로 일어나는 유일한 DNA 변경으로 구아닌 바로 앞의 시토신에서만 일어난다. 인간의 체세포에서는 메틸 시토신이 전체 DNA 염기 중의 1%를 차지하며, 인간 DNA 가운데 구아닌 앞 시토신 중에서는 70~80%가 메틸화되어 있다. 현재까지 밝혀진 DNA 메틸화의 기능으로는 유전자 발현 억제, 세포분화 및 발달의 조절, 염색체의 구조와 온전성 유지, 유전자 각인, X염색체 불활성화, 은밀한 이동성 유전인자로부터의 게놈 보호, 뇌 기능에 관여, 면역체계 발달에 관여 등이 있다.

둘째, **히스톤의 변형**이다. DNA는 이중나선 구조를 하고 있으면서 히스톤이라는 단백질을 두 바퀴씩 감싸고 있는데, 이 히스톤 단백질의 꼬리에는 아세틸기 등 서로 다른 분자의 조합이 달라붙을 수 있다. 이에 따라 히스톤 주위에 감겨 있는 DNA의 작용이 바뀌고 히스톤이 바뀔 수 있게 노출한다. DNA 사슬은 히스톤이라는 단백질 실패에 어떤 때에는 더 강하게 어떤 때에는 더 약하게 감기는데, 예를 들어 효소를 통해 세포에서 화학기가 제거되거나 다른 부분에 부착되면 DNA 사슬은 더 단단하게 실패에 감겨 이 부분의 유전자는 갑자기 잠겨 버린다. 반면, 사슬이 느슨해지거나 심지어 다시 풀리는 일이 발생하면 그 부분의 유전자 전체가 읽히고 다시 활성화될 수도 있다.

셋째, **RNA 간섭**이다. 한 세포는 마이크로RNA의 도움으로 다른 후성유전 스위치에서와 마찬가지로 단백질 생성을 켜고 끌 수 있을 뿐만 아니라, 유전자 활성화를 어느 정도 억제할 수 있기도 하다.

3〉후성유전체에 영향을 미치는 요인들

앞서 살펴본 유전물질의 메틸기, 히스톤 꼬리, 마이크로RNA에는 지금까지의 삶에서 겪은 경험이 쌓여 있다. 그 경험에는 교육, 사랑, 음식, 스트레스, 호르몬, 기아, 태중 경험, 중독, 심리치료, 니코틴, 특별한 부담, 트라우마, 기후, 고문, 운동, 휴식, 기타 많은 것들이 포함되며, 이러한 환경의 영향을 받아 우리의 세포가 재편성될 수 있다는 것을 후성유전학에서 밝혀내고 있다. 이처럼 후성유전학에서는 행복이나 수명 등에서 타고난 천성보다 길러진 환경이 중요하다고 본다.

후성유전체의 활성화를 돕는 식품은 아주 많다. 가령, 콜린은 달걀, 콩, 땅콩, 샐러드에 함유되어 있다. 아미노산인 메티오닌은 브로콜리, 두부, 마늘, 시금치, 달걀, 통밀빵, 호두, 쌀, 푸른 완두콩, 생선, 쇠고기, 닭고기에 들어 있다. 또한, 엽산은 밀가루 눈, 붉은 무, 녹색 잎채소, 브로콜리, 호밀빵, 토마토, 당근, 아스파라거스, 완두콩, 콩, 난황, 과일에 함유되어 있다. 간혹 생선, 고기, 각종 유제품을 먹어주면 비타민 B_{12}의 섭취가 가능하다. 현재 후성유전 식단에서 주목받는 것은 녹차, 황색 색소, 각종 콩 제품이다. 이들은 명백하게 후성유전물질의 효소 체계에 영향을 줄 수 있다. 녹차는 위암과 식도암을 비롯한 몇몇 종류의 암의 성장을 최소화할 수 있다. 강황도 후성유전체를 변화시키는 것으로 보인다. 강황의 가장 중요한 성분인 커큐민은 히스톤 단백질에 영향을 미친다. 인도의 전통 의학인 아유르베다에서는 염증을 억제하고 힘을 내게 하는 수단으로 카레의 주재료인 강황을 사용해왔다. 대두는 식물성 에스트로겐인 제니스테인을 함유하고 있는데, 암과 비만을 막아주는 잠재력이 있는 것으로 보인다. 제니스테인 성분은 에스트로겐 수용체와 결합하고, 이것은 다시금 세포핵 속에서 히스톤 단백질의 변화를 돕는다. 그다음에는 종종 메틸기가 DNA에 결합하여 유전자를 계속 침묵시킨다. 이론적으로 이런 메커니즘은 장기적으로 인간을 병들게 하는 유전자를 차단할 수 있고, 사람들을 일생토록 암과 비만과 각종 심혈관질환에서도 보호할 수 있다. 반면, **알코올, 니코틴, 카페인, 비스페놀 A 등은 적어도 생명체의 발달이 활발히 이루어질 동안에는 후성유전체에 해를 끼칠 수 있는 물질들**이다.

어미에게서 핥고 털을 골라주는 사랑을 많이 받은 새끼 쥐는 포유류의 뇌에서 기분을 좋게 하는 물질인 세로토닌을 분비한다. 세로토닌은 해마에서 후성유전효소의 발현을 자극하고, 이것은 결국 코르티솔 수용체 유전자의 DNA 메틸화 감소를 가져온다. DNA 메틸화 감소는 유전자 발현 증가와 연관 관계가 있다. 그 결과 해마에서 코르티솔 수용체가 높은 수준으로 발현되어 그 쥐는 비교적 차분하고 침착한 상태를 유지할 수 있다. 이것은 생애 초기에 일어난 사건이 장기적 행동에 어떻게 영향을 미치는지 설명할 수 있는 아주 흥미로운 모형이다.

또한, 이 연구를 수행한 캐나다 맥길 대학 연구팀은 자살한 사람들에게서 채취한 뇌 시료를 가지고 그들의 해마에 있는 코르티솔 수용체의 DNA 메틸화 수준을 분석했다. 그 데이터는 어린 시절에 학대나 방임을 경험한 적이 있는 사람들의 시료에 DNA 메틸화가 더 높게 나타나는 경향이 있음을 보여주었다. 이와는 대조적으로, 어린 시절에 그런 트라우마를 겪지 않은 자살자의 시료에서는 이 유전자의 DNA 메틸화 수준이 상대적으로 낮았다. 학대를 받은 경험이 있는 자살자의 높은 DNA 메틸화 수준은 코르티솔 수용체 유전자의 발현을 억제했을 것이다. 이 때문에 혈액 속에 순환하는 코르티솔의 농도를 높였을 것이다.

2. 기혈의 편차

1) 동무(東武) 이제마의 사상체질론

체질이란 몸에 배어 있는 건강상의 전반적 특질이라 하겠다. 이에 대해서는 일찍이 서양의학의 아버지인 히포크라테스가 고대 그리스 시대에 4체액설을 주장한 이래로 동서양을 막론하고 이루 다 열거할 수 없을 정도로 수많은 체질론이 오늘날까지도 계속 등장하고 있다. 특히, **구한말 한의학의 새 지평을 연 이제마 선생의 사상체질 학설은 그 이전에 중국으로부터 주로 전해 받기만 하던 의학이론으로부터 우리 나름대로 독창적 기준을 제시하였다는 점에서 주체적인 의미가 큰 업적**이라 평가할 수 있겠다. 그러나 사견으로는 동무의 사상체질이 실사구시(實事求是)보다는 관념적 형이상학에 치우쳐 있다고 생각하기 때문에 그다지 신봉하지는 않지만, 후술할 필자의 체질론과 상통하는 면도 많기에 기성 이론인 그의 사상체질을 먼저 간략히 소개하고자 한다.

사상체질은 구한말 동무 이제마 선생이 창시한 사상론에 근거해 모든 사람을 장부 기능의 편차에 따라 크게 태양인, 태음인, 소양인, 소음인의 4종의 체질로 분류할 수 있다고 보고, 각각의 체질적 특성에 따른 생리, 병리, 진단, 치료 및 예방 등을 구분 정리하여 맞춤형 양생이 되도록 새로운 방향을 제시한 순수한 한국형 의학이론이다. 이러한 그의 사상은 『동의수세보원(東醫壽世保元)』이라는 책에 실려 있는데, 체질 판별은 주로 그 사람의 체형 기상(체격과 기세), 성질 재간(성정과 재주), 용모 사기(태도와 말투), 병증 약리(호발 병증과 약물 반응) 등을 통해서 이루어진다.

태양인은 폐대간소(肺大肝小), 즉 폐의 기능이 실하고, 간의 기능이 허한 사람을 말한다. 타고난 성격적 기질이 가장 독창적인데, 지도자형으로 대표되는 가장 강직하고 남성적인 체질이다. 우리나라에서 가장 드문 체질로서, 보통 머리가 크고 목덜미가 실하며, 상체는 건실하나 하체가 약해 오래 걷기 힘들어한다. 주도적이고 적극적이며 용감하지만, 다혈질이고 독선적이다. 허리병, 위장병, 다릿병 등이 잘 생긴다고 한다.

태음인은 간대폐소(肝大肺小), 즉 간의 기능이 실하고, 폐의 기능이 허한 사람을 말한다. 타고난 성격적 기질이 가장 보수적인데, 중역형으로 대표되는 가장 원만한 체질이다. 우리나라 전 인구 가운데 절반 정도 차지하는 것으로 추정되는 가장 흔한 체질로서, 감기 초기 증상, 폐 질환, 비만, 당뇨병, 고혈압, 고지혈증, 대사증후군, 뇌졸중, 수면무호흡증, 비알코올성 지방간 등이 잘 생길 수 있다.

소양인은 비대신소(脾大腎小), 즉 비장의 기능이 실하고, 신장의 기능이 허한 사람을 말한다. 타고난 성격적 기질이 가장 즉흥적인데, 의인형 혹은 인기인형으로 대표되는 가장 경쾌한 체질이다. 우리나라에서 태음인 다음으로 많을 것으로 추정되는 체질로서, 비뇨생식기계 질환 등이 잘 생긴다고 한다.

소음인은 신대비소(腎大脾小), 즉 신장의 기능이 실하고, 비장의 기능이 허한 사람을 말한다. 타고난 성격적 기질이 가장 분석적인데, 사무형 혹은 가정형으로 대표되는 가장 섬세하고 여성적인 체질이다. 비위허한증(脾胃虛寒證: 비脾의 양기가 부족하여 소화가 안 되고 헛배가 부르며 토하고 설사하며 갈증은 없는 증상), 기허증(氣虛證: 소화력이 약하여 원기와 기력이 없고 쉽게 피로하며 몸을 움직이기가 싫어지고, 말하기도 싫고 말에 힘도 없으며 안색이 창백하고 맥은 약하며 무력한 증상), 양허증(陽虛證: 양기가 허쇠하여 추위를 잘 타고 대변이 무르며 에너지대사가 저하된 증상), 망양증[亡陽證: 발한 과다로 진액(津液)이 고갈하여 소변 배설이 어렵고 사지가 궐랭(厥冷: 사지가 차가워지는 것을 자각하지 못하는 것) 또는 구급(拘急: 근육의 이상 긴장)하고 신체가 차가우면서 저리는 증상]과 과민성 장증후군, 관절 류머티즘 등이 잘 생길 수 있다.

2) 필자의 한열비수론 - 기혈의 편차에 따라 분류한 체질론

　　한의학에서 **기(氣)와 혈(血)은 사람의 건강을 설명하는 가장 기본이 되는 개념**이라고 할 수 있다. 즉, 기혈이 적절히 조화를 이루고 있는 상태가 건강 상태요, 한쪽으로 치우쳐 지나치게 유여하거나 부족해지면 질병 상태로 빠지기 쉽다고 본다. 음양론으로 보면 **기는 양(陽)적인 개념으로 주로 정신이나 생체에너지와 같은 비물질적인 부분**을 의미하고, **혈은 음(陰)적인 개념으로 주로 체내 곳곳을 순환하는 혈액에 의해 자양되는 형체가 있는 육체적인 부분**을 의미한다. 그렇기에 기가 유여한 쪽으로 치우치면 몸이 가볍게 느껴지고 활동량이 늘어나 체열이 높아져 **열성 체질**이 된다. 반대로 기가 부족한 쪽으로 치우치면 몸이 무겁게 느껴져 가만히 있고만 싶고 체열이 낮아져 **한성 체질**이 된다. 한편, 혈이 유여하면 살이 쪄서 **비만 체질**이 되고, 혈이 부족하면 살이 빠져서 **수척 체질**이 되는 것이다.

　　이렇듯 한(寒)과 열(熱), 그리고 비(肥)와 수(瘦)는 전통적으로 한의학에서 병을 진단하고 병증을 가리기 위해 다뤄온 개념이다. 다시 정리하면, **한열이란 평소의 체열이 낮은지, 높은지를 구분하는 개념이고, 비수는 기본적 체형이 살찌고 뚱뚱한지, 마르고 호리호리한지를 구분하는 개념**을 말한다.

　　보통 **열성 체질**은 당장 활용 가능한 에너지 수준이 높고, 더위를 많이 타며 피부가 발그레하거나 탄 편이고, 발진이나 비듬, 탈모 등의 피부질환이 쉽게 생기며, 불면증, 조증, ADHD, 반항 및 품행장애 등의 정신질환도 잘 생기며, 상대적으로 온열질환에 걸리기 쉬운데, 전반적인 면역력은 대체로 강한 편이며, 성미가 급하고 쉽게 흥분하는 다혈질이 많다. 반면, **한성 체질**은 당장 활용 가능한 에너지 수준이 낮고, 추위를 많이 타며 피부가 창백하고 건조한 편이며, 면역력이 떨어지기 쉽고 비염, 소화 장애나 설사, 여성질환, 갱년기장애, 우울증 및 한랭질환 등에 잘 걸리며, 차분하면서 깐깐한 성향이다.

한편, **비만 체질**은 잠재적 에너지 수준이 높으나 당장은 안정된 편이라 뚝심이 있으며, 느긋하면서 느릿느릿하고, 피부에 윤기가 있으며, 습이 많아 기혈의 순환이 막히기 쉬우므로 대사성 질환이나 순환기계 질환 등이 생기기 쉽다. 반면, **수척 체질**은 잠재적 에너지 수준이 낮으나 당장은 기민한 편이라 오기가 있으며, 깔끔하면서 빠릿빠릿하고, 피부에 윤기가 적으며, 화가 많아 기혈이 메마르고 결핍되기 쉬우므로 허약 질환이나 폐 질환, 신경정신과 질환 등이 생기기 쉽다.

이러한 개념을 서로 조합하여 4종의 체질로 구분하면, 앞서 살펴본 우리 민족 고유의 의학이론인 사상체질과 도식적으로 딱 맞아떨어진다고는 할 수 없지만 큰 틀에서는 꽤 상통하는 면이 많다. 즉, 대체로 열성 비만 체질은 태양인, 열성 수척 체질은 소양인, 한성 비만 체질은 태음인, 한성 수척 체질은 소음인의 특성에 얼추 가깝다고 견줘볼 수 있다. 그러나 그 구분의 기준도 막연히 관념적인 장부 기능의 편차가 아니라 실제로도 합리적인 체열과 체형의 편차일뿐더러, 그 범주 또한 똑같지도 않고, 필자의 체질론은 동무의 사상론처럼 모든 사람을 네 가지 선천적 체질로 단정 지어 구분할 수 있다고 보지도 않는다. 즉, 한열이나 비수와 같이 기혈의 유여 혹은 부족이 발생하여 한쪽으로 치우치는 경우에만 필자가 나눈 4종의 체질에 속하는데, 이는 후천적으로 바뀔 수도 있으며 그에 따른 적절한 건강관리가 필요하다. 그렇지 않은 경우, 즉 평성 표준 체질에 속하는 다수의 경우는 건강관리를 굳이 체질별로 나눠서 복잡하게 할 필요는 없다는 것이다. 이처럼 구분 기준, 범주, 후천적 변화 가능성, 구분의 융통성 등이 다르기에 앞서 얼추 가깝다고 오버랩해서 열거해 본 체질들의 기질이나 양생법이 같을 수는 없게 마련이다. 필자는 **동무의 사상체질론보다 필자의 한열비수론이 훨씬 탈관념적이며 실사구시에 부합하는 체질론**이라고 감히 생각한다. 아무튼, **이렇게 기혈의 다소에 따라 발생한 편차로써 체질을 구분하는 이점은 그 해당하는 체질적 특성을 고려한 맞춤형 건강관리를 할 수 있다는 점**이다.

1〉 열성 비만 체질

이 체질은 체열이 높고 살찐 부류이다. 기후에 비유하자면, **열대우림기후(Af)**에 해당한다고 할 수 있는데, 그만큼 튼실하면서 역동적이고 전반적으로 에너지가 왕성하다. 이들의 전형적 기질은 강직하고, 남성적, 주도적, 자주적, 직선적, 도전적, 발산적, 외향적, 사교적, 활동적, 진취적, 독선적, 직관적이다. 보통 옷을 두껍게 입지 않으며, 이불도 제대로 안 덮고 잘 때가 많다. 에너지 수준이 높고 넘치는 활력과 솟구치는 열정의 소유자로서 매사 남의 시선에 별로 연연하지 않고 자신만의 뚜렷한 주관을 바탕으로 뚝심 있게 밀고 나간다. 이들은 잉여 에너지가 과도하게 발산되어 자칫 불행한 사고를 유발하지 않도록 적절히 제어해 주고 열을 식혀주는 방향으로 양생을 하는 것이 바람직하다.

거주 관리는 통풍이 잘되고 서늘한 곳에 기거하는 것이 적절하다. **식이 관리**는 자극적이지 않고 열량이 적으면서 서늘한 성질의 음식을 섭취하는 것이 권장된다. **운동 관리**는 걷기, 달리기, 자전거 타기, 스케이트 등의 하체를 많이 쓰는 유산소운동을 통해 체중도 감량하고 평소 상부로 뜨기 쉬운 기운을 하부로 끌어내려 육중한 체중을 안정적으로 지탱함과 동시에 에너지의 평형을 맞출 수 있도록 하는 것이 좋다. **마음 관리**는 의욕과 이상에만 치우치지 않도록 현실을 고려하는 습관을 들여야 하고, 자신의 직관만 믿지 말고 알려진 경험에서 지혜를 얻을 수 있도록 하며, 자만심에 빠지지 않도록 자제심을 길러야 하고, 주변을 살피고 소통하며 공감할 수 있는 여유를 갖는 것이 좋다.

2〉 열성 수척 체질

이 체질은 체열이 높고 마른 부류이다. 기후에 비유하자면, **건조기후(B)**에 해당한다고 할 수 있는데, 그만큼 날렵하면서 발산적이고 에너지가 표층에 편중돼 있다. 이들의 전형적 기질은 민첩하고, 솔직하며, 상냥하고, 명랑하며, 기발하고 번뜩이는 아이디어가 돋보이지만, 즉흥적이어서 뒷심이 부족하고, 감정의 동요가 심해 불안정하며 히스테릭한 경향이 있고, 재기 넘치고 용맹스럽지만, 피상적인 겉멋과 일시적인 호기에 집착하려는 면이 많다. 잠재된 에너지 수준은 낮지만, 일시적인 에너지 분출은 높아서 순간적인 재치나 기발한 발상, 순발력이 필요한 운동, 의협심이 필요한 일이나 자원봉사에 앞장설 때 등에서 두각을 나타낸다. 이들은 지구력과 인내심을 키우기 위해 체력은 보강해 주고 감정의 동요를 안정시킬 수 있도록 체열은 식혀주는 방향으로 양생을 하는 것이 바람직하다.

거주 관리는 서늘하면서 다소 습한 곳에 기거하는 것이 적절하다. **식이 관리**는 뜨겁거나 자극적이지 않은 싱싱하고 시원하며 영양가 높은 음식의 섭취가 권장된다. **운동 관리**는 근력운동이 동반된 전신 운동이 좋은데, 특히 수영으로 체열을 낮추고 체력을 단련하면 제격이다. 요가나 명상, 복식호흡 등의 정적인 운동을 통해 지나친 긴장을 이완하고 감정의 동요를 안정시키며 조급한 마음을 진정시켜 주는 것도 좋다. **마음 관리**는 일을 건성으로 대하는 태도를 고쳐야 하고, 남을 지나치게 의식하고 주목받으려 하거나 경쟁하려는 마음을 경계해야 하며, 겉으로 드러난 것만이 중요한 것이 아니라 그 속에 감춰진 본바탕이 중요한 것임을 깨닫는 것이 좋다.

3〉 한성 비만 체질

이 체질은 체열이 낮고 살찐 부류이다. 기후에 비유하자면, **냉대습윤기후**(Df)에 해당한다고 할 수 있는데, 그만큼 중후하면서 수렴적이고 잠재적 에너지가 충만하다. 이들의 전형적 기질은 무던하고 느긋하면서 꾸준하여 중후하고 충직하지만, 안일하기도 하고, 탐욕적, 보수적, 안정적, 포용적, 타협적이다. 잠재된 에너지 수준은 높지만 주로 정적인 기운이므로 그다지 활력적이지는 않아서 변화를 싫어하는 편이고 일을 벌인다거나 활동적인 운동을 별로 즐기지 않지만, 매우 안정되어 있다. 이들은 변화에 무뎌서 발전을 저해하거나 감정을 억누르는 지나치게 무거운 기운은 덜어내고 열을 보태주는 방향으로 양생을 하는 것이 바람직하다.

거주 관리는 통풍이 잘되면서 볕도 잘 드는 따뜻한 곳에 기거하는 것이 적절하다. **식이 관리**는 고단백 저열량이면서 따뜻한 성질의 음식을 섭취하는 것이 권장된다. **운동 관리**는 목과 어깨 부위의 스트레칭을 자주 해주어 뭉치기 쉬운 기의 흐름을 풀어주고, 주 2회 이상 땀에 흠뻑 젖을 정도로 높은 심박수를 요구하는 유산소운동을 해주어 침강하거나 정체되기 쉬운 기운에 역동적인 활력을 불어넣어 주는 것이 좋다. **마음 관리**는 탐욕을 줄이고 절제하는 자세를 갖춰야 하고, 유비무환의 정신으로 미리미리 계획을 세우고 준비하는 습관을 들여야 하며, 새로운 자극에 대해 열린 태도를 갖추는 것이 좋다.

4〉 한성 수척 체질

이 체질은 체열이 낮고 마른 부류이다. 기후에 비유하자면, **한대기후(E)**에 해당한다고 할 수 있는데, 그만큼 부실하면서 소침하고 전반적으로 에너지가 쇠약하다. 이들의 전형적 기질은 섬세하고, 다정다감하며, 소심하고, 사사로우며, 비밀스럽고, 명철하며, 계획적, 타산적, 여성적, 내향적이다. 보통 체격이 마르고 왜소하며 수줍음도 많이 타다 보니 추위를 많이 타서 옷을 여러 겹 입거나 겨울철에는 시린 증상을 호소하는 경우가 많다. 에너지 수준과 체열이 모두 낮아서 늘 에너지를 아끼면서 효율적으로 활용하려고 고민하는 경향이 있다. 이들은 체력을 안정적으로 보강해 주면서 발산할 수 있도록 체열도 보태주는 방향으로 양생을 하는 것이 바람직하다.

거주 관리는 볕이 잘 들고 따뜻한 곳에 기거하는 것이 적절한데, 아랫배에 뜸을 자주 뜨거나 돌뜸과 같은 발열재를 이용해 늘 따뜻하게 해주고, 특히 겨울철엔 내복을 입는 것이 좋다. **식이 관리**는 찬 음식은 피하고 따뜻하고 익힌 영양가 높은 음식 위주의 섭취가 권장된다. **운동 관리**는 위축되기 쉬운 심신을 보완하기 위해 협동성을 기를 수 있는 운동, 즉 혼자서 하는 운동보다는 함께 하는 운동이 좋고, 체력 강화를 위해 근력운동이 중요한데 약한 체력에 부대끼지 않도록 땀이 살짝 나서 몸이 약간 더워질 정도면 적당하고, 특히 역기를 들거나 물구나무서기 등의 상체운동을 자주 해서 혈액순환을 도와주고 기운을 위로 끌어올려 에너지 평형을 맞추어주는 것이 좋다. 또한, 신체 각 부위를 가볍게 풀어주는 스트레칭이 긴장된 몸과 마음을 이완하고 체열도 높이는 효과가 있으므로 틈틈이 해 주는 것이 좋다. **마음 관리**는 혼자서 비밀스럽게 뭔가를 하려 하기보단 함께 어울려 하는 법을 익히고, 지나치게 완벽하게 하려고 초조하게 마음 쓰기보단 편한 마음으로 적당히 하도록 하며, 논리에만 집착하지 않는 것이 좋다.

기혈의 다소에 따른 한열/비수 체질의 구분

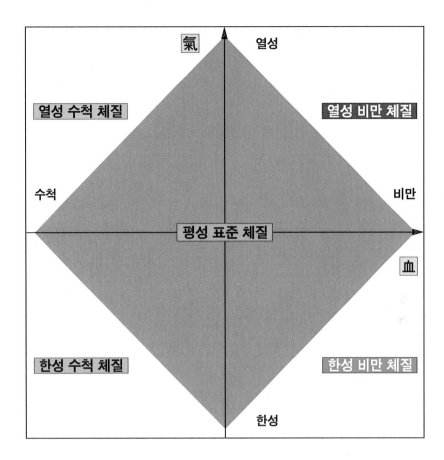

기준체질과 한열/비수에 따라 편차가 발생한 4 체질,
그리고 해당 쾨펜 기후 구분의 공통점

체질 구분	쾨펜 기후 구분	일반적 특징	에너지 경향성
열성 비만 체질	열대우림기후(Af)	번무(蕃茂), 강건(强健)	전반적 왕성
열성 수척 체질	건조기후(B)	발산(發散), 경예(輕銳)	표층 편중, 심층 부족
평성 표준 체질	온대기후(C)	조화(調和), 융통(融通)	전반적 균형
한성 비만 체질	냉대습윤기후(Df)	내장(內藏), 중후(重厚)	현상 부족, 잠재 충만
한성 수척 체질	한대기후(E)	척박(瘠薄), 부실(不實)	전반적 쇠약

쾨펜의 기후 구분표

기후 구분			기후형		해당 기후 특징
습윤기후	열대 (A)	가장 추운 달의 평균기온이 18℃ 이상	Af	열대 우림	연중 고온 습윤
			As	여름 건조 사바나	고온, 여름 건조
			Aw	겨울 건조 사바나	고온, 겨울 건조
			Am	열대 계절풍	고온, 짧은 건기
	온대 (C)	가장 추운 달의 평균기온이 -3~18℃	Cf	온대 습윤	연중 온난 습윤
			Cs	지중해성	온난, 여름 건조
			Cw	온대 겨울 건조	온난, 겨울 건조
	냉대 (D)	가장 추운 달의 평균기온이 -3℃ 미만 & 가장 따뜻한 달의 평균기온이 10℃ 이상	Df	냉대 습윤	연중 냉량 습윤
			Ds	냉대 여름 건조	냉량, 여름 건조
			Dw	냉대 겨울 건조	냉량, 겨울 건조
	한대 (E)	가장 따뜻한 달의 평균기온이 10℃ 미만	ET	툰드라	춥지만, 적어도 가장 따뜻한 달의 평균기온은 영상권 유지
			EF	빙설	연중 영하권으로 가장 추운 기후
건조기후 (B)		연 강수량 500㎜ 이하, 강수량 < 증발량	BS	스텝	연 강수량 250~500㎜
			BW	사막	가장 건조한 기후

※ 체질 감별표

1] 한/열 감별

1	더 견디기 힘든 것은?	더위	추위	보통
2	평소 자기 몸에서 열감을 느끼는 편인지?	그런 편	아닌 편	보통
3	평소 갈증을 자주 느끼는지?	그런 편	아닌 편	보통
4	성욕이나 이성에 대한 민감성이 강한지?	그런 편	아닌 편	보통
5	피부색이 어느 쪽에 가까운지?	발그레하거나 탄 편	핏기 없이 창백한 편	보통
6	녹차, 참외, 수박, 키위, 냉면, 냉메밀국수, 보리밥 등 찬 성질의 음식을 먹어도 속이 편한지?	그런 편	아닌 편	보통
7	옷을 가능하면 얇게 입고 싶은지?	그런 편	아닌 편	보통

병! 도대체 왜 생길까?

8	잠들 때는 이불을 덮었으나 깨보니 안 덮고 있을 때가 많은지?	그런 편	아닌 편	보통
9	피부에 발진이나 비듬, 탈모 등이 잘 생기는지?	그런 편	아닌 편	보통
10	불면증, 주의산만, 짜증 등이 잦은지?	그런 편	아닌 편	보통
11	성미가 급하고 잘 흥분하는 다혈질인지?	그런 편	아닌 편	보통
12	평소 골골거리거나 감기, 비염, 설사 등의 잔병치레를 하는 경우가 잦은지?	아닌 편	그런 편	보통
	해당하는 각 칸의 수 합산			
	〈판정〉 가장 많이 해당하는 칸의 체질	열성 체질	한성 체질	평성

2] 비/수 감별

1	체질량지수(BMI)가 속하는 범위는? (BMI = 체중(kg) ÷ 신장의 제곱(m²))	남 20 미만, 여 18 미만	남 25 이상, 여 23 이상	중간
2	허리둘레가 어느 정도인지?	남 75cm (30인치) 미만, 여 65cm (25인치) 미만	남 90cm (35.5인치) 이상, 여 85cm (33.5인치) 이상	중간
3	음식을 많이 먹어도 살이 잘 안 찌는지?	그런 편	아닌 편	보통
4	식욕이 없는 편인지?	그런 편	아닌 편	보통
5	평소 신경이 날카롭고 예민한지?	그런 편	아닌 편	보통
6	심리가 보통 불안정한 상태에 있는지?	그런 편	아닌 편	보통
7	성질이 깔끔해서 마음에 안 들면 많이 찝찝한지?	그런 편	아닌 편	보통
8	행동이 빠릿빠릿한지?	그런 편	아닌 편	보통
9	피부에 윤기가 적고 까칠한지?	그런 편	아닌 편	보통
10	본연의 뚝심보다는 마지못한 오기가 센 편인지?	그런 편	아닌 편	보통
11	심폐기능이 약한지?	그런 편	아닌 편	보통
12	편두통, 노이로제, 불안, 우울, 조울, 강박, 불면 등 정신과적으로 취약한 증상이 있는지?	그런 편	아닌 편	보통
	해당하는 각 칸의 수 합산			
	〈판정〉 가장 많이 해당하는 칸의 체질	수척 체질	비만 체질	표준

3. 신체 구조 이상

기형을 비롯한 신체의 구조적 이상 때문에 쉽게 다치거나 병에 걸리게 되기도 한다. 이러한 구조적 이상의 종류에는 다지증과 같은 '과잉 형성'의 경우, 사지결손증처럼 신체 일부가 없는 '결손'의 경우, 심방중격결손과 같은 '불완전형성'의 경우, 치아 부정교합과 같은 '위치 이상'의 경우, 결합쌍생아처럼 신체 일부가 붙어버린 '결합'의 경우, 척추측만증과 같은 '변형'의 경우 등이 있다.

그 **원인**에는 유전적인 영향을 비롯해 호르몬 이상이나 일시적·국소적인 영양의 과다, 방사선, 산소결핍, 바이러스나 기타 체내 미생물의 영향 등과 발생 과정에서의 미분리, 절손, 절삭, 충해 등도 있고, 온도와 같은 물리적 조건이나 환경호르몬과 같은 화학물질 등의 환경적 영향도 있다. 그리고 특정한 자세나 동작과 같은 습관적 요인도 신체 구조 이상의 변형을 일으킬 수 있다.

구체적으로, 척추가 휜 경우는 요통, 디스크 질환 등이 잘 생길 수 있고, 골반이 틀어진 경우는 비만, 어깨 근육긴장, 요통, 척추측만증, 생리통, 복통 등이 잘 생길 수 있다. 목이 앞으로 굽은 거북목인 경우는 목 디스크, 승모근 긴장, 긴장성 두통 등이 생기기 쉽고, 두개골 기형의 경우는 지능 저하, 정신이상, 대인기피증 등이 잘 생길 수 있으며, 치아가 부정교합인 경우는 치아우식증이나 잇몸질환, 위장질환, 구음장애, 대인기피증, 턱관절 장애 등이 생기기 쉽다. 또, 콧구멍을 둘로 나누는 벽인 비중격이 휘어진 경우는 감기와 같은 급성 비염에 취약해지고 코피, 비후성 비염, 축농증 등이 잘 생길 수 있다. 심장의 좌우 양 심방 사이의 중간 벽에 구멍이 있는 심방중격결손의 경우는 심부전, 폐동맥 고혈압, 뇌졸중 등이 잘 생길 수 있고, 팔이나 다리, 손이나 발, 손가락이나 발가락, 눈이나 귀 등의 운동기관이나 감각기관에 결손이 생긴 경우는 생활하기 불편하고 잘 다칠 수 있다. 그리고, 양쪽 팔다리가 서로 비대칭인 경우는 외상을 쉽게 입거나 근골격계 질환, 관절염 등이 잘 생길 수 있다. 발의 형태적 이상으로 안쪽으로 쉽게 젖혀지는 내반족인 경우도 발목염좌가 쉽게 생겨 잘 넘어지거나 다칠 수 있으며, 흔히 평발이라고 부르는 편평족인 경우는 족저근막염이나 무지외반증 등이 잘 생길 수 있고 또한 보행 시 피로나 아킬레스건 통증을 쉽게 느끼게 된다. 위나 창자, 방광, 식도 등의 장기에서 벽에 작은 주머니가 밖으로 불거지는 게실증의 경우는 게실염이 발생할 수 있다. 또한, 대장용종이 있는 경우는 변비 등이 잘 생기고, 자궁근종이 있는 경우는 불임이나 유산 등이 잘 생길 수 있다. 한편, 흔히 샴쌍둥이라고 부르는 결합쌍생아의 경우는 사회생활은 물론 일상생활조차 불편하며, 다치기도 쉽고, 신진대사량이 많아 단명하기 쉽다.

4. 면역계 이상 및 면역력 저하

1) 면역과 면역력의 중요성

면역이란 외부로부터 침입한 병원체로부터 우리 자신을 스스로 지키는 자기 방어시스템을 말한다. 여기서 **병원체**란 주로 질병을 일으킬 수 있는 병균 등의 미생물을 일컫지만, 바이러스 이하의 프라이온과 같은 감염성 단백질체나 기생충 이상의 유해 생물, 알레르기 유발원, 먼지나 그 밖의 물리·화학적 유해 요인, 그리고 몸속에 번지는 활성산소나 암세포, 나아가 무형의 스트레스 유발요인에 이르기까지 원래 건강한 우리 자신이 아니었던 것들을 포괄적으로 아우를 수 있다.

이러한 이질적 침입자들에 대항하여 자기 방어시스템인 면역이 원활히 작동하도록 해 주는 원천이 바로 면역력이다. 한의학에서는 이러한 면역력을 정기(正氣), 즉 바른 기운이라 하였고, 질병을 유발하는 병원균 등의 이질적 침입자나 기후 등의 환경적 자극들을 모두 아울러 사기(邪氣), 즉 나쁜 기운이라 하여 정기와 사기 간의 시소게임을 통해 건강과 질병의 상태가 결정되는 것으로 보았다. 한의학에서 필수경전의 반열에 올라있는 가장 오래된 의서인 황제내경에서는 일찌감치 '정기존내사불가간(正氣存內 邪不可干)'이라고 기록해 놓았는데, 이는 몸속에 정기가 갖춰져 있다면 사기가 감히 침범할 수 없다는 뜻이다. 이렇듯 면역력은 우리 내부에 갖추어진 자연치유력이자 심신의 건강을 유지하는 원천이 된다.

면역은 외부에서 침입하는 병균, 바이러스, 유해 생물, 유해 물질, 스트레스 유발원 등을 이질적 침입자로 정확히 식별하여 퇴치 배출함으로써 우리 자신을 방어하고, 체내의 훼손된 영역은 복구하여 건강을 회복시키는 역할을 한다. 또, 한번 침입한 각종 항원을 기억하여 다시 이들이 침입해 오면 항체를 만들어 대항하고, 신진대사를 활성화하고 피로를 풀어주어 스트레스에 강한 신체와 질병 예방, 노화 지연을 이루어주며, 균형 잡힌 심신의 전반적 건강을 유지하도록 하여 환경 변화에 잘 적응하게도 한다. 그렇기에 면역계에 이상이 생기거나 면역력이 저하되는 것은 질병의 발생에 중요한 소인이 된다.

2) 인체의 면역계

우리 몸의 면역계는 여러 기관계에 걸쳐 통합적으로 작동한다. 이러한 통합면역시스템은 각각 독자적인 기능을 수행하면서도 상호 간 긴밀히 협조하는 기능도 겸하고 있기에 면역에 문제가 생기면 파급효과가 크다.

우선, 우리 몸에는 다양한 면역기관이 있다. 이들은 항시 경계 상태로 유사시에 대비하고 있을 것이다. 우선, 피부를 비롯해 우리 몸에 상재하고 있는 정상 균총은 0차 방어선이 된다. 해롭지 않은 이들 미생물이 해로운 병원균의 침입을 대신 막아주는 것이다. 그리고, 피부와 점막은 우리 몸에서 가장 넓게 자리 잡은 면역기관으로 면역의 1차 방어선이 된다. 피부는 병원균의 침투를 물리적으로 차단하고, 눈이나 코, 입 등의 점막에서 나오는 눈물, 콧물, 침 등의 분비물에는 살균기능이 있다. 또, 위에서는 강산성의 위산이 분비되어 웬만한 병원균과 이물질을 녹여버린다.

한편, 목, 겨드랑이, 사타구니와 같이 관절이 접히는 부위나 복부의 내외부, 골반강 등에 집중적으로 모여 있는 림프절에 면역세포들이 주로 많다. 그래서 심한 감기에 걸리면 목 부위에 림프절이 붓고, 유방암 환자들은 겨드랑이 림프절이 느껴질 수 있으며, 아토피성 피부염 환자의 피부 증상도 면역반응이 활발히 일어나고 있는 관절이 접히는 부위에 나타나곤 하는 것이다. 편도는 호흡기를 보호하는 중요한 림프 기관이며, 폐 기관지에도 많은 림프조직이 있다. 흉선은 면역세포 중 T세포가 성숙하는 곳인데, 이 T세포는 알레르기 반응이나 자가면역질환의 발병에 매우 중요하게 작용하는 면역세포다. T세포는 백혈구의 일종인 림프구로, 전체 백혈구 중 30% 정도를 차지하고, 림프구 중 3/4을 차지한다. 한편, 골수에서는 림프구의 일종인 B세포가 만들어진다. 비장은 골수에서 만들어진 혈구 세포의 수명이 다하면 이곳에서 파괴된다. 장에서는 상재 균총에 의한 면역반응이 활발하고, 파이엘 판이라는 체내 최대 림프조직 등에서 많은 면역세포가 만들어진다. 흔히 맹장이라고도 불렸던 충수 돌기도 최근 들어 면역기관으로 인정되고 있다.

면역기관	기능
상재 균총	0차 방어선
피부	1차 방어선, 물리적 방어
점막	분비물로 살균
위	위산으로 화학적 방어
림프절	관절이 접히는 부위에 집중적으로 분포
편도	호흡기를 보호하는 림프 기관
폐 기관지	많은 림프조직
흉선	T세포가 성숙하는 곳
골수	B세포가 생성되는 곳
장	상재 균총의 활발한 활동, 체내 최대 림프조직 존재

면역은 보통 두 가지로 구분하는데, 바로 자연면역이라고도 하는 선천면역과 획득면역이라고도 하는 후천면역이 있다. 평소에는 선천면역계가 작동하고 있다가 유사시가 되면 후천면역계도 함께 작동하게 된다. 즉, 선천면역계는 상시군, 후천면역계는 예비군이라고 할 수 있겠다. 이러한 면역계에는 몸속 여러 기관이 함께 관여하고 있지만, **주력부대는 백혈구**이다. 백혈구는 크게 전체의 54~60%를 차지하는 과립구(호산구, 호중구, 호염기구)와 35~41%를 차지하는 림프구(B세포, T세포, NK세포), 그리고 나머지 5%의 대식세포로 나눌 수 있다.

1〉선천면역계

선천면역계는 저절로 형성된 면역으로서 불특정 항원에 두루 반응하며 특별한 기억작용은 없다. 4종의 방어벽으로 이루어지는데, 물리적 방어벽, 생리적 방어벽, 포식작용, 염증반응이 그것이다. 우선, **물리적 방어벽**에는 항원이 통과할 수 없는 피부 표피층뿐 아니라 소화기와 호흡기에서의 연동운동과 섬모운동 역시 항원을 제거하는 역할을 하고, 그 밖에 점액이나 눈물, 침, 가래, 그리고 장내 유익균 등도 포함된다. 다음으로, **생리적 방어벽**에는 정상체온, 강산성의 위산, 그리고 라이소자임, 인터페론, 혈액에 존재하는 보체 등의 다양한 가용성 항생물질들이 포함된다. 또, **포식작용**이란 세포가 입자 형태의 병원체를 섭취하는 것이다. 마지막으로 **염증반응**은 후천면역 반응이 활성화되는 데 역할을 한다.

세포로는 면역계의 사령탑으로 침입자를 식별하여 통째로 먹어 치우고 과립구나 림프구에는 이러한 침입 사실을 알리는 **대식세포**, 혈액에서 가장 먼저 이동하는 세포인 **호중구**, 감염된 세포들을 표적으로 용해하여 감염원을 효과적으로 제거하는 **NK세포**, 헬퍼T세포와 상호작용함으로써 선천면역계의 다른 세포들보다 훨씬 광범위하게 선천면역과 적응면역의 기능 공조를 유도하는 **수지상세포** 등이 있다.

실제로 감염 중 대부분은 이러한 선천면역에 의해 방어된다. 예를 들면, 우리 몸속에는 하루 약 5천 개의 암세포가 생기고 있지만, 체내를 순찰하며 이를 제거하는 NK세포가 킬러T세포와 함께 이를 처리하기 때문에 암이 발생하지 않는 것이다.

2〉 후천면역계

후천면역계는 처음 침입한 항원에 대해 기억할 수 있고 이것이 다시 침입할 때 특이적으로 반응하여 효과적으로 항원을 제거할 수 있는 특징이 있어 선천면역을 보강하는 역할을 한다. 후천면역은 편의상 체액성 면역과 세포성 면역으로 나누어 이해한다.

체액성 면역은 B세포가 항원을 인지한 후 분화되어 항체를 분비하면 이 항체는 주로 감염된 세균을 제거하는 기능을 보여준다. 항체는 체액에 존재하며 면역글로불린이라는 당단백질로 이루어져 있다. 여기에는 IgG, IgM, IgA, IgD, IgE 등의 종류가 있으며, 각각 독특한 기능을 수행하며 일부 기능이 중복되기도 한다. 특히, IgG 항체는 태반을 통해 태아에 전달되는 특징이 있는데, 이러한 모성면역으로 인해 출생 후 수개월 동안 잘 감염되지 않는다.

세포성 면역은 T세포가 항원을 인지하여 림포카인을 분비하거나 직접 감염된 세포를 죽이는 역할을 한다. 분비된 림포카인은 대식세포를 활성화하여 식작용을 돕기도 한다. 이와 같은 세포성 면역은 주로 바이러스 또는 세포 내에서 자랄 수 있는 세균에 감염된 세포를 제거하는 기능을 수행한다.

후천면역은 병원체 또는 그 독소를 면역원으로 예방 접종하여 얻을 수 있으며, 이와 같은 면역을 인공면역이라 한다. 에드워드 제너는 이 방법으로 종두법을 최초로 발견하여 서양 면역학의 기초를 이룩하였다.

3〉 선천면역계와 후천면역계의 협력

선천면역계와 후천면역계는 서로 별개가 아닌 협력적인 체계로 작동하여 훨씬 효율적인 방어를 하게 된다. 이를테면, 선천면역계의 대식세포가 병원체를 접하면 대식세포 표면의 수용체들과 미생물들의 구성 성분 사이의 상호작용으로 후천면역 반응을 일으키는 가용성 단백질이 생성되어, 병원체들의 제거에 후천면역계의 참여가 촉진되고, 자극된 대식세포들은 또한 특정 세포 내 병원체들에 대항하는 후천면역 반응을 지시할 수 있는 사이토카인을 분비한다. 후천면역계 또한 선천면역 반응의 효과를 일으키고 증가시키는 신호들과 물질들을 생성한다. 후천면역계의 특정 T세포들은 특정 항원과 접촉했을 때, 선천면역계의 대식세포들이 섭취한 병원체를 죽이는 능력을 높이는 사이토카인을 합성하고 분비한다. 또한, 침입자에 대항하여 생성된 항체들은 병원체에 결합하여 병원체가 선천면역계의 보체 공격의 표적이 되게 하며, 보체 공격의 강력한 활성인자로 작용한다.

4〉 정신면역계

이 밖에도 면역에 관여하는 시스템은 훨씬 광범위한데, 우선 면역계가 감정과 정신의 영향을 받는다는 점이 드러났기에 이를 정신면역계라고 부를 수 있다. 이는 곧 **긍정적 마음가짐의 체계**를 말하는데, 마음가짐에 따라 우리 몸에서 분비되는 신경전달물질 등이 달라진다는 것이 밝혀진 만큼 정신면역은 몸과 마음에 독이 되는 부정적 스트레스 요인들을 제거하는 시스템이다. 바꾸어 말하면 자존감이 낮고, 삶을 허무하게 느끼며, 매사 부정적, 절망적, 비관적인 마음 자세로 성찰 없이 마음의 평정도 잃은 채 내키는 대로 산다면 정신면역계가 취약해질 것이다.

5〉 신경면역계

다음으로 신경면역계도 있는데, 면역과 자율신경계의 관계가 밝혀지면서 대두되었다. **면역에 관련되는 자율신경계는 자기 의사와 상관없이 몸을 조정하는 신경계로 교감신경과 부교감신경으로 구성되어 있는데, 대체로 그 활성도 비율이 6:4 정도일 때 균형 잡힌 건강 상태로 본다는 것이다.**

여기서 교감신경은 주로 위급상황을 짧은 시간에 대처하도록 돕는 반응과 관련된다. 이를테면, 활동, 긴장, 초조, 불안, 흥분 등 스트레스의 감정 상태와 관련이 깊고, 신경전달물질로는 노르아드레날린이 작용한다.

반면, 부교감신경은 교감신경과 서로 길항적으로 작용하여 안정상황에서 에너지를 보존하는 기능과 관련된다. 주로 섭식, 평온, 이완, 휴식 등 편안한 감정상태와 관련이 깊은데, 지나치면 우울감, 무기력, 어지럼 등의 증상이 나타날 수 있고, 신경전달물질로는 아세틸콜린이 작용한다.

평소 길항작용을 하는 교감신경과 부교감신경의 활성도가 정상 비율을 벗어나 한쪽으로 치우치게 되면 면역기능이 떨어지게 된다. 예를 들어, 교감신경이 우세해지면 과립구가 증가해서 체내 염증을 일으키고, 부교감신경이 우세해지면 림프구가 증가하게 돼 알레르기 질환을 일으키는 등 면역기능에 이상이 생기게 된다.

6〉 내분비면역계

내분비면역계도 존재하는데, 정신신경 상태에 따라 내분비 대사도 크게 영향을 받기 때문이다. 내분비계는 우리 몸에서 직간접적인 신경지배를 받으며 혈액속으로 호르몬을 분비하여 표적기관으로 운반해 대사, 생장, 발육, 조직기능, 성기능, 생식, 수면, 그리고 기분 등을 조절하는 중요한 역할을 담당한다. 그런데, 정신과 신경의 실조로 이러한 내분비계에 교란이 생기면 면역기능이 떨어지고 건강이 위협받게 된다.

7〉 사회면역계

사회면역계란 아직 공식 용어는 아니다. 필자가 붙인 명칭인데, 면역기능에 있어 사회적 관계의 역할을 무시할 수 없음을 지칭한 것이다. 사회적 네트워크가 원만하고 탄탄하다면 그렇지 않은 경우보다 면역이 강하다는 연구 결과는 이미 많이 나와 있다. 사람의 기분은 인간관계에서 많이 좌우되는데, 기분이 우울해진다면 면역세포 중 T세포의 능력을 떨어뜨리기 때문이다. 일례로 사회적 네트워크가 빈약하고 위태로운 사람은 감기나 두통 등의 잔병치레가 많다. 이렇듯 인간은 혼자 살 수 없고, 더불어 살아가야 하므로 인간관계의 중요성은 아무리 강조해도 지나치지 않다. 특히, 인간이 받는 주된 스트레스는 대부분 인간관계에서 비롯된다고 할 수 있다. 그러므로, 사회면역계는 정신면역계와도 직접적으로 연결되어 면역계에서 중요한 역할을 담당한다고 할 수 있다.

3) 면역 질환

면역계에 문제가 생기면 다양한 면역 질환이 발생할 수 있는데, 대표적으로 알레르기 질환, 자가면역질환, 암, 면역결핍증 등이 있다.

1〉알레르기 질환

알레르기 질환은 외부 항원에 과잉으로 항진된 면역반응이다. 정상인은 항원성 물질에 아무런 반응을 일으키지 않지만, 알레르기 체질은 항원에 대한 항체가 만들어지면서 반응을 일으킨다. 외부 항원이 이들의 몸에 들어오면 T세포에서 이를 인지하고 B세포로 신호를 전달하여 해당 항원에 대한 특이적 항체를 만들어 낸다.

알레르기를 유발하는 항원을 알레르겐(allergen)이라고 한다. 엄밀하게는 최소 5% 이상의 환자에서 알레르기 반응을 유발하고, 동시에 5명 이상에서 IgE (immunoglobulin E) 항체 양성 반응을 나타내는 특정 분자라고 세계보건기구 산하 국제면역학회연합의 알레르겐 명명위원회에서 정의하고 있다.

알레르기는 주로 항체 중 IgE 유형에 의해 발생하는데, 사람마다 지닌 IgE의 형태가 다르기에, 각 사람에 대한 알레르겐도 다르게 된다. 또한, IgE는 끊임없이 만들어졌다가 사라지곤 하므로 한 사람에 대해서도 특정 시기에 따라 알레르겐이 다를 수 있다. 그러나 한 번 만들어진 IgE는, 그 IgE를 만드는 B세포가 계속 살아 있기에 없어지지 않는다. 이것이 특정 물질에 대해 알레르기 반응이 생기면 시간이 지나도 그 물질에 대해 계속 알레르기 반응을 일으키는 원인이다. 다음 표에서 보는 바와 같이 알레르겐은 매우 다양하다.

유형	소분류	대표적 알레르겐
생물형	세균	황색 포도상 구균, 화농성 연쇄상 구균 등
	진균	칸디다, 알테르나리아, 아르페르길루스, 클라도스포리움, 곰팡이 포자 등
	기생충	회충, 구충, 폐흡충, 반크로프트사상충 등
	단백질류	외부혈청, 사이토카인, 인슐린, 백신, 젤라틴, 정액 단백질 등
	동물성 물질	모피, 털, 비듬 등
	진드기류	먼지진드기, 큰다리먼지진드기, 굵은다리가루진드기, 30여 종의 집먼지진드기 등

	곤충	바퀴, 말벌, 꿀벌, 개미, 나방, 각다귀 등
	꽃가루	벼과(쥐보리속, 티모시그라스), 잡초(호밀풀, 돼지풀, 질경이, 쐐기풀, 쑥, 민들레, 데이지, 명아주), 나무(소나무속, 자작나무속, 오리나무속, 개암나무속, 서어나무속, 칠엽수, 버드나무속, 사시나무, 버즘나무속, 피나무속) 등
	옻독	옻나무과 식물
식품형	동물성 식품	육류(돼지고기, 닭고기, 쇠고기), 생선류(고등어, 쥐치, 대구, 갈치, 꽁치, 정어리, 멸치, 황새치, 가자미, 연어, 홍어, 참치), 해산물류(게, 새우, 오징어, 가리비, 문어, 전복), 유제품류(우유, 치즈, 요구르트, 아이스크림, 버터), 계란(일반적으로 흰자위) 등
	식물성 식품	과일류(복숭아, 사과, 수박, 딸기, 멜론, 바나나, 포도, 감, 자두, 무화과), 곡류(쌀, 메밀, 밀, 옥수수, 참깨), 채소류(토마토, 양파, 콩, 무, 시금치, 양배추, 오이, 가지, 상추, 셀러리, 셀러리악, 호박, 토란), 견과류(땅콩, 잣, 아몬드, 피칸, 호두, 은행), 콩류 등
약물형	항생제	페니실린, 세파로스포린, 카바페넴, 카바세펨, 모노박탐, 설파제, 반코마이신, 테트라사이클린 등
	해열·소염 진통제	디클로페낙, 아세틸살리실산(아스피린), 이부프로펜 등
	기타치료제	안지오텐신 전환효소 억제제, 항히스타민제, 항경련제 등
	비치료제	전신이나 국소 마취제, 조영제 등
화학형	환경 오염 물질	미세먼지, 오존, 질소산화물, 황산화물, 휘발성 유기화합물, 폼알데하이드 등
	기타 화학물질	살균제, 방향족 아민, 염료, 식품 보존제, MSG, 방향제, 시멘트 등
물리형	온도	고온, 저온, 갑작스러운 온도 변화 등
	습도	다습
특수형	금속	니켈, 크롬 등
	기타	라텍스, 목재, 유리, 카페인, 햇빛 등

　　알레르겐을 침입 경로에 따라 분류하면 크게 코로 흡입되는 흡입성, 피부 접촉으로 흡수되는 접촉성, 음식물로 섭취하게 되는 식품성, 약으로 흡수되는 약제성, 우리 몸에 서식하고 있는 기생충에 의한 기생성, 그리고 곤충의 자극 등으로 나눌 수 있다. **흡입성 항원**은 알레르기 비염, 천식, 기침 등을 유발하고, **접촉성 항원**은 알레르기성 접촉성 피부염 같은 증상을 유발하며, **식품성 항원**은 아토피성 피부염,

두드러기, 알레르기 피부염, 알레르기성 결막염, 구역감, 구토, 설사, 호흡곤란, 혈압강하 등을 유발하고, **약제성 항원**은 발열, 호중구 감소증, 혈소판 감소증, 아나필락시스, 두드러기, 혈관 부종 등을 유발한다. 그리고, **기생성 항원**은 피부염, 발열, 오한, 떨림 등을 유발하고, **곤충의 자극**은 두드러기, 부종, 가려움 등의 피부 증상과 호흡곤란, 연하 곤란 등의 호흡기계 증상, 그리고 어지러움, 저혈압 등의 순환기계 증상, 복통, 설사, 구역감, 구토 등의 소화기계 증상을 유발할 수 있다. 한편, **온도 변화** 때문에 알레르기 반응이 나타나기도 하며, 심지어 **잘 이해가 안 되는 증상들을 통틀어 알레르기의 범주**에 넣기도 한다. 알레르기 질환은 몸의 면역체계가 주인을 과잉보호함으로써 나타나는 증상인데, 그것이 오히려 몸을 불편하고 힘들게 만드는 것이다.

2〉 자가면역질환

자가면역질환은 외부 항원이 침입하지 않았는데도 면역반응이 유발되는 것을 말한다. 이는 자기를 자기가 아닌 것으로 오해해서 공격하기 때문에 발생한다. 종류는 100가지가 넘는데, 대표적으로 알레르기 자반증, 건선, 경피증, 원형탈모, 관절류머티즘, 강직성 척추염, 크론병, 궤양성 대장염, 베체트병, 루푸스, 셰그렌 증후군, 하시모토 갑상샘염, 그레이브스병, 전신경화증, 다발성 경화증, 다발성 근염, 혈관염, 자가면역성 용혈성 빈혈, 중증 근무력증 등이 있다. 자가면역질환은 알레르기 질환보다 심각한 면역반응의 결과이기 때문에 상대적으로 증상도 심하고 치료도 어렵다.

3〉 암

암은 몸속에 생긴 비정상적인 세포들이 덩어리를 형성해서 급격하게 커나가는 것으로, 신체의 다른 부위까지 침투해서 정상적인 생리 기능을 파괴하여 치명적인 영향을 끼친다. 병인으로는 앞서 살펴본 유전적 요인, 그리고 외부적 발암물질 등도 있지만, 가장 큰 원인은 스트레스로 교감신경의 긴장 상태가 지속되어 자율신경의 균형이 깨지면 정상세포가 돌연 암세포로 변이를 일으킨다는 것이다. 즉, 교감신경이 긴장하면 아드레날린의 작용으로 혈관이 수축해 혈액순환이 정체된다. 그러면 산소와 영양의 운반도 어려워지고, 이산화탄소와 노폐물도 제때 몸 밖으로 배출하지 못해 대사기능이 떨어진다. 이에 따라 에너지 생성도 어려워져 체온이 낮아지면서 암세포를 공격하는 림프구, 즉 NK세포가 제대로 기능할 수 없는 상태가 되기 쉽다.

면역력이 좋고 건강한 사람의 몸속에서는 면역체계의 중요한 일꾼인 대식세포나 NK세포가 암세포를 상시 경계하며 제거한다. 그러나 면역체계의 균형이 깨진 사람의 몸에서는 그 역할이 제대로 수행되지 않아서 암세포가 기하급수적으로 증가하는 것이다.

한편, 암세포를 제거하기 위해 방사선 치료를 하면 면역이 억제되고 세포가 파괴되어 교감신경을 한층 더 긴장 상태로 만들 수 있다. 또, 항암제는 정상세포는 물론 골수 조혈세포에까지 영향을 끼쳐 체온을 많이 떨어뜨리고 그 때문에 림프구의 수가 줄어드는 것은 물론 활성도 떨어져 면역력이 저하된다.

4〉 면역결핍증

면역결핍증은 면역체계의 이상으로 저항력의 저하에 의해 발생하는 제반 질환군을 지칭하는데, 선천성과 후천성으로 구분할 수 있다. **선천성면역결핍증후군(CIDS)**은 주로 면역계 형성에 관여하는 유전자의 돌연변이에 의한 유전성으로 태어날 때부터 면역기능에 이상이 있으며, 만 명의 한 명꼴로 매우 드물게 발생하는데, B세포계 결함이 55%, T세포계 결함이 25%, 식세포계 결함이 18%, 보체계의 결함이 2%를 차지한다. **후천성면역결핍증후군(AIDS)**은 1980년대 이후 전 세계적으로 널리 퍼졌는데, 사람면역결핍바이러스(HIV)에 감염되어 CD4 양성 T림프구가 무력화되면서 면역기능이 저하된다.

5〉 기타 질환

그 밖에도 감기, 장염, 단순포진, 대상포진, 요도염, 발진열, 이질, 결핵, 칸디다증, 무좀 등의 수많은 감염성 질환과 궤양성 질환, 장누수증후군, 당뇨병, 통풍, 갑상샘 기능 이상증, 급성폐렴, 충수염, 화농성 편도염, 구내염, 여드름, 피부질환, 피부색소 침착, 주름, 동맥경화, 심근경색, 고혈압, 어깨결림, 요통, 신경통, 천식, 관절류머티즘, 변비, 우울증, 치매 등 **거의 모든 질병이 면역력이 떨어지거나 면역계에 문제가 있을 때 발생한다고 해도 결코 지나친 말이 아니다. 특히, 면역력이 떨어지면 치유력도 덩달아 저하되어 이미 걸린 질병도 쉽게 낫지 않는다. 또한, 자율신경계 부조로 마음 또한 편치 못하게 된다.**

4) 면역계 이상 및 면역력 저하의 징후

면역계 이상은 비정상적인 면역반응이 일어나는 것으로 주로 과잉 반응에 의한 알레르기 질환이나 자기를 공격하는 자가면역질환 등을 유발하게 된다. 반면, **면역력 저하**는 외부 병원체에 저항하는 힘이 떨어진 것으로 질병의 전(前) 단계인 미병(未病)이나 그 밖의 대다수 질환을 유발하는 소인이 된다.

면역계 이상 징후	면역력 저하 징후
· 피부에 이상 증상이 잦다.	· 몸이 전반적으로 개운하지 않다.
· 체중이 많이 변하거나 소화가 잘 안 된다.	· 감기 등 잔병치레가 잦고, 잘 안 낫는다.
· 피로감, 미열, 잔기침, 우울감 등이 잦다.	· 피부가 탁하거나 거칠다.
· 머리카락이 많이 빠진다.	· 상처가 쉽게 생기고, 잘 안 아문다.
· 입이나 눈이 잘 마른다.	· 몸이 차고, 한기를 느낀다.
· 관절통이나 근육통이 있다.	· 숙면이 어렵다.
· 감각이 이상해지거나 기억력이 감퇴한다.	· 배변 문제가 잦다.

5) 면역력 저하의 요인들

우리 몸의 에너지 생산은 기본적으로 세포 내 공장이라 할 수 있는 미토콘드리아에서 이루어진다. 그런데, **저체온, 저산소, 고혈당 상태에서는 이 미토콘드리아계의 기능이 억제되면서 원활한 신진대사가 이루어지지 못해 체내 에너지 생성이 줄어들고 면역력이 약해진다.**

특히, **체온은 생명 활동의 증거로서 면역력을 나타내는 가장 알기 쉬운 지표**라고 할 수 있다. 보통 건강하고 면역력이 높은 사람의 평균 체온은 36.5~37℃이다. 체온이 1℃ 내려가면 면역력이 30% 이상 낮아지고, 병적 발열이 아닌 한도 내에서 체온이 1℃ 올라가면 면역력은 5~6배 높아진다. 체온이 내려가면 혈액순환이 불리해져 신진대사가 떨어지고 다양한 장애가 생기기 시작한다. 암세포도 저체온 상태에서 쉽게 증식하고, 39.3℃ 이상에서는 사멸한다고 한다. 저체온 상태가 계속되면 체내에 있는 3만 종의 효소도 제 기능을 다 하지 못해 배설 기능이 떨어지고, 자율신경 실조증, 알레르기 증상 등이 나타난다.

한편, **면역력은 장에서 가장 큰 비중으로 생성된다고 할 수 있기에 장 건강이 좋지 못하면 면역력 저하에 가장 큰 영향을 미치게 된다.** 그 이유는 장이 림프구를 비롯한 면역계 세포가 장 점막에 모여 있고, 또 행복 호르몬으로도 알려져 있으며 면역력과도 밀접하게 연관된 신경전달물질인 세로토닌이 대부분 장 점막에서 생성되며, 장에는 우리 몸에서 뇌 다음으로 많은 신경세포가 분포하고 있기에 그만큼 신경 면역계에서도 중요한 역할을 하고, 약 5백 종 이상 되는 1백조 개 정도의 장내세균이 대장에 집중적으로 서식하며 장의 면역 활동을 활성화하기 때문이다. 그다음은 마음가짐을 어떻게 하느냐에 따라 정신면역계에 영향을 미칠 수 있다.

생활 속에서 면역력이 떨어지는 이유로는 항생제, 소염진통제, 혈압강하제, 스테로이드제, 항불안제, 수면제, 항암제 등의 약물 과다 사용, 설탕과 밀가루 음식 및 불량식품 과다 섭취, 그 밖의 섭식 실조, 수면 부족, 과로, 활동량 부족, 육체적 고통, 스트레스, 음주 과다, 흡연, 대기 중 오염물질이나 미세먼지, 환경호르몬 등을 비롯한 각종 유해화학물질, 자외선, 환절기, 극한기나 극서기, 찬 기운, 찬 음식, 에어컨 바람, 구강 호흡, 위생 습관 불량, 기타 습관 불량 등을 들 수 있다. 여기서 습관 불량에는 몸의 자세(보행 습관, 착좌 습관, 침와 습관 등)뿐만 아니라 마음의 자세(부정적 감정, 비관적 사고, 그릇된 신념 등)도 포함된다. 방사선도 면역력을 떨어뜨리는데, X선이나 CT 등의 진단방사선도 너무 자주 노출되면 좋지 않지만, 암 등을 치료하기 위해 시행하는 치료방사선은 면역력을 심하게 떨어뜨리고 몸을 피곤하게 만든다.

환경이 너무 깨끗해도 오히려 면역력을 떨어뜨린다. 지구상에 존재하는 미생물의 95%는 인간에게 별다른 해를 끼치지 않는데, 너무 잦은 세척이나 소독, 살균으로 주변을 지나치게 청결하게 하면 다수의 유익균마저 제거하게 되어 면역력만 떨어뜨리는 역효과를 불러일으킨다. 또 다른 증거로는 기생충이 박멸되면서 아토피성 피부염과 같은 알레르기 질환이나 궤양성 대장염, 크론병, 다발성 경화증 같은 자가면역질환은 증가했다는 점을 들 수 있다.

또, **나이도 면역력의 변수가** 된다. 아래 그래프에서 보는 바와 같이 만 12세 이하와 만 45세 이상에서는 일반적으로 면역력이 약하다. 그렇기에 감염성 질환에 걸릴 확률도 높고, 그에 따른 사망률 또한 높다. 백신에 대한 반응도 떨어지므로 항체도 잘 만들어지지 않는다.

한편, 자연분만으로 태어나는 아기는 산도를 빠져나오는 동안 엄마의 질 통로에 존재하는 유익균이 입술을 통해 몸속으로 들어가 아기의 장에 자리를 잡게 되지만, 제왕절개로 태어난 아이들은 보통 장내에 유익균이 거의 없어서 어릴 때부터 아토피성 피부염이나 알레르기 비염이 잘 생긴다고 한다. 이는 **제왕절개로 태어나는 아기가 자연분만으로 태어나는 아기보다 면역력이 약하기 때문**이다.

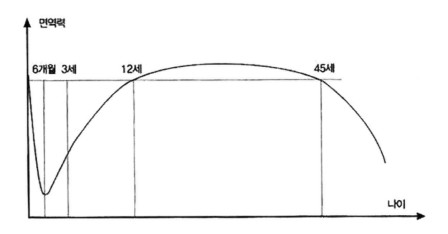
나이에 따른 면역력의 변화

5. 연령대

　발달단계나 생애주기에 따라 구분되는 연령대도 질병의 발생에 중요한 인자로 작용할 수 있다. **특정 질환이 잘 생기는 연령대에는 생물학적 요인뿐 아니라 그 시기에 흔히 수반되는 사회적 직분이나 문화적 활동 등에 따른 사회문화적 요인도 함께 포함**된다.

시기 구분	잘 생기는 질환
유소년기	감기, 독감, 폐렴, 기흉, 장염, 홍역, 수두, 디프테리아, 아토피성 피부염, 알레르기 질환, 사마귀, 근시, 비염, 중이염, 충치, 파상풍, 경련성 질환, 틱장애, ADHD, 유분증, 유뇨증, 야경증 등
청장년기	치질, 지방간, 크론병, 비만, 탈모, 건선, 강직성 척추염, 허리 디스크, 방광염, 요로결석, 공황장애, 조현병, 조울증, 알코올 의존증, 도박 중독, 폭식증, 군발두통, 성병, 질염 등
중년기	상과염, 손목터널증후군, 목 디스크, 위·식도 역류 질환, 풍치, 족저근막염, 자궁질환, 유방암 등
노년기	만성 폐쇄성 폐질환, 동맥경화증, 심혈관질환, 뇌혈관질환, 안질환, 이명, 난청, 관절염, 골다공증, 고혈압, 치매, 전립선 비대증, 암, 파킨슨병, 대상포진 등

6. 성별

생명체가 유성생식을 처음 시작한 것은 약 12억 년 전으로 보고되고 있다. 그런 만큼 성별에 따라 구분되어 각기 달리 진화해온 건강상의 특질들도 있게 마련이고 그런 만큼 성별에 따라 발생률이 현저한 차이를 보이는 질환들이 존재한다. 물론, 성별 자체는 멘델 유전법칙에 따라 결정되지만, 그 성별을 결정하는 유전자와 이들 질환 사이에 필연적 인과관계가 명확히 밝혀지지 않는다면 이는 단순한 멘델 유전질환이 아님은 물론이고 다인 유전질환으로도 다 설명하기 어려워 사회문화적 배경까지 고려해야 할 경우도 있다. 몇 가지 밝혀진 이유로는 우선, **면역에 관계하는 유전자가 주로 X염색체에 있기에 일반적으로 여성이 남성보다 기초 면역이 강하다**고 한다. 그 밖에 **흡연, 음주, 스트레스 등은 남성에서 비율이 높고, 여성호르몬과 생리주기에 따른 감정의 기복, 그리고 육아 관리 등은 여성에게 해당하므로 이와 관련된 질환에서 성차가 발생**할 수 있을 것이다.

성별 우세 구분	해당 질환별 발생 성비
남 > 여	에이즈(11:1), 통풍(10:1), 군발두통(7:1), 기흉(6:1), 후두암(5:1), 틱장애(5:1), 자폐증(5:1), ADHD(4:1), 알코올 의존증(4:1), 유분증(4:1), 방광암(4:1), 간암(3:1), 강직성 척추염(3:1), 목 디스크(3:1), 도박중독(3:1), 파상풍(3:1), 만성 폐쇄성 폐질환(2:1), 심근경색증(2:1), 요로결석(2:1), 위암(2:1), 폐암(2:1), 신장암(2:1), 구순열(2:1) 등
여 > 남	유방암(50:1), 방광염(15:1), 골다공증(15:1), 성조숙증(10:1), 요실금(9:1), 폭식증(8:1), 무지외반증(5:1), 손목터널증후군(4:1), 편두통(3:1), 빈혈(3:1), 관절류머티즘(3:1), 갑상샘 기능 항진증(3:1), 거식증(3:1), 성병(3:1), 우울증(2:1), 불안장애(2:1), 공황장애(2:1), 현훈(2:1), 치매(2:1), 퇴행성 관절염(2:1), 안구건조증(2:1), 동결견(2:1), 담석증(2:1), 하지정맥류(2:1), 결합쌍생아(2:1) 등

7. 인종

1) 인종의 분류

현재 지구상에 살고 있는 인류의 수는 약 80억 명 정도다. **종은 모두 호모 사피엔스(Homo sapiens)로 단일종이지만, 변이로 인해 신체상의 유전학적인 차이가 발생하면서 그 제반 특징을 공유하는 집단끼리 묶어 생물학적으로 분류한 것이 인종이다.** 인종을 유전자로 구분할 수 있다는 주장은 일단 근거가 없다는 것이 대세다. **인류의 기원에 대해서는 아직도 설이 분분하지만, 아프리카 단일기원설이 학계의 정설인 듯**하다. 유전학이 발달하면서 DNA를 이용한 뿌리 찾기가 갈수록 진화하여 미토콘드리아 DNA로는 모계 조상을, Y염색체 DNA로는 부계 조상을 확인할 수 있는데, 이를 통해서 인류의 공통 조상이 아프리카 동남부에서 비롯된 흑인이었다는 사실이 밝혀져 그 결정적 근거가 되었다.

침팬지와 공통 조상을 이루던 원인이 약 600만 년 전 분리되어 독자적으로 진화하였고, 호모 속에 속하는 최초의 인류로 분류되는 호모 하빌리스는 약 250만 년 전 지금의 에티오피아 동아프리카 대지구대에 해당하는 아프리카 중부 사바나지역에서 발원한 것으로 추정된다. 그 후 줄곧 아프리카에만 머물던 인류가 10만 년 전쯤 중동 지방으로 이동하게 되었고, 팔레스타인 지역을 포함한 비옥한 초승달 지대가 살기 좋아서 그곳에 다시 뿌리를 내린 후 다시 5만 년쯤 더 지나서 유럽 방면과 아시아 방면으로 나뉘어 각각 다시 이동했고, 이 중 아시아 방면으로 이동했던 무리 중 일부는 1만 5천 년 전쯤 빙하기로 얼어붙은 베링해협을 건너서 아메리카 대륙까지 진출했던 것으로 보인다.

인종의 분류에는 이러한 과정들이 참고된다. 그래서, 우선 아프리카인(니그로이드)인지 아닌지로 1차 분류를 하고, 비아프리카인은 유럽인(코카소이드)과 동아시아인(몽골로이드)으로 또 대분하며, 그 밖에 오스트레일리아 원주민(오스트랄로이드)과 태평양 섬 원주민 등도 별도의 인종으로 분류한다.

니그로이드에는 수단니그로, 반투니그로, 니그릴로 등이 포함되는데, 주로 아프리카 중부 이남과 미국에 등지에 분포하고 있으며, 피부는 흑갈색으로 입술이 두껍고, 낮고 넓은 코, 장두, 흑색 와상모, 흑색 홍채, 적은 체모, 키는 중신 이상이다.

코카소이드에는 북유럽인, 알프스인, 라프인, 디나르인, 지중해인, 투라니드인, 인도아리아인 등이 포함되는데, 주로 유럽 전역과 아프리카 북부, 아라비아 반도를 비롯한 서남아시아, 인도 북부, 남북 아메리카, 호주, 뉴질랜드 등지에 널리 분포하고 있으며, 피부는 백색이나 일부는 갈색이며, 넓은 이마, 높은 코, 장두, 파상모, 청갈색이나 흑색 홍채, 많은 체모, 키는 중신 이상이다.

몽골로이드에는 북몽골인, 중몽골인, 남몽골인, 말레이인, 이누이트인, 아메리카 원주민 등이 포함되는데, 동아시아, 몽골, 동시베리아, 인도차이나, 소아시아, 중앙아시아, 헝가리, 핀란드 등지에 분포하고 있으며, 피부는 주로 황색이나 담갈색이며, 넓은 이마, 넓적한 얼굴, 낮은 코, 단두, 흑색 직상모, 갈색 홍채, 적은 체모, 키는 중신 이하이다.

그 밖의 인종인 **오스트랄로이드**에는 오스트레일리아 원주민, 파푸아인, 니그리토인 등이 포함되는데, 주로 호주와 파푸아뉴기니 일대에 분포하고 있으며, 피부는 다갈색 또는 흑갈색이며, 코는 낮고 넓으며, 입은 크고 입술은 두꺼우며, 장두, 많은 체모, 키는 중신 정도이며, 체격은 가냘프고 팔다리는 무척 길다.

그리고 **태평양 섬 원주민**에는 멜라네시아인, 미크로네시아인, 폴리네시아인 등이 포함되는데, 하와이, 피지, 뉴질랜드, 솔로몬제도 등의 태평양의 섬에 분포하고 있으며, 피부는 다갈색으로 두개골이 크며 체격도 큰 편이다.

인종의 분류

아프리카인 (니그로이드)			수단니그로, 반투니그로, 니그릴로 등
비 아프리카 인	유럽인 (코카소이드)		북유럽인, 알프스인, 라프인, 디나르인, 지중해인, 투라니드인, 인도 아리아인 등
	동아시아인 (몽골로이드)		북몽골인, 중몽골인, 남몽골인, 말레이인, 이누이트인, 아메리카 원주민 등
	기타 소수 인종	오스트레일리아 원주민 (오스트랄로이드)	오스트레일리아 원주민, 파푸아인, 니그리토인 등
		태평양 섬 원주민	멜라네시아인, 미크로네시아인, 폴리네시아인 등

병! 도대체 왜 생길까?

2) 인종별 발병률 차이

다른 변인의 개입을 최소화하기 위해 인종의 백화점인 미국 거주인들을 대상으로 연구한 결과를 주로 참고한 자료이다.

① 위암 : 몽골로이드 > 히스패닉(라틴아메리카계 백인이나 혼혈인) > 니그로이드 > 인도 아리아인 > 코카소이드

② 피부암 : 코카소이드 > 여타의 유색인종

③ 전립선암 : 니그로이드 > 코카소이드 > 몽골로이드

④ 비만 : 니그로이드 > 히스패닉 > 코카소이드 > 몽골로이드

⑤ 제2형 당뇨병(인슐린 저항성) : 히스패닉 > 몽골로이드 > 니그로이드 > 코카소이드

⑥ 구순열 : 아메리카 원주민 > 몽골로이드 > 코카소이드 > 니그로이드

⑦ 고혈압 : 니그로이드 > 코카소이드

⑧ 기타 : 주근깨는 코카소이드에 흔하고, 켈로이드, 섬유선종, 도박 중독 등은 니그로이드에 흔하다.

제2장

물리적 원인

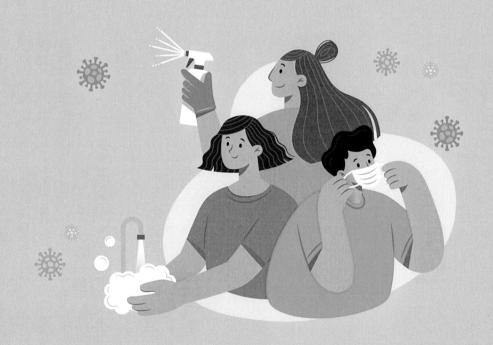

1. 한열

한열(寒熱)이란 저온, 즉 추위와 고온, 즉 더위를 일컫는데, 그 척도는 온도다. 온도는 건강의 유지에 중요한 인자가 된다. 왜냐하면 우선 **인간은 36.1~37.2℃의 일정한 체온을 유지해야 하는 정온동물일뿐더러, 주로 단백질로 이루어져 있기에 임계치를 벗어나는 고온이나 저온에서 손상이 생기기 때문이다. 겨울철 최적 환경기온은 19℃, 여름철 최적 환경기온은 22℃ 정도로 연구된 바 있는데, 겨울보다 여름이 높은 것은 기후에 대한 순화 현상 때문이다.** 고온이나 저온이 건강에 미치는 영향에 대해 이제 각각 살펴볼 텐데, 여기서 다뤄지는 극단적인 환경에서의 손상뿐 아니라, 수면이나 학습 및 업무 능률 등 주로 정신건강의 영역에서는 극단적이지 않은 온도변화에 대해서도 상당히 민감하다. 이를테면, **세타파나 델타파 같은 느린 뇌파가 지배적인 수면에 가장 적합한 실내 온도는 16~22℃이고, 베타파처럼 빠른 뇌파가 지배적인 정신활동에 가장 적합한 온도는 그보다 조금 높은 18~24℃인데, 만약 15℃ 이하나 25℃ 이상의 온도에서라면 숙면하기 어려워 불면증이 생기기 쉽고, 기억력이나 집중력 등 두뇌 기능이 떨어져 학습이나 업무의 능률도 저하**되는 경향을 보인다.

1) 고열 손상

고온 환경에서 피부 표면온도가 상승하게 되면 체열 방산이 이루어진다. 그러나 사막이나 화염을 다루는 작업장 등에서는 이것만으로 **체온의 방열이 충분히 이루어지지 못하면 발한에 의한 열 방산으로 체온을 조절하여 항온을 유지하려고 하는데, 이러한 생리적 적응에 파탄이 생기면 체온의 항상성이 파괴되어 탈수나 염분 감소로 인한 열경련, 순환부전으로 인한 열탈진, 체온조절 중추의 기능 장애로 인한 열사병, 한선 폐쇄로 인한 열발진, 그 밖에 열부종이나 열피로 등과 같은 질환이 생기게 된다.**

한편, 신체에 열이 가해짐으로써 발생하는 화상에서 열원이 45℃ 이하일 때는 조직의 손상이 별로 없지만, 45~50℃ 사이에서는 세포의 부분적인 손상이 일어나며, **50℃ 이상에서는 세포의 단백질 성분이 변질**을 일으키게 되고, 심하면 사망에 이를 수도 있다. 열원은 주로 뜨거운 금속이나 암석류의 물체, 혹은 열탕이나 증기, 또 화염 등으로 이에 접촉되어 화상이 발생한다. 대체로 **영유아기에는 열탕 화상이 많으며, 그 이후의 소아와 청장년층에서는 점차 화염 화상의 비율이 증가한다. 장년기나 고령층에서는 산업재해에 의한 화상이 많다.**

2) 한랭 손상

보통의 한랭 환경에서는 체온조절 중추의 작동으로 1.0~1.5℃ 이상 체온이 하강하지 않는다. 그러나 추위가 심하거나 폭로 시간이 오랫동안 지속되어 신체가 한랭을 충분히 대상하지 못하면 증발, 복사, 전도, 대류에 의한 체열 방출이 신진대사에 의한 체열 생산량을 초과하여 체온은 하강하게 된다. 이때 전신장애로는 저체온증이 나타나는데, **저체온증은 방광이나 직장에서 측정한 중심체온이 35℃ 미만일 경우**를 말하며, 그 온도에 따라 크게 경증, 중등도, 중증의 세 가지 범주로 나눈다.

1〉 전신 장애

1] 경증 저체온증

경증 저체온증은 중심체온이 33~35℃인 경우를 말하며, 일반적으로 떨림 현상이 두드러지고 피부에 '닭살'로 불리는 털세움근(기모근) 수축 현상이 일어난다. 피부혈관이 수축하여 피부가 창백해지고 입술이 청색을 띠게 된다. 기면 상태에 빠지거나 자꾸 잠을 자려고 하고 발음이 부정확해지기도 한다. 중심을 잘 못 잡고 쓰러지거나 외부의 자극에도 무반응 상태를 보이기도 한다.

2] 중등도 저체온증

중등도의 저체온증은 중심체온이 29~32℃의 경우를 말하며, 의식상태가 더욱 나빠져 혼수상태에 빠지게 되고, 심장박동과 호흡이 느려진다. 근육 떨림은 멈추고 뻣뻣해지며 동공이 확장되기도 한다.

3] 중증 저체온증

중심체온이 28℃ 이하가 되면 중증의 저체온증 상태가 되어 심실세동과 같은 치명적인 부정맥이 유발되어 심정지가 일어나거나, 혈압이 떨어지며 의식을 잃고 정상적인 각막 반사나 통증 반사 등이 소실된다.

2〉 국소 장애

1] 동결손상

동결손상에는 **동상**이 해당하는데, 이는 추위에 신체 부위가 얼게 되어서 조직이 손상되는 것으로 주로 코, 귀, 뺨, 턱, 손가락, 발가락에 걸리게 되고, 최악의 경우 괴저가 발생하여 절단이 필요할 수도 있는 겨울철 대표적인 한랭질환이다. 피부의 이론상 빙점은 -1℃인데, 표면온도가 빙점 이하인 물체와 직접 접촉해도 동상이 발생할 수 있다.

2] 비동결손상

비동결손상에는 **동창**이 해당하는데, 이는 5~10℃ 정도의 가벼운 추위에서 말초 혈류 장애로 인해 그 부위의 피부와 피하조직에 이상이 생기는 것으로 동상처럼 피부가 얼지는 않으나 손상 부위가 부으면서 가렵고 물집이 생기고 헐면서 심한 경우 궤양이 발생할 수 있다.

3〉 기타

그 밖의 한랭 손상으로는 사람에 따라서 한랭이 알레르겐으로 작용하여 **두드러기, 부종 등의 국소 알레르기 반응**이 일어나기도 하고, 인구의 약 10% 정도에서는 한랭으로 인해 발작적으로 손가락, 발가락, 코나 귀 등의 끝부분에서 혈관이 수축하여 혈액순환 장애를 일으켜 그 부위의 색깔이 파랗게 변하고 저리거나 아프기도 한 **레이노 증후군**이 생길 수도 있다. 한편, -40℃ 이하의 냉기를 흡입하면 급속 가온으로 폐에는 아무런 피해가 없으나 간혹 상기도 손상이 발생하기도 한다. 또, 몸이 떨리면 근육운동을 하게 되므로 빨리 피로해진다. 그리고, 자칫 전반적인 면역력이 저하되기 쉽다.

2. 조습

　조습(燥濕)이란 건조함과 다습함을 일컫는데, 그 척도는 습도다. 습도는 주로 공기 가운데 수증기가 들어있는 정도를 말한다. 일반적으로 공기는 약 4%의 수증기를 함유하고 있으며, 공기 중에 포함될 수 있는 수증기의 양은 기온이 상승함에 따라 증가한다. **쾌적 습도는 40~70%의 범위로서 15℃에서는 70%, 20℃에서는 60%, 24℃ 이상에서는 40~50% 정도**가 적절하다. 실내가 너무 건조하면 피부나 호흡기 점막이 건조해지면서 가려워지는 아토피성 피부염, 알레르기 비염, 천식, 만성 폐쇄성 폐질환 등 만성 질환을 자극하고, 너무 습하면 무좀, 봉와직염, 우울증, 관절염 등의 질환이 생기거나 심해지기 쉬우므로 필요하면 인공적인 가습이나 제습을 해야 한다.

안정 시, 무풍일 때 실내에서 온·습도에 따른 쾌감대

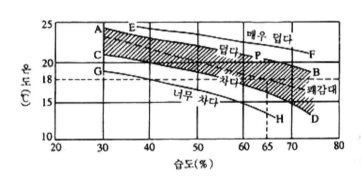

3. 압력

　압력은 외부에서 우리 몸을 향해 누르는 힘을 말하는데, **물체에 의한 압력뿐 아니라 수압과 같이 액체에 의한 압력, 그리고 공기의 압력인 기압도 포함**된다.

1) 물체에 의한 압력

1〉 둔중한 물체에 의한 비침습적 압력

우선, 두들겨 맞거나 부딪히거나 넘어지는 등으로 둔탁한 물체에 의해 우리 몸에 압력이 가해져 충격을 받으면 해당 부위에서 모세혈관 등의 출혈이 내부 조직에서 일어나며 검푸르게 멍이 드는 타박상이 발생한다. 심한 경우엔 근골격계 손상을 일으킬 수 있고, 내부 장기 손상을 초래하는 좌상이 발생하기도 한다. 이때, 혈액순환이 교란되면서 제거되지 않고 정체되어 있던 죽은 피가 병리적 산물로서 생기게 되는데 이를 어혈이라고 한다. 이 어혈은 뒤에 '대사적 원인'에서 더 자세히 다루기로 한다. 한편, 가슴쪽이 압박되면 질식으로 호흡이 정지하거나 사망할 수도 있다.

2〉 예리한 물체에 의한 침습적 압력

또, 칼이나 창, 송곳처럼 끝이 날카로운 물체에 찔려 자상을 입거나 총탄에 저격당하거나 포탄이나 폭탄 등에 피폭되면 역시 압력에 의한 손상이 발생한다. 사지는 혈관 손상 외에 신경 손상을 수반하는 경우가 있고, 두부에서는 두개골을 관통하면 뇌 손상을 일으켜 매우 위험해진다. 흉부에서는 폐 손상으로 인하여 객혈이 일어나고, 기흉이나 혈흉을 일으켜서 폐의 기능이 상실되고 호흡곤란을 일으킨다. 심장이 손상되면 곧 치명상이 되며, 복부에서는 소화관이 관통되면 복막염을 일으키고, 간 손상에서는 다량의 복강 내 출혈을 일으켜 쇼크에 빠지고, 생명이 위태로워진다.

2) 유체에 의한 압력

다음으로, 수압이나 기압을 살펴보자. 지구 표면의 대기압은 1기압으로서 일반적인 생활 기압이 된다. 그러나, 잠수하거나 잠함 작업, 지하 작업을 할 때는 고기압 상태에 폭로되며, 고산 등산이나 고공비행 시에는 저기압 상태에 폭로된다.

고압 환경은 해녀와 잠수부처럼 직접 수압을 받는 경우와 광산의 수직갱 내에서 작업하는 경우가 있다. 고압 환경에서 압력의 직접 작용으로 조직의 울혈, 부종, 출혈, 동통이 생기고, 기압의 간접 작용으로 공기의 밀도가 증가하여 흉곽이 압축되면 폐 압박 현상이 나타나고, 귀, 부비강, 치아 등에 압박 장애가 생기면 치통과 부비강통이 유발된다. 또한 잠수부에게 흔한 귀의 염증은 고실과 외부와의 압력 차에 의하여 고막이 안쪽으로 밀리면서 난청, 출혈, 동통을 초래하고, 심하면 고막이 파열되기도 한다. 한편, 고압 환경에서 급격히 감압하면 감압증이라는 신체장애가 발생하게 된다. 이는 고압 환경에서 혈액에 용해된 질소 때문인데, 특히 지방조직에 많이 용해된 질소는 감압과 동시에 체외로 배출되지만, 감압이 급격하면 조직 중의 질소가 완전히 체외로 배출되지 못하고 기포 상태로 혈관이나 조직에 남게 되면서 혈액순환을 저해하거나 조직을 압박하게 된다. 그리하여 각 부위의 통증을 비롯해 가려움, 호흡곤란, 어지럼증, 뇌경색이나 심정지에 이르기까지 여러 가지 증상을 일으키는 것이다.

고공비행하거나 높은 산에 오를 때는 기압이 낮아지며 귀속의 고실 내압이 외압보다 커져서 고막이 외이도 쪽으로 밀리며 이통이나 항공성 중이염, 난청 등이 유발될 수 있다.

한편, 우주공간처럼 압력이 거의 없는 진공에 가까운 상태에서는 골다공증과 근력 약화를 초래하게 되고, 얼굴이 부어오르면서 정상적인 형체를 잃게 된다.

4. 장력

장력은 압력과 반대로 우리 몸을 외부로 잡아당기는 힘이다. 우리 몸에 심한 장력이 가해지면 그 부위의 피부, 근육, 건, 관절낭, 인대, 골격 등에서 파열이나 염좌, 탈구 등이 일어나게 된다.

5. 중력

중력이란 질량을 가지고 있는 모든 물체가 서로 잡아당기는 힘으로서, 지구상에서는 압도적 질량을 가진 지구가 끌어당기는 힘을 주로 일컫는다. 지구를 떠나지 않는 한, 우리는 늘 지구 중력장의 영향 속에 있게 마련이므로 이와 관련해 야기되는 질병들도 있다. 즉, 하지 부종, 골관절염, 이석증, 위하수, 후비루 등이다. 그리고, 질병까지는 아니더라도 노화 현상에는 해당하는 피부 탄력 저하의 주범이 되기도 한다.

반면, 우주공간처럼 **무중력상태**에서는 하부에 머물던 체액이나 혈액이 상부로 몰리면서 뇌출혈, 뇌압 상승, 안압 상승, 안구 충혈, 두통 등이 생길 수 있고, 역류성 식도염, 소화불량, 변비 등의 소화기계 증상을 유발하거나 악화시킬 수 있다.

6. 진동

진동이란 외력에 의해 평형상태에 있던 우리 몸이 전후나 좌우, 또는 상하로 흔들리는 것을 말한다. **전신 진동은 교통사고를 당할 때 많이 겪게 되며, 국소 진동은 진동 공구나 각종 가정용품 등을 다룰 때 쉽게 겪게 되는데 주로 손과 발 등 특정 부위에 집중되는 진동**이다.

전신 진동에서 진동수가 4~12Hz일 때 압박감과 동통감을 받게 되며 심하면 공포감과 오한을 느낀다. 20~30Hz에서는 두개골이 공명하기 시작하여 시력 및 청력 장애를 초래하고, 60~90Hz에서는 안구가 공명하게 된다. 뚜렷한 급성 증상은 없어도 진동이 오랫동안 작용하면 만성 장애가 초래된다. 때로는 신장에 가벼운 손상을 입어 드물게는 소량의 혈액이 섞여 나오기도 한다.

국소 진동의 경우, 진동 공구를 많이 사용하면 손가락에 있는 말초혈관 운동의 장애로 인하여 혈액순환이 저해되어 손가락이 창백해지고 동통을 느끼게 되는 레이노 증후군이 나타날 수 있다. 또, 심한 진동을 받으면 조만간에 뼈, 관절 및 신경, 근육, 건, 인대, 혈관 등의 연부조직에 병변이 나타난다. 수근골에서의 탈석회화 작용, 관절연골의 괴저, 천공 등 기형성 관절염, 이단성 골연골염, 가성관절염과 점액낭염, 건초염, 건의 비후, 근위축 등이 생기기도 한다.

7. 마찰

마찰은 피부가 거친 물체에 닿아 비벼지면서 손상을 발생시키는 요인인데, 일상에서 흔히 입기 쉽고 또 성장 과정에서 누구나 한 번쯤은 경험해 봤을 **찰과상**을 유발한다. 심하면 그 상처를 통해 병원균에 감염되어 **파상풍** 등의 질환이 생기거나 **흉터**를 남기기도 한다.

8. 전기

전기란 물질 내에 있는 전자 또는 공간에 있는 자유전자나 이온들의 움직임 때문에 발생하는 에너지를 말한다. 19세기 이래 전기를 다루게 된 인류는 이전보다 훨씬 편리하고 풍요로운 삶을 영위하게 되었으나 그로 인해 불의의 사고도 많이 당하게 되었다. 전기의 위험성은 감전 때문인데, 인체에 가해지는 충격의 크기는 전압의 크기보다는 전류의 세기와 통로에 의해 좌우된다. 그러므로 피부의 건조도와 전원에 접촉한 강도에 따라 그 영향이 다르게 나타난다. 즉, 피부가 건조하고 전원에 약하게 닿을 때는 전류가 거의 흐르지 않아서 큰 위험이 없다. 그러나 땀에는 이온이 있어서 전류가 잘 흐르기 때문에 땀으로 피부가 젖어 있으면 목숨을 잃을 수도 있다. 입을 수 있는 상해의 종류로는 화상, 근육경련, 감전사 등이 있다.

(교류) 전류	증상
1mA	감전되었다고 인지할 정도
5~10mA	불쾌함이 느껴지지만, 전류의 원인에서 손을 놓을 수 있는 정도
10~30mA	강한 경련을 일으켜 전류의 원인에서 손을 놓지 못할 정도
50mA 이상	심실세동, 호흡 정지 등이 일어나고, 심하면 사망에 이를 수 있음

9. 전자기파

전자기파의 종류

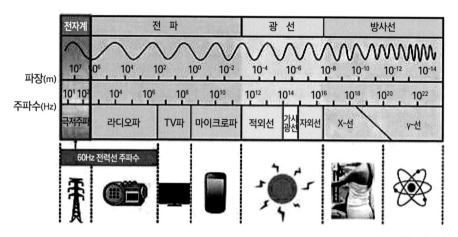

출처 : 한국전력공사

전자기파는 줄여서 전자파라고도 하는데, 주기적으로 그 세기가 변하는 전기장과 자기장이라는 두 가지 요소가 서로 유기적으로 얽혀 공간으로 퍼져나가는 파동이며, 매질이 없는 진공상태에서도 광속으로 전파되는 일종의 전자기에너지다. 원래 전기장은 정전하의 주위에 전기력이 미치는 공간, 자기장은 자극의 주위에 자기력이 미치는 공간으로 각각 독립된 물리 대상이지만, 전하의 운동이나 전류의 변동으로 그 주변에 형성된 전기장이 시간에 따라 변동하면 반드시 자기장을 발생시키고, 역으로 자기장이 시간에 따라 변동해도 전기장이 유도되는 등 일반적으로는 양쪽이 동시에 나타나는 경우가 많으므로 이들을 아울러서 전자기장이라고 한다. 전기장과 자기장의 진동면은 서로 수직을 이루고, 전자기파는 이 둘 모두에 수직인 방향으로 전파되는데, 이 중 **전기의 성분은 매우 강한 반면, 자기의 성분은 상대적으로 미미하다.** 전자기파를 파장이 긴 순으로, 역으로 말해 주파수와 에너지가 낮은 순으로 열거하면, 전력선이나 가전제품에서 발생하는 극저주파, 방송이나 통신에 쓰이는 전파(라디오파), 전자레인지나 레이더에 쓰이는 마이크로(μ)파, 온열치료나 열화상카메라에 쓰이는 적외선, 광통신이나 식물의 광합성에 쓰이는 가시광선, 살균에 쓰이는 자외선, 영상의학이나 물성 분석에서 쓰이는 엑스(X)선, 암 치료나 산업용 계측에 쓰이는 감마(γ)선, 그리고 우주로부터 날아드는 우주선 등으로 구분할 수 있고, 모든 파장의 빛을 내는 태양광선이나 인위적으로 만들어낸 레이저광, 그리고 방사선 등도 모두 전자기파에 포함된다.

1) 정자기장과 전자기장

강철이나 니켈, 코발트 등의 금속을 끌어당기는 힘을 자기라고 하고, 이러한 자성을 띠는 물체를 자석이라고 하는데, 그 주위에 형성되는 자기력이 미치는 공간을 **자기장**이라고 한다. 대표적으로 지구는 북극을 S극, 남극을 N극으로 하는 거대한 천연 막대자석이라고 할 수 있고, 이에 따라 지구의 전 영역은 이미 지구자기장에 속해 있다. 그 세기는 지표면에서 매우 작아 200~800mG 정도로 보통 초등학교에서 교재로 다루는 막대자석의 수백분의 1에 불과하다. 그러함에도 지구자기장은 태양풍이라 불리는 태양으로부터 오는 대전된 입자들의 흐름을 밀어내고, 지구로 끊임없이 날아오는 온갖 해로운 우주 입자들로부터 지구상의 생명체들을 보호하는 강력한 방패가 되어 왔다.

이처럼 **정지한 자석 또는 일정한 전류가 흐르는 정지한 도체 주위에 형성되는 시간적으로 일정한 정자기장은 WHO에서도 인체에 특별히 해로울 건 없다고 분류**하고 있다. 반면, 전자기파처럼 시간에 따라 그 세기가 주기적으로 변하는 전자기장은 인체에 해로울 수도 있다는 것이 역시 WHO의 공식적인 판단이다. 특히, 전자기파의 발암성과 관련하여 금세기 들어 **WHO 산하 국제암연구소(IARC)**에서는 위험성이 익히 잘 알려진 γ선이나 X선 같은 방사선과 자외선 등을 발암군인 **1군 발암원으로 분류**하였을 뿐만 아니라, 휴대전화, 와이파이 공유기 등에서처럼 무선 통신용으로 사용되는 10k~300GHz 주파수대의 무선주파수 전자기장과 고압송전선로, 변전소, 컴퓨터, 가전제품 등에서 발생하는 3~3kHz 주파수대의 **극저주파 자기장도 발암가능군인 2B군 발암원으로 분류**하였다. WHO의 국제권고기준으로는 833mG 이하를 국내에서 적용하고 있는데, 이는 급성 단기 노출 시의 기준일 뿐이고, IARC는 3~4mG 이상의 전자기파를 발암 가능 물질로 분류하고 있다. 국내 연구에서는 연세대학교 의대 환경공해 연구소가 1997년 일반인의 경우 하루 24시간 평균 30mG 넘지 않아야 한다며 송·배전선 등의 고압 선로가 지나는 주변의 가옥 밀도가 해외보다 높으므로 지금보다 강화된 규제가 요구된다고 권고하기도 하였다. 이처럼 그 기준치를 두고 논란은 있으나 전자기파가 뇌종양이나 유방암, 소아 백혈병 등의 암과 임신부의 유산 등의 원인이 된다는 보고들이 선진국들을 중심으로 다수 발표되고 있다. 또, 직업적으로 극저주파에 노출된 사람은 알츠하이머병에 걸릴 위험성이 높고, 마이크로파가 알츠하이머병을 포함하는 중추신경계의 퇴행성 질환을 발생시킬 가능성이 있다고 보는 연구들도 있다.

한편, 휴대전화 사용이 남성의 정자 감소와 관련이 있다는 주장도 있는데, 하루 4시간 이상 휴대전화를 사용하는 남성의 경우 심하면 30% 가까이 정자 수가 줄어들 수도 있다고 한다. 또, 휴대전화를 장시간 사용하면 편두통과 현기증이 생길 가능성이 크며, 휴대전화를 10년 이상 사용하게 되면 교세포종이나 청신경 종양이 생길 수도 있다고 한다. 휴대전화 단말기의 경우 사람의 얼굴 부분과 머리 부위가 휴대전화의 에너지 발생원으로부터 지나치게 가까이 있기에 문제가 되고 있다. 이에 각국에서는 휴대전화 전자기파에 대한 규정을 정해놓고 있는데, 우리나라의 경우 2002년 4월부터 휴대전화의 전자파흡수율(SAR) 측정을 의무화하였다. 이에 따라 휴대전화 제조업체들은 휴대전화에서 나오는 전자기파의 인체 유해성 여부를 시험받아 전자기파 흡수율 기준(1.6W/kg)을 통과한 제품만 유통 및 판매를 할 수 있다.

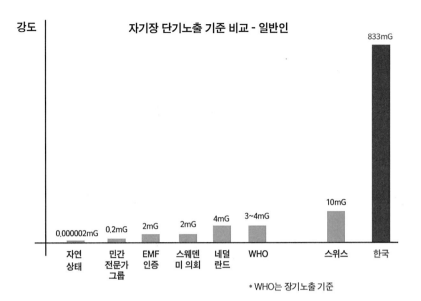

자기장 단기노출 기준 비교 - 일반인

* WHO는 장기노출 기준

2) 전기장

전자파 측정 단위를 V/m로 사용하는 이유는 앞서 잠깐 언급한 대로 전기장이 훨씬 우세하기 때문에 전기장을 측정하는 것이다. 자기장은 전기장보다 멀리 전송되지 않기 때문에 근접 접촉식 측정에서만 사용한다.

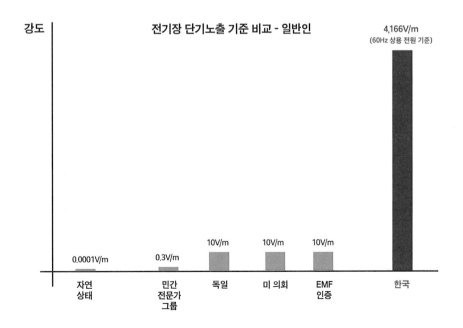

전기장 단기노출 기준 비교 - 일반인

3) 전파

극저주파(ELF)는 파장이 가장 긴 대역에 속하는 전자기파로 대략 1,000~ 100,000㎞의 파장을 가지며, 주파수로는 3~3kHz의 낮은 주파수대에 속하므로 에너지 수준 또한 낮다. 이처럼 파장이 길고 에너지 수준이 낮아서 전파의 범주를 벗어나는 대역도 포함한다고 해서 전자계라고 별도로 부르기도 한다. 발생원은 고압송전선로, 변전소, 컴퓨터, 가전제품 등이며, 앞서 언급한 대로 WHO에서는 발암가능군인 2B군 발암원으로 분류하고 있다.

마이크로(㎛)파는 전파 가운데 파장이 비교적 짧은 대역인 대략 1~1,000㎜인 전자기파를 말한다. 발생원은 통신기기, 레이더, 하이패스 시스템, 속도 측정기, 음극선관, 감응 가열로, 건조기, 전자레인지 등을 들 수 있는데, 살균력이 강하다는 특징이 있다. 백내장을 일으킬 수 있고, 레이더 전파에 폭로된 일이 있는 남자에게서 다운 증후군의 자식을 가질 확률이 높다고 한다. 또, 저혈압을 초래하거나 RNA에 변화가 생기기도 하며, 뇌파 소견은 뇌전증 환자와 비슷하고, 여자의 경우 생리불순이 생길 수도 있다고 한다.

4) 광선

적외선은 파장이 대략 0.75~1,200㎛인 전자기파를 말하는데, 가시광선보다는 길고 마이크로파보다는 짧은 범위에 속하는 것으로, 열작용이 우세하여 열선이라고도 부른다. 지표에 도달하는 태양광의 50% 이상을 차지하는데, 이는 자외선보다 5배나 높은 비율이다. 이 가운데서 비교적 파장이 짧은 쪽에 속하는 근적외선은 인체 피하조직의 1.5~4㎝까지 투과하여 열을 전달하므로 홍반, 피부 확장에 이어 피부 건조나 피부 탄력 저하와 같은 피부노화를 촉진하고 괴사를 일으키기도 하며, 장기간 노출되면 습진과 함께 심부 조직에 화상을 일으킨다. 눈에서는 각막 손상을 가져오며, 만성 폭로는 적외선 백내장, 안구건조증, 황반변성 등을 일으킬 수 있다. 또한, 두통, 현기증, 열경련, 일사병의 원인이 되기도 한다.

가시광선은 광수용체가 있는 눈의 망막을 자극하여 명암과 색깔을 구별하게 하는 전자기파인데, 보통 파장이 약 380~750nm이며, 555nm에서 최대감도, 즉 가장 강한 빛을 느끼게 된다. 물체의 식별은 0.5lx에서도 가능하지만 가장 적당한 조도는 100~1,000lx이며, 조도가 낮거나 지나치게 높으면 시력 저하를 가져오거나 눈 피로의 원인이 되고, 안구진탕증도 일으킬 수 있다. 가시광선은 시각기관을 통하여 정신기능에도 작용하는데, 적색 광선은 온감을 주고, 청색은 냉감을 주며, 흑색은 압박감을 느끼게 한다.

자외선은 파장이 대략 10~400nm인 전자기파인데, 가시광선보다는 짧고 X선보다는 긴 범위에 속하는 것으로, 에너지가 높아 화학작용을 할 수 있어 화학선이라고도 부른다. 가시광선에서 먼 쪽에 있는 대체로 파장이 짧은 300nm 이하의 UV-B, UV-C 영역에서는 피부에 강한 홍반 작용과 모세혈관 확장 작용을 일으키며, 심할 경우 조직부종, 수포형성, 피부 박리 및 궤양을 유발한다. 홍반에 이어 멜라닌 색소가 침착하며, 장기간의 자외선 조사는 피부 비후 현상을 일으킨다. 피부암도 발생시킬 수 있다. 눈에서는 결막염이 생기고, 심하면 각막염도 생기며, 전기성 안염, 설안염(설맹(雪盲)) 등도 유발된다. 과도할 경우, 두통, 홍분, 피로, 불면, 탈모 등이 나타날 수도 있다.

5) 전리방사선

전리방사선은 전리 작용을 가지는 방사선으로 자외선보다도 파장이 짧은 **X선, α선, β선, γ선, 중성자 등**으로 대표되는 전자기파를 통칭한다. 의료계에서 공헌해 온 바가 크지만, 생체에 대해서는 본래 파괴적으로 작용하여 염색체와 세포, 그리고 조직의 파괴와 사멸을 초래한다. 500~1,500rad의 급성 피폭 시 구역, 구토, 심한 설사, 혈변, 발열이 있으며, 시간이 지남에 따라 탈모, 감각 이상이 생길 수 있다. 사망률은 90% 이상이다. 만성 피폭 시에는 기형아 발생과 발암 가능성을 높인다.

6) 인공광

레이저광은 인위적으로 특정한 파장 부위(0.3~10μm)를 강력하게 증폭시킴으로써 얻은 복사선을 말한다. 여기서 레이저(LASER)란 'Light Amplification by Stimulated Emission of Radiation(복사의 유도방출에 의한 빛의 증폭)'의 줄임말로서, 가시광선을 이용한 최초의 레이저는 1960년에 미국에서 구현하였다. 레이저광은 여타의 전자기파와 성질이 비슷하지만, 다만 출력이 대단히 강렬하고 극히 좁은 파장의 범위이므로 쉽게 산란하지 않는다. 발생원으로는 용접, 절단, 밀봉, 복사, 광학측정, 분만 측정, 의료용 및 통신용 매체 등이 있다. 레이저광에 가장 민감한 기관은 눈인데, 원적외선 레이저광은 백내장을 일으킬 수 있고, 가시광선

레이저광은 시력장애를 일으킨다. 피부에서는 자연 치유되거나 가역적이므로 손상은 미미하다.

10. 소음

소음이란 보통 커다란 소리, 불협화음, 높은 주파수의 음 등을 포함한다. 하지만, 구체적인 것은 개인의 심리적 입장에서 자신이 원치 않는 소리에 해당할 때 주관적으로 정의될 수 있으며, 물리적 관점에서는 불규칙한 음이나, 비주기적이고 고주파 음역의 특성을 나타내는 음이라고 정의된다. 한편, 의학적 관점에서는 일반적으로 인간의 건강생활에 해로운 작용을 나타내는 음향을 일컫는다.

사람은 큰 고함에 해당하는 80dB 정도부터 점차 고통을 느끼게 된다. 또, 기분상의 불쾌감뿐 아니라 이런 큰 소리에 장시간 노출되면 육체적으로도 장애가 생긴다. **130dB은 견딜 수 있는 고통의 한계로, 이 정도로 큰 소리에 노출되면 난청**이 되기 쉽다. 제트기 소리는 고통의 한계를 넘어서고, 로켓의 발사음은 180dB에 달한다. 이와 같은 강렬한 소음은 주로 교감신경과 내분비계통을 흥분시킴으로써 혈압을 상승시키고 맥박이나 발한을 촉진하며, 타액이나 위액의 분비나 위장관 운동을 억제하기도 한다. 한편, 순간적인 폭발음에 의하여 고막파열이 발생하면 소음성 난청이 유발된다. 또, 음의 절대 크기는 크지 않더라도 이어폰이나 헤드폰으로 귀를 막고 장시간 과용하면 청력 손상이 발생할 수 있고, 역시 소음성 난청으로 이어져 이명과 이통까지 수반될 수 있다. 그러므로 이어폰이나 헤드폰을 사용할 때는 최대 볼륨의 60% 이하에서 주변의 소리가 웬만큼 들릴 정도로 조정하고, 1시간 정도 들었으면 20분 정도는 조용한 곳에서 귀에 휴식을 주는 것이 귀의 건강에 좋다.

반면, 사람의 귀에 들릴 듯 말 듯 낮은 주파수대의 소리에 지속해서 노출되는 것은 몸에 진동과 압박을 주어 혈압 저하, 호흡장애 등을 일으킬 수 있다고 한다. 가끔 고속도로 주변에 있는 가축들이 소음에 시달려 폐사하는 것도 바로 이러한 저주파 때문이라고 한다.

한편, 안락한 휴식과 수면에 지장을 주는 소음의 종류와 크기는 생활지역이나 하루 중 시간대, 또는 개인의 민감도에 따라 차이가 있지만, 대체로 음의 높낮이로는 고주파 음이 저주파 음보다 더욱 불쾌하며, 음의 크기로는 **병원이나 휴양시설 지역은 45dB, 주택지역은 50dB, 산업지역은 55dB 이상에서 불편을 느끼고, 야간에는 35dB 이상에서 수면장애를 유발**한다고 한다.

11. 초음파

사람의 귀로 들을 수 있는 음파의 주파수는 보통 16Hz~20kHz의 범위인데, 그 상한인 **20kHz를 넘는 영역의 비가청 고주파를 초음파**라고 한다. 초음파는 파장이 짧고 지향성이 강해 탐지용을 비롯해 다양한 분야에서 널리 응용되고 있는데, 대표적으로 어군 탐지나 건축물의 안전성 조사, 의료용 검사, 해충의 퇴치, 초음파 세척 등에 많이 활용되고 있다.

일반적으로 **초음파는 인체에 특별히 위험하지 않은 것으로 알려졌지만, 태아에게 미치는 영향에 대해서는 학계에서도 조심스러운 입장**이다. 서울대 의대 산부인과 박중신 교수는 2008년 대한의사협회지에 발표한 연구 논문에서 임신부에게 사용되는 고주파는 조직의 DNA를 손상하고, 활성산소를 발생시키며, 조직을 통과하면서 대부분 열로 변환되기에 이러한 파동과 열로 인해 태아 기형의 위험성이 증가한다고 경고한 바 있다. 그리고, 열은 신경계를 손상하여 무뇌증, 척추갈림증, 심장기형, 소아암, 학습장애 등 치명적인 부작용이 유발될 수 있기에 초음파는 질병 진단 등 반드시 의학적으로 필요할 때만 제한적으로 사용해야 한다고 덧붙였다. 다른 연구에 의하면 태아가 사산될 위험성이 초음파 검사를 받은 경우(23%)가 검사를 받지 않은 경우(4%)보다 무려 6배나 높았다. 또, 초음파에 노출된 태아에 관한 연구들에서는 성장지연, 난독증, 언어발달 지연과 같은 증상이 발생할 수 있다는 주장들이 제기되고 있다.

이와 같은 연구 결과들이 속출하면서 미국식품의약국(FDA)에서는 이미 2002년부터 진단 목적이 아닌 단순한 기념 목적으로 태아의 성장 단계별 초음파 촬영을 금지하도록 경고하고 있다. 우리나라 식약처도 일단 초음파 영상 진단장치는 의학적인 관점에서 전반적으로 안전하고 초음파가 태아에게 위해하다는 증거가 없다고 전제하긴 했으나, 다만 초음파로 인해 생체조직의 물리적인 영향이나 온도상승이 있을 수 있다며, 장기적으로 볼 때 태아 초음파 촬영이 완전히 무해하다고 할 수는 없다고 설명했다. 즉, 뇌나 뼈 등 인체 조직에 따라 온도상승 정도는 다르지만, 장시간 초음파에 노출되면 태아에 좋지 않은 영향을 줄 수 있다는 것이다. 따라서 태아의 크기나 위치, 움직임, 심박 등의 진단을 위한 것이 아니라면 '초음파 촬영'을 자제하라고 했다. 그리고, 이러한 내용을 담은 '의료기기 안전성 서한'을 2007년 대한의사협회 등 관련 단체에 전달하고 초음파 영상 진단장치의 사용상 주의 사항에 '태아의 기념사진이나 동영상 촬영을 자제'하도록 하는 문구를 삽입하도록 해당 의료기기 업체에 통보한 바 있다. 특히, 3D, 4D 등의 입체초음파는 검사에 시간이 많이 소요되므로 태아에게 더욱 유해할 수 있기에 독일에서는 2021년부터 이러한 입체초음파를 의료적 목적 이외에는 전면 금지하고 있다.

12. 일조량 과부족

지구상 모든 에너지의 98% 정도가 태양으로부터 오는 빛에 의존해 있다고 할 정도로 햇볕은 지구 생태계에 절대적인 영향력을 갖는다. 그러나 일조량은 적절해야 하며, 부족하거나 과도할 경우 인체에 질병을 일으키거나 여러 가지 악영향을 끼치게 된다. 보통 일조량에 영향을 미치는 요인으로는 기후적, 문화적, 습관적 이유 등이 있다. 학계의 연구 결과에 따르면 **북반구에 사는 사람들은 대개 하루 평균 15~30분 햇볕을 쬐는 게 적당**하다고 한다. 한국인은 햇볕을 쬐었을 때 피부에 홍반이 나타날 때까지 걸리는 시간의 1/4이 바로 이만큼인데, 이를 하루 적정 일조량으로 본다.

1) 일조량 부족

햇볕은 강력한 살균소독 작용이 있는데, 일조량이 부족하면 **각종 세균이나 곰팡이가 쉽게 번식**하여 기관지염, 폐렴 등과 같은 호흡기질환이 쉽게 발생할 수 있다. 또, 햇볕이 들지 않으면 **공기 정화가 잘 안 되어 두통, 피로, 현기증** 등이 생길 수 있다. 그리고 눈을 통해 햇볕이 들어올 때는 마음의 평안과 안정을 가져다주는 세로토닌의 생산이 촉진되고 이는 암세포를 죽이는 특수한 T림프구들을 강하게 하기도 하며 우리의 마음을 기쁘게 해 주는 엔도르핀을 배출하는 데 기여하기도 하는데, 일조량이 부족하면 **우울증이나 강박증 등의 정서 질환이 발생**하거나 **면역력이 저하되어 각종 암을 비롯하여 갖가지 질병**에 걸리기 쉬워진다. 또, 세로토닌으로부터 멜라토닌이라는 수면호르몬이 유도되기에 낮에 충분한 햇볕을 쬐면서 세로토닌을 비축해 놓아야 밤에 빛의 양이 줄어들면서 멜라토닌이 분비될 때 숙면할 수 있게 되는데, 낮 동안 일조량이 부족하면 **수면장애도 발생**할 수 있다. 그리고 햇볕 속 자외선은 혈관 속의 나쁜 콜레스테롤을 피부에서 비타민 D로 전환해 주는 역할을 하는데, 일조량 부족 시 **혈관 건강도 나빠질 뿐더러 적혈구 속 헤모글로빈이나 비타민 D 생성이 부족해지고 장기 기능도 저하되어 식욕부진이나 대사율 저하**가 생길 수 있다. 나아가 비만이나 당뇨병, 심혈관계 질환 등의 성인병과 골다공증, 골절, 구루병, 다발성 경화증, 자가면역 질환, 퇴행성 관절염, 건선, 충치, 결핵 등의 발병률이 높아진다. 아울러 이와 관련하여 **적어도 13종의 암이 유발**될 수 있는 것으로 보고되고 있는데, 특히 생식기관과 소화기관에 생기는 암이 더 큰 영향을 받는다고 한다. 일조량 부족과 연관성이 가장 큰 암은 유방암, 대장암, 난소암이고, 방광암, 자궁암, 식도암, 직장암, 위암이 그 뒤를 잇고 있다. 한편, **피부의 윤기와 색택이 탁해지고, 탄력 또한 저하**되기 쉽다. 만약 만삭기의 임산부에게 일조량이 부족하면 **모체의 혈액에 포함된 성장호르몬의 양이 줄어들어 출산 후에도 아이의 성장호르몬 결핍을 야기할 수 있는 원인이 되고 이로 인해 아이의 성장에 지장을 초래해 체격이 왜소**해질 수 있다. 이러한 병증들은 기본적으로 일조량 부족이 **생체리듬의 교란을 유발**할 수 있다는 사실과 관련이 깊다.

2) 일조량 과잉

햇볕에 과도하게 노출되면 **두통, 현기증, 호흡곤란, 실신 등을 야기할 수 있는 일사병과 같은 온열질환이 유발**될 수 있다. **WHO에서는 햇볕의 발암성을 확인하고 1군 발암원으로 분류**해 두고 있는 만큼 피부암을 비롯해 화상이나 기미, 주근깨 등의 피부 트러블을 유발할 수 있고, 그 밖에도 피부 건조나 피부 탄력 저하와 같은 피부노화를 촉진할 수 있다. 또한, 낮 동안의 과도한 햇볕 노출은 **혈관을 확장**

하고 생체리듬을 과도하게 깨우므로 밤에 불면증이 생기거나 낮에 졸리는 등의 수면장애로 이어질 수 있다.

제3장

화학적 원인

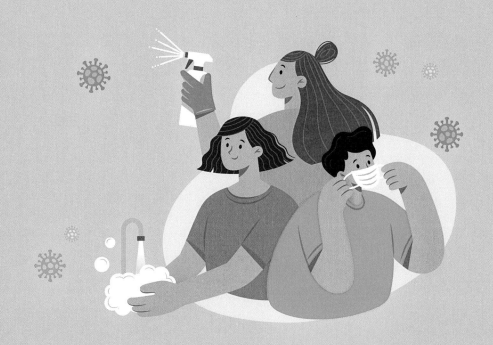

질병을 일으키는 화학적 원인으로는 각종 유해화학물질이 있다. 화학물질이란 화학의 연구 대상이 되는 물질을 모두 일컫지만, 특히 근대 이후 화학 산업이 급팽창하면서 화학적 방법으로 생성된 수많은 인공의 물질을 뜻하게 되었고, 이 가운데 유해화학물질은 인간의 건강에 직접적으로 위해가 되거나 환경을 오염시킴으로써 시간이 걸리더라도 치명적인 병인으로 인간에게 돌아오는 화학물질을 말한다. 이들은 **주변 환경 대부분에 도사리고 있기에 호흡기를 통한 흡기 시, 피부나 눈을 통한 접촉 시, 또 소화기를 통한 섭취 시 체내로 쉽게 흡수**되곤 한다.

화학물질은 산업과 과학기술이 발전함에 따라 그 종류와 사용량이 증가하고 있는데, 2020년 기준으로 전 세계에 약 1억 5천만 종이 존재하고, 미국에서만도 하루 평균 1만 5천 종이 새롭게 등록되고 있으며, 매년 적어도 수천 종의 새로운 화학물질이 상품화되고 있는 것으로 알려져 있다. 우리나라는 국립환경과학원에서 운영 중인 화학물질 정보시스템에서 검색해 보면 등록된 화학물질의 건수가 총 5만 건가량 되고, 그 가운데 유해화학물질은 2천 건 남짓 됨을 알 수 있다. 이처럼 병인으로서의 유해화학물질은 지금도 전 세계 어느 실험실에선가는 계속 만들어지고 있을 터인즉 다 파악하기란 거의 불가능할 정도로 그 종류와 수가 워낙 다양하고 방대하기에 대표적인 것들 위주로 몇 가지 범주에서 조금씩 살펴보기로 한다.

참고로, 우리나라에서는 2019년부터 안전확인대상 생활화학제품의 품목을 지정해 놓고 있는데, 그 종류는 다음 표와 같다.

■ 지정 품목: 13분류 39품목(안전기준 미고시 8품목 포함)

분류	품목	비고	처리기관
세정제품	세정제/제거제	확인 및 신고	시험검사기관 및 한국 환경산업 기술원
세탁제품	세탁세제/표백제/섬유유연제		
코팅제품	광택코팅제/특수목적코팅제/녹 방지제/다림질보조제		
접착·접합제품	접착제/접합제		
방향·탈취제품	방향제/탈취제		
염색·도색제품	물체 염색체/물체 도색제		
자동차 전용 제품	자동차용 워셔액/자동차용 부동액		
인쇄 및 문서 관련 제품	인쇄용 잉크·토너/인주/수정액 및 수정테이프		
미용제품	미용 접착제/문신용 염료		
살균제품	살균제/살조제		
	가습기용 항균·소독제제/감염병 예방용 살균·소독제제/ 기타 방역용 소독제제	승인	국립 환경과학원
구제제품	보건용 구제·방지·유인살충제/보건용 기피제/감염병 예방용 살충제/감염병 예방용 살서제		
	기피제	확인 및 신고	시험검사기관 및 한국 환경산업 기술원
보존·보존처리 제품	목재용 보존제/필터형 보존처리제품		
기타	초/습기제거제/인공 눈 스프레이/공연용 포그액		
	가습기용 생활화학제품	승인	국립 환경과학원

1. 유해 유기용제

유기용제란 어떤 물질을 녹일 수 있는 액체 상태의 유기화학물질이다. 끓는 점이 낮아 쉽게 증발하는 유기화합물이기에 **휘발성이 강한 것이 특징인데, 대체로 독성이 있어 인체에 유해**하다. 새집증후군과 새차증후군의 주범이 된다. 새로 산 가구, 건물의 내장재, 접착제, 페인트, 방부제 등에 쓰이는 폼알데하이드, 톨루엔, 에틸벤젠, 벤젠, 자일렌 등이 있으며, 자동차 내부 역시 이러한 휘발성 유기화합물이 쉽게 나타난다. 일반적인 성질은 다음과 같다.

첫째, 기름이나 지방을 잘 녹이며, 특히 피부에 묻으면 지방질을 통과하여 체내로 흡수된다.

둘째, 휘발성이 강하여 호흡 시 잘 흡입된다.

셋째, 인화성이 있어 불이 잘 붙는다.

넷째, 대부분은 중독성이 강하여 뇌와 신경에 해를 끼쳐 마취 작용과 두통을 일으킨다.

사업장에서는 페인트 같은 도료의 제조배합, 전자제품·금속제품·기계류의 세척, 합성수지·접착제·화공약품 제조, 인쇄, 필요 물질의 추출, 드라이클리닝 등에 유기용제와 유기용제 함유물이 널리 사용되고 있다. 독성이 강하여 피부나 호흡기를 통하여 인체에 흡수될 경우 신경계, 호흡기계, 소화기계 및 각종 장기에 장해를 일으키는 유기용제 중독의 원인이 되므로 이를 제조·취급하는 사업장에서는 환풍기 같은 각종 안전시설 설치 및 보호구 착용 등이 의무화되어 있다. 중독 시 가볍게는 어지러움과 메스꺼움부터 피부염, 알레르기 반응이 나타날 수도 있으며, 후에는 호흡기질환을 유발한다.

종류는 현재 400여 종 이상의 물질이 알려져 있고, 화학구조에 따라 탄화수소계, 할로젠화 탄화수소, 알코올류, 알데하이드류, 에테르류, 에스테르류, 케톤류, 글리콜 유도체, 기타로 분류된다.

대표적인 유해 유기용제

물질 명칭	특성 및 용도	인체 유해성
나이트로벤젠	·아닐린, 비누, 광택제 제조, 스프레이 페인트 보존제, 향수 첨가제 등에 사용	·접촉 시 화상 유발 ·흡입 시 두통, 오심, 현기증, 시각장애, 방향감각 상실, 혼수상태, 호흡곤란으로 인한 사망 등 ·만성 노출 시 간독성 유발 ·만성 중독 시 빈혈 유발 ·생식 및 발생에서 기형 유발, 착상 전 사망, 고환 및 부고환 등의 이상 유발 ·IARC 2B군 발암원
메탄올	·페인트, 니스, 페인트 희석제, 접착제, 자동차 워셔액, 에탄올의 변성제 등에 사용	·호흡곤란, 두통, 무기력증, 현기증, 구역, 구토, 간헐적 설사, 식욕부진, 통증 등 ·간, 신장, 심장, 위, 장 및 췌장 손상 유발 가능성 ·호흡곤란 등으로 사망 가능성 ·소량만 마셔도 시력상실 유발

벤젠	·유기용매, 가솔린 첨가제, 인쇄, 드라이클리닝, 접착제, 플라스틱, 인조 고무 등에 사용	·현기증, 두통, 혼돈, 의식불명 등 ·눈이나 피부에 자극적 ·장기노출 시 빈혈, 면역성 저하. 중독성이 있고 기형을 일으키는 유전자 생성 ·사람의 재생 세포에 염색체 변화 유발 가능성 ·IARC 1군 발암원으로 고농도 노출 시 백혈병과 같은 혈액암 유발
1,3-부타디엔	·합성고무나 합성수지를 만드는 공정의 원료, 로켓연료, 플라스틱 구성 성분 등	·졸림, 구토, 의식불명 등 ·액체 상태로 접촉 시 동상 ·IARC 2A군 발암원
사염화탄소	·소화기, 냉매 제조 등에 많이 사용되었으나 규제 중	·강력한 간 독성 유발 물질 ·불임 유발 가능 ·IARC 2B군 발암원
스티렌	·폴리스티렌 플라스틱, 유리섬유, 파이프, 자동차나 보트의 일부, 음식 용기, 보호용 코팅제, 페인트 등의 제조에 사용되고 화학적 중간체로서 광범위하게 사용	·귀 독성, 신장 독성, 간 독성, 중추신경 억제 작용 등 ·오심, 피로, 두통, 조절 기능 상실, 근육약화, 현기증, 의식불명 등 ·지속적 반복 노출 시 탈지 피부염 유발 가능성 ·세포손상 유발 가능성 ·정자 감소증 및 비정상적인 정자 증가, 생리주기 이상 등 유발 ·IARC 2A군 발암원
아세트알데하이드	·소독제, 의약품, 염료, 폭발물, 합성 착향료, 거울, 향수, 페놀 및 요소수지, 산화방지제, 광택제 등에 사용	·두통, 졸림, 현기증, 혼미, 의식불명 등 ·만성 중독 시 환각, 지능 저하 등 ·IARC 2B군 발암원
아크릴로나이트릴	·산업용 접착제, 표면코팅제, 플라스틱, 접착제, 살충용 훈증제, 의약품, 염색제, 항산화제 등에 사용	·두통, 구토, 설사, 질식 ·IARC 2B군 발암원
에탄올	·알코올음료(술)에 포함	·감정 불안, 자제력 감소, 점차적인 시각장애, 근육 협동 운동장애, 반응시간 지연, 감각장애, 불명료한 언어 등 동반

	·자동차 연료 및 연료첨가제, 소염제, 국소 중추신경계 억제제, 용매 등으로 사용	·다량 섭취 시 혼돈, 방향감각 장애, 운동신경 조절 소실, 얕은 호흡, 무의식적인 배변과 배뇨, 졸림, 혼미, 혼수 유발 가능 ·저혈당증으로 인한 경련, 빈맥, 차갑고 창백한 피부, 체온 저하, 호흡 저하 및 반사작용 감소를 동반한 쇼크 발생 가능 ·장기간 섭취 시 치매, 인후염, 식도염, 위염, 췌장염, 심혈관계 질환, 지방간 유발 ·태아기에 모체로부터 노출되면 태아알코올증후군이라는 선천성 기형 발생 가능성 ·간 독성, IARC 1군 발암원
에틸렌 글리콜	·알코올 제제 ·자동차 부동액으로 주로 사용	·환각, 경련, 혼수, 심계항진, 심부전, 폐렴, 폐부종, 급성호흡부전, 신부전, 대사성 산중 등
자일렌	·인쇄, 고무, 가죽 산업에서 용매, 페인트 및 니스의 용매 또는 희석제, 부식방지제, 살충제 등에 사용	·고농도에 급성 노출 시 중추신경계에 영향을 미칠 수 있고, 수면장애, 소화불량, 두통 등 유발 ·모체에 노출 시 태아에게 직접적 영향 가능성 ·여성에게 노출 시 생리불순 및 불임 유발 가능성
크레졸	·국소 마취제, 합성수지 제조, 소독제 및 훈증제, 공업용 용매, 기름 제거제, 제초제 및 계면활성제 등에 사용	·두통, 현기증, 귀울림, 흐린 시야, 약맥, 호흡곤란, 심각한 근무력증, 혼돈, 폐부종, 폐렴, 신장 울혈, 신부전, 췌장염, 청색증 및 간과 비장의 손상 등 ·접촉 시 찌르는 듯한 화상이 생기며 용액이 눈에 튀면 영구적 각막 혼탁과 혈관화를 동반한 화상, 충혈, 결막 종창 유발
클로로폼	·마취제, 유기용매, 접착제, 테프론의 합성재료, 냉매 제조 시 사용 등	·구역, 구토, 식욕부진, 졸림, 현기증, 혼미, 피로, 홍통, 마비감 등 ·다량 사용 시 마취유도 중 사망 가능성 ·IARC 2B군 발암원
톨루엔	·페놀, 폴리우레탄 등의 합성 화학 물질의 재료, 염료 및 잉크 접착제의 용매 및 시너, 니스, 매니큐어 등의 첨가물 등으로 사용	·신경 독성, 신장 독성, 간 독성, 폐 독성 등 ·저용량 노출 시 현기증, 혼돈 등 ·고용량 노출 시 운동장애 및 사망까지 유발 ·임신기 노출 시 태아의 소뇌증, 중추신경계 장애, ADHD, 발달 지연 등 유발 ·IARC 1군 발암원

트리 클로로 에틸렌	· 기름때 제거제, 일부 DIY 상품, 일부 드라이클리닝 유액, 방향제, 욕실 및 주방 세척제, 살충제, 구두약 등에 사용	· 세포의 화학작용을 방해하여 피로와 무력감에 빠지게 되고, 마취 효과도 있으며, 심하면 심장마비도 유발 · 면역기능 약화, 간 손상, 정신 손상, 기억력 저하, 우울증, 소화불량, 멀미, 현기증 등 유발 · IARC 1군 발암원
페놀	· 주로 약품, 페놀계 수지, 비스페놀 A, 카프로락탐, 아디핀산, 알킬페놀, 아닐린, 그리고 염화페놀을 생산하기 위해 화학적 중간체로 사용 · 방부제, 일반 소독제, 로션, 연고, 구강 세정제 및 고약을 비롯한 조제약, 살균성 페인트 등에 사용	· 매우 유독하여 호흡곤란, 쇼크, 돌연 혼절, 혼수상태, 사망 유발 · 눈과 피부를 부식하여 심한 화상과 영구적인 눈 부상 및 실명 초래 가능 · 간 및 신장 독성 있고, 심장성 부정맥 유발 가능성
폼 알데하이드	· 비료, 살충제, 살균제, 곰팡이 제거제, 제초제, 오수 처리, 방부제, 건축자재, 단열재와 아교, 보존제 등에 사용	· 호흡곤란, 심각한 화상, 통증, 수포, 복부 경련 등 · 장기간 노출 시 백혈병이나 폐암에 걸릴 확률 증가 · IARC 1군 발암원
황산 디메틸	· 염료, 향수, 살충제, 섬유 유연제, 농약과 의약품 및 미네랄 오일의 분리를 위한 용매로 사용 · 유전자 지문 분석을 위한 유전연구의 시약으로 사용	· 황달, 오심, 구토, 설사, 상부 소화기 출혈 등 · 각막 화상, 결막 부종, 영구적인 각막 혼탁 및 각막염 등 유발 · 짧은 기간 접촉했더라도 접촉한 피부를 부식하며 수포 생성, 궤양 및 괴사 유발 · 100ppm 농도 이상에서 흡입 시 사망 가능 · IARC 2A군 발암원
휘발유	· 내연기관 자동차 연료, 도료, 세척용 등에 사용	· 졸림, 두통, 구토, 의식불명 등 · IARC 2B군 발암원

2. 유해 금속류 및 그 화합물

유해 금속류에는 주로 비중 4 이상의 중금속이 포함되지만, 알루미늄처럼 경금속도 포함되고 반금속이나 준금속도 폭넓게 포함된다. 이들의 **공통적인 특징은 체내에 축적되어 잘 배출되지 않고 장기간에 걸쳐 부작용을 나타내기 때문에 매우 위험**하다는 점이다.

대표적인 유해 금속류 및 그 화합물

물질 명칭	특성 및 용도	인체 유해성
구리 및 그 화합물	· 전성과 연성 · 열과 전기 전도성 매우 우수 · 전선을 비롯한 전기·전자 산업에 두루 이용되는 금속 · 구리+주석=청동, 구리+아연=황동, 구리+니켈=백동 등 다양한 형태의 합금 · 공기와 접촉하여 쉽게 산화되지만, 표면에 피막을 형성하여 더 이상의 산화를 방지	· 생체 내에서 몇몇 효소 등의 작용에 필수 불가결한 미네랄이기도 하지만, 만성 섭취로 간 독성 유발 · 유전질환인 윌슨병은 구리가 간이나 뇌 등에 축적됨으로써 구리를 셀룰로플라스민 내로 이동시킬 수 없어 생기는 병인데, 신경, 정신, 간 등에 이상 증세 출현
납 및 그 무기 화합물	· 녹는점이 낮고 무른 금속으로 가공이 용이 · 마찰계수가 작고, 내식성도 뛰어나기 때문에 그 특성을 살려서 연판, 연관 등으로 널리 사용되고, 합금 재료로도 사용되며, 축전지의 전극으로도 중요 · 자동차 매연, 머리염색 환원제, 페인트, 신문과 잡지 인쇄 잉크, 땜납, 파이프 연기, 노후 수도관 등에 사용 · 원자번호가 크고 밀도가 커서 방사선을 차폐하는 작용이 크므로 방사선 방호재로 사용	· 노쇠 현상의 주요 원인으로 추정 · 특히, 태아와 7세 미만 어린이에게 매우 위험 · 피부를 통해서도 쉽게 흡수되며 뇌, 척수, 신경 기능에 손상 · 간, 심장, 혈관, 신장, 골수에 악영향을 주고, 면역기능 저하 · 체내에서 녹아 납 이온을 생성하는 것은 모두 소량으로도 유독 · 신경세포에서 신경전달물질의 작용을 방해하고, 철과 아연과 같은 금속이온의 작용을 방해하여 생체 내 대사 작용을 저해 · 언어장애, 두통, 복통, 빈혈, 운동마비 등의 증상 출현

니켈 및 그 화합물	· 상온에서 강자성을 띠는 네 가지 원소(철, 코발트, 니켈, 가돌리늄) 금속 · 다양한 합금, 동전, 전기판, 피뢰침, 전기 접전 및 전극, 점화플러그 및 기계 부품용 니켈 도금에 사용 · 스테인리스 스틸 및 기타 내부식성 합금의 제조에서도 광범위하게 사용 · 염분을 제거하는 담수화 공장에서도 사용되고, 연료 가스의 메탄 생성을 위한 촉매로도 사용 · 전기 도금 보호 코팅과 전기 성형 코팅에서도 사용되고, 지방 및 식물성 기름의 탈수소화 반응, 외과적 및 치과적 보형물에도 사용	· 일반 환경에서 니켈 도금이나 니켈 함유 합금에 매일 접촉하면 접촉 과민 유발 및 지속 · 금속 니켈에 장기간 흡입 노출 시 점막 손상 및 염증반응 발생하고, 가끔 가벼운 섬유증 동반 · 니켈 분진을 취급하는 작업자들에 게서 섬유증을 동반한 폐의 변화 발생 · 충혈 및 실질 변성을 동반한 신 부종과 같은 신장 독성 작용 유발
망간 및 그 화합물	· 다양한 금속 합금, 건전지 제품과 유리 제조에 사용되는 금속 · 금속성 망간은 주로 강철 제조에 사용 · 많은 효소의 보효소로 작용하기 때문에 생체 기능 유지에 필수적인 필수 미네랄 · 주로 이산화망간의 형태로 다양한 광석에 함유 · 해저 밑에 많은 양의 망간괴가 있어 이의 상업적 이용에 관한 관심 증가	· 생체에 과다 축적 시 중추신경계, 폐, 간, 위장관계와 비뇨생식기계에 질환 야기 · 중독 시 운동실조 유발, 망간 관련 산업체 근로자 등에게서는 파킨슨병과 유사한 증세 출현 · 급성 또는 중등도 양에 노출 시 호흡기와 중추신경에 영향을 미치고 강박관념, 불안, 공격성 등을 보이는 망간 정신병 유발 · 급성 흡입의 독성으로 폐에 염증 유발
비소 및 그 화합물	· 유사 금속원소로 매우 유독하여 암살용으로 많이 사용되었던 물질 · 3가 비소가 5가 비소보다 강한 독성 · 영화 및 드라마에서 많이 언급되는 '비상'은 삼산화비소 화합물 · 살충제, 농약, 살서제, 제초제 등으로 많이 사용되었으나 지금은 더 안전한 물질로 대체 중	· 저용량에서 메스꺼움, 구토, 설사 유발 · 고용량에서 심장박동 이상, 혈관 손상, 심한 통증을 일으켜 사망 야기 · 장기간 들이마시면 폐암에 걸릴 수 있으며, 비소로 오염된 물이나 식품을 장기간 섭취하면 방광암, 피부암, 간암, 신장암, 폐암 등 발생 가능성

	·비소 및 대부분의 비소 화합물은 동물에게 강한 독성을 보이지만, 일부 세균은 생명체의 DNA와 ATP를 구성하는 필수 요소인 인을 비소가 대체하여 생존하는 경우도 발견 ·19세기 말, 20세기 초에 매독 등의 치료를 위해 사용된 최초의 근대적 의약품 제조에도 이용	·결막염, 목구멍과 호흡기 자극, 과다 색소 침착, 습진성 알레르기 피부염 이후에 허약, 식욕부진, 간비대, 황달, 위장관계 증상을 포함한 만성 중독의 후유증 ·100mg 이상의 유기비소의 급성 섭취는 현저한 독성 유발 ·200mg 이상의 비소삼산화물은 성인에게서 사망 유발 ·IARC 1군 발암원
셀레늄 및 그 화합물	·체내 필수 미네랄 ·안료, 도자기, 반도체, 전극, 여러 전기기구, 광전지, 광도계, 광 스위치, 광센서, 복사기, 사기, 레이저 프린터, 유리의 붉은색, 착색제와 탈색제 등에 널리 사용 ·셀레늄은 빛을 받으면 전기를 잘 통하는 성질을 보이는 반도체 물질로, 빛을 전기적 신호로 바꾸는 것이 필요한 여러 장치에 사용	·과다 섭취 시 셀레늄중독(selenosis) 야기 ·셀레늄중독 시 숨에서 마늘 냄새가 나고 위장관 장애, 머리카락의 손실, 손발톱이 빠지고, 피부에 발진이 생기며, 구토하고, 피로하며 화를 잘 내고 신경학적인 손상이 발생하며, 더 과량의 중독에 의해 간경화와 폐부종이 나타나고, 심하면 사망도 가능
수은 및 그 화합물	·금속으로 상온, 상압에서 액체 상태를 유지하는 유일한 원소 ·기압계, 온도계, 혈압계, 보일러, 추진제, 염소의 전기적 생산, 형광램프, 수은등, 스위치, 건전지, 원자력 발전에서 중성자 흡수체, 수은전지의 제조와 모든 수은염, 농약, 살진균제의 제조에 사용 ·고체상태의 수은은 대개 독성이 없으나 염화수은이나 메틸수은 등과 같은 액체 상태의 수은이 심한 독성 ·과학 용구, 배터리, 자동차 부품 등과 같은 다양한 산업 폐기물로부터 환경 중으로 수은이 방출 ·과거에 많이 사용되었던 치과용 아말감도 그 사용이 줄어드는 추세	·일본 미나마타만의 비료공장으로부터 폐기된 수은 오염으로 인해 수천 명이 넘는 사람들이 다양한 신경학적 및 형태학적 질환을 앓게 되었으며, 이는 미나마타병으로 일컬어지며 환경오염에 대한 경각심을 일깨우는 계기 ·증기에 만성 노출 시 신경계의 독성 발현으로 성격의 변화, 환각, 섬망, 불면, 홍분, 과민증, 두통, 기억소실, 맛과 냄새 감각의 변화, 식욕감소, 소화 장애 유발 ·알츠하이머병 같은 퇴행성 신경질환을 일으킬 수 있고, 아동을 산만하게 만들 수도 있으며, 자폐증 유발 가능성도 보고

안티몬 및 그 화합물	・금속과 비금속의 성질을 모두 지닌 준금속성 화학원소로서 전기 전도도와 열전도도가 좋지 않으며 낮은 온도에서 기화하는 성질 ・반도체 공업에서 다이오드, 적외선 검출기 등의 생산에 많이 이용되고 있으며 합금의 원료로 납 합금의 강도 증가 등의 용도로 자주 사용	・주로 기화되어 폐를 통해 흡수되며 위장관에서도 흡수되는데, 중독증상이 비소중독과 흡사 ・저농도에서는 두통과 어지러움, 우울증 등의 증상을 나타내고 고용량에서는 매우 심한 고빈도 구토를 야기하고 며칠 내에 사망까지 유발
알루미늄 및 그 화합물	・은색의 반짝이는 외관, 가벼운 무게, 인장강도가 우수하며, 재활용성도 뛰어나 음식의 포장 용기에 포일이나 캔 형태로 많이 사용되며 산업 전반에서 널리 사용 ・산업 분야로는 항공우주, 교통, 건축 분야에서 많이 활용되며 의약품으로는 제산제, 발한억제제, 지사제, 수렴제 등으로 이용 ・금속은 건축물, 통조림 제조업, 자동차와 항공업에서 중요한 구조재이고, 파우더는 페인트에 사용 ・매우 가늘게 뽑을 수 있는 연성이 크며, 전기 전도성 또한 좋기에 고전압용 전선을 만드는 데 이용 ・순수한 알루미늄은 산소와 쉽게 반응하지만, 산화 피막(산화알루미늄)이 형성되면 피막이 산소 접촉 차단제 역할을 하므로 녹이 잘 슬지 않아 건축에서 화학용품의 부식방지나 창틀의 재료와 같은 광택이 오래 지속될 수 있는 부분에 많이 사용 ・열전도성이 커서 주방 용기 등의 재료로 사용	・고농도 알루미늄은 뼈의 재형성을 억제할 수 있고, 조골세포와 파골세포의 활성을 느리게 하고, 골연화증과 무력성 골 질환을 유발 ・알루미늄 분진에 만성적으로 노출되면 무호흡, 기침, 폐 섬유증, 기흉, 진폐증, 쇠약, 협동운동 장애와 간질성 발작, 간 괴사 유발 ・알루미늄의 수용성 염에 반복적인 피부 접촉은 가수분해, 울혈, 손가락의 마비와 같은 '산성' 자극을 야기 ・그 외에도 생식기능 저하, 갑상샘 기능 장애, 치매, 암 등 다양한 질병을 유발
카드뮴 및 그 화합물	・플라스틱 도금 등에 이용되는데, 유해성 원소로, 식품위생법으로 규제	・매우 유독 ・카드뮴 분진이나 연무를 흡입하면 목구멍 건조, 기침, 두통, 구토, 흉통, 극도 안절부절과 과민성, 폐렴, 기관지폐렴 유발

	· 1.0ppm을 넘는 현미가 생산되는 전담은 토양오염방지법에 근거하여 오염 제거대책 시행	· 과도하게 흡입하면 잔류 폐 용적이 증가해 환기 능력이 떨어져 대표적 증상으로 호흡곤란 발생 · 삼키면 구토를 통해 일부가 배출되기 때문에 흡입하는 경우보다 독성 낮은 편 · 섭취 시 타액 분비, 질식, 심한 구역증, 지속적 구토, 설사, 복통, 시력 불선명, 어지럼증 등이 나타나 간, 신장손상 및 사망 유발 · 배출되지 않고 누적되므로 반복적으로 장기간 노출되면 기침과 호흡곤란, 폐 기능 비정상, 기포 폐쇄, 폐 섬유증을 동반하는 폐기종 유형의 비가역적 폐 손상 유발 · 칼슘 대신 뼛속으로 흡수되고 뼛속의 칼슘, 인산 등의 염류가 유출되어 뼈가 약해지고 쉽게 부서질 수 있어 관절이 손상되는 이타이이타이병의 증세를 유발 · IARC 1군 발암원
코발트 및 그 무기 화합물	· 단단하고 광택이 있는 은회색 금속 · 건축 및 토목 공학 금속 가공, 인쇄, 도기 제조, 가죽, 직물 산업에 사용	· 과다 섭취 시 심근병증 유발 · 오심을 동반하는 위장관 자극, 구토, 설사, 호흡곤란, 마르고 지속적인 기침, 흉부 및 우측 위쪽 복부 통증, 발목 부종, 청색증, 혈압 저하, 심장 비대, 심낭 삼출, 심장 박동수 증가, 심전도 이상, 사망 등 · 후유증으로는 재발성 만성 심부전과 신경 및 정신 황폐화 · 눈과 피부 접촉 시 자극 유발 · IARC 2B군 발암원
크롬 및 그 화합물	· 다양한 색깔을 띠는 화합물을 만들 수 있기에 어원이 색을 의미	· 3가의 이온은 생체에서 당 대사에 관여하는 등 몸에 필요한 원소이지만 6가의 이온은 반응성이 강하고 독성이 있는 돌연변이 유발원

· 은백색의 광택이 나는 단단한 금속 원소로서, 염산과 황산에는 녹지만 산소와 접촉하면 쉽게 얇은 산화막을 형성하여 공기 중에서 녹이 슬지 않고 약품에도 잘 견디기에 그 아래의 금속 부분을 보호하여 도금이나 각종 비철금속용 합금의 재료, 전기 전자 제품 부품의 도금용 재료, 고온이나 핵 관련 연구용 재료, 부식 방지용이나 금속 표면 처리제로 널리 사용 · 환경 기준치로 1L당 0.05mg 이하의 크롬이 식수에 허용	· 6가 크롬은 도금 등에 사용되는데, 장기간 흡입하면 염증, 궤양이 발생하며 비중격 천공(코뼈에 구멍이 남) 유발 가능성 · 6가 이온 상태의 크롬 화합물은 강한 산화제로 사용되는데, 점막 자극성 등 강한 독성과 IARC 1군 발암원

유해 금속류를 많이 함유한 식품과 생활용품		
종류	식품 속	생활 속
납	패류(멍게, 미더덕), 석이버섯	통조림, 유약 바른 도자기(옹기), 농약
수은	심해성 어류, 새치류(참치), 꼼장어, 아가리쿠스 버섯	농약, 약품, 전기제품
카드뮴	폐광 주변의 쌀, 채소, 상황버섯, 운지버섯, 아가리쿠스 버섯, 김	배터리, 용접·도금된 식기류
비소	조류, 갑각류(새우), 연체류	농약(살충제, 제초제)
알루미늄	해산물(멸치, 바지락, 굴), 김, 과자, 밀가루	식기, 식품첨가물, 페인트

3. 강산·강염기

강산이란 물에 녹였을 때 거의 완전히 이온화되어 수소이온을 많이 내놓는 물질이고, 강염기란 수용액 상에서 해리하여 수산화이온을 내놓는 능력이 뛰어난 물질을 말한다. 이들은 **공통으로 반응성이 강하고 자극적이며 부식성 또한 강해서**

인체에 화상 등의 손상을 입히기 쉽다.

대표적인 강산 및 강염기

물질 명칭	특성 및 용도	인체 유해성
폼산 (개미산)	· 주로 가축 사료의 보존제 및 항균제로 사용 · 건초나 목초에 분무하면 부패 과정을 중지시켜 사료의 영양가가 더 오래 유지되게 하므로 가축용 겨울 사료를 보존하기 위해 널리 사용 · 일부 폼산 에스테르는 인공 향신료나 향수로도 사용	· 노출 시 입 및 인두의 작열감, 침 분비, 성문, 식도 및 위의 부식, 현기증, 복통, 오심, 토혈, 설사, 궤양 구내염, 설염, 식도염, 위염, 단백뇨증, 혈뇨 및 무뇨증 유발 · 중증 중독의 경우 호흡곤란, 빠르고 약한 맥박을 동반한 쇼크, 차갑고 습한 피부, 혈압 강하, 지연성 신장손상 및 순환허탈로 인한 사망 유발 · 인간에 대한 추정치사량은 30ml · 증기는 중증 자극, 발적, 통증 및 속발성 피부염을 일으킬 수 있으며 결막염 및 각막염을 포함하여 눈물 흘림 및 급성 안구 염증을 동반한 자극 유발
과산화 수소	· 아세톤, 염소 제거제, 방부제, 벤조일 과산화물, 단추, 소독제, 약제, 펠트 모자, 발포 수지, 로켓연료, 스펀지 고무 및 살충제에 사용 · 뼈, 깃털, 밀가루, 과일, 모피, 젤라틴, 아교, 털, 상아, 비단, 비누, 빨대, 직물, 습윤 공기세트 및 목재 펄프 표백에 사용되며 호흡기 보호구의 산소원으로도 사용 · 식품 및 약제의 표백제 및 소독제로 사용	· 섭취 시 위장 자극이 발생하며 심각성은 용액 농도에 따라 상이 · 10%를 초과하는 농도, 특히 30~40% 이상의 농축액을 섭취하면 심각한 자극이 일어나므로 중증인 것으로 간주 · 섭취 후 수분 이내에 사망 가능 · 증기 또는 연무를 흡입하면 중증의 기도 자극 발생 · 저농도의 액체에 접촉하면 피부에 자통 및 백화 유발 · 고농도의 액체에 접촉하면 궤양을 동반한 중증 화상 발생 · 발적, 자통, 눈물 및 시력 불선명을 유발할 수 있으며, 중증의 각막 또는 결막 궤양이 발생하여 실명할 수 있고, 영향은 오래 지속

불화수소	·우라늄 동위원소를 분리하고, 불소의 생성, 불화 알루미늄의 생성 등 석유산업에서 다양한 불화과정에 촉매제로 사용 ·양조 시 발효를 중단할 때도 사용	·전신 독성의 유해 반응은 심한 저칼슘혈증, 저마그네슘혈증, 고칼륨혈증, 대사성 산증, 심장 부정맥과 사망 야기 ·심한 눈과 피부의 손상을 일으킬 수 있고, 최소의 외피 조직 손상에서부터 생명을 위협하는 급성 전신 독성까지 야기 ·국소 손상과 저칼슘혈증, 고칼슘혈증의 전신 합병증으로도 사망 야기 ·신경계, 면역계, 신장 독성 보고
수산화 칼륨	·칼륨 유리의 원료, 탄산가스의 흡수제, 비누의 제조, 의약품, 부식제로 사용	·피부에 직접 접촉 시 중증 통증과 화상, 갈색 변색, 장기간 접촉 시 피부암 유발 가능성 ·눈 접촉 시 통증과 화상 유발
사이안화 나트륨	·산에 의해 분해되어 독성이 있는 사이안화수소(청산)를 발생 ·강철의 열처리, 금·은의 제련, 금·은·구리·납 등의 도금, 농약 등에 사용	·피부 접촉 시 흡수되면 발적, 고통, 인후염, 두통, 혼돈, 쇠약, 호흡곤란, 경련, 무의식 유발 ·눈 접촉 시 발적, 고통, 인후염, 두통, 혼돈, 쇠약, 호흡곤란, 경련, 무의식 유발 ·흡입 시 인후염, 두통, 혼돈, 쇠약, 호흡곤란, 경련, 무의식이 유발될 수 있고 홍조, 두통, 빠른 호흡, 어지럼증, 불규칙한 천명 호흡, 혼수, 발작, 사망 유발 ·섭취 시 작열감, 구역증, 구토, 설사, 인후염, 두통, 혼돈, 쇠약, 호흡곤란, 경련, 무의식 유발
사이안화 칼륨	·광석에서 금과 은을 추출하기 위해 사용 ·전기 도금에서도 사용 ·살충제, 훈증 소독제, 분석화학용 시약으로도 사용 ·금속 표면 경화, 금속 세정에 사용 ·도료, 나일론, 물감, 킬레이팅 제제의 제조원료로 사용	·과다 노출 시 수 분 내 사망 ·소량에 노출되면 구역, 구토, 심계항진, 혼돈, 호흡항진, 불안, 어지럼 발생 ·수분을 함유한 고형물질에 피부 접촉 시 피부 자극과 궤양 발생 ·중독되면 간과 신장의 이상 발생
사이안화 칼슘	·쥐약, 살충제, 진드기 구제제와 훈증제로 사용되고, 스테인리스 제조, 귀금속에서 금속 침출에 사용되며, 시멘트 안정화제, 부유 억제제로 사용	·과다 노출 시 수 분 내 사망. ·소량에 노출되면 구역, 구토, 심계항진, 혼돈, 호흡 증가, 불안, 어지럼 발생

아크릴산	·정유 과정에서 생성되는 가스 형태의 프로필렌에서 생성 ·플라스틱, 간판용 성형 분말, 건설 설비, 장식용 무늬 및 표지, 코팅용 고분자 용액, 고분자 에멀션, 페인트 배합, 피혁용 마감재, 종이 코팅, 의학과 치의학에서 치판, 인공 치아, 정형외과용 시멘트에 사용	·섭취 시 즉시 통증을 일으키고 점막의 심한 화상 유발 ·조직이 퇴색될 수 있고, 처음에 삼키거나 말하기가 어렵다가 나중엔 거의 불가능하게 될 수 있으며, 식도 및 위장관에 자극부터 심각한 부식까지 다양한 영향 유발, 후두덮개 부종 및 쇼크 발생 가능 ·반복적 또는 장기간 노출되면 농도와 노출 시간에 따라 구강 내 염증성 변화 및 궤양성 변화를 일으킬 수 있으며 기관지 및 위장관 장애 유발 ·눈과 피부에 심각한 자극을 일으키는데, 눈에 접촉되면 발적, 통증, 눈물 흘림, 시력 불선명, 화상 및 실명 등 유발
염산	·염화수소의 수용액으로 위산의 주요 구성 성분이고 산업용으로도 널리 사용 ·무기염 생산, 아세틸렌으로부터 염화비닐 생산, 올레핀으로부터 염화 알킬 생산, 색소, 인공 실크, 색소, 살충제, 의약용 염산, 유기 합성의 촉매제 및 용매, 알코올 염소화 시약, 니트로화 반응, 피로인산 제조 및 염화암모늄 생산, 염기 시스템의 중화, 세척제, 비료 생산, 다양한 음식 제조과정의 녹말 및 단백질의 가수분해, 금속제품 산 세척 및 세정, 광석 정련, 가죽 탈회 및 무두질제, 직물 정련제로 사용 ·실험용 시약으로도 사용되는데, 강산으로 거의 모든 금속을 녹일 정도로 부식성이 우수	·입, 인후, 식도 및 위의 화상을 일으키고 그로 인해 통증, 불안, 오심, 침 분비, 구토, 설사, 오한, 쇼크 및 심한 갈증 유발 ·신장염, 열, 장관의 천공, 순환허탈 유발 ·식도 또는 위의 괴사로 인해 사망 가능성 ·혈압 저하, 호흡 억제, 빠른 맥박, 발한 및 허탈을 비롯한 쇼크 증상 유발
질산	·의약품 제조에서 산성화제로 사용 ·약제로서는 소작제용으로 사용	·흡입하면 치명적일 수 있으며, 기도 화상, 피부 화상, 눈 화상, 점막 화상을 유발

	· 사진 조판, 무기 및 유기 질산염, 비료용 질소 화합물, 염료 중간물, 폭약 및 기타 여러 가지 유기화학물질에 사용 · 야금, 강철 에칭, 광물의 부유 선별, 우레탄, 고무 화학물질, 사용 후 핵연료의 재처리 등에 사용	
초산 (아세트산)	· 플라스틱, 고무, 무두질, 인쇄, 실크 염색, 식품의 산미제 및 방부제, 휘발성 기름, 사진필름, 목공용 접착제의 폴리비닐 아세테이트, 다양한 합성섬유 및 옷감 생산 시 용매 등	· 접촉 시 통증, 홍반, 수포, 화상, 시력상실 등 · 섭취 시 상부 소화관의 심한 궤양, 괴사성 손상, 토혈, 설사, 쇼크 및 헤모글로빈뇨증 등 · 만성 노출 시 치아의 에나멜 부식 및 기관지염 유발 가능성 · 쇼크 및 사망도 가능
황산	· 강산성의 액체 화합물로서 물을 제외하고는 가장 많이 제조되며, 비료 제조, 광석 처리, 폐수 처리, 석유 정제 등 많은 곳에 사용 · 질량비 90% 이상의 고동도 황산을 진한 황산이라고 하는데, 산으로서의 성질은 약해도 대신 흡습성이 강하기 때문에 탈수 작용이 있어 만약 유기물에 접촉하면 수소와 산소를 물 분자의 형태로 흡수	· 탈수 작용 때문에 피부에 닿으면 화상 발생 · 섭취 시 입, 목구멍 및 식도 점막의 부식과 함께 즉시 통증을 일으키고 연하곤란 동반 · 구역질 및 커피색 점액성 물질의 구토와 연관된 상복부 통증 · 때로는 강한 위출혈을 동반하며 구토물에 신선혈이 포함

4. 유독 기체

　유독 기체란 상온에서 기체 상태로 존재하며 인체에 해로운 물질을 말한다. **주로 호흡을 통해 체내로 흡수되지만, 눈이나 피부에 자극적인 경우도 많다. 대기오염과 산성비의 원인물질이 되기도 한다.**

대표적인 유독 기체

물질 명칭	특성 및 용도	인체 유해성
불소	·충치 예방을 위한 용도로 가장 많이 쓰여 유럽 일부 국가에서는 수돗물에 불소를 포함하고 있고, 국내에서도 구강보건사업의 일환으로 수돗물의 불소 농도 조정사업이 추진 중 ·치과 치료, 불소치약 등에 포함	·독성이 나타나리라 추정되는 양은 음이온으로 5~10mg/kg에 해당하는 양이며 대부분 위장관계 증상과 증후가 현저 ·다른 영향에는 두통, 저림, 손발의 연축, 저칼슘혈증, 저마그네슘혈증, 고칼륨혈증 등 ·저혈압과 부정맥이 일어날 수 있고, 사망은 보통 심부전이나 호흡기계 근육마비로 인해 발생 ·흡입으로 호흡기와 점막의 자극 유발
산화 에틸렌	·병원 장비와 의료용품을 멸균시키기 위해서도 사용되고 과일 숙성 촉진제와 식료품 및 직물용 훈증제로도 사용 ·인화성 강하고 돌연변이원	·중추신경계 억제가 지연되면서 호흡곤란, 청색증, 졸음, 쇠약, 협동운동 장애, 방향감 장애 및 의식불명, 서맥, 실성, 신 장애, 폐부종 및 사망 유발 ·피부와 눈의 화상 유발 ·림프암과 조혈계 암 빈번 ·IARC 1군 발암원
사이안화 수소	·자동차의 배기가스, 담배나 나무의 연기, 질소 함유 플라스틱을 태울 때 나는 연기에 포함되어 있고 사이안화물은 화재 시 질병과 사망의 원인 ·염료, 쥐약, 살충제 등에 사용	·사망은 보통 4시간 안에 발생하며 사망원인은 호흡정지 혹은 조직 무산소증 ·다른 증상으로 흉통, 체리 빛깔 적색으로 착색, 불규칙한 언어, 과다호흡과 두통을 동반한 일시적인 중추신경계 자극 발생
암모니아	·강한 부식성이 있는 맹독성 물질 ·합성 비료의 재료, 냉장고와 에어컨 등의 냉매, 폭약, 요소 및 요소수의 원료, 용-매, 아이스크림의 제조, 반도체 및 전자부품의 제조에 사용	·고농도에 노출되면 점막과 상부 기도 조직에 급격히 흡수되어 세포 파괴 ·삼키거나 닿으면 그 부위에 화상을 입히며, 심하면 사망 유발 ·작열감, 기침, 후두염, 두통, 구토, 설사, 폐렴, 폐수종, 피부염, 실명, 탈모 등 유발

병! 도대체 왜 생길까?

염소	· 펄프 및 종이 제조 시 표백제로, 의류 및 직물 표백제, 살충제, 제초제, 냉매, 분사제, 가정용 및 상업용 표백제, 식기세척기의 세제, 부동액, 제폭제, 플라스틱, 합성고무, 접착제, 의약품 제조에, 식수 및 수영장 물 정화와 산업폐수 및 하수의 정화, 알루미늄 금속의 가스 제거에 널리 사용 · 제1차 세계대전에서 최초의 가스 화학무기로 사용되었을 정도로 맹독물질이며 최루성	· 피부나 점막이 부식되고, 심한 경우 실명, 최악의 경우 사망도 야기 · 흡입 시 폐렴, 폐부종 야기
오존	· 오존이 지닌 강력한 산화력은 하수의 살균, 악취제거 등에 유용하게 이용 · 지구 대기 중의 오존층은 자외선 등 유해 광선을 차단하는 역할수행 · 지표면에 생성되는 오존은 인간의 건강에 해로운 대기오염물질	· 피부나 점막과 접촉 시 심한 화상 유발 · 오존 특유의 자극적인 냄새로 기도 자극, 코·목구멍 화상, 두통, 식욕부진 등 발생 및 폐와 심장에 치명적 · 동물실험에서 기형발생 가능성과 발암성 증거
이산화질소	· 연소로 발생한 일산화질소가 대기 중에서 산화되어 생성 · 가장 대표적인 대기오염 발생원 · 상업적으로 화학 공정의 중간물질, 촉매, 니트로화제, 산화제, 중합 억제제, 로켓연료 산화제로 이용되며, 표백분에 사용	· 피부 및 점막에 매우 독성이 강하고 자극적 · 면역기능 저하, 기관지염, 폐기종, 의욕 저하, 무감각증 유발 · 급성독성의 전형적인 증상으로 눈의 작열감, 눈물 흘림, 기침, 호흡곤란 등, 종국에는 사망
이산화탄소	· 담배 연기, 화석 연료를 사용하는 주방 및 난방 기구, 온수기, 복사기, 자동차의 매연에서 발생 · 무색, 무취, 무미하여 식별 곤란 · 혈액 속의 헤모글로빈과 결합하여 체내 산소 부족 유발	· 두뇌와 심장이 가장 먼저 타격을 받고, 만성 중독 시 두통, 혼미, 멀미, 구역, 복통, 피로감, 현기증, 흉부 통증, 특히 정신기능에 주는 영향 심각

이산화황	· 상온에서 기체 상태로 존재하므로 아황산가스라고도 하는데, 황이나 황화합물을 태울 때 발생하며, 산성비의 원인이 되는 공해물질 · 주로 화석 연료의 연소로 발생하며, 황산 생산을 위한 중간체, 하이드로아황산염의 제조, 펄프 및 종이, 음식 및 농업(주로 옥수수 시럽 및 기타 설탕 공정, 과일·채소·와인·맥주의 보존), 물과 폐기물의 처리, 금속과 광석의 정제, 원유 회수 및 정제, 오일의 술폰화, 환원제, 산화방지제, 포도 수확 후 방부제, 곰팡이방지제 등으로 사용	· 중추신경계 손상을 유도 · 면역기능 저하, 각종 호흡기질환 유발 · 염색체 이상과 유전자 독성물질
일산화질소	· 화석 연료 발전소, 자동차 및 가정의 연소 기구는 질소산화물을 대부분 산화질소 형태로 방출하고, 주위 공기 및 실내 공기에 상당한 농도로 존재	· 흡입 시 치명적일 수 있으며 기도, 피부 및 안구의 자극을 일으키고 혈액 손상을 유발
일산화탄소	· 탄소가 포함된 연료가 불완전 연소하여 생긴 산물로서 자연적으로 생성되거나 생체 내에서 할로메탄의 생체 변환이 일어나면서 발생 · 일반인들은 자동차 운전 시, 작업 시, 도시가스, 석탄, 장작을 이용하여 요리 및 난방 시, 흡연 시 등의 다양한 경로를 통해 일산화탄소에 매일 노출	· 헤모글로빈에 있는 환원형 철과 강하게 결합하여 조직으로 운반되는 산소량을 줄여 질식 유발 · 중독 후 신경학적인 후유증으로 시력 손상, 치매, 반응 지연, 구성 행동 불능증, 시공간적 방향감각 상실, 기억상실, 언어장애, 성격 변화, 집중력 저하, 정신병 등
포스젠	· 합성수지, 고무, 합성섬유, 도료, 의약품, 용제 등의 원료로 사용 · 대표적인 질식성 독가스이며 제1차 세계대전에서 사용	· 강한 자극제로서 허파꽈리에 심한 손상을 일으켜 이것이 폐수종 생성, 질식 유발 · 호흡정지, 질식, 급속한 기침, 가슴 답답함, 눈물, 호흡곤란, 청색증 유발 · 90ppm에서 30분 이내 사망

포스핀	·곡물의 해충 억제를 위해 훈증 소독제로 사용되는 매우 유독한 기체로서 인체 내에서 자유 라디칼의 생성과 지질 과산화를 생성	·중독 초기에는 호흡기계, 심장, 순환계 그리고 뇌에 부작용이 나타나며 위장에 극심한 자극 이후 신장과 간 독성 유발
황화수소	·농업, 양조, 무두질, 아교 제조, 고무 경화, 금속 회수 과정, 중수 생산, 기름과 가스 탐사와 정제, 레이온과 인조 실크 생산, 석판 인쇄, 사진 제판, 모피 마감, 펠트 제작, 도살장, 비료 제조, 비트 설탕 제작, 분석화학, 염료 생산에서 사용	·250ppm 농도의 노출은 점막 자극, 결막염, 눈부심, 눈물 흘림, 각막 혼탁, 비염, 기관지염, 청색증, 급성 폐 손상 유발 ·250~500ppm 노출은 두통, 구역, 구토, 설사, 현기증, 건망증, 어지러움, 무호흡, 심계항진, 빈맥, 저혈압, 근육경련, 쇠약, 방향감각 상실, 혼수 유발 ·750~1,000ppm 노출은 급작스러운 신체 허탈 유발 ·더 높은 농도 노출은 호흡마비, 질식성 발작과 사망 야기 ·사망률은 약 6%인데, 치명적 노출의 특징은 빠른 허탈, 호흡 억제, 진전, 시야 흐림, 청색증, 발작, 빈맥 등

5. 산소 과부족

　우리는 매 순간 호흡을 통해 공기 중의 산소를 흡입하고 체내의 이산화탄소와 수증기를 배출하며 살아가고 있다. 우리가 숨을 쉬는 것은 공기 중의 산소를 이용하기 위함이고, 이렇게 들이마신 산소는 주로 활동에 필요한 에너지를 얻는 데 사용된다. 즉, 산소는 생명의 유지와 정상적 활동을 위해 없어서는 안 될 긴요한 역할을 담당한다. 또한, 집중력과 기억력의 향상, 피부미용, 다이어트, 숙취 해소, 면역력 증강, 피로 회복, 스트레스 해소 등에도 도움을 준다.

　산소가 지구의 생물에 의해 생성되기 시작한 것은 약 30억 년 전인데, 현재는 대기 전체 부피의 약 21%를 차지하며, 상온, 상압에서 무색, 무미, 무취의 기체로 다른 물질의 연소를 돕는다. 특히, 우리가 호흡을 통해 직접 접하게 되는 산소는 대기 중 그 변동범위가 15~27%인데, 우리 몸이 산소의 증감에 적응할 수 있는 **위생적 산소 변동범위는 15~50%** 정도이다. 만약 **이보다 산소가 희박하거나 낮은 산소분압에서는 저산소증을, 농밀하거나 높은 산소분압에서는 산소중독**을 일으킬 수 있다.

1) 산소 부족

흡기 중의 산소 함유량이 15% 미만이 되면 저산소증이 나타나 호흡수와 맥박수가 증가하고, 7% 이하에서는 정신착란이나 질식, 혼수 및 사망에까지 이르게 된다. 음식물 따위를 잘못 섭취해서 기도가 막히거나 목이 눌려 숨을 쉴 수 없게 되어도 마찬가지다. 또, 산소량은 지구중력이 약해지는 고공으로 올라갈수록 감소하고 우주공간에서는 거의 존재하지 않게 되는데, 산소마스크가 없다면 고도 6~7km에서는 의식상실, 그 이상에서는 사망하게 된다.

한편, 혼잡한 지하철 내부의 산소 농도는 18~19% 수준인데, 이 정도로만 공기가 탁한 곳에 자주 노출되어도 두통, 불면증, 우울증, 만성피로, 치매를 포함한 인지장애 등이 잘 생긴다. 체내에 신선한 산소 공급이 부족해지면 전반적 활력이 저하되고 백혈구가 활성화되지 못해 면역력 저하로 이어지며 각종 암의 발병률마저 높아진다.

2) 산소 과잉

3기압 이상의 고압 산소 또는 정상 기압 하에서 60% 이상의 농도로 산소를 흡입하게 되면 산소중독이 일어날 수 있는데, 3기압 하에서 100% 산소는 3시간, 4기압 하에서 100% 산소는 30분 정도밖에 견딜 수 없다. 중독증상으로는 주로 폐 장애, 중추신경 장애가 나타나 폐활량의 감소, 호흡곤란, 경련, 구토, 어지럼증, 시력장애 등이 발생한다.

병! 도대체 왜 생길까?

대기 중 산소 농도와 건강 영향

대기평균 21%, 단위: %

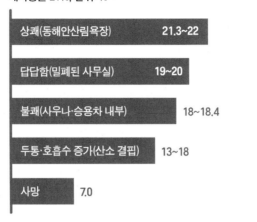

상쾌(동해안산림욕장)	21.3~22
답답함(밀폐된 사무실)	19~20
불쾌(사우나·승용차 내부)	18~18.4
두통·호흡수 증가(산소 결핍)	13~18
사망	7.0

고도에 따른 평균 자살률(국내)

인구 10만 명당, 단위 : 명

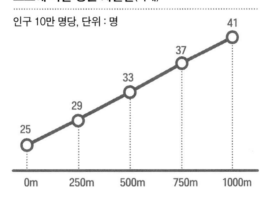

0m	250m	500m	750m	1000m
25	29	33	37	41

승용차 내부 산소 농도 변화

4인 기준, 단위 : %

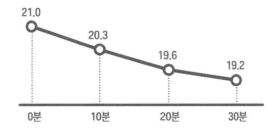

0분	10분	20분	30분
21.0	20.3	19.6	19.2

6. 환경호르몬

**환경호르몬이란 체내에서 정상적으로 만들어지는 물질이 아니라, 몸 밖의 외부
환경에서 생성되어 체내로 흡수되면 호르몬과 비슷한 역할을 하여 내분비계를 교
란하는 외인성 유해화학물질**을 의미한다. 현재 내분비계 장애를 일으킬 수 있다
고 추정되는 물질로는 각종 산업용 화학물질(원료물질), 살충제 및 제초제 등의 농
약류, 유기 중금속류, 소각장의 다이옥신류, 식물에 존재하는 식물성 에스트로겐
(phytoestrogen) 등의 호르몬 유사물질, DES(다이에틸스틸베스트롤)과 같은 의약품으
로 사용되는 합성 에스트로겐류 및 기타 식품, 식품첨가물 등을 들 수 있다. 현재
세계자연기금(World Wildlife Fund : WWF) 목록에는 67종의 화학물질이 등재되어
있고, 일본 후생성에서는 산업용 화학물질, 의약품, 식품첨가물 등의 142종의 물
질을 환경호르몬으로 분류하고 있다.

환경호르몬의 특징으로는 **얼마나 노출되었느냐보다 발달상 어느 시기에 노출되
었느냐가 더 중요**하다. 또, **증상 출현에 잠복기**가 있다. 그리고 **대물림**된다. 흔한
증상으로는 비만이나 당뇨 등의 대사 장애, 남녀불임, 생식기 기형, 고환암, 성조
숙증, 유방암, 유산, 발기부전, 자궁내막증, 신경 성장장애, 생식기 성장 이상, 면
역 장애 등이 나타난다.

1) 생식기 장애
외인성 에스트로겐과 연관된 인체 영향으로는 여성의 경우 유방 및 생식기관
의 암, 자궁내막증, 자궁섬유종, 유방의 섬유세포 질환, 골반염증성 질환 등이 있
으며, 남성의 경우 정자 수의 감소, 정액 감소, 정자운동성 감소, 기형 정자 발생
증가, 생식기 기형, 정소암, 전립선질환, 기타 생식에 관련된 조직의 이상 등이
있다.

2) 신경계 장애
성인에서는 문제가 되지 않는 수준의 저농도 노출에 태아와 어린이는 개체의
신경 내분비 기능을 변화시켜 영구적인 장애를 일으킬 수 있다.

3) 면역계 장애

환경호르몬의 노출이 면역세포의 이상 분화를 가져와 어린이의 천식, 아토피성 피부염, 알레르기 비염을 증가시키는 원인으로 작용하고 있다는 보고도 있다.

환경호르몬 유발원

1. 플라스틱 용기, 스티로폼 용기, 일회용 용기, 포장재, 포장 식품
2. 합성 계면활성제가 첨가된 샴푸, 린스, 클렌저, 세제, 치약
3. 화장품(저렴한 제품은 독성 성분이 더 많이 들어있음)
4. 매니큐어, 매니큐어 리무버
5. 모든 인공 향(문구, 화장지, 세제 속 향), 방향제, 향수, 섬유유연제
6. 페인트, 라커, 시너
7. 자동차 실내 독소, 배기가스
8. 각종 통조림 식품
9. 농약, 제초제, 살충제
10. 성장호르몬 등으로 키운 육류나 유제품
11. 엑스레이 촬영
12. 복사기나 프린터의 유해가스
13. 전자레인지에서 사용하는 비닐 랩 등

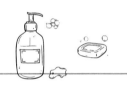

대표적인 환경호르몬

물질 명칭	특성 및 용도	인체 유해성
과불화 화합물 (PFOA, PFOS)	· 방수나 방진 기능성 아웃도어 제품과 종이컵, 프라이팬 등 생활용품에 주로 사용 · 대부분의 프라이팬에 사용되는 불소수지 코팅에서 유화제 등의 보조제로 쓰이기에 200℃ 이상에서 빈 프라이팬 가열 시 발생 가능 · 잘 분해되지 않는 특성 때문에, 한 번 환경에 노출되면 수백 년간 남게 되어 환경오염의 원인	· 일부는 생식기능을 저해하고 암을 유발하며 내분비계에 악영향 야기
노닐페놀	· 물과 기름을 섞어주는 계면활성제의 한 종류	· 에스트로겐과 유사한 활성을 보일 수 있는 능력이 있어서 내분비계 장애 물질 및 제노에스트로겐 역할

DES (다이에틸스틸 베스트롤)	· 1938년 인간이 만든 최초의 내분 비계 교란 물질 · 분자 구조는 다르지만, 여성호르 몬인 에스트로겐과 유사한 기능을 하는 강력한 약 · 현기증, 피부 발진, 위장장애, 여 드름 치료 등 매우 다양한 용도로 사용되었고, 유산방지제로 사용하 였으며, 가축의 성장 촉진제로도 활용	· 복용한 산모에게서 태어난 딸들은 자 궁 기형이 나타나거나 질에 투명세포 암이나 유방암에 걸릴 확률이 40배 이상 높게 나타났고, 기형아를 출산 하게 될 가능성 또한 높았으며, 아들 들은 남성 생식 기관의 기형이 나타 났고, 고환암의 발생도 증가
DEET (다이에틸톨루 아마이드)	· 모기퇴치제의 살충 성분 중 퍼메 트린, 사이퍼메트린, 알레트린 등 은 발암 가능성과 신경계에 영향 을 미치는 등의 부작용이 알려진 내분비계 교란 물질	· 장기간에 걸쳐 인체에 투입됐을 때 근 육운동, 학습, 기억 및 집중을 조절하 는 뇌 부위에 변화가 일어남이 보고
비스페놀 A (BPA)	· 투명하고 단단한 플라스틱 소재인 폴리카보네이트와 통조림 캔의 내 부 코팅제로 쓰이는 에폭시 수지 의 주원료. 폴리카보네이트 소재는 과거 젖병 과 식품 용기, 건축자재로 활발히 사용 · 에폭시 수지는 통조림 캔, 수도관 의 내부 코팅제, 일부 알루미늄 물 병의 내부 코팅제로도 사용 · 영수증, 영화표 속 비스페놀 A가 손을 통해 피부로 흡수	· 여성호르몬인 에스트로겐과 유사한 구조여서 여성호르몬의 작용을 방해 하고 내분비계 장애를 일으켜 생식능 력저하, 성조숙증, 발달장애, 대사 장 애, 고혈압 및 유방암 등을 유발 · 남아의 생식기 기형이나 성인 남성의 불임이나 비만, 심혈관계 질환, 암, 조기사망의 원인 · 인지능력과 학습 능력에 중요한 해 마의 발달을 저해하거나 신경독성 작용으로 치매 유발 가능성도 있다 는 보고
다이옥신	· 염소를 함유하는 유기화합물이 탈 때 생성될 수 있으며, 쓰레기를 소 각할 때 주로 발생하므로 대다수 국 가에서는 소각시설에서 배출되는 다이옥신양을 줄이기 위해 노력 중 · 제초제의 일종인 고엽제에 들어있 는 독극물 · 체내로 유입되는 97% 이상의 다 이옥신은 음식에 포함되어 섭취 하게 되며 약 3% 이하만 호흡기를 통해 흡수	· 주로 체내 에스트로겐 관련 내분비계 에 작용하여 독성을 나타내기 때문에 내분비계 교란 물질로 분류 · 피부질환, 면역력 감소, 신경 기능 저 하, 기형아 출산, 성기 이상, 유전자 변화, 간 손상, 암 유발 등이 나타난 다는 보고

	·가장 일반적인 흡수 경로는 쇠고기, 돼지고기나 닭고기, 우유 등에 들어있는 지방에서 흡수 ·호흡기를 통해 흡수할 때는 담배 연기가 가장 일반적	·맹독성이고 지속성 강해 IARC 1군 발암원으로 지정
벤조피렌	·유기물질의 불완전 연소 과정이나 화학적 변화에서 발생하는 부산물 ·숯불에 구운 고기 등 가열로 검게 탄 식품, 담배 연기, 자동차 배기가스, 쓰레기 소각장 연기 등에 포함	·피부에 오랫동안 노출 시 홍반, 색소화, 낙설 현상이 나타나며, 사마귀도 발생 가능 ·IARC 1군 발암원으로 체내에 축적되면 각종 암이나 돌연변이 유발
천연향료	·라벤더 오일과 티트리 오일 등 천연향료 60여 종에서 환경호르몬 확인	·여성호르몬 유사 효과를 통해 내분비계 교란 유발 가능성 ·남아에게서 여성형 유방증 나타났다가 향료 노출 중단 후 서서히 정상 회복
파라벤	·화장품과 세정제에 사용되는 방부제	·피부염이나 내분비계 교란, 암 등을 일으킨다는 유해성이 잇따라 보고 ·메틸파라벤 등 총 4종 모두 여성호르몬과 유사하여 교란 효과를 낼 수 있다는 것이 실험적으로 증명되었고, 실제 유방암과의 상관성도 보고
PCB (폴리염화 바이페닐)	·불연성이고 열 및 전기 절연 효과가 탁월하여 전기 변압기 및 축전기 등의 냉각제, 단열재 사용 ·한때 살충제, 소화제, 밀봉제, 접착제, 도료, 작동액, 윤활제, 가스 터빈, 석유 첨가제, 열 전달액, 무탄소 용지, 탈진제, 방화제, 가소제 등에도 함유되었으나, 1970년대에 독성이 발견되면서 전 세계적으로 사용이 금지 ·생물에게 축적되는 독극물 중 하나	·과다노출 시 면역학적 손상과 면역학적 이상 발생 ·췌장암, 뇌종양, 흑색종에 의한 사망률의 증가가 보고
프탈레이트	·플라스틱을 부드럽게 하기 위한 가소제로 사용하는 화학 첨가제인데, 특히 폴리염화비닐(PVC)에 사용	·눈, 피부, 점막에 자극을 일으킬 수 있으며 접촉피부염을 유발할 수 있고, 많은 양을 삼키면 가벼운 위장 장애와 설사 유발

	·디에틸헥실프탈레이트(DEHP)가 대표적인 예로서, 화장품·장난감· 세제 등 각종 PVC 제품이나 가정 용 바닥재 등에 이르기까지 광범위 하게 쓰였지만, 현재는 환경호르몬 추정 물질로 사용금지	·다량 흡수되면 중추신경계 억제가 일 어날 수 있고, 동물실험에서는 간장 및 고환에 손상을 줄 수 있는 것으로 보고 ·체내 함량이 높은 사람은 비만이나 당뇨에 악영향을 미치며, 심혈관질환 등 다양한 원인으로 조기사망 가능성 증가 ·내분비계를 교란하여 생식이나 재 생, 뇌, 면역 등과 관련된 다양한 문 제 유발 ·ADHD와의 연관성 밝혀졌고, 뇌 발 달에 직접적인 영향 가능성

7. 미세먼지

미세먼지란 입자의 크기가 지름 10㎛ 이하인 대기오염 물질의 일종을 말한다. 발생 원인은 크게 자연적 요인과 인위적 요인으로 나눌 수 있다. 우선 자연적으 로 생성되어 대기로 유입되는 미세먼지의 종류로 토양 입자, 해염(소금) 입자, 꽃 가루, 균류의 포자, 세균, 화산재 등이 있다. 그러나 대부분은 일상생활과 교통, 산업 활동 등의 인위적 요인에 의해 발생한다. 좀 더 구체적으로는 가정에서 요 리나 난방 등의 연소, 자동차의 배기가스 배출, 공장·발전소·건설 현장·농장 등의 사업장 가동, 쓰레기 소각, 화재 등에 의해 생성된다.

입자가 미세할수록 대기 중 체류시간이 길어지고 흡입 시 폐와 체내에 깊숙이 침 투할 수 있다. 대기오염 물질이자 유해 물질인 미세먼지는 빛을 산란시켜 대기 를 혼탁하게 만들고, 식물의 잎 표면에 쌓여 신진대사를 방해한다. 또한, 건축 물이나 동상 등의 설치물에 쌓여 부식을 유발하기도 한다. 무엇보다 폐기종, 만 성 폐쇄성 폐질환 등의 호흡기 및 폐 질환을 비롯하여 피부 및 안질환 등의 원 인이 되어 인체에도 위험하다. 일반 먼지와 달리 코, 구강, 기관지에서 걸러지 지 않고 신체에 축적된다. PM2.5의 경우 폐포까지 침투하고, 혈관으로도 들어 가 심혈관질환도 일으킬 수 있다. 실제 최근 질병관리청 조사에 따르면 미세먼지가 없었다면 사망하지 않았을 사람이 우리나라에서만도 2019년에 2만 3천 명 넘었다고 한다. 유발 질환의 종류로는 뇌졸중이 가장 많았고, 다음으로 허혈 심장질환과 폐암이 뒤를 이었다. 미세먼지는 **2013년 이래 IARC 1군 발암원으로 분류**되어 있다.

① PM 10(10μm 미만) : 가장 큰 종류의 입자로 건강에 미치는 영향이 가장 적다. 일반적으로 코, 목, 후두처럼 상부 호흡기 속에 남아있다.

② PM 2.5(2.5~0.1μm) : 디젤 엔진이 많이 배출하며 세균 정도의 크기다. 이 크기의 입자는 폐포까지 들어간다.

③ PUF(0.1μm 미만의 초미립자) : 신체 곳곳에 퍼질 정도로 가장 작은 입자다. 나노기술이 발전하고 가공 제품에 사용되는 나노입자가 공기 중으로 배출되면서 앞으로 더 늘어날 수 있다. 여러 종류의 엔진을 통해서도 배출된다.

8. 미세플라스틱(마이크로플라스틱)

플라스틱이란 열이나 압력으로 소성 변형을 시켜 성형할 수 있는 고분자 화합물을 통틀어 일컫는 말이다. 플라스틱이 인류의 역사에 등장한 것은 불과 100여 년 전의 일이지만, 이후 오늘날까지 현대는 석기, 청동기, 철기시대에 이어 과히 플라스틱 시대라고 규정할 만큼 생활 곳곳과 첨단소재에도 광범위하게 쓰이고 있으며, 그 합성과 진화는 지금도 계속되고 있다. 하지만, 플라스틱은 제조 및 사용상 편의성과는 달리 건강상 안전성은 담보할 수 없다는 사실이 최근 들어 속속들이 밝혀지고 있다. 특히, 미세플라스틱이 우리의 건강과 환경을 위협하고 있다.

미세플라스틱이란 5mm 미만의 작은 플라스틱으로 처음부터 미세플라스틱으로 제조되거나, 플라스틱 제품이 부서지면서 생성되는데, 전체 플라스틱 가운데 약 8%를 차지한다고 한다. 세계자연기금(WWF)이 발표한 자료에 따르면, 1인당 일주일에 신용카드 한 장에 해당하는 5g, 한 달에는 칫솔 한 개에 해당하는 21g의 미세플라스틱을 섭취하고 있다고 한다. 미세플라스틱은 일상생활에서 쉽게 접할 수 있는 치약, 세정제, 스크럽 등에 포함돼 있는데, 예컨대 150mL 제품에는 대략 280만 개의 미세플라스틱이 함유된 것으로 알려져 있다. 더 흔하게는 늘 먹고 마시는 음용수, 소금, 갑각류 등을 통해서도 섭취하고 있다. 미세플라스틱은 너무 작아 하수처리시설에 걸러지지 않고, 바다와 강으로 그대로 유입된다. 2015년 영국에서 발표된 「해양 속 작은 플라스틱 쓰레기에 관한 국제 목록」이라는 논문에 따르면, 바닷속에는 최소 15조~최대 51조의 미세플라스틱이 있는 것으로 추정된다.

미세플라스틱은 환경을 파괴하는 것은 물론 인간의 건강을 위협한다는 점에서도 문제가 된다. 미세플라스틱을 먹이로 오인해 먹은 강이나 바다의 생물들을 결국 인간이 섭취하게 되기 때문이다. **미세플라스틱은 장폐색을 유발할 수 있으며 에너지 할당 감소, 성장, 생식, 중추신경 등에도 악영향을 미칠 수 있고, 나아가 발달장애, 간 손상, 갑상샘 기능 장애, 그리고 암까지 유발**할 것으로 추정하고 있다.

플라스틱에는 다양한 화합물이 들어가는데, 대표적으로 환경호르몬의 일종인 프탈레이트와 BPA 등이 있다. 이들의 위해성에 대해서는 앞서 환경호르몬을 다룰 때 언급한 바 있다. 덧붙여 폴리에틸렌과 폴리프로필렌을 제외한 나머지 플라스틱 제품은 암을 일으킬 가능성이 있으므로 주의해야 한다.

9. 농약

농약이란 농사를 지을 때 농작물이 해충이나 잡초, 세균 등으로부터 입는 피해를 예방하기 위해 살포하는 약품으로, 살충제와 제초제, 살균제, 살응애제, 살서제, 훈증제 등이 있다. 농약의 공식적 명칭은 **'작물보호제'**이지만, 농업 현장에서나 일반인 대부분은 '농약'이라고 통칭한다. **화학농약은 사람에게도 해롭고 동물에게도 해롭고 환경까지 오염시키는 물질이라 이미 천적이나 생물의 생리 물질 추출물을 이용한 생물적 방제 및 생태적 방제로의 중심 이동이 이루어지고 있다.**

구분		다량 급성 중독 증상	만성 중독 증상
살충제	유기염소 화합물	구토, 설사, 경련 등	파킨슨병, 간 & 신장 독성, 암 등
	유기인 화합물	위경련, 시력장애, 발한, 현기증, 혼수 등	행동장애, 다발성 경화증, 생식 장애, 암, 내분비계 교란 등
	카르밤산	신경 자극을 조절하는 효소에 영향	불임(정자 이상)
	피레트로이드	피부 감각 이상, 두통, 구토, 설사, 혼수, 경련 등	알레르기, 피로, 식욕부진 등
제초제	글리포세이트 & 글루포시네 이트	출혈, 복통, 구토, 설사, 저혈압, 호흡곤란, 빈뇨, 사망 등	종양 악화
	클로로페녹시	구토, 설사, 위장관 출혈, 두통, 경련, 혼수, 사망 등	IARC 2B군 발암원
	파라쿼트	입 궤양, 경련, 신장 & 간 기능 손상 등	점막 발진, 시력 이상 등
	아트라진	경련, 신장&간 기능 손상 등	암, 내분비계 교란 등
살균제	디티오카르밤 산염	급성 신부전	피부 발진, 알레르기, 갑상샘암, 간암 등
	펜타클로로 페놀	구토, 식욕부진, 설사, 여러 기관 손상	암, 악성 림프종 등
	헥사클로로 벤젠	신경계 장애, 피부&골수 장애	유방암 등
살서제	디쿠마롤	출혈	모발 손상
훈증제	인화알루미늄	구토, 호흡곤란, 두통, 현기증, 감각 이상, 간부전, 신부전, 폐부종, 쇼크, 사망 등	피부염
	포스핀	구토, 두통, 현기증, 기침, 폐부종, 감각 이상, 황달, 진전, 쇼크, 사망 등	신장 & 간 독성
	브롬화메틸	두통, 현기증, 구토, 진전, 호흡곤란, 경련, 보행실조, 근 약화, 폐부종, 사망 등	말초신경병증
기타	붕산 & 붕산염	구토, 복통, 설사, 두통, 불안, 섬망, 진전, 경련발작, 신부전, 발열, 쇼크, 사망	심혈관 허탈

기타	DEET (다이에틸 톨루아마이드)	피부 발적, 압통, 수포, 부식, 근 마비 등	소아에서 독성 뇌병증

10. 기타 유해화학물질

대표적인 기타 유해화학물질

물질 명칭	특성 및 용도	인체 유해성
나프탈렌	· 좀약, 카펫과 가구 커버용 세제, 수정액, 드라이클리닝 유액, 유리 세척제, 접착제 등으로 사용	· 장기간 노출되면 간과 신경계에 손상을 주며, 백내장, 망막 출혈 유발 가능성 · 산모가 방충제의 나프탈렌 냄새를 장기간 맡거나 흡입하면 용혈성 빈혈이 있는 신생아 출생설 · IARC 2B군 발암원으로 지정되어 후두암과 대장암 발병과 관련이 있을 듯
라돈	· 알칼리 토금속 원소인 라듐이 방사성 붕괴하여 생기는 무색, 무취, 무미의 위협적 기체 · 토양과 암석에서 생성되므로 환기가 잘되지 않는 건물, 특히 지하실에 쉽게 노출	· 불활성 기체로 호흡을 통해 체내에 들어와 흡수되는 양이 많지는 않지만, 신체 내부에 직접 닿게 되면 DNA를 손상할 수 있으므로 미량이라도 지속적 노출 시 유전자 변이로 암 유발 · WHO에서는 흡연 다음의 폐암 발암원으로 폐암 발병의 3~14%를 차지하는 것으로 보고 1980년대 이후 1군 발암원으로 지정
린덴	· 정원용 및 실내용 살충제, 목제 가구의 방부제, DDT와 같은 종류의 화학물질	· 피부, 눈, 호흡기에 자극을 주고 알레르기 유발 가능 · 계속 쪼이게 되면 피로감, 불면증, 두통을 일으키며 경련 유발
사린	· 도쿄 지하철 독가스 살포 사건으로 널리 알려진 유기인계 맹독성 신경가스의 하나	· 호흡기, 직접 섭취, 눈, 피부를 통해 인체에 흡수 · 콧물, 눈물, 침, 다한, 호흡곤란, 시력 저하, 메스꺼움, 구토, 근육경련, 두통 등

	· 제2차 세계대전 중 나치가 대량 살상을 목적으로 개발한 화학무기로, 매우 치명적	· 불수의근과 샘을 공략하여 근육이 지쳐 호흡곤란을 야기하고 수 분 내에 사망 유발
석면	· 길고 가느다란 섬유형 결정의 천연 규산염 광물질로서 4종이 존재 · 내열, 내전, 내화학성이 강하여 19세기 후반에는 주목받는 제조, 건축 재료로 내화 재료와 절연제, 제동장치 안감에 사용 · 1980년대 이후로 EU 등 대부분의 선진국에서 사용금지 · 오염되면 제거 곤란하고, 학교 교실 천장 마감재에 아직도 들어있어서 철거작업이 진행 중	· 흡입, 접촉으로 독성 유발 · 흉막, 복막, 기관지 암종을 일으킬 수 있고 폐암과도 관련 · 석면폐증, 폐암, 중피종, 장관계 암, 후두암, 원형무기폐 등 유발 · 석면증은 저농도의 장기간 노출뿐 아니라 고농도에서 단기간 노출로도 야기 · 수용성도 지용성도 아니어서 폐에 박힌 채 염증을 유발하고 결국에는 폐암 야기 · IARC 1군 발암원
아크릴 아마이드	· 접합제, 종이 및 섬유의 마무리제, 하수 처리에 사용되는 무색의 결정 · 2002년에 감자튀김이나 감자칩 등의 전분 튀김 조리 과정 중 발견되었고 음식물 중에 자연적으로 생길 수 있으므로 캐나다 보건당국에서는 이에 대한 규제가 필요하다고 발표 · 탄수화물이 많이 함유된 음식을 120℃ 이상에서 굽거나 튀기면 발생한다고 알려져 있는데, 끓이거나 삶는 경우는 제외	· 50~100mg/kg 일회 또는 축적 용량에서 신경 결손 유발 가능성 · 300mg/kg 이상의 용량에서 급성의 심각한 중추신경계 및 심혈관계 영향 유발 가능성 · IARC 2A군 발암원
카바릴	· 광범위 카바민산 살충제로 감귤류, 과일, 면, 숲, 잔디, 견과류, 장식용품, 농작물 등에서 100여 종의 곤충류 방제에 사용 · 가금류, 가축 및 애완동물의 체외기생충 살충제로 사용되고, 연체동물 방제제와 진드기 구충제로도 이용 · 분무액과 가루 형태로 모기 구제에 사용	· 오심, 구토, 복부 경련, 설사, 타액 분비, 발한, 피로, 허약, 콧물, 흉부 긴장, 시야 흐림이나 어두워짐, 동공 축소, 눈물 흘림, 눈 통증, 협동 소실, 불명료 언어, 근육연축, 떨림, 호흡곤란, 청색증, 고혈압, 경련성 운동, 실금, 경련, 혼수, 호흡근 마비와 호흡정지 또는 기관지 수축으로 인한 사망 · 고혈압을 유발할 수 있으며 고농도에서 피부의 자극 유발

탈륨	· 주로 전자 회사에서 사용되며 매우 독성이 강한 물질 · 적외선 감지기에 사용 · 과거에는 살서제, 살충제로도 사용된 적이 있지만, 암을 유발한다고 알려지면서 많은 나라에서 사용이 제한되거나 금지 · 과거에는 암살용으로도 많이 사용된 물질로 탐정 소설에도 자주 등장하는 물질	· 거의 모든 조직 및 장기에 독성을 일으키는 물질로 중추신경계 독성이 나타날 수 있으며 탈모 등의 특징적인 독성도 보고
PHMG (폴리 헥사 메틸렌 구아니딘)	· 공업용 항균제로서 옥시 등이 가습기 살균제의 핵심 성분으로 사용해 추산컨대 만 명이 넘는 사망자를 포함해 수십만 명에 이르는 건강피해자를 양산한 화학적 대참사의 주된 원인 물질 · 외국에서는 병원 소독이나 카펫, 수영장 청소할 때 세제로 주로 사용	· 세포막의 손상을 일으켜 인체에 노출되면 세포의 생존율이 감소 · 효소의 장애를 일으켜 조직 섬유화 야기 · 장기간 노출 시 발암 가능성 · 폐 독성으로 인해 심각한 폐 질환 발생 가능 · 인체에 직접 닿으면 피부와 눈에 가벼운 자극을 주고 화상 발생, 장시간 접촉 시 알레르기 반응부터 사망까지 가능
VX	· 알려진 독가스 중 가장 유독한 신경작용제로 액체와 기체 상태로 존재하며 주로 중추신경계에 손상 야기 · 피부를 통해 인체에 흡수될 경우, 신경가스인 사린보다 최소 1백 배 이상의 독성을 발휘하며, 호흡기를 통해 흡입하면 두 배 정도 강한 독성 · 인체에 침투하는 경로는 호흡기, 직접 섭취, 눈, 피부 등	· 콧물, 침, 눈물, 땀, 호흡곤란, 시력 저하, 메스꺼움, 근육경련 등 · 자율신경의 불수의근과 샘에 손상을 입혀 근육이 지쳐 더 이상 호흡이 불가능해져서 노출 후 수 분 만에 사망 유발

※ 한편, 보관을 잘못하거나 사용기한이 지난 약품, 화장품, 향수, 세정제 등은 변질이 진행되면서 독소가 생기거나 유해 미생물이 번식할 가능성이 있으므로 이들 제품은 폐기하는 것이 안전하다. 또, 르네상스기에 스위스의 진보적 학자였던 파라셀수스는 약과 독은 용량 차이일 뿐이라고 했는데, 그만큼 **'어떤 물질'인지보다는 '얼마나 많은 양'인지가 인체에 미치는 영향을 좌우**한다는 사실을 상기해야 한다.

제4장

생물적 원인

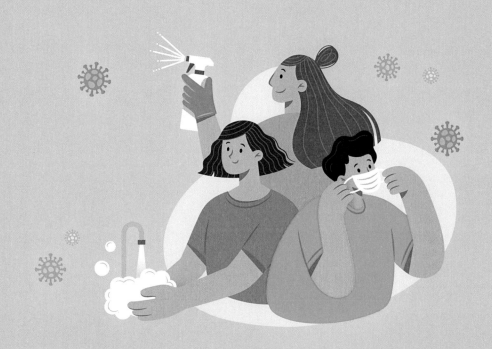

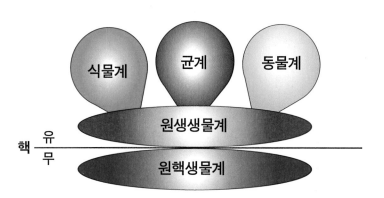

생물계

1735년에 스웨덴의 칼 폰 린네가 생물계를 동물계와 식물계로 최초로 양분한 이래 약 300년 가까이 생물 분류체계는 과학의 발달과 더불어 줄곧 변천해 왔다. 특히, DNA 염기서열을 중심으로 한 분자 형질을 이용하여 생물의 계통을 연구하는 분야를 분자계통학(molecular systematics)이라고 하는데, 이는 전체 생물의 분류체계에 커다란 변화를 가져왔다. 이에 따라 여전히 학설이 분분하고 변경의 여지도 있지만, **현재는 생물 분류단계에서 계(界: Kingdom)보다 상위의 범주인 역(域: Domain)을 상정하여 생물을 세균역**(세균계 포함), **고세균역**(고세균계 포함), **그리고 진핵생물역**(원생생물계, 동물계, 균계, 식물계 포함)**의 3역 6계로 분류하는 것이 대세로 보인다.** 이 분류체계를 제안한 미국 일리노이대학의 칼 워즈 등이 1977년 리보솜 RNA 염기서열 분석을 통해 기존의 원핵생물계를 진정세균계와 고세균계로 따로 구분해야 한다고 했지만, **아직 병원성이 있는 고세균은 발견되지 않았기에 여기서는 기존대로 함께 묶어서 총 5계**(원핵생물계, 원생생물계, 식물계, 균계, 동물계)**로 분류하고 여기에다 생물과 무생물의 경계에 있는 바이러스류까지 아울러 다루기로 한다.**

1. 병원성 바이러스류

바이러스류는 생물과 무생물의 경계에 있는 가장 작은 감염성 입자들인데, 단백질과 핵산(DNA 혹은 RNA)으로 구성된 바이러스(virus)와 그보다 더 작고 RNA만으로 구성된 바이로이드(viroid), 유전정보 없이 단백질만으로 구성된 프라이온(prion)으로 나뉜다. 이 가운데 바이로이드는 식물 병원체일 뿐, 아직 인체에 대한 직접적 병원성은 확인된 바 없으므로 일단 논외로 한다.

1) 바이러스

바이러스는 크기가 20~350nm로 매우 작아서 전자현미경으로만 보이기에 그 존재를 제대로 파악하기 시작한 역사가 불과 100년도 되지 않는다. 바이러스는 생물의 특징과 무생물의 특징을 모두 지닌다. 생물로서의 특징으로는 증식, 유전적 돌연변이, 진화를 들 수 있고, 무생물로서의 특징으로는 단독 증식은 안 되고 숙주 감염 이후에만 증식되며, 미감염 상태에서는 단백질과 핵산의 결정체일 뿐 물질대사나 에너지 생산이 불가능하다는 것 등을 들 수 있다. 이에 따라 학계의 논쟁이 뜨거운 가운데 최근에는 '**조건부 생명체**'라는 새로운 용어가 제시되었다.

바이러스는 크게 DNA 바이러스와 RNA 바이러스로 나누어진다. DNA 바이러스는 그 속에 들어있는 유전체가 유전자 정보만 있는 바이러스이며, RNA 바이러스는 유전자 정보를 전달하는 역할을 하는 RNA로 구성된 바이러스이다. **단순포진이나 B형간염 등은 DNA 바이러스로 인한 질환이고, 사스, 메르스, 코로나19 등을 유발한 코로나바이러스, 그 밖에 에볼라 바이러스, HIV, C형간염 바이러스 등은 RNA 바이러스다.** 이 두 종의 가장 큰 차이점은 돌연변이 여부인데, DNA 바이러스는 침투한 세포 내에서 증식, 복제할 때 돌연변이가 잘 일어나지 않지만, 그에 비해 RNA 바이러스는 약 1,000배 정도 잘 일어나는 특징이 있다. 그 이유는 DNA는 복제 과정에서 일어나는 오류를 교정하는 시스템이 있는 것에 반해 RNA는 그러한 기능이 없기 때문이다. 그래서 RNA는 변종이 잘 발생한다.

바이러스는 최근까지 약 3천 종 정도가 알려져 있는데, 독립적 생존이 불가능하기에 아마도 세포를 가진 세균보다는 늦게 출현했을 것으로 보고 있다. 생태계를 구성하는 생물적 요소는 그 기능을 기준으로 다음과 같이 나눌 수 있다. 식물은 생산자, 이들을 먹이로 삼는 초식동물은 1차 소비자, 이들을 먹이로 삼는 소형육식동물은 2차 소비자, 이들을 먹이로 삼는 대형육식동물은 3차 소비자, 그리고 이들 모두가 죽었을 때 최종적으로 분해하는 세균이나 곰팡이 등의 미생물을 분해자라고 한다. 여기서 이 분해자들이 무한 증식하는 것을 막아주는 것이 바로 박테리오파지와 같은 바이러스의 역할이다.

하지만, 바이러스는 대표적인 병원체로서 다양한 질환의 원인이 되고 있다. 현재까지 인체 감염을 일으키는 바이러스는 40속 이상이 알려져 있으며, 최근 코로나19 바이러스를 비롯해 새로운 신종 및 변종 바이러스가 계속 발견되고 있다. 바이러스는 우리 몸의 방어 체계를 뚫고 들어와 중요한 조직의 세포를 파괴하거나 면역반응 또는 염증반응을 일으킴으로써 질병을 유발한다. 대부분의 바이러스 감염은 증상이 없지만, 바이러스의 발병력과 그에 대한 숙주의 면역반응이 질병의 증상을 결정한다. 병원성 바이러스로 인한 대표적인 질환은 다음과 같다.

① 인체면역결핍 바이러스(HIV) : 후천성면역결핍증후군(AIDS)

② 일본뇌염 바이러스(Japanese encephalitis virus) : 뇌염

③ 간염 바이러스(Hepatitis virus) : 간염, 간암

④ 인간유두종 바이러스(Human Papillomavirus) : 자궁경부암 및 각종 종양

⑤ 단순포진 바이러스(Herpes simplex virus) : 1형은 구순포진, 2형은 음부포진 유발

⑥ 수두대상포진 바이러스(Varicella Zoster Virus) : 소아에게 수두, 성인에게 대상포진

⑦ 홍역 바이러스(Measles virus) : 홍역

⑧ 이하선염 바이러스(Mumps virus) : 유행성 이하선염(볼거리)

⑨ 풍진 바이러스(Rubella virus) : 풍진

⑩ 두창 바이러스(Variola virus) : 1978년 인류가 최초로 박멸한 급성 발진성 질환인 천연두

⑪ 원숭이두창 바이러스((Monkey pox virus) : 2022년 WHO에서 국제적 공중보건 비상사태를 선포한 원숭이두창

⑫ 지카 바이러스(Zika virus) : 태아의 소두증

⑬ 로타바이러스(Rotavirus), 노로바이러스(Norovirus) : 급성 위장관염

⑭ 에볼라 바이러스(Ebolavirus) : 에볼라 출혈열

⑮ 메르스 바이러스(MERS virus) : 호흡기질환

⑯ 라이노바이러스(Rhinovirus) : 감기

⑰ 인플루엔자 바이러스(Influenza virus) : 독감(flu)

⑱ 코로나바이러스(Coronavirus) : 호흡기질환, 폐렴

⑲ 사스코로나바이러스(SARS-CoV) : 중증급성호흡기증후군(SARS)

⑳ 코로나19 바이러스(SARS-CoV-2) : 2020년 이후 전 세계적으로 대유행하고 있는 호흡기질환, 폐렴

㉑ 공수병 바이러스(Rabies virus) : 공수병(광견병)

2) 프라이온

20세기 후반에 들어서 발견된 프라이온은 단백질(protein)과 바이러스 입자(virion)의 합성어로, 보통의 바이러스는 단백질과 핵산(DNA 혹은 RNA)으로 이루어져 있지만, **프라이온은 핵산 없이 단백질만으로 이루어진 감염성 병원체이다. 핵산이 없으므로 유전물질도 없지만, 접촉되면서 변형 프라이온의 수를 증가시킨다. 정상세포에 존재하는 프라이온 단백질이 비정상적인 단백질로 변형되고 뇌 조직에 축적되면 신경세포가 점차로 변성, 탈락하여 파괴되고 뇌에 스펀지처럼 구멍이 뚫리면서 신경계의 퇴행성 질환인 프라이온병을 일으킨다.** 프라이온 감염이 원인이 되어 사람에게 발생하는 대표적인 프라이온병들은 다음과 같다.

1〉 크로이츠펠트-야콥병(CJD)

빠르게 진행하는 치매와 간대성근경련 등 이상 운동 증상을 특징으로 한다. 알츠하이머 치매보다 인지기능 저하가 빠르게 나타나며 결국 사망에 이른다.

2〉 치명적 가족성 불면증(FFI)

불면 증상이 지속되는 유전질환의 하나로, 불면증이 지속되면서 공황 및 환상 등의 증상이 나타나다가 추후 치매 등의 정신질환이 진행되면서 사망에 이르는 희소 질환이다.

3〉 쿠루병(kuru)

두통, 관절통, 하지 경련 등이 생기며, 진행성 소뇌실조증, 안구운동 장애, 전신마비, 그리고 말기에 요실금을 보이다 결국 발병 후 3~6개월 뒤에 사망한다. 특히, 근육마비 및 온몸에 경련이 생기며, 얼굴근육을 마음대로 움직일 수 없어 마치 웃음을 짓는 듯한 모습을 보이다가 죽는 것이 특징이다. 파푸아뉴기니 포어족이 시체를 나눠 먹는 장례 풍습에서 기인한 신경질환의 일종으로, 그 가운데 특히 뇌를 먹는 사람에게 주로 발병하는 것으로 조사됐다.

4〉 게르스트만 슈트로이슬러 샤잉커 증후군(Gerstmann Straussler Scheinker Syndrome : GSSS)

기억상실이 성인기에 시작되어 치매, 운동실조 그리고 뇌에서 아밀로이드 같은 혈소판의 병리학적 침전이 특징인 희소 유전 프라이온병이다.

2. 병원성 세균류

1) 원핵생물

원핵생물이란 **핵이나 미토콘드리아와 같이 막으로 둘러싸인 세포소기관이 없는 생물들의 무리**를 통틀어 일컫는다. 약 38억 년 전 남세균의 출현을 계기로 지구상에서 가장 오래되었고 가장 원시적인 생물군으로 대부분 단세포이지만, 모여서 군체를 이루기도 한다. 세포에 세포벽이 있고, 주로 분열법으로 번식한다. 17세기 후반에 현미경을 통해 처음 관찰했던 것으로 알려져 있다. **각종 세균류가 이 범주**에 속하는데, 사실 대다수의 세균은 인간에게 무해하거나 오히려 이롭다. 하지만, **소수의 병원성 세균에 의해 유발되는 감염병은 전체 인간 질병의 절반가량을 차지**한다고 한다.

2) 대표적인 유발 질환

① 클라미디아성 질환 : 요도염·자궁경부염·트라코마(클라미디아 트라코마티스), 앵무새병(클라미디아 시타치) 등

② 리케차성 질환 : 쯔쯔가무시병(리케차 쯔쯔가무시), 발진열(리케차 티피), 발진티

푸스(리케차 프로와제키) 등

③ 기타 세균성 질환 : 흑사병(예르시니아 페스티스), 나병(마이코박테리움 레프래), 결핵(마이코박테리움 튜버큘로시스), 레지오넬라증(레지오넬라 뉴모필라), 만성위염·위궤양(헬리코박터 파일로리), 식중독(캄필로박터), 이질(쉬겔라), 살모넬라증, 콜레라, 장티푸스, 장염, 패혈증, 백일해, 디프테리아, 폐렴, 임질, 매독, 연성하감, 탄저병 등

3. 병원성 원생생물

1) 원생생물

원생생물이란 **세포에 핵이 있는 진핵생물 중 식물계, 균계, 동물계에 속하지 않으면서 진화단계 상 그 뿌리가 되는 생물들의 무리**를 통틀어 일컫는다. 진핵생물에 속하는 종들의 대부분이 원생생물이고, 원생생물은 대부분 단세포 생물인데, 모여서 군체를 이루기도 하며, 대개 물속에 산다. 이 범주에 속하는 단세포 원충으로는 아메바가 대표적이고, 다세포 원생생물로는 해캄, 청각, 파래와 같은 녹조류 등이 있다.

2) 대표적인 유발 질환

① 원충 기인 : 아메바성 이질, 편모충증, 트리코모나스질염, 말라리아, 톡소포자충증 등
② 녹조류 기인 : 프로토테카증 등

4. 유독 식물

1) 식물

식물이란 **진핵생물 중 세포벽이 있으면서 엽록체를 갖고 있어 광합성을 통해 스스로 양분을 만드는 다세포 생물들의 무리**를 통틀어 일컫는다. 육상 환경에 적응하기 위한 구조가 발달하였고, 포자나 종자로 번식한다. 우산이끼(선태식물), 고사리(양치식물), 소철(겉씨식물), 철쭉(속씨식물) 등이 이 범주에 속한다.

2) 대표적인 유독 식물과 유발 질환

식물은 포식자를 피하려고 이동할 수 없으므로 초식동물들로부터 자신을 방어할 수단으로 독소를 생산하는 경우가 흔하다. **특히, 후세 보존을 위해 설익은 열매나 씨앗에는 맹독성 물질이 있는 경우가 많다.**

식물명	독성부위 및 독성성분	중독증상
가짓과	· 감자, 토마토, 가지 등 · 보통 덜 익었거나 새싹이 난 푸른 부위가 매우 유독 · 독성물질은 맹독성의 솔라닌, 차코닌 등	· 소화기계에서 신경계에 이르기까지 영향을 미쳐 소화불량, 두통, 경련, 환각, 심하면 호흡장애, 혼수, 사망
고사리	· 부위에 따라 다르나 식물 전체가 유독 · 독성물질은 프타퀼로사이드, 티아미나아제 등	· IARC 2B군 발암원
나팔꽃	· 씨앗이 대독 · 한약재명은 견우자 · 독성물질은 리세르그산, 파르비틴	· 과량섭취 시 복통, 설사, 탈수, 언어장애 및 심하면 사망
담쟁이덩굴	· 식물 전체가 유독한데, 특히 수액이 더욱 유독 · 독성물질은 우루시올, 라콜 등	· 직접 닿거나 기화된 독성분이 간접적으로 신체와 접촉하면 피부염, 어지럼증, 전신마비, 경련 등의 중독증상 유발
대극과	· 대극, 아주까리(피마자), 파두, 감수 등 · 식물 전체가 유독 · 종자의 독성물질인 리신 및 리시닌은 코브라 독보다도 맹독성	· 구토, 복통, 설사, 피부염, 경련 등

대마 (삼)	·식물 전체가 유독 ·환각을 일으키는 주성분은 THC	·정신 활성 작용이 있어 환각, 망상, 구토, 근육경련, 빈맥 유발
대황	·잎새에 옥살산이 많아 유독	·신장질환을 포함하여 경련, 혼수 상태 등
독 미나리	·식물 전체가 맹독성이며, 특히 뿌리와 열 매에 독성물질 고함량 ·독성분은 시쿠톡신	·섭취 시 심한 경련, 구토 등이 나타 나고 나중에는 마비가 생겨 호흡 부전으로 사망
디기탈 리스	·식물 전체가 유독한데, 특히 잎 부분이 대독 ·독성분은 디기톡신, 기토키신	·두통, 구토, 설사, 중추신경 마비 및 심하면 사망
마황	·에페드린과 슈도에페드린이 독성물질	·고혈압, 심근경색, 뇌졸중, 정신이 상, 심하면 사망
박과	·오이, 호박 등 ·쓴맛이 심하면 쿠쿠르비타신이 많이 들어 있어 유독	·섭취 시 소화 장애, 설사, 구토, 식 중독 등
벚나무 속	·살구나무, 복사나무, 매실나무 등 ·덜 익은 열매의 과육과 씨앗이 유독하며, 맹독성 ·독성물질은 아미그달린	·구토, 설사, 피부염, 호흡곤란, 두 통, 경련, 혼수 및 심하면 사망
복수초	·식물 전체가 유독 ·독성물질은 스트로판티딘, 시마린 등	·섭취 시 구토, 복통, 현기증, 기면, 시력 감퇴, 심장마비 및 사망
석류 나무	·뿌리와 줄기 껍질이 유독 ·독성물질은 펠레티에린, 이소펠레티에린	·구토, 설사, 혈변, 호흡마비, 운동 마비 등
소철문	·잎과 줄기에 사이카신이라는 강한 독성물 질 존재	·섭취 시 심각한 소화기 장애, 흡입 시 독성 폐기종, 접촉 시 알레르기 반응 ·암, 신경계 마비 질환 유발
수국	·식물 전체가 유독한데, 특히 줄기, 잎, 꽃 이 대독 ·독성물질은 하이드라진 등	·구토, 설사, 복통, 호흡곤란, 두통, 경련, 의식장애 등
수선화 과	·수선화, 문주란, 샤프란, 군자란, 석산 등 ·식물 전체가 유독하며, 라이코린은 맹독성 의 알칼로이드 성분	·구토, 복통, 설사, 불안, 두통 등
양귀비 과	·양귀비, 애기똥풀, 매미꽃 등 ·식물 전체가 유독 ·독성물질은 모르핀 등	·구토, 복통, 두통, 사지마비, 호흡 곤란 등

연초 (담배)	·식물 전체가 맹독성 ·독성물질은 니코틴, 벤조피렌, 타르 등	·현기증, 시청각 장애, 정신착란, 호흡곤란, 실신, 경련, 위염, 신경과민, 호흡기계 암 등 유발 ·IARC 1군 발암원 등 다수 포함
오두	·부자, 천오두, 초오 등 ·독성물질은 맹독성의 알칼로이드인 아코니틴	·신장 기능 이상을 시작으로 피부, 폐, 심장, 위장 이상 증세를 야기 ·과다 섭취 시 혼수상태, 심장마비 유발
옻나무	·옻나무, 망고 등 ·식물 전체가 유독한데, 특히 열매와 씨앗이 대독 ·독성물질은 우루시올	·수액 등을 접촉하거나 섭취하면 피부염, 구토, 전신마비, 경련, 호흡곤란 등 유발
은방울꽃	·식물 전체가 맹독성을 띠는데, 특히 꽃이 대독 ·독성물질은 콘발라마린, 콘발라린 등	·섭취 시 구토, 설사, 두통, 혼미 및 심부전으로 사망 가능
은행나무	·덜 익은 열매가 유독 ·독성물질은 MPN, 징코린산, 빌로볼 등	·섭취 시 구토, 복통, 설사, 호흡곤란, 두통, 경련, 혼수 및 심하면 사망 ·접촉 시 발적, 통증, 수포, 부종, 결막염 등 유발
주목속	·잎과 열매, 씨앗이 유독 ·독성물질은 탁신이라는 알칼로이드	·섭취 시 구토, 복통, 호흡곤란, 심장마비 등이 나타나고 심하면 사망까지 유발
천남성과	·천남성, 토란, 반하 등 ·식물 전체가 유독한데, 특히 뿌리와 열매는 맹독성 ·독성물질은 호모겐티스산 등	·미각상실, 오심, 구토, 설사, 피부염, 사지 경련, 호흡곤란 및 심하면 사망
철쭉	·식물 전체가 유독 ·독성물질은 그라야노톡신	·오심, 구토, 복통, 호흡마비, 의식 혼미 등
팥꽃나무	·꽃이 대독 ·한약재명은 원화 ·독성물질은 유안화핀 등	·구토, 설사, 복통, 유산, 경련, 호흡 억제 및 사망
할미꽃	·식물 전체가 유독한데, 특히 뿌리가 대독 ·한약재명은 백두옹 ·독성물질은 아네모닌, 프로토아네모닌 등	·접촉성 피부질환과 소화기계 증상을 유발하거나 강한 심혈관계 독성으로 다량 복용 시 심장마비로 사망

헛개 나무	・열매꼭지 및 목부 등이 유독 ・한약재명은 지구자 ・주요 독성분은 발암 가능 물질인 피롤리지 딘과 아리스톨로킥산 등	・간경변, 신부전증, 비뇨기계의 암 등 유발
현호색	・식물 전체가 유독한데, 뿌리에 독성물질 고함량 ・독성물질은 프로토핀 등	・구토, 복통, 설사, 변비, 소화불량, 성기능 저하, 의식장애, 국소 마비, 간 독성 등
협죽도 과	・협죽도, 박주가리 등 ・식물 전체가 유독한데, 세상에서 가장 치 명적인 독성분으로 알려진 올레안드린이 주요 독성분	・구토, 복통, 설사, 피부질환, 경련, 심장마비 및 사망

5. 병원성 진균

1) 진균

진균(眞菌: fungus)이란 생물계에서 균계로 분류되는데, **운동성이 없으면서 세포에 엽록체가 없어서 광합성을 할 수 없는 생물들의 무리**를 통틀어 일컫는다. 대부분 세포에 핵이 있는 다세포 생물이며, 주로 포자를 멀리 날려서 번식한다. 버섯과 곰팡이는 세포에 세포벽이 있고, 몸이 실과 같은 균사로 이루어져 있는데, 이를 이용하여 몸 밖으로 효소를 분비하여 영양분을 분해한 후 흡수한다. 버섯류, 곰팡이류, 효모 등이 이 범주에 속한다.

2) 대표적인 유발 질환

진균은 지구상에 총 72,000종 이상이 존재하지만, 이 중 인체에 병원성을 나타내는 것은 약 300종 정도라고 한다. 곰팡이에 감염되면 일반인에게서도 흔히 나타날 수 있는 피부 감염증으로 무좀을 비롯한 백선증, 어루러기, 흑색 백선 등과 원내 감염자나 면역저하자에게서 나타날 수 있는 심부 감염증으로 칸디다증, 아스페르길루스증, 털곰팡이증, 콕시디오이데스진균증 등이 유발될 수 있다. 한편, 독버섯에 중독되면 위장형 중독, 신경 중추형 중독, 근육섬유 자극형 중독, 혈구 파괴형 중독, 간부전과 탈수, 혼수 및 사망 등이 유발될 수 있다.

6. 유해 동물

1) 동물

동물이란 **진핵생물 중 세포벽이 없고, 엽록체가 없어서 광합성을 할 수 없는 대신 운동기관을 이용해 이동할 수 있으며, 다른 생물을 먹이로 섭취하여 영양분을 얻고, 알이나 새끼를 낳아 번식하는 다세포 생물들의 무리**를 통틀어 일컫는다. 대부분 감각, 신경, 소화, 순환 등 특정 기능을 하는 기관계가 발달하였다. 무척추동물로는 해파리, 플라나리아, 성게, 벌, 문어, 지렁이 등이 있고, 척추동물로는 상어, 두꺼비, 뱀, 독수리, 호랑이 등이 있다.

2) 대표적으로 위험한 동물들

1〉 맹독성 동물

① 절지동물 : 독거미, 왕지네, 독전갈, 독개미, 말벌, 독나방 등

② 기타 무척추동물 : 해파리, 말미잘, 성게, 조개, 왜문어 등

③ 어류 : 색가오리, 복어, 쑤기미, 독가시치 등

④ 양서류 : 독개구리, 두꺼비 등

⑤ 파충류 : 독사, 독도마뱀 등

⑥ 포유류 : 뾰족뒤쥐, 오리너구리 등

이들의 독이 인체에 퍼지면 대개 심장에 영향을 주거나 혈액(응집, 응고 억제 등) 또는 중추신경계(호흡중추의 억제, 흥분 등)에 영향을 미쳐 심한 경우 사망에 이르게 한다.

2〉 살인이 가능한 맹수류

① 대체로 사나운 성질 : 사자, 호랑이, 표범, 불곰, 흑곰, 늘대, 악어 등

② 비교적 온순한 성질 : 코끼리, 코뿔소, 물소, 하마, 멧돼지, 페커리, 기린, 범고래, 바다표범, 북극곰, 아나콘다 등

3〉살인이 가능한 맹어류

백상아리, 골리앗 타이거피시 등

4〉사람을 공격하는 맹금류

매, 독수리, 올빼미 등

5〉병원체 매개 동물

흡혈박쥐, 모기, 벼룩, 이, 작은소참진드기 등

6〉병원성 기생충류

선충류(회충, 편충, 요충, 구충 등), 조충류, 흡충류 등 : 권태, 발열, 소화불량, 설사, 장관 폐쇄, 담관염, 복막염, 간경화, 빈혈, 불면증, 사지마비, 실어증, 시력장애 등 유발

7〉기타

전기뱀장어(몸 뒤 양 옆구리에서 최대 850V까지 발전할 수 있기에 접촉 시 감전사 가능), 흡혈 거머리(인체에 흡착하여 피를 빨아먹고 혈액 응고를 지연시켜 과다출혈 유발), 빈대(야행성으로 수면 중인 인체의 피를 빨아 불쾌한 가려움을 일으키고 신경과민이나 불면증 유발) 등

제5장

식이적 원인

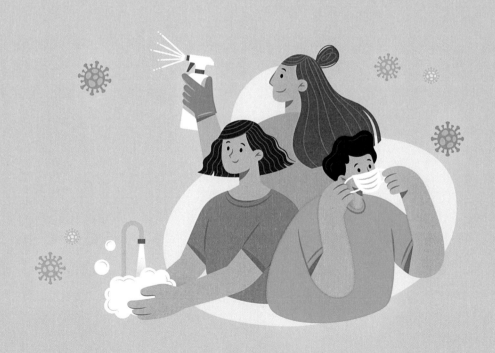

1. 영양 불균형

영양 불균형이란 어떤 영양소를 몸이 필요로 하는 양보다 부족하거나 지나치게 섭취하여 체내의 영양 균형을 잃은 상태를 말한다. 영양소를 적량보다 부족하게 섭취하면 결핍증을 일으키는 **영양결핍**(영양실조)이 되고, 지나치게 섭취해도 독성을 일으키는 **영양과잉**이 되어 각종 질환과 사망에 원인을 제공할 수 있다.

과거에는 영양결핍으로 인한 질환 발생이 많았으나 요즘에는 영양과잉으로 인한 질환 발생이 많은 편이다. 특히, 열량 과잉은 비만증을 유발하고 당뇨병, 고혈압, 심혈관계 질환 등이 합병되기 쉽다. 그 밖의 대표적인 영양과잉에는 비타민 A, D, E, K 과잉증, 식염 과잉에 의한 고혈압, 철분 과잉에 의한 철침착증, 퓨린체 과잉에 의한 통풍, 설탕 과잉에 의한 관상동맥질환 등이 있다.

영양소는 그 종류와 체내에서의 기능에 따라 크게 3종류로 구분할 수 있다.

① 열량소 : 에너지 생산의 급원으로 당질(4kcal/g), 지질(9kcal/g), 단백질(4kcal/g) 등으로 구성된다.

② 구성소 : 음식을 통해 신체에 필요한 물질을 재합성하여 조직을 구성하고 소모된 물질을 보충하는 역할로 단백질, 지질 및 무기질이 있다.

③ 조절소 : 체내에서 일어나는 대사 과정이나 효소, 호르몬 생성에 관여하는 단백질, 무기질, 비타민 등이다.

1) 당질(당류; 탄수화물; 함수탄소)

당질은 산소, 수소, 탄소의 세 가지 원소로 이루어져 있으며, 수소와 산소의 비율이 물과 같다는 뜻에서 함수탄소라고 불린다. 그 종류에는 단당류(포도당, 과당, 갈락토스), 이당류(자당, 젖당, 맥아당), 소당류(올리고당), 다당류(전분, 글리코겐)가 있다. 이들은 주로 **식물체에서 합성되는데, 쌀, 밀, 옥수수 등의 각종 곡물을 비롯하여 감자, 고구마, 채소, 과일 등에 많이 함유**되어 있다. 당질은 **에너지원**일 뿐 아니라 필수영양소이므로 1일 60~100g은 섭취가 권장된다. 이 양을 밥으로 생각해 보면 1~1.5공기 정도이다. **이 밖에도 당질은 체단백질을 보호하고, 지방의 불완전 산화**

를 방지하며, 음식에 단맛과 향미를 내게 한다.

1〉 당질 결핍

당질이 결핍되면 우리 몸은 필요한 에너지원을 공급받기 위해 저장된 형태의 당 원인 글리코겐부터 지질 및 단백질 순으로 소모하게 되는데, 이것이 비만인들의 체중 감량에는 도움이 될지언정 보통은 단기 증상으로 저혈당이 생겨 의기소 침, 활력 저하, 만성피로, 정신기능의 지체, 수면 부족, 불쾌감, 신경과민, 면역 력 저하 등을 유발한다. 또한 장기 증상으로 무기질이 부족해지면서 부정맥이 나타나고, 근골격계 약화로 관절과 결합조직의 영구 손상이 생기며, 탈수 등을 유발한다.

2〉 당질 과잉

반면, 당질을 과잉으로 섭취하면 인슐린을 지나치게 분비해 포화지방산을 포함 하는 중성지방을 주로 복부에 축적하게 되므로 비만, 당뇨, 심혈관계 질환 등을 유 발할 수 있다. 특히, 설탕은 열량만 낼 뿐, 설탕의 대사에 필요한 영양소가 전혀 들 어 있지 않아 '빈 영양소'라고 불린다. 설탕은 충치 발생과 관련이 높다고 알려져 있는데, 설탕이나 액상과당처럼 사탕수수, 옥수수, 사탕무를 가공해 만든 정제당 을 많이 섭취하면 체내에 사이토카인과 코르티솔 수치가 높아지며 몸이 산성화 되고 면역력이 저하되어 만성염증으로 이어질 수 있고, 이는 소화불량부터 암에 이르기까지 다양한 질병의 발병 위험을 높인다. 또한, 혈당을 갑자기 치솟게 하 다 보니 신경을 과민하게 하고 피로감도 더 생기게 한다. 그리고 만성적 과다 섭 취 시 나이가 들수록 인지기능 저하를 일으킬 가능성이 훨씬 커진다는 연구 결과 가 있는데, 이는 뇌의 해마 부위에 손상을 초래하기 때문으로 보인다.

2) 지질(지방)

지질은 물에는 용해되지 않고 알코올 등의 유기용매에 용해되는 물질로 동식 물계에 널리 분포되어 있다. 지질은 지방산과 글리세롤의 결합체로 되어 있고, 지방산은 포화지방산과 불포화지방산으로 나눌 수 있는데, 포화지방산은 주로 동물성 지방에, 불포화지방산은 식물성 지방에 많이 포함되어 있다.

포화지방산은 혈청 콜레스테롤을 높여 우리 몸에 악영향을 끼치지만, 반대로 불포화지방산은 혈청 콜레스테롤을 낮추는 긍정적인 효과가 있다. 한편, 원래 불포화지방산이지만 인위적인 방법으로 변형되면서 포화지방산의 나쁜 성질을 갖게 된 트랜스지방산은 그 위해성이 이미 널리 알려져 WHO에서도 2023년까지 단계적으로 퇴출하겠다고 선언한 바 있고, 덴마크, 미국, 싱가포르 등의 선진 각국에서는 이미 법적으로 금기하고 있을 정도로 건강에 특히 해롭다. 이처럼 지질은 그 종류에 따라 양면성을 띠고 있는데, 이로운 지방이든 해로운 지방이든, 고열량 영양소라는 공통점이 있으므로 과다 섭취 시에는 체중증가를 일으켜 비만의 주범이 되고, 심근경색, 동맥경화증 등과 같은 심혈관계 질환의 원인이 된다. 따라서 총 섭취 열량의 20% 미만에서 몸에 좋은 지방 위주로 섭취를 조절하는 것이 바람직하다.

1〉 이로운 지방

이로운 지방이란 불포화지방산을 말한다. 불포화지방산은 상온에서 보통 액체 상태이고, 오메가3, 오메가6 등이 이에 해당하며, 주로 식물성 기름과 각종 견과류, 그리고 생선 등에 많이 들어 있다. 이는 체내 합성이 불가능하여 반드시 외부에서 섭취해야 하므로 '필수지방산'이라고도 한다. 포화지방산과는 달리 우리 몸에 쌓일 염려가 적고, 나쁜 콜레스테롤이 증가하는 것을 막아 심혈관계 질환의 예방에 도움을 준다.

대표적으로 이로운 지방인 오메가 기름은 염증을 억제하고 세포 성장을 돕고, 모발을 윤기 있고 건강하게 유지해 주기도 하며, 항 방사선 효과도 있다. 주로 아보카도나 땅콩, 호두, 아몬드와 같은 고소한 견과류에 풍부하다. 오메가3에는 리놀렌산, DHA와 EPA가 있는데, 뇌세포의 기능과 기억, 학습 능력을 향상하여 치매의 증상 개선에도 도움이 되고, 중성지방을 줄여주어 고지혈증을 예방하는 효과가 있다. 함유 식품으로는 등 푸른 생선, 크릴 기름, 들기름, 호박씨 등이 있다. 오메가6에는 리놀렌산, 감마리놀렌산, 렌산, 아라키돈산이 있는데, 부족하면 피부염이 잘 생길 수 있다. 그래서 오메가6은 아토피성 피부염을 개선할 수 있고, 나쁜 콜레스테롤인 LDL은 낮추고 좋은 콜레스테롤인 HDL은 높이며, 혈소판이 지나치게 굳는 것도 막아서 혈액순환이 잘 되게 돕는다. 함유 식품으로는 참깨, 참기름, 해바라기, 달맞이꽃, 콩기름 등이 있다. 오메가9에는 올레산이 있고, 체내에서 생성되므로 식품으로 자연스럽게 섭취하는 걸로 충분한데, LDL은 낮추고 HDL은 높이는 효과가 오메가3보다 뛰어나다. 혈액순환이 잘 되게 하여 심뇌혈관질환의 예방에 도움이 되고, 전신의 에너지를 증가시키며, 신경 조절 기능으로 화를 줄이고 기분을 향상해 주는 효과도 있다. 함유 식품으로는 올리브유, 아보카도유, 카놀라유 등이 있다.

2〉해로운 지방

음식물을 통해 섭취되는 해로운 지방에는 주로 포화지방산과 트랜스지방산이 있다. 이들은 **혈중 콜레스테롤과 중성지방을 증가시켜 혈관 벽 안에 기름을 끼게 하고, 결국 혈액 흐름을 좋지 않게 하여 뇌나 심장으로 가는 혈관을 막히게 할 수 있다.**

포화지방산은 주로 동물성 지방인데, 상온에서 고체나 반고체 상태이며, 체내로 흡수되면 나쁜 콜레스테롤인 LDL의 수치를 높이기 때문에 심혈관계 질환 등 성인병 발생의 주요 원인으로 작용한다고 알려져 있다.

이처럼 포화지방은 체내에서 나쁜 콜레스테롤(LDL콜레스테롤)과 혈전을 증가시키기 때문에 인체에 해로운 지방으로 여겨져 왔다. 그런데, 트랜스지방은 나쁜 콜레스테롤 수치를 높이는 포화지방의 성질에다가 좋은 콜레스테롤(HDL콜레스테롤)의 수치까지 낮추는 별도의 성질마저 추가로 함께 가지고 있다. 따라서 트랜스지방이 포화지방보다 훨씬 더 해로운 지방인 셈이다. 이처럼 콜레스테롤 수치에 직접적인 영향을 주는 트랜스지방과 포화지방은 각종 심혈관계 질환을 유발할 수 있다.

트랜스지방산은 불포화지방산이 많이 들어있는 액체 상태의 식물성 기름이 산패되는 것을 억제하여 보존성을 증가시키기 위해 고체상태가 되도록 인위적으로 수소를 첨가하여 일부를 포화지방산으로 만드는 부분경화과정에서 많이 생겨난다. 즉, 액체 상태의 식물성 기름을 가공하여 마가린, 쇼트닝 등 고체나 반고체 상태의 경화유를 만드는 과정에서 생성되는 독특한 형태의 인공 지방산이다. 또 식물성 기름을 정제하는 과정에서 고온처리(240℃)를 할 경우에도 전체 지방의 2%가 생성될 수 있다. 이 밖에도 우유, 버터, 치즈 등의 유제품을 생산하는 소, 양, 낙타 등 반추동물의 위장에서 미생물의 소화 작용으로 수소첨가가 일어날 때, 천연 트랜스지방이 생성된다. 하지만, 이는 유지방에 자연발생적으로 포함되고 전체 지방의 5% 내외이므로 위험성이 적은 편일뿐더러, 인체 내에서 유익한 물질로 전환되기도 한다. 한편, 트랜스지방산은 특히 같은 기름을 여러 번

가열하여 사용할 때 더 많이 발생한다고 알려져 있다.

트랜스지방산은 지방조직 내에 축적되어 지방 대사가 원활하지 못하도록 하며, 적혈구나 미토콘드리아 등의 기능을 감퇴시킨다. 이로 인해 비만, 기억력 저하, 노화 촉진, 두통, 고혈압, 심근경색증, 협심증, 뇌졸중, 동맥경화증, 관상동맥 심장질환, 암(유방암, 간암, 위암, 대장암 등), 당뇨병, 알레르기 증상 등이 발병할 수 있다. 이 때문에 덴마크에서는 세계 최초로 트랜스지방산을 법적으로 추방했고, 이를 필두로 WHO에서도 2023년까지 식품에 들어 있는 트랜스지방산을 완전히 퇴출할 계획이라며 각국의 동참을 촉구하기도 했다.

현재 WHO에서는 트랜스지방 섭취량을 1일 섭취 열량의 1% 이하로 제한하고 있다. 이에 따라 하루에 성인 남성 기준 2,500㎉ 중 2.8g 이하, 성인 여성 기준 2,000㎉ 중 2.2g 이하, 만 1~2세는 1.1g, 만 3~5세는 1.6g을 초과할 수 없도록 정해져 있다.

트랜스지방산은 유지(마가린, 쇼트닝 등), 양념(마요네즈, 소스 등), 빵(햄버거, 도넛, 페이스트리, 케이크, 냉동 피자 등), 과자(파이, 쿠키, 크래커, 팝콘 등), 인스턴트식품(수프 등), 튀김류, 초콜릿 가공품, 유제품, 어육제품 등에 많이 들어 있다. 그리고, 트랜스지방산이 '0'으로 표시되어 있다 하더라도 현재 식품 표기법상 그 함량이 0.2g 미만이면 0으로 표시해도 되므로 '트랜스지방 제로'라고 광고하더라도 실제로는 미량의 트랜스지방이 포함되어 있을 수 있으니 안심할 수만은 없다.

3〉 지질의 기능

지질은 당질이나 단백질과는 달리 건강을 위협하는 해로운 영양소로 인식하는 경향이 있다. 물론 트랜스지방과 같은 변형된 지방, 혈관 속 지방이나 내장 지방과 같이 누적된 지방이 몸에 해로운 건 사실이지만, 지질 자체는 우리 몸에 꼭 필요한 중요 영양소이다.

지질은 체내에서 당질이나 단백질보다 2배 이상 높은 1g당 9kcal의 열량을 내는 **농축된 에너지의 공급원**이다. 또, **세포막의 구성 물질이며, 세포 내 영양공급을 원활히 해주고, 비타민과 호르몬의 원료이면서 지용성 비타민의 흡수를 돕고 성호르몬과 부신피질호르몬의 대사에 관여하며, 망막, 두뇌, 중추신경계를 구성하는 성분이고, 콜레스테롤 합성의 원료**이다. 그리고, 위에서 소화되는 시간이 길기에 **포만감을 주고, 음식의 맛을 돋우며, 피하에 체지방의 형태로 축적되면 보온 효과를**

내는 중요한 역할을 한다. **정상적인 양의 내장 지방은 장기를 보호하는 역할을 하지만, 과잉 시 복부 비만의 원인이 되고, 심장마비와 뇌졸중 등의 혈관계 질환을 초래하기도 한다.** 지질의 한 종류인 **콜레스테롤은 뇌, 신경 및 성호르몬의 필수 구성 성분이며 모든 세포막을 구성하는데, 특히 필수지방산은 신체의 성장과 여러 가지 생리적 정상 기능 유지에 필요**하다. 리놀렌산 및 아라키돈산은 필수지방산으로 불포화지방산인데 결핍되면 발육부진이나 피부염, 집중력 저하, 면역력 저하, 피로 등이 올 수 있다. 이 밖에도 우리 몸에 지질이 결핍되면 에너지 부족으로 쉽게 피로해지거나 추위를 타게 되고, 피부 트러블이나 변비 등도 생기기 쉽다. 여성의 경우 생리불순을 일으킬 수도 있다. 또, 혈관과 세포막이 약해져 뇌출혈을 일으킬 가능성도 커진다. 한편, 이로운 오메가3 지방산인 DHA와 EPA는 많은 양이 필요하지는 않지만, 결핍되면 심장질환, 우울증, 암, 불안 및 공황장애, 알츠하이머병, ADHD, 알레르기, 자가면역질환, 피부질환, 염증성 장질환 등이 발생할 수 있다.

3) 단백질

단백질은 다수의 아미노산이 결합한 고분자 화합물로 무기질과 함께 신체의 구성소 역할을 한다. 즉, **신체 각 조직의 콜라겐을 구성하고, 각종 호르몬의 원료가 되어 생명 활동 조절과 항상성 유지에 기여하며, 여러 효소의 생성에도 원료가 되어 생화학 반응 속도를 증가시키는 촉매 역할을 한다. 또, 항체나 혈액 응고 물질을 생성하여 질병으로부터 방어하며, 혈구를 생성하고, 여러 혈액 단백질은 산소 및 영양소를 운반하며, 혈청 단백질은 수분 및 산·염기의 평형을 유지하여 부종을 방지하고 완충 작용을 하며, 열량 섭취가 부족하면 에너지원으로도 사용된다.**

주로 콩류, 어패류, 육류 등에 많이 함유되어 있다. 단백질을 구성하는 아미노산은 20종인데, 체내에서 합성되지 않아 반드시 음식으로 섭취해야 하는 아미노산을 필수아미노산이라고 한다. 성인의 필수아미노산은 발린, 류신, 이소류신, 메티오닌, 트레오닌, 라이신, 페닐알라닌, 트립토판의 8종이고, 유아에게는 히스티딘이 더 포함되어 9종이다.

일반적으로 건강을 위해 총에너지 섭취량의 20% 정도를 단백질로 섭취하고 총단백질 섭취량의 약 1/3은 동물성 단백질로 섭취할 것을 권장하고 있다.

1〉단백질 결핍

단백질 결핍은 성인보다 소아에게 더 많이 일어나는데, 이는 성장에 필요한 단백질이 많기 때문이다. 단백질 결핍 시 성장 및 지능 발달 저해를 비롯해 면역력 저하로 인해 잦은 감기나 질병을 유발하게 되며, 손톱이나 모발이 푸석하고 약해지며, 근육량이 줄어들고, 브레인 포그(Brain Fog) 현상이 생겨 머리가 멍하며 우울해지고, 부종이 잘 생기며, 탈모도 생길 수 있다. 또한, 콰시오커나 마라스무스라는 영양불량 상태가 초래된다.

2〉단백질 과잉

반면, 단백질을 과다 섭취하면 단백질 분해 과정에서 체내 질소 노폐물이 많이 형성되어 노폐물을 걸러 주는 기능을 담당하는 **신장에 과도한 부담**을 준다고 알려져 있다. 더불어 신장에서 다량의 수분을 사용해야 하므로 수분 손실이 증가하여 **탈수**를 일으킬 수도 있다. 한편, 인체에 필요 이상의 단백질이 공급되면 체내에 저장되지 않기에 **간에서 지방으로 전환되어 비만**으로 이어지기도 한다. 육류나 어패류 등 일부 동물성 단백질의 과잉 섭취는 체내에 **요산을 축적하여 통풍의 원인**이 된다. 또한 최근에는 단백질 과다 섭취가 **여성의 골밀도를 낮추거나 자궁암의 위험을 높인다**는 연구 결과도 나오고 있다.

3〉동물성 단백질과 식물성 단백질

같은 양의 단백질을 섭취하더라도 동물성과 식물성 단백질의 대사 과정이 서로 다르기에 한쪽만 섭취하면 건강에 좋지 않다. 즉, **동물성 단백질**은 섭취 시 체내에서 단백질 합성이 더 활발히 일어나고 흡수량 또한 높아서 적은 양으로도 많은 영양과 에너지를 얻을 수 있다. 비타민 B_{12}, 비타민 D, 철분, DHA 등이 풍부하고, 대부분 완전 단백질원으로 필수아미노산을 포함하고 있지만, 지방 함량이 많기에 과다 섭취 시 많은 성인병을 유발할 수 있다. 다시 말해, 육류는 혈관에 염증을 유발하는 LDL 수치를 높이고 혈관에 지질이 쌓이면서 혈압이 높아지고 심뇌혈관질환 발병 위험이 커진다. 고혈압은 치매 위험 인자이기도 하다. 특히, 가공육에는 체내 산화 스트레스와 염증을 증가시키는 아질산염 등도 포함돼 있다. 실제 **과도한 육류 섭취는 수명을 줄인다**는 연구가 많다. 미국 미시간대 연구팀은 논문을 통해 하루 섭취량 10%를 육류나 가공육에서 과일, 채소, 견과류, 콩

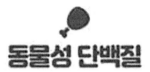

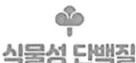

동물성 단백질

- 단백질 체내 흡수율 약 90%
- 몸에서 만들 수 없는 필수 아미노산 8종을 모두 포함
- 비타민D, 비타민B12, DHA 등을 함유
- 포화 지방과 콜레스테롤을 높이는 주범

식물성 단백질

- 단백질 체내 흡수율 약 70%
- 노화를 늦추는 항산화 물질 플라보노이드, 안토시아닌 등을 포함
- 칼로리가 낮고 포화 지방과 콜레스테롤이 적음
- 식이섬유가 풍부해 소화기관이 약한 사람도 섭취 가능
- 필수 아미노산이 적음

류 등으로 대체할 때마다 건강한 삶이 48분씩 증가한다고 밝히기도 했다.

식물성 단백질은 동물성보다 지방 함량이 적기 때문에 열량이 낮고, 또한 포화 지방과 콜레스테롤도 거의 없다. **항산화물질, 각종 비타민, 미네랄, 식이섬유 등이 풍부하지만, 메밀과 퀴노아 등 극히 일부를 제외하면 불완전 단백질원으로 필수아미노산 중 류신이 적다.** JAMA에 발표된 도쿄 국립암센터의 대규모 연구 결과에 따르면 동물성 단백질 섭취를 4%만 식물성으로 대체해도 전체 사망률이 34%, 그리고 심혈관질환 관련 사망률은 42% 낮아진다고 한다. 결론적으로, **단백질 섭취는 식물성과 동물성을 2:1 비율로 골고루 하는 것이 바람직하다. 두 종류를 적절히 섞어 먹어야 체내에서 단백질 합성 효율이 높아진다. 과체중이거나 비만한 사람은 식물성 단백질의 비율을 더 늘리는 것이 좋다.**

4〉단백질 보충제의 해악

한편, 헬스클럽에서 운동하다가 근육을 만들기 위해 흔히들 단백질 보충제나 아미노산 보충제를 섭취하곤 한다. 하지만, 이는 **신장에 과중한 부담을 주어 신부전으로 이어질 수 있고, 뼈에 나쁜 영향을 미친다**는 연구 결과도 있다.

4) 비타민

비타민은 생체 안에서 특수한 대사기능을 수행하기 위하여 미량이지만 꼭 필요한 유기물이다. **생체는 비타민 가운데 전구체에 의해 합성될 수 있는 A나 D를 제외하면 스스로 합성할 수 없기에 섭식을 통해 섭취해야만 한다.** 사람의 영양에 필요한 비타민은 지금까지 13종이 알려져 있다. 비타민은 열량을 내거나 신체를 구성하지는 못해도 대사에는 꼭 필요한 물질이다.

비타민은 크게 지용성과 수용성으로 분류할 수 있다. **지용성 비타민**은 지질에 잘 녹고 지방조직이나 간에 저장되는 비타민으로 소장에서 림프관을 통해 흡수되는 비타민 A, D, E, K가 여기에 속한다. 주로 식품 속의 지질과 함께 섭취되어 소화되며, 간이나 지방세포, 주로 피하지방 조직에 오랫동안 저장된다. 그러므로 지질이 결핍된 식사를 지속하거나 지질 소화에 문제가 생겨 체내 지용성 비타민이 부족하게 되면 수년이 지난 후에 이들 비타민의 결핍증상이 나타날 수 있다. 반면, 과량섭취 시에는 체내에 축적되어 독성을 유발할 가능성도 있다.

수용성 비타민은 체내에서 물에 녹아 운반되며 체내에 저장되지 않는 비타민으로 소장에서 모세혈관을 통해 흡수되는 비타민 B군과 C가 여기에 속한다. 수용성 비타민은 체내 조직에 저장되지 않기 때문에 매일 음식을 통해 공급해 주어야 하는데, 부족하면 결핍증상이 나타날 수 있지만, 반대로 과다하면 신장을 통해 소변으로 배출된다.

지용성 비타민

종류	체내 작용	결핍증	과잉증	함유 식품
비타민 A	눈의 망막 색소의 구성 성분으로 시력 유지에 기여, 피부, 모발, 치아 등의 성장과 분화를 촉진, 장기의 형성과 기능 발휘, 고환이나 난소의 기능 강화, 피부나 점막 등 상피조직의 유지에도 관련	면역 저하, 피부질환, 시력 저하, 성장 미숙, 야맹증, 안구 건조증, 상피세포와 점막의 변성, 각화 등	특히 동물의 간 과잉 섭취 시 황달, 비장 비대, 두통, 구토, 정신 혼미, 점상출혈 등	생선 간유, 녹황색 채소나 과일, 고구마, 김, 난황, 우유 등

종류	체내 작용	결핍증상	결핍 유발상황	함유 식품
비타민 D	뼈의 형성과 칼슘의 항상성 유지에 필수적, 체내 칼슘이 적을 때에는 장에서 칼슘과 인의 흡수를 촉진하며, 혈액 중 칼슘과 인의 농도가 증가하면 칼슘과 인을 뼈에 침착시키는 작용, 면역과 암 예방에 중요한 역할, 신경전달물질 관리	영유아 : 성장 저하, 구루병 등 성인 : 골다공증, 골연화증, 유방암, 전립선암 등 강종 호르몬 관련 암, 우울증, 치매, 조현병, 불면증, 편두통 등	칼슘의 흡수를 지나치게 촉진, 식욕부진, 구토, 설사, 칼슘혈증, 연부 장기조직에 칼슘 침착, 고칼슘뇨증, 신장결석 등	연어, 고등어, 정어리, 대구 간유, 난황, 버터, 참치, 버섯 등
비타민 E	유해산소를 제거해 효소 기능 촉진, 혈관 확장과 혈액 응고 방지, 저밀도 콜레스테롤 산화 방지, 관절염이나 피부염에 유익	피부 건조, 현기증, 면역 저하, 불임, 노화, 혈액순환 장애, 말초신경병증, 간헐성 파행, 근육약화 등	비타민 K의 혈액 응고 작용 저해, 혈전 예방약(아스피린 등)의 작용 강화, 설사, 피로 등	식물성 기름, 콩류, 녹황색 채소, 견과류, 토마토, 감귤류, 키위, 현미, 난황, 간유, 옥수수 등
비타민 K	주로 혈액 응고 반응에 관여, 뼈와 치아로 칼슘을 보내 단백질 활성화에 중요한 역할, 동맥경화의 플라크 제거에 중요	비정상적 출혈 발생, 혈액 응고 지연, 알츠하이머병, 제2형 당뇨, 골다공증, 심부전, 관상동맥질환 등	황달, 용혈성 빈혈 등	유제품, 올리브, 녹색 채소, 동물 간, 콩류, 곡류, 과일 등

수용성 비타민

종류	체내 작용	결핍증상	결핍 유발상황	함유 식품
비타민 B_1 (티아민)	에너지대사 및 당질 대사에 조효소로서 작용(TPP), 신경전달물질(아세틸콜린) 합성과정의 보조효소	식욕감퇴, 체중 감소, 변비, 피로, 정신 불안, 우울, 각기병, 말초신경장애 등	과다한 알코올, 당분 섭취, 엽산 부족, 불충분한 식사, 지속적인 설사, 장기간 이뇨제 복용, 임부, 수유부, AIDS 환자 등	보리, 콩, 땅콩, 현미, 잡곡류, 견과류 등

비타민 B2 (리보플래빈)	3대 영양소 대사에 관여해 성장과 피부 재생의 조효소, 지방산 합성, 손발톱과 머리카락 형성, 눈 건강 증진	안구 피로, 안구 가려움증, 안구 충혈, 흐린 시야, 결막염, 백내장, 피부염, 설염, 구내염 등	알코올 중독, 흡수장애, 장내세균 부족(항생제 복용 등으로 설사할 때), 에너지나 지방의 섭취량이 많을 때, 임신, 상처치유기 등 세포증식이 활발한 시기 등	녹황색 채소, 맥주 효모, 우유, 치즈, 달걀 등
비타민 B3 (니코틴산아미드)	에너지대사에 관여, 소화, 신경계, 피부에 관여, 성호르몬 합성에 필수 성분	펠라그라(피부염, 구내염, 설사, 우울, 섬망, 치매)	급성 질환, 심한 상해, 감염, 화상 등으로 열량 소모가 급격히 증가한 경우, 악성종양, 이소니아지드(항결핵약)와 같은 약물의 투여 등	쇠간, 붉은 고기, 맥주 효모, 콩, 팥, 달걀, 아보카도, 딸기 등
비타민 B5 (판토텐산)	지질이나 당을 에너지로 전환하는 필수 요소, 포도당 신생과 스테로이드 및 헴 합성에 필수 요소	성장 정지, 피부염, 털의 회색화, 신경계의 변성(특히 척수 섬유조직의 퇴화), 소화기의 이상(궤양, 구토, 위하수), 항체 생성력 감소, 두통, 피로, 체중 감소, 저혈당, 저혈압, 감각 이상, 심혈관계 불안정 등	알코올 중독, 심한 영양결핍 시, 소모성질환, 갑상샘 기능 항진증, 임부, 수유부, 고콜레스테롤혈증, 급만성 질환, 접촉성 피부염, 긴장성 변비, 수술 후 장관 마비 등	닭고기, 잎채소, 간, 염통, 통곡류, 겨, 맥주 효모 등
비타민 B6 (피리독신)	단백질 대사의 조효소, 신경 전달계에 작용, 항체 및 적혈구 생성에 필수성분, 각종 신경 및 피부질환 예방, 근육경련 완화와 이뇨 작용	빈혈, 피로, 우울, 신경과민, 불면증, 구각염, 구내염, 간질성 혼수, 말초 신경장애, 면역력 저하 등	알코올 중독, 경구피임약이나 결핵 치료제의 복용 등	달걀, 쇠고기, 우유, 간, 염통, 맥주 효모, 멜론 등

비 타 민 B_7 (바이 오틴)	모발, 피부, 손톱 건강에 관여, 3대 열량 영양소의 대사 과정에서 효소나 조효소 역할, 혈당 관리, 임산부나 수유부에게 중요	원형탈모, 지루성 피부염, 피부의 회색화, 설염, 습진, 오심, 구토, 피로감, 근육통, 식욕부진, 빈혈, 우울증, 환각, 정신이상 등	급속한 체중 감량 또는 항생제의 장기 복용, 만성 흡수장애 시	난황, 돼지간, 땅콩, 맥주 효모, 현미, 정어리, 콩 등
비 타 민 B_9 (엽산)	적혈구 형성에 필수 요소, 단백질과 당 대사에 작용, DNA 및 RNA 생산과 세포증식에 중요한 역할, 빈혈 예방, 식욕 증진, 피부 건강 작용, 독소인 호모시스테인 분해 작용과 젖의 분비 촉진 등에 작용, 임신 전부터 섭취 권장	악성빈혈, 임신초기 태아 신경관증후군 발생위험, 습관성 유산, 설사, 설염, 성장장애, 혼돈, 신경 이상, 탈모, 심한 피부질환, 피로, 체중 감소 및 우울증 등	임신, 수유, 신장 투석, 알코올, 항경련제(페니토인 등), 항암 화학요법제(메토트렉세이트) 복용 등	짙은 녹색채소, 쇠간, 난황, 살구, 호박, 아보카도, 인삼, 콩류 등
비 타 민 B_12 (사이 아노 코발 라민)	적혈구 형성에 필수 요소, 호모시스테인을 시스테인으로 전환, 어린이의 식욕 증진과 성장 촉진, 체력 증진, 3대 영양소의 체내 활용 촉진, 인지력 강화 작용, DNA 합성과 대사에 관여, 세균에 의해 합성, 엽산 조효소 활성화에 관여, 신경섬유를 둘러싼 수초의 기능 유지	악성빈혈, 체중 감소, 무기력, 우울, 치매, 요실금, 신경통, 요통, 어깨결림, 손발 저림 등	채식주의자, 위를 절제했거나 고령자 등 위산의 분비 기능이 저하된 경우	간, 쇠고기, 돼지고기, 대하, 달걀, 우유, 치즈, 콩, 팥 등

비타민 C (아스코르 브산)	면역 작용, 콜라겐 합성, 항산화 작용, 호르몬 분비 조절, 간과 세포 해독 기능, 아미노산 대사에 관여해 도파민, 세로토닌 등 신경전달물질 생성, 부신 건강 증진과 관련 호르몬 생성에 일조, 산화질소 생산 강화, 철분과 아연 흡수 증진, 독성 미네랄이나 환경호르몬 중화, 장내 유산균 증식에 일조, 글루텐 염증 감소와 알레르기 감소, 지질대사 촉진	감기, 피로, 식욕 부진, 관절통, 지혈 지연, 괴혈병, 상처치유 능력의 저하, 전신부종, 설사, 우울증, 신경장애, 구강건조, 안구건조증, 발육 장애 등	임신, 수유, 병중 병후의 체력 저하, 육체 피로 등 소모성질환 시	아세롤라 체리, 감귤류, 브로콜리, 건포도, 베리류, 양배추, 시금치, 딸기, 피망, 고추, 토마토, 감자, 파인애플 등

5) 무기질(미네랄)

인체 구성 원소

원소	기호	인체 구성비
산소	O	65.0
탄소	C	18.5
수소	H	9.5
질소	N	3.2
칼슘	Ca	1.5
인	P	1.0
칼륨	K	0.4
황	S	0.3
나트륨	Na	0.2
염소	Cl	0.2
마그네슘	Mg	0.1
미량 무기질 (철, 아연, 요오드, 셀레늄, 구리, 망간, 불소, 크롬, 몰리브덴, 코발트, 붕소, 니켈, 바나듐, 실리콘 등)		1.0 이하

병! 도대체 왜 생길까?

자연계에는 약 100종의 원소가 존재한다. 이 가운데 인체를 구성하는 원소는 총 54종인데, 주로 유기물질을 만들고 있는 탄소(C), 질소(N), 수소(H), 산소(O)를 제외한 나머지 50종의 원소를 일괄해서 무기질(미네랄: Mineral)이라고 부른다. 특히, **인체에 꼭 필요한 무기질로는 20여 종**이 밝혀져 있다. 일반적으로 체내 무기질 함량은 체중의 4~5%인 2~3kg 정도 되며, 이 중 약 66%가 칼슘과 인이다. 무기질은 일반적으로 하루에 신체에서 필요한 양이 100mg 이상으로 많으면 다량 무기질(macro mineral, bulk mineral), 100mg 미만으로 적으면 미량 무기질(micro mineral, trace mineral)로 분류한다. 이 기준에 따르면, 다량 무기질에는 칼슘(Ca), 인(P), 칼륨(K), 황(S), 나트륨(Na), 염소(Cl), 마그네슘(Mg) 등이 있으며, 미량 무기질에는 철(Fe), 아연(Zn), 요오드(I), 셀레늄(Se), 구리(Cu), 망간(Mn), 불소(F), 크롬(Cr), 몰리브덴(Mo), 코발트(Co), 붕소(B), 니켈(Ni), 바나듐(V), 실리콘(Si) 등이 있다.

무기질과 비타민은 체내 필요량이 소량인데다 열량마저 안 내지만 반드시 체외에서 섭취해야 하는 공통점이 있으나, 다음과 같은 점에서는 다르다. **무기질은 단일원소이나 비타민은 유기질이고, 비타민은 생명체가 합성할 수 있으나 무기질은 어떠한 생명체도 합성할 수 없으며, 비타민은 빛이나 열에 의해 쉽게 파괴되나 무기질은 파괴되지 않는다.**

인체에서 무기질의 일반적 기능은 다음과 같다.

① 경부조직(뼈나 이)의 구성 : 주로 칼슘, 인, 마그네슘

② 연부조직의 구성 : 유기물과의 화합 상태에서 근육이나 장기, 혈액 등의 중요 성분을 구성. 철(혈액 헤모글로빈), 요오드(갑상샘호르몬), 코발트(비타민 B_{12}), 황(함황아미노산), 아연(인슐린이나 탈탄산 효소), 칼륨(세포), 염소(위산) 등

③ 생체 기능의 조절 작용 : 혈액이나 조직액 속에 이온으로서 존재하고 체액의 삼투압 조절, 산·알칼리 평형, 신경 및 근육의 흥분성 정상 유지 등의 작용. 나트륨, 칼륨, 염소, 칼슘, 마그네슘, 인 등

④ 효소의 성분 및 효소 반응의 촉진작용 : 효소의 성분으로는 아연, 구리, 철 등. 또 혈액 응고에 있어서 Ca^{++}, 영양소 대사 때 효소 반응에서의 Mg^{++}, Mn^{++}, Cu^{++}, Fe^{++} 등의 촉진작용. 인이나 마그네슘, 칼륨과 같은 무기질은 당질, 지질, 단백질의 분해에 관여하여 에너지를 내는 반응을 활성화하는 데에 중요한 역할을 할 뿐만 아니라, 포도당으로부터 글리코겐을, 지방

산과 글리세롤로부터 지질을, 그리고 아미노산으로부터 단백질을 합성하는 과정에도 필수 요소로 작용. 스포츠나 심한 체력훈련을 할 때 무기질은 신경의 피로, 근육의 탄력성 감퇴, 체액의 산성화 및 삼투압의 변화, 소화기능의 저하, 발한에 의한 염분이나 칼슘, 철의 손실 등에 의한 기능의 저하를 막고, 또한 그 회복을 촉진하는 데에 중요한 역할

주요 무기질의 주요 기능 및 함유 식품

구분	종류	주요기능	함유식품
다량무기질	나트륨 (Na)	체내 수분량 조절, 혈액의 pH 항상성유지, 세포막 전위의 유지, 근육의 운동과 뇌의 신경 정보 전달 역할, 소화액의 재료, 산소 운반 작용에 필수적역할	천일염
	칼륨 (K)	세포막 전위의 유지, 신경전달 자극과 근육의 수축 작용에 관여, 신장 기능에 중요한 역할, 세포 내의 화학 반응에 필수성분, 세포의 성장, 나트륨 배출을 도와 혈압 유지	채소류, 바나나, 배, 키위, 다시마, 효모 등
	염소(Cl)	혈액의 산성도 조절, 소화, 면역 작용	천일염 등
	칼슘 (Ca)	골격과 치아의 구성 성분, 근육이나 신경 등 세포 간 신호 전달, 혈액의 pH유지, 면역에 관여	케일, 브로콜리, 시금치, 다시마, 유제품, 콩, 참깨, 연어, 멸치, 새우, 호두 등
	마그네슘 (Mg)	골격의 구성 성분, 각종 효소의 재료, 근육의 활동과 신경계 조절에 중요한 역할, 우울감 해소	녹색 채소, 다시마, 견과류, 콩, 우유, 바닷물 등
	인(P)	골격과 치아, 근육의 성분, 세포의 성장, 에너지 생성, 체액의 pH 평형 유지에 역할, 신경전달, 호르몬 분비에 관여, 세포막, 핵 등의 구성요소	육류, 생선, 유제품, 달걀, 곡류, 콩류 등
	황(S)	단백질 중 메티오닌과 시스테인을 합성할 때 필수성분, 글루타치온 생성과 연결, 관절과 근육 건강 증진, 콜라겐과 엘라스틴 생성에 관여, 항산화와 해독, 중금속 제거, 소화계 및 심혈관계에 일조	칡, 더덕, 도라지, 생강, 씀바귀, 브로콜리, 양배추, 당근, 케일, 고추냉이 등

병! 도대체 왜 생길까?

미량 무기질	철(Fe)	헤모글로빈의 구성 물질로 산소를 폐에서 각 세포까지 운반하고 저장하는 역할, 성장기 발육에 중요한 역할, 카르니틴, 콜라겐, 신경전달물질 합성에 작용, 베타카로틴이 비타민 A로 전화하는 데 작용	바닷가재, 닭가슴살, 굴, 마늘, 새우, 난황, 건포도, 홍합, 생선, 간, 육류, 녹색 채소, 콩류 등
	아연(Zn)	뼈와 생식기 형성에 중요한 역할 수행, 핵산 및 단백질 합성, 70여 종 효소의 재료, 동맥 정화에 일조, 면역력 강화, 3대 영양소 대사에 관여해 흡수에 역할, 신경계를 발달시키고 알츠하이머병의 가능성을 감소	생굴, 쇠고기, 구운 콩, 게, 바닷가재, 완두콩, 요구르트, 피칸, 땅콩, 바나나, 조개, 생선, 육류, 달걀, 간, 버섯, 우유, 녹색 채소 등
	구리(Cu)	철의 흡수와 이용률 제고, 헤모글로빈의 합성에 관여, 비타민 C 대사에 도움을 주며 면역기능에 필요, 항산화 작용, 멜라닌 합성, 콜라겐과 엘라스틴 형성에 필요, 태아 성장에 필수 요소, 유전자 발현의 조절	코코아, 견과류, 바닷가재, 콩류, 새우, 조개, 참깨, 버섯, 보리, 브로콜리, 마늘, 오렌지, 건포도, 연어, 간, 굴, 달걀, 통밀 등
	망간(Mn)	뼈 성장과 재생, 3대 영양소 대사에 관여, 혈당 조절, 면역기능, 생식기능, 항산화, 신경계 유지, 상처 수복	효모, 콩류, 밀, 녹황색 채소, 해조류, 달걀, 파 인애플 등
	코발트(Co)	비타민 B$_{12}$의 성분, 여러 효소 합성	간, 녹색 채소 등
	크롬(Cr)	인슐린 작용, 음식물 대사, 효소활성, 콜레스테롤 대사	효모, 현미, 해조류, 굴, 감자, 콩, 현미, 치즈 등
	요오드(I)	갑상샘호르몬 티록신 생성, 해독에 탁월, 성장 발육과 두뇌 발달에 매우 중요, 항산화, 항염증, 항암 등 면역기능, 중금속과 할로겐족 등의 독소를 배출하는 디톡스 역할, 인슐린 저항성을 완화, 피부 재생능력, 체내 산도의 알칼리화, 인지능력 개선	해산물, 해조류, 마늘, 버섯, 콩, 시금치, 크랜베리, 요구르트 등
	몰리브덴(Mo)	효소의 촉매	콩류, 곡류 등
	셀레늄(Se)	항균, 항암, 항산화, 중금속 해독 등 면역 작용, 글루타치온 재생에 중요한 역할, 천식 개선, 심혈관 건강에 일조, 갑상샘호르몬 대사에 필요, 성기능 향상, 남성호르몬 생성, 정자 수 증가에 영향	육류, 해산물, 달걀, 견과류, 효모, 마늘, 양파, 파, 브로콜리, 현미, 간, 연어, 고등어, 조기 등

주요 무기질의 결핍증과 과잉증

다량 무기질	결핍증	과잉증
나트륨 (Na)	소화 장애, 혈압 저하, 두통, 구역, 구토, 근육경련, 피로, 실신, 뇌부종	고혈압, 부종, 위암, 위궤양, 신장질환, 골다공증, 심혈관계 질환의 발병률 상승
칼륨 (K)	근육경련, 식욕 저하, 부정맥, 호흡곤란, 고혈압	신장 기능이 저하되어 있을 때 심장박동이 느려져 심장마비 발생 가능, 마비증
칼슘 (Ca)	테타니(손, 발, 얼굴의 근육이 수축, 경련을 일으키는 상태), 구루병, 골다공증, 성장위축, 골연화증, 우울증	변비, 부정맥, 피로, 각종 결석, 관절염, 오십견, 인대 염증, 뇌졸중, 칼슘 이용률 저하, 미량 무기질의 흡수 저해
마그네슘 (Mg)	우울, 천식, 근육경련, 부정맥, 고혈압, 심장마비, 혈전생성 증가, 당뇨	구역질, 허약감, 설사
인 (P)	성장위축(어린이), 골다공증, 골연화증(성인), 식욕 감소, 근육약화, 뼈 통증, 감염에 대한 감수성 증가, 사지 무감각, 저린감, 보행 장애	이차적 부갑상샘호르몬 증가로 인한 골격의 손실, 석회화 축적으로 신장손상, 심혈관계 질환, 골다공증
황(S)	피부 건조와 주름, 동맥경화, 관절염, 피로, 모발 및 손발톱 손상, 잦은 감기	특별한 부작용 없음

미량 무기질	결핍증	과잉증
철 (Fe)	면역력 저하, 성장과 두뇌 발달에 악영향, 빈혈, 인지력 저하, 두통, 어지럼증, 짜증, 식욕 저하, 체온 유지능력 저하	구역, 구토, 복통, 검은 변, 기면, 허약감, 빈맥, 저혈압, 발열, 호흡곤란, 혼수, 노화
아연 (Zn)	잦은 감기, 미각과 후각의 둔화, 상처 회복의 지연, 발육 저하, 손톱에 흰 반점, 정력 감퇴, 거친 피부, 여드름, 탈모, 암, 저혈압, 피로, 기억력 감퇴, 골다공증	철, 구리 흡수 저해, 오심, 구토, 설사, 오한, LDL콜레스테롤 증가
구리 (Cu)	저색소성 빈혈, 탈모, 성장 부진, 골격 이상, 백혈구 감소, 불면증, 다발성 경화증, 통풍, 만성피로, 부종	복통, 구역, 구토, 설사, 변비, 심한 간 손상, 신부전, ADHD, 자폐증, 조현병, 우울증, 분노조절장애, 중독, 여드름, 부신 기능 부전, 피로, 수족냉증, 월경 전 증후군
요오드 (I)	갑상샘 기능 저하, 단순 갑상샘종, 크레틴병, 점액수종, 고혈압, 변비, 탈모, 자폐증, ADHD, 우울증, 제2형 당뇨병, 건선, 생리불순, 전립선질환, 여성 불임, 유산	갑상샘 기능 항진증, 바세도우씨병(갑상샘 중독증)

셀레늄 (Se)	잦은 감기, 노화, 여드름, 갑상샘 기능 저하, 불임	현기증, 구역질, 떨림, 근육통
불소(F)	충치	불소증(반상치)

6) 수분(물)

  수분은 인체의 최다 구성 성분으로서 체중의 45~75%(성인 남자 60%, 여자 55%)를 차지한다. 나이에 따라서는 **연소할수록 그 비율이 높아지고, 연로할수록 낮아진다.** 체내 수분은 세포외액, 세포내액으로 구분하는데, 조직별로 보면 신장, 심장, 폐, 비장, 근육의 순으로 수분함량이 높고, 반대로 지방조직, 뼈에서 수분함량이 낮다. 그러므로 **체중당 수분량은 근육이 발달하고 지방조직이 적을수록 많아진다.**

  마신 물은 약 15분이면 피부의 표면에 이르고 약 25분이면 세포 전체에 이른다. **수분은 영양소를 운반하고 노폐물을 배출시켜 준다. 또한 체내 화학 반응이 일어나는 장이 되며, 체온조절, 타액, 소화액, 점액 등의 성분으로 윤활 작용을 하고, 인체를 충격으로부터 보호해 준다. 수분이 체내와 장에서 제대로 순환하면 위와 장의 환경이 좋아지고 신진대사, 배뇨 및 배설도 좋아지며, 혈액 속 중성지방이나 요산치 등도 줄어들고, 피부가 촉촉해져 결과적으로 몸의 건강과 젊음을 유지할 수 있다.**

  수분은 혈액의 항상성으로 인해 그 불균형이 쉽게 보완되고, 대사 차이, 환경 조건, 활동 정도 등에 따라 필요량이 크게 변동되기 때문에 평균 필요량을 추정하기 어렵다. 또한 나이, 성별, 임신이나 수유, 건강 상태 등의 상황에 따른 차이가 존재하고 관련 문헌도 거의 없다. 성인 기준으로 오줌이나 땀, 날숨 등으로 배출되는 수분의 양이 대략 2L 내외임을 감안하여 섭취기준을 충분 섭취량으로 설정하면 정상적인 식사를 하는 한국인의 1일 수분 섭취기준은 건강한 성인 남자는 총 2.5L(이 중 액체 섭취는 1.2L), 여자는 총 2L(이 중 액체 섭취는 1L) 정도이다.

  한편, 건강에 좋은 물은 무기질을 함유하고, pH가 7.5 정도의 약알칼리성이며, 염소가 들어 있지 않고, 미생물도 없어야 한다. 무기질 비율은 마그네슘:칼륨:칼슘=3:1:1이면 가장 이상적이고 맛도 좋다. 마그네슘 함량이 높으면 쓴맛이 나고, 칼슘 함량이 높으면 물맛은 좋아지나 결석이 생기기 쉽다. 가정용 정수기로 정수한 물은 역삼투압 방식의 경우 무기질 함량이 적고, 중공사막 방식의 경우 여과가 치밀하지 못하다. 수도관을 통해 공급되는 상수에는 미생물 살균을 위해 마지막 처리 과정에서 인체에 해로운 염소를 주입하므로 이를 휘발시키기 위해 끓여서 마셔야 한다.

1〉 수분 결핍

　수분 결핍, 즉 탈수는 여러 가지 원인으로 수분 섭취량보다 수분 배설량이 많아지면서 체내의 수분이 지나치게 손실되는 현상으로 주로 콜레라, 중증의 이질, 혼수, 암의 말기에서 나타난다. 피부 수분이 10% 줄어들면 피부에 하얀 부스러기가 생기거나 울긋불긋해지면서 가려움증이 생기고 심하면 갈라지기도 하는 피부건조증이 생긴다. 체내 총수분량의 2%가 손실되면 갈증을 느끼며, 4%가 손실되면 근육 피로감을 쉽게 느끼게 되고, 어지러움을 느끼거나 집중력이 약해지고, 근육량도 줄며, 변비도 생긴다. 기관지나 코의 점막이 건조해져 감기에 잘 걸리고, 소변량이 줄면서 요로결석의 위험이 증가하며, 입안이 말라 입 냄새가 심해지기도 한다. 체내의 수분부족은 또 노폐물의 배출에 불리한 환경을 조성하므로, 발암물질이 쌓여 암이 발생할 가능성도 커진다. 10%가 손실되면 심근경색증, 심장마비 위험이 급증하고, 12%가 손실되면 무기력 상태에 빠지고, 20% 이상이 손실되면 생명이 위태롭다. 심각한 탈수 증세를 겪게 되면 수분평형이 회복되어도 탈수 중 축적된 노폐물로 인해 신장이 손상될 수 있다. 또한, 세포가 건조해지면 노화가 빨라진다.

2〉 수분 중독

　반면, 수분 섭취량이 수분 배설량보다 많아 수분이 과잉된 상태를 수분 중독이라고 하는데, 설사나 구토 후 또는 외과적 수술 후에 소금을 공급하지 않고 수분만을 대량으로 공급할 때 일어난다. 세포외액의 전해질 농도가 낮아져서 칼륨이 세포외액으로 이동하거나 수분이 세포내액으로 들어가 체액의 삼투압이 저하되는 상태이다. 나트륨 결핍은 나타나지 않으나 저나트륨혈증을 나타내기에 구역질, 구토, 두통, 단기 기억상실증, 혼란, 무기력증, 피로, 식욕부진, 신경과민, 근력 저하, 경련, 발작, 혼수 등이 유발될 수 있다. 신장 사구체 여과량의 감소, 신장 혈행의 변화, 글루코코르티코이드의 결핍, 신장 세뇨관 기능 장애가 나타난다. 급성기에는 안면 홍조, 발한, 흥분, 경련, 혼수가 나타나며, 폐수종이나 심부전의 위험이 있다. 만성증상으로는 탈진, 오심, 구토, 설사, 경련, 혼수가 서서히 일어난다. 헤모글로빈, 헤마토크리트, 총 단백, 나트륨, 칼륨 수치가 감소한다.

7) 식이섬유(식이섬유소; 식이성 섬유; 섬유질; 섬유소)

1〉 제7의 영양소

식이섬유(食餌纖維: dietary fiber)란 인간의 소화효소로는 분해되지 않는 난소화성 고분자 섬유 성분을 말하는데, 탄수화물에 속하는 다당류와 다당류 유도체의 고분자 물질이다. **주로 식물의 세포벽 또는 식물 종자의 껍질 부위에 분포**되어 있는데, 섭취했을 때 체내로 흡수되지 않고 체외로 배출되므로 이전에는 영양학적으로 가치가 없다고 인식되었으나, 1970년대 초 식이섬유를 적게 섭취하는 사람에게서 대장암을 비롯해 심장병, 당뇨병 등의 성인병이 많이 발생한다는 학설이 발표되면서 주목받게 되었고, 결국 당질, 지질, 단백질, 비타민, 무기질 및 수분 등 6대 영양소와는 다른 생리 기능을 인정하여 '제7의 영양소'라고 부르고 있다.

2〉 식이섬유의 특성

식이섬유는 일정량의 물을 흡수하여 보유하는 능력과 보유 수분에 의한 체적 증가 및 팽윤성 등의 특징이 있다. 식이섬유가 보유할 수 있는 수분량은 식이섬유의 종류와 구조에 따라 차이가 있다. 셀룰로스, 리그닌 등은 보수성이 낮으며 펙틴, 구아검 등은 높다. 수용성 식이섬유는 물에 녹으면 물과 결합하여 점도가 높은 졸이 되어 식품 성분의 확산 속도를 억제하는 기능을 지니고 있다. 점도는 구조변화에 따라 달라진다. 식이섬유는 구성 성분에 카복실기와 유산기를 가지고 있어 양이온을 흡착하며 담즙산, 콜레스테롤, 독성물질 등을 흡착하는 능력도 있다.

3〉 식이섬유의 기능

식이섬유의 생리적 기능은 변비, 치질, 대장암, 충수염 등의 예방에 효과적이며, 고혈압, 동맥경화, 심장병 등의 순환기계 질환의 예방에도 도움이 된다는 점이다. 식이섬유를 충분히 섭취하면 영양분의 소화와 흡수를 억제하면서 만복감을 주기 때문에 식후 혈당치의 상승이 억제되어 **당뇨병에도 좋으며, 비만 방지 효과도** 있다. 식이섬유의 효능 중에서 일찍부터 주목되어온 것은 변비의 예방 작용이다. 위와 소장에서 소화되지 않고 대장으로 이송된 식이섬유는 대장 내의 미생물에 큰 영향을 준다. 식이섬유를 섭취하면 장내 비피더스균이 증가하여 대변을 건강하게 하고 신체의 면역력을 높인다. 또한 장의 연동운동을 촉진해서 변이

내장을 통과하는 시간을 단축하고 배변량을 늘리며 대장 벽을 청소하는 빗자루 역할도 해서 숙변 제거에도 좋다. 이렇게 배변이 원활해지므로 변비가 없어지고, 대장암의 예방에도 효과적이다. 한편, 콜레스테롤의 흡수를 막아주므로 성인병을 예방하며, 위장의 공복감을 덜 느끼게 하고, 음식물의 흡수를 더디게 하여 콜레스테롤을 걸러 낸다. 어떤 식이섬유는 장내에서 식염과 결합하여 몸 밖으로 배출시켜 혈압이 올라가는 것을 막아준다. 따라서 고혈압의 치료와 예방에 도움이 된다. 또, 식이섬유는 **장내에서 발생하는 발암물질을 흡착하여 배설하고, 납이나 카드뮴, 수은과 같은 중금속의 흡수를 억제**한다는 보고도 나와 있다.

4〉식이섬유의 종류

식이섬유를 물에 녹는지에 따라 크게 수용성과 불용성으로 나누는데, **수용성 식이섬유**에는 폴리덱스트로스, 펙틴, 구아검, 카라기난, 알긴산 등이 있으며, **불용성 식이섬유**에는 셀룰로스, 헤미셀룰로스, 리그닌, 키틴 등이 있다. 식이섬유의 원료에는 구아검/구아검 가수분해물, 글루코만난(곤약, 곤약만난), 차전자피, 난소화성 말토덱스트린, 대두 식이섬유, 목이, 밀 식이섬유, 보리 식이섬유, 아라비아검, 이눌린/치커리 추출물, 폴리덱스트로스, 셀룰로스 등이 있다.

5〉식이섬유의 섭취

식이섬유가 많은 식품이라 하면 대개 과일과 채소를 생각하게 된다. 그러나 섭취량이 많은 곡류, 두류, 저류 중의 식이섬유도 중요하며, 해조류와 버섯 등에도 많이 들어 있다. 식이섬유는 채소의 질긴 부분(셀룰로스), 무의 갈색 색소(리그닌), 과일 속의 펙틴, 미역·다시마의 끈적끈적한 성분(알긴산), 특히 버섯류에 많다. 육류나 생선, 유제품에는 거의 없다. 섭취 권장량은 한국인의 경우 성인은 1일 20~25g 정도가 좋다고 한다. 미국인의 권장량은 성인 남성은 38g, 여성은 25g이고, WHO에서는 비전분성 다당류 기준으로 1일 16~24g을 권장하며, 총 식이섬유 기준으로 1일 27~40g을 권장하고 있다. 이는 식이 1,000㎉당 14g을 기준으로 한 것이다.

식이섬유는 섭취가 불충분하여도 필수영양소처럼 생물학적 또는 임상적 결핍 증상이 나타나지는 않는다. 그러나 식이섬유의 섭취 부족은 배변량을 감소시키고 이에 따른 장 기능의 저하를 초래할 수 있다. 반면, 너무 많이 섭취하면 물에 녹지 않는 불용성 섬유질일 경우 칼슘, 철분, 아연 등 무기질의 흡수를 방해하므로 좋지 않다. 특히, 하루 60g 정도의 고섬유질 식이는 건강에 위험할 수 있다. 섬유질 섭취가 많고 충분한 수분을 섭취하지 않을 때 섬유질이 장을 막을 수도 있다. 고섬유질 식이는 장에 가스를 발생시키고 피토베조르라는 섬유질 덩이를 만들어 장의 흐름을 막을 수 있다. 또한 설사, 구토, 복부 팽만, 두통, 배변 빈도 증가 등의 부작용을 일으킬 수 있는데, 이러한 위장관 부작용 증세가 발생하더라도 심각한 만성 부작용은 관찰되지 않는다.

8) 피토케미컬

1〉 제8의 영양소

피토케미컬은 그리스어로 식물을 뜻하는 '피토(phyto)'와 화학물질인 '케미컬(chemical)'을 합친 말로, 채소와 과일을 포함한 식물에서 생성되는 화학물질을 총칭하는 표현인데, 1990년대 초부터 학계에서 주목하기 시작했다. **피토케미컬은 식물이 생장에 필요한 기본적인 물질들 외에 경쟁식물이나 병원균, 해충, 포식자 등과 같은 침입자들에 대항하기 위해 만들어내는 일종의 자기 보호물질**이다. 그렇기에 **세포손상 억제 및 면역기능 향상에 도움을 줄 수 있고, 항산화 작용, 항염증 작용, 항암 작용, 항균 작용, 혈류 개선 작용, 소화효소 작용, 해독 작용** 등과 같은 다양한 약리작용을 하는 것으로 밝혀지면서 상당수의 약품에서 활용되고 있다. 이렇듯 인체 내에서 유익한 작용이 뚜렷하여 '제8의 영양소'로도 불린다.

한의학을 비롯한 전통 동양의학에서는 수천 년 전부터 일찍이 식물에서 이러한 약성을 발견하여 본초라는 범주에서 약용식물들을 체계화하고 약재로 삼아 질병 치료에 활용해 왔다. 당시에는 피토케미컬의 개념이 없어 그 기전을 과학적으로 설명하기 어려웠고, 서양에서도 이러한 허브를 이용한 약이나 차, 향료 등의 효험에 대해 명확히 설명하기 곤란했으나, 이젠 그 영험한 약효의 신비가 하나하나 밝혀지고 있다.

2〉 피토케미컬의 종류

식물의 피토케미컬은 전통적으로 약 또는 독으로도 이용되는 등 화합물의 종류에 따라 다양한 특성을 나타내고 많은 활용도를 지니고 있는데, 지금도 이와 관련한 다양한 연구들이 활발히 진행되고 있다. 이러한 피토케미컬은 분자 구조와 생화학적 성질에 따라 크게 페놀 계열, 테르페노이드 계열, 유기황 계열, 알칼로이드 계열로 분류할 수 있다. 이들은 주로 다양한 채소와 과일, 곡물들에 다량 함유돼 있는데, 특히 각 채소와 과일의 고유색상을 나타내는 성분이기도 하다. 최근까지 밝혀진 피토케미컬의 종류는 1만 2천 종이 넘는데, 종류별로 그 효능이 다르다.

예컨대, 토마토, 딸기, 수박, 석류, 빨강 사과, 빨강 고추 등 **빨간색**을 띠는 채소나 과일에는 항암 효과와 면역력 증강, 혈관 건강에 도움이 되는 리코펜이, 그리고 바나나, 파인애플, 망고, 감귤, 옥수수, 당근, 단호박, 고구마 등 **노란색이나 주황색**을 띠면 광합성작용이 지나쳐 활성산소와 자외선으로부터 식물 자신을 지키기 위해 만들어낸 색소이므로 강력한 항산화제로 작용하는 각종 카로티노이드류가, 또 시금치, 브로콜리, 케일, 깻잎, 키위, 근대, 상추, 부추, 오이, 초록 사과, 셀러리, 청경채, 완두콩, 청포도, 초록 피망, 풋고추, 양배추, 아스파라거스, 아보카도 등 **초록색**을 띠는 채소나 과일은 녹색 빛만 반사해서 이루어지는 광합성과 관련되기 때문인데, 특히 간 건강에 도움이 되기에 천연해독제로 불리는 클로로필이, 그리고 가지, 적채, 적양파, 블루베리, 적포도, 자두 등 **보라색**을 띠는 채소나 과일은 강력한 항산화물질인 안토시아닌이, 양파, 마늘, 무, 배, 콜리플라워, 생강, 더덕, 도라지, 인삼 등 **하얀색**을 띠는 채소나 과일은 햇볕을 못 받아 광합성을 못 한 것과 관련이 있는데, 살균 작용을 하는 안토크산틴이, 우엉, 표고버섯, 메밀, 야콘, 미역, 김, 다시마 등 **거무튀튀한 색**을 띠면 항산화물질인 클로로젠산이 풍부하여 색상마다 함유된 피토케미컬의 종류와 효능이 다르다.

피토케미컬의 분류

대계열	소계열	피토케미컬
페놀화합물	모노페놀	에피올, 카노솔, 카바크롤, 딜라피올, 로즈마리놀 등
	플라보노이드 (폴리페놀)	플라보놀 : 케르세틴, 진저롤, 캠퍼롤, 미리세틴, 루틴 플라바논 : 헤스페리딘, 나란제닌, 실리마린 플라본 : 아피제닌, 텐저리틴 플라반-3-놀 : 카테킨, 프로안토시아니딘 플라보놀(안토시아닌) : 페라고니딘, 피오니딘, 시아니딘, 델피니딘, 말비딘 이소플라본 : 다이드제인, 제니스테인, 글리시테인 칼콘 : 중간물질
	페놀산	엘라그산, 갈산, 살리실산, 바닐린, 캡사이신, 커큐민
	하이드록시신남산	카페인산, 클로로젠산, 시남산, 페룰산, 쿠마린
	리그난	실리마린, 세코이솔라리시레시놀
	스틸벤	레스베라트롤
	타닌	엘라그산, 푸니칼라진
테르페노이드 화합물	모노테르페노이드	리모넨, 페릴릴 알코올
	카로티노이드	카로틴 : 알파카로틴, 베타카로틴, 리코펜, 파이토플루엔, 파이토엔 크산토필 : 칸타잔틴, 크립토크산틴, 제아크산틴, 루테인
	사포닌	
	지질	파이토스테롤, 토코페롤, 감마리놀렌산
	트리테르페노이드	올레아놀산, 우르솔산
유기황화합물	글루코시놀레이트	이소티오시아네이트, 인돌-3-카비놀
	알리움 계열	티오설포네이트 : 알리인, 알리신, 아존
알칼로이드 화합물	베타레인 계열	베타시아닌, 베타크산틴

대표적인 피토케미컬의 특징과 함유 식품

종류	특징	함유 식품
케르세틴	· 폴리페놀의 일종인 플라보놀 계열 · 양파를 물에서 30분 정도 끓이면 섭취 용이 · 항산화, 항염증, 항바이러스, 항알레르기, 위장보호 · 당뇨합병증 및 심혈관계 질환 예방 · 피부암과 전립선암 등에 대한 항암 작용	양파, 포도, 사과, 크랜베리, 메밀, 콩류 등
진저롤	· 폴리페놀의 일종인 플라보놀 계열에 속하며, 생강에만 들어있는 물질 · 구토 억제, 항염증, 항산화 · 에너지대사 촉진으로 체열 발생 · 대장암과 난소암에 대한 항암 효과	생강
캠퍼롤	· 폴리페놀의 일종인 플라보놀 계열에 속하며, 뜨거운 에탄올에 쉽게 용해 · 강력한 항산화 작용 · 동맥경화 방지, 유방암 등의 암 예방, 항암제에 대해 내성이 생기는 것을 억제	양배추, 사과, 양파, 자몽, 감귤류, 포도, 은행잎 등
헤스페리딘	· 폴리페놀의 일종인 플라바논 계열에 속하는 비타민 P · 항산화, 항염증, 지질개선 · 알레르기와 건초열 감소, 골연화증 방지, 항암	감귤류 껍질
아피제닌	· 폴리페놀의 일종인 플라본 계열에 속하는데, 전체 폴리페놀의 68% 차지 · 항산화, 항염증, 항알레르기, 우울증 억제, 골연화증 방지, 심근 보호 · 염증성 장질환과 피부병에 효과, 통풍 예방 · 소화기계 암, 전립선암, 유방암, 자궁경부암, 난소암, 폐암, 백혈병 등의 예방에 효과가 있고, 암세포의 성장과 전이도 억제	파슬리, 셀러리, 캐모마일, 바질 등의 허브, 사과, 토마토, 시금치, 브로콜리, 양파, 대파 등
시아니딘	· 붉은빛을 내는 폴리페놀인 안토시아닌 계열 · 베리류를 비롯한 검붉은 과일과 채소의 껍질에 다량 함유 · 항산화, 항염증, 항암 · 심혈관계 질환, 암, 비만, 당뇨병 등 예방	빨간 사과, 배, 베리류, 체리, 복숭아, 자두, 코코아 등
제니스테인	· 폴리페놀의 일종인 이소플라본 계열 · 식물성 에스트로겐 · 암, 죽상동맥경화, 골다공증 방지	콩류

	·유방암, 직장암, 자궁내막암, 전립선암 등에 대한 항암 작용 ·항산화 작용 ·알코올 중독 치료 효과	
엘라그산	·폴리페놀에 속하며, 주로 장미과 식물에 함유 ·간의 해독기능 개선, 항산화, 항돌연변이, 항암 ·특히, 유방암, 식도암, 전립선암, 장암, 폐암 등에서 항암 효과 입증	블랙베리, 산딸기, 딸기, 크랜베리, 체리, 복숭아, 자두, 사과, 배, 호두, 석류 등
커큐민	·폴리페놀의 일종인 페놀산 계열에 속하는 노란색 물질 ·강력한 항산화, 항염증, 항암 작용 ·특히, 대장암 등 소화기계 암에 효과 ·알츠하이머성 치매 예방, 체지방 감소, 뇌졸중 예방, 숙취 해소, 간 기능 회복 ·당뇨병, 자가면역질환, 심혈관계 질환에 도움	강황, 울금, 생강 등
쿠마린	·폴리페놀의 일종인 하이드록시신남산 계열 ·항균, 항산화, 혈류 개선, 부종 개선	감귤류, 옥수수 등
레스베라트롤	·폴리페놀의 일종인 스틸벤 계열 ·베리류 껍질에 다량 함유 ·강력한 항암, 항산화, 노화 억제, 심혈관계 질환 예방	포도, 베리류 등
리모넨	·휘발성이 크고 향이 강한 모노테르페노이드 계열. 감귤류 껍질에 다량 함유 ·스트레스 및 염증 억제, 피부세포 재생, 심혈관계 질환 예방, 항바이러스 작용, 진정 작용, 혈당 강하 작용 ·림프종 세포와 유방암 세포의 증식 억제, 대장암 등에 대한 항암 효과	레몬, 셀러리, 오렌지, 만다린 등
베타카로틴	·카로티노이드의 일종인 카로틴 계열에 속하는 비타민 A의 전구체 ·노란색을 띠는 채소나 과일에 다량 함유 ·성장, 발달, 면역, 시력에 중요한 역할 ·암과 심혈관계 질환 예방, 항산화, 피부보호	당근, 오렌지, 감, 감귤, 호박, 고구마, 옥수수, 브로콜리, 시금치, 케일 등
리코펜	·카로티노이드의 일종인 카로틴 계열에 속하며, 빨간색 과일이나 채소에 다량 함유 ·열과 기계적 자극을 가하면 체내 흡수율 제고 ·매우 강력한 항산화제	토마토, 수박, 살구, 당근, 비트, 자몽 등

	· 전립선암, 위암, 대장암, 폐암, 유방암, 자궁경부암, 난소암 등 예방 효과 · 심혈관계 질환 예방 및 치료, 골다공증, 고혈압, 남성불임, 파킨슨병, 알츠하이머성 치매, 당뇨 합병증 등 예방, 면역기능 향상	
루테인 / 제아크산틴	· 카로티노이드의 일종인 크산토필 계열에 속하는 화학식이 같은 이성질체 · 자외선으로부터 망막의 황반과 수정체를 보호하여 노인성 백내장과 퇴행성 황반변성을 예방 · 관상동맥질환 및 뇌졸중 감소, 피부암과 햇볕에 의한 화상의 위험 감소 효과	옥수수, 난황, 브로콜리, 강낭콩, 완두콩, 양배추, 방울양배추, 케일, 시금치, 양상추, 키위 등
감마 리놀렌산	· 지질 계열에 속하는 오메가6 지방산의 일종 · 혈중 콜레스테롤 수치를 낮추는 데 효과적인 프로스타글란딘의 생체 내 합성에 필수적인 물질 · 혈관 질환, 비만, 월경 전조증, 노화 예방 · 혈당 강하, 항염증, 항암, 골다공증, 관절류머티즘, 폐경기 증후군, 피부 건강 유지 등에 효과적	달맞이꽃, 보리지, 블랙커런트 등
이소티오 시아네이트	· 유기황화합물의 일종인 글루코시놀레이트가 효소의 작용으로 분해되면서 얻어지는 물질 · 십자화과 채소에 다량 함유 · 폐암, 유방암, 대장암 예방에 특효 · 헬리코박터 파일로리 항균, 항염증, 항암	브로콜리, 케일, 콜리플라워, 양배추, 무, 겨자, 청경채, 배추 등
인돌-3- 카비놀	· 유기황화합물의 일종인 글루코시놀레이트가 효소의 작용으로 분해되면서 얻어지는 물질 · 강력한 항암 작용, 특히 에스트로겐 대사를 조절하여 유방암, 자궁경부암 등의 치료에 효과적	브로콜리, 양배추, 케일, 겨자잎 등
알리신	· 유기황화합물의 일종인 알리움 계열 · 강력한 항균물질	마늘, 양파
클로로필	· 녹색식물의 잎 속에 들어 있는 화합물로 엽록체의 그라나 속에 함유된 엽록소 · 천연해독제 · 간세포 재생, 중금속 등 유해 물질 배출, 활성산소 제거, 피부 건강 증진	시금치, 상추, 오이, 양배추, 아보카도 등

3〉 피토케미컬의 섭취

한편, WHO에서는 매일 400g 이상의 채소와 과일의 섭취를 권장하고 있으며,

한국영양학회는 매일 채소 490g, 과일 200~300g을 권장한다. **피토케미컬이 결핍되면 면역력이 떨어져 각종 질환에 걸릴 확률이 높아지고, 암이 발병할 위험도 증가하며, 노화도 빠르게 진행되기 쉽다. 반면, 독성이 있는 피토케미컬도 있기에 이들은 과다 섭취 시 건강을 해칠 수도 있다.**

예를 들면, 커피나 차 등 일부 식물의 열매나 잎, 씨앗 등에 함유된 **카페인**은 항산화나 항균 작용 등의 긍정적인 효능도 있지만, 중추신경계에 작용하여 정신을 과각성시켜 신경과민, 심계항진, 두통, 불면증을 유발하거나 장기간 다량 섭취 시 위·식도 질환과 카페인 중독 등을 일으킬 수 있다. 또, 담뱃잎에 다량 함유되어 있고 토마토나 감자와 같은 가짓과 식물의 잎에서도 발견되는 **니코틴**은 중추신경과 말초신경을 흥분시키는 물질인데, 내성과 의존성, 금단증상을 일으킨다. 처음 섭취하거나 고용량으로 섭취하여 급성 중독이 되면 구역, 구토, 무력감, 복통, 설사, 두통, 빈맥, 혈압상승, 집중 곤란, 착란, 감각장애, 불면, 경련, 호흡마비 등에 이어 사망에까지 이를 수 있다. 만성 중독 시 만성적인 인두염이나 기관지염이 생기고, 심계항진, 부정맥, 협심증, 간헐성 파행증 등과 같은 심혈관 증세 외에 식욕부진, 소화불량 등의 위장 증세, 불면, 편두통, 진전, 신경통, 시신경 장애 등과 같은 신경계 증세가 나타나는데, 특히 끊으려고 하면 우울, 불안, 집중력 저하, 식욕 증가, 불면증 등의 금단증상이 발생하기 때문에 계속 의존하려 하게 된다. 이 밖에 **천연마약으로 분류되는 모르핀, 코카인, 코데인** 등은 소량으로도 강한 중독성과 금단증상을 보인다.

9) 기타 영양소

1〉 코엔자임Q10(코큐텐)

코엔자임Q10은 인체에 존재하는 다양한 조효소 중 하나로 세포 속 미토콘드리아에서 발견되는 지용성 항산화제다. 심장, 간, 신장, 폐, 췌장의 에너지 생산에 필수적인 역할을 하고 체내에서 자연적으로 합성되지만, **20대에 정점을 찍은 후 서서히 체내 합성량이 감소한다.** 코큐텐은 혈압 강하, 혈당 조절, 피부 건강 등에 도움을 주고, 편두통을 치료하며, 파킨슨병, 루게릭병과 같은 신경 퇴행성 질환을 완화하고, 운동 지구력을 향상하는 것으로 알려져 있다. 나이가 들면서 특히 심장에서의 농도 감소가 가장 뚜렷하므로 결핍되면 심장질환을 유발할 수도 있다. 육류 등의 음식을 통해서 섭취할 수 있으나 소량밖에 충당되지 않으므로 질환자나 고연령대에서는 따로 영양제를 통해 보충해 주는 것이 좋다. 단, 과다 섭취 시 불면증, 간 효소 상승, 발진, 두통, 속쓰림 및 권태감 등이 나타날 수도 있는 것으로 보고되고 있다.

체내 코엔자임 Q10의 함량 변화

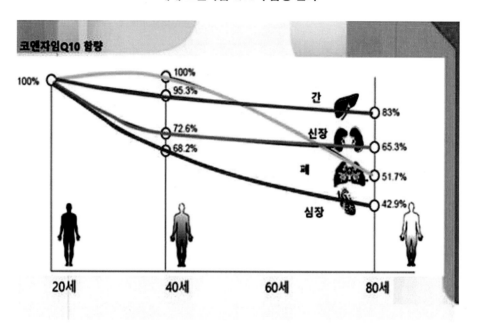

2〉레시틴

레시틴은 생체막의 주요 구성 성분으로 인지질인데, 천연 유화제 역할을 해서 다른 영양 성분이 인체에 흡수될 수 있게 도와준다. LDL 수치를 낮추는 효과가 있고, 두뇌에 영양을 공급해 단기 기억력 장애나 조울증을 완화하는 효과도 있다. 또, 간에 지방이 축적되는 것을 억제하는 효과가 있으며, 전립선을 건강하게 한다.

만약 레시틴이 부족하게 되면 세포 내 영양분의 왕래가 원활하게 이루어지지 않기 때문에 피로, 면역력 저하, 불면증, 건망증, 동맥경화, 당뇨병, LDL콜레스테롤 증가 등 다양한 증상들이 나타나게 된다. 과다 섭취 부작용은 거의 없는데, 평소 알레르기가 심하면 두드러기나 가려움 등의 증상이 나타날 수 있다. 주로 난황이나 각종 콩류 음식, 통곡류, 참기름 등의 식품을 통해 섭취할 수 있고, 시중에 나와 있는 영양제 형태로도 보충할 수 있다.

3〉 L-카르니틴

L-카르니틴은 지방산 대사에 필수적인 작용을 하는 조효소로 아미노산 유도체이다. 이것은 지방산을 세포 내에서 에너지를 만드는 기관인 미토콘드리아로 수송하여 심장 근육세포의 산화 스트레스, 염증 및 괴사를 감소시켜 심장 보호 효과를 나타낸다. 지방 대사에 중요한 역할을 하기에 체지방을 줄이고 근육량을 늘려 체중감소에 도움을 준다. 또 젖산의 생성을 줄여 피로감을 감소시키고 혈당조절에 도움을 준다. 성기능 향상에 도움이 되고 남성호르몬인 테스토스테론의 분비 촉진에도 도움이 된다.

일반적으로는 건강한 사람은 간, 뇌, 신장에서 충분히 생합성되고 육류나 유제품과 같은 음식을 통해서 충분히 섭취할 수 있다. 만약 결핍되면 근력 저하, 대사성 산증, 저혈당, 간 기능 장애, 간성뇌증 등이 생길 수 있다. 과다 섭취 시 메스꺼움, 구토, 설사, 복부 경련 등이 생길 수 있다.

4〉 스콸렌

스콸렌은 상어 간유, 올리브, 아마란스 씨, 쌀겨, 맥아 등에 많이 들어있는 불포화 탄화수소($C_{30}H_{50}$)로서 인체의 여러 조직에도 존재한다. 식물과 인간을 포함한 거의 모든 동물은 스콸렌을 생산한다. 스콸렌은 **체내에서 스테로이드 호르몬과 비타민 D, 담즙산, 콜레스테롤의 생합성**에도 이용된다. 스콸렌은 **미용 보조제로도 사용되며 최근에는 면역보조제로 사용**되고 있다. 인체에서의 스콸렌 분포는 피부가 가장 높고, 그다음이 지방조직, 간, 소장 순으로 관찰되었다고 한다.

스콸렌은 **항암제 독성에 대한 보호 효과, 환경 독성물질 및 중금속에 대한 보호 효과, 방사선에 대한 보호 효과, 피부에 대한 항산화 효과, 항암 효과, 면역기능 개선 효과** 등이 보고되었다. 탁월한 지용성을 갖고 표면장력이 대단히 약하기에 세포나 조직 속으로 잘 침투하며, 그 안에 축적된 지용성 농약이나 발암물질, 환경오염 물질, 중금속 등을 용해하여 조직 밖으로 배출시키는 해독 작용을 한다. 또한 세균, 암세포 등 외적을 제거하는 망상 내피조직 기능을 촉진하고, T세포 기능과 탐식세포 활동력을 증가시켜 항암 작용을 활발하게 한다. 그리고, 노폐물을 배설시키고 신진대사를 활발히 함으로써 산소를 세포 내에 공급하여 새로운 세포가 생성되게 하고 탄력과 윤기가 있는 피부로 만들어준다.

스콸렌은 10대 후반의 여성에게 가장 많고, 20대 중반부터는 차츰 감소하기 시작하는데, 결핍되면 보습 작용이 잘 안 되어 피부가 건조해지고, 주름이 생기며, 피부노화가 촉진된다. 한편, 미용 보조제나 면역보조제로 과다 섭취하면 설사나 복통 등의 가벼운 위장관 장애가 발생할 수 있다.

5〉 글루타치온

글루타치온은 글루탐산, 시스테인, 글리신의 세 가지 아미노산으로 이루어진 결정성 펩타이드이다. 글루타치온은 세포가 손상되지 않도록 보호하고 유해 화합물의 독성을 제거하는 데 도움을 준다. 세포 내 글루타치온 수치를 유지하면 세포 기능을 적절하게 유지하고 면역계 건강을 지키고 노화를 지연할 수 있다고 한다. 글루타치온은 **기본적으로 항산화물질이고, 면역기능을 활성화하며, 미토콘드리아에도 영향을 미쳐 세포 에너지 생산에도 기여하고, 다양한 세포 기능에도 중요한 역할을 하며, 해독기능**을 한다.

나이가 들수록, 그리고 독소, 약제, 환경오염, 산화적 손상을 일으키는 화합물에 많이 노출될수록 글루타치온 수치는 낮아지는 경향이 있다. 단순히 아세트아미노펜(예: 타이레놀)을 복용하기만 해도 글루타치온 수치는 크게 떨어질 수 있다. 글루타치온 결핍은 인지력 저하, 제2형 당뇨병, 만성 신장질환, 만성 폐쇄성 폐질환, 비만, 심각한 심장질환 등 거의 모든 만성 질환과 노화와 관련된 질환과 관련이 있다. 노화는 바이러스 감염 등 다양한 원인으로 인한 사망뿐 아니라 중병 및 합병증을 불러올 수 있는 잘 알려진 위험 요소이다. 글루타치온 수치가 낮으면 세포는 산화적 손상에 더욱 취약해진다. 또한 글루타치온 수준이 내려가면 면역계뿐만 아니라 호흡기와 위장관의 보호벽도 손상될 수 있다.

단, 과다 섭취하면 구토, 복통, 구역질, 식욕부진 등의 다양한 부작용이 발생할 수 있다.

2. 불량식품

불량식품(junk food)이란 패스트푸드와 인스턴트식품 등과 같이 열량은 높아도 필수영양소가 부족한 식품을 통틀어 일컫는 말이다. 햄버거, 핫도그, 피자, 치킨, 도넛, 감자튀김 등의 패스트푸드와 라면류, 과자류, 튀김류, 탄산음료 등이 포함된다. 불량식품은 고열량, 고지방일뿐더러 염분과 식품첨가물 등이 많이 들어 있어 비만과 성인병의 주원인으로 지목되는 한편, 우리 몸에 꼭 필요한 비타민과 무기질, 식이섬유 등은 거의 들어 있지 않아 영양 불균형으로 인해 여러 질병이 발생할 가능성이 있다.

한편, 설탕을 포함한 식품류, 마가린이나 쇼트닝 등 가공유지, 버터나 유지, 돼지기름과 같은 포화지방, 흰쌀이나 밀가루로 만든 떡볶이, 각종 주류 등도 열량만 높고, 비타민, 무기질, 단백질, 식이섬유 등이 거의 들어 있지 않아 사실상 불량식품에 속한다. 사람의 몸은 음식을 영양소 형태로 흡수하는데, 영양 밀도가 낮은 이러한 빈 열량 식품을 지속적으로 섭취하면 에너지 활용률이 떨어져 체내에 불필요한 체지방이 축적되고, 결국 건강에 악영향을 미치게 된다.

결국, 이들 불량식품은 말초적 미각에만 강렬히 호소할 뿐 건강에는 오히려 해악을 초래하는 각종 질병의 선봉대에 지나지 않는다.

1) 탄산음료의 유해성

특히, **탄산음료에는 설탕, 탄산, 카페인, 인산, 그 밖의 인공첨가물들이 들어가므로 과다 섭취 시 비만, 당뇨병, 지방간, 심뇌혈관질환, 골다공증, 치아 부식, 충치, 천식, 신장결석, DNA 노화 등을 유발**할 수 있다. 탄산음료를 비롯해 시판되는 가당 음료에는 액상과당이 많이 들어 있다. 액상과당은 과당과 포도당이 한 분자씩 화학 결합을 한 형태로 설탕 시럽보다 점성이 높은 액상 혼합물로서, 설탕보다 값은 싸고 단맛은 강해 과자류나 음료 제조에 널리 이용되고 있다. 음료에 액상과당을 주로 사용하는 이유는 설탕보다 저렴한데다 설탕을 사용할 때보다 음료를 훨씬 많이 마시게 만들기 때문이다. 또한 식욕을 억제하는 호르몬인 렙틴의 분비를 차단하므로 포만감을 잘 못 느끼게 하여 과식을 유도하기 쉽다. 과당은 체내 흡수가 빨라 혈당 상승을 유발하기도 한다. 액상과당이 함유된 음료를 하루에 2잔씩 마시면 마시지 않은 사람보다 당뇨병에 걸릴 확률이 60% 이상 높아진다는 연구 결과도 있다. 이 밖에도 과도하게 섭취하면 저성장이나 ADHD를 유발할 수 있다.

2) 높은 열량과 해로운 지방

불량식품은 같은 양이라도 다른 음식에 비해 열량이 높다. 즉 밥 한 공기는 300kcal 정도인데 비슷한 중량의 햄버거는 약 500kcal이다. 고열량의 불량식품을 즐겨 먹으면 체중이 증가하며, 비만은 당뇨병, 고지혈증, 동맥경화증, 지방간 등 성인병(생활습관병)의 원인이 될 수 있다. 또한, 짧은 시간에 맛있게 조리하기 위해 대부분 튀기거나 볶는 조리법을 사용하므로 지방 함량이 높다. 우리나라 전통 한식을 먹을 때에는 총 섭취 열량의 20% 정도를 지방으로 섭취하지만, 피자는 40% 정도, 치킨은 60% 이상을 지방으로 섭취하게 된다. 특히, 감자튀김, 프라이드치킨, 팝콘, 튀긴 과자나 각종 튀김류 등 튀긴 식품에는 트랜스지방산이 포함되어 있는데, 이것은 과체중과 더불어 혈관에 염증을 유발함으로써 심혈관계 질환을 일으킬 수 있는 위험인자가 된다.

3) 나트륨 과잉

불량식품은 대부분 소금(나트륨)을 많이 함유하고 있다. 최근 식약처 조사에 따르면, 이들 가공식품의 경우 우리나라 성인의 하루 나트륨 섭취 제한량인 3,450mg의 약 2/3에 해당하는 양의 나트륨이 들어있는 것으로 조사되었는데, 이 양은 미국의 제한량인 2,400mg에 근접하고 영국의 제한량인 1,600mg을 초과해 약 1.3배에 해당하는 수준이다. 나트륨의 과잉 섭취가 고혈압, 뇌졸중, 동맥경화증 등 심혈관계 질환의 위험을 높인다는 사실은 이미 상식이 된 지 오래다.

4) 중독성

프린스턴 대학 연구팀에서는 **패스트푸드가 마치 마약인 헤로인과 유사하게 중독성을 지니는 식품**이라는 증거를 찾아냈다. 패스트푸드에는 당과 지방의 함량이 높아 행복 호르몬의 분비를 자극하는데, 섭취를 갑자기 중단하면 마치 마약 중독의 금단증상처럼 불안, 경련, 공포 등의 상태를 겪게 된다는 사실을 동물실험으로 밝혀냈다.

5) 포장재의 유해성

또, 패스트푸드와 인스턴트식품은 플라스틱 산업과 결탁해 있다고 봐도 무방할 정도로 포장 시 플라스틱을 많이 사용한다. 이때 식품이 포장 재료와 상호작용을 일으키면서 포장재의 유해화학물질들이 식품으로 유입될 수 있다. 이들 식품은 주로 갓 데워서 뜨겁게 제공되는 경우가 많으므로 그 위험성이 더 커진다고 할 수 있다.

6) 영양소 변성

그리고, 인스턴트식품은 제조해서 섭취할 때까지 많은 처리 공정과 온도변화를 겪어야 하는데, 그 과정에서 비타민의 파괴가 일어날 뿐 아니라 녹말 분자의 결합이 유발되어 소화와 흡수를 방해하여 소화불량과 복부 팽만을 일으키기 쉽다.

7) 세계보건기구(WHO)가 선정한 세계 10대 피해야 할 불량식품

위와 같은 건강상의 유해성으로 인해 스웨덴을 비롯한 유럽 각국과 미국, 캐나다, 오스트레일리아 등의 선진국들이 중심이 되어 이들의 상업적 광고에 대해 엄격한 제한을 두고 있다. 아울러 WHO에서는 피해야 할 불량식품 10종을 선정해서 발표하였다.

① 기름에 튀긴 음식 : 감자튀김, 프라이드치킨, 팝콘, 탕수육 등

  - 트랜스지방이 다량 들어 있어 비만, 심혈관질환의 원인이 될 수 있다.

② 설탕에 절인 과일 식품 : 망고칩, 파인애플칩, 살구칩 등

  - 가공 과정에서 식품첨가물과 다량의 설탕이 들어가 과량섭취 시 비만, 당뇨, 충치 등의 원인이 될 수 있다.

③ 소금에 절인 음식 : 젓갈류 등

  - 고혈압, 후두암, 염증의 원인이 되고, 신장에 큰 부담을 줄 수 있다.

④ 육가공 식품 : 햄, 소시지, 베이컨 등

  - 발암물질인 아질산염과 방부제가 다량 들어 있다.

⑤ 통조림 : 참치, 생선, 과일 통조림 등

  - 가공 처리 과정에서 방부제나 식품첨가물이 다량 들어가고 비타민이나 영양소가 파괴되며, 열량은 높지만, 영양가는 낮다.

⑥ 숯불에 구운 음식 : 직화구이, 숯불갈비 등

- 불꽃에 직접 닿아 타거나 그을리면 발암물질이 생긴다.

⑦ 냉동 간식류 : 아이스크림, 셔벗 등

　- 다양한 색소, 착색료 등의 식품첨가물이 들어가고, 높은 당도로 비만, 당뇨, 지방간, 심혈관질환 등 성인병의 원인이 될 수 있다.

⑧ 인스턴트식품 : 햄버거, 라면 등

　- 높은 열량과 염분, 방부제, 향료, 기타 식품첨가물이 다량 들어 있어 고혈압과 염증의 원인이 될 수 있다.

⑨ 탄산음료 : 콜라, 사이다, 환타 등

　- 체내의 철분과 칼슘 등을 배출시키고, 높은 당도로 당뇨나 충치를 유발할 수 있다.

⑩ 과자류 : 칩, 크래커, 비스킷, 쿠키 등

　- 향료나 착색료 등이 다량 들어 있고, 높은 열량으로 비만과 성인병의 원인이 될 수 있다.

3. 유해 식품첨가물

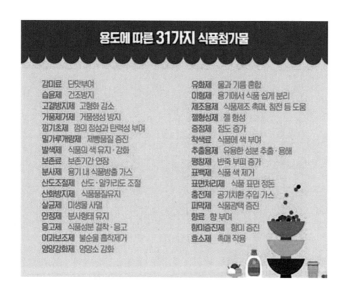

우리나라의 현행 식품위생법 제2조 제2호에 따르면 '식품첨가물'이란 식품을 제조·가공·조리 또는 보존하는 과정에서 감미, 착색, 표백 또는 산화 방지 등을 목적으로 식품에 사용되는 물질을 말하고, 이 경우 기구·용기·포장을 살균·소독 하는 데에 사용되어 간접적으로 식품으로 옮아갈 수 있는 물질을 포함한다고 규정하고 있다. 즉, **가공식품을 만드는 데 필요한 천연 식품과 포장 재료를 제외한 거의 모든 것**이다.

식품의약품안전처장은 식품위생심의회의 의견을 들어 사람의 건강을 해칠 우려가 없는 경우에만 판매의 목적으로 제조, 가공, 수입, 사용, 저장 또는 진열하여도 좋은 화학적 합성품을 첨가물로 지정하며, 이에 필요한 성분의 규격과 사용 기준을 정할 수 있도록 하였다.

우리나라에서 가공식품을 만들기 위해서는 식품의약품안전처가 발행한 식품 첨가물공전에 수록된 지정 첨가물만 사용해야 한다. 2018년 기준 식품첨가물공 전에 지정된 첨가물은 613종인데, 매년 첨삭 보수된다. 그리고 식품첨가물은 원래의 목적하는 효과를 달성하기 위한 최소량을 사용하게끔 되어 있다. 전문가들은 단순히 '무엇'을 먹느냐보다 그것을 '얼마나' 먹느냐가 그것의 안전성을 결정한다는 견해를 갖고 있다. 그러므로 특정 첨가물의 일일섭취허용량을 따로 정해 두고 있다. 식품첨가물은 식품과 함께 매일 섭취하므로 해롭지 않아야 함은 물론이고 장기간에 걸쳐 섭취해도 만성적인 독성이나 발암성의 위험이 있어서는 안 된다. 첨가물에 섞여 있는 불순물 중에는 유독 성분이 함유될 수 있으므로 특별히 주의할 필요가 있다. 이러한 위험성을 사전에 방지하기 위하여 품질검정의 과정을 반드시 거치는데, 독성시험은 엄격한 동물실험으로 확인하게 된다. 결과는 식품위생심의회에서 평가한다. 그러나 의약품처럼 인체에 대한 임상시험을 하지는 않기 때문에 인체에 끼치는 해악을 정확히 파악하기 힘들 수도 있다.

1) 감미료 - 식품에 단맛을 부여하는 설탕 이외의 식품첨가물

설탕은 그 자체가 나쁘지는 않지만, 많이 먹으면 건강에 해롭다. 이 때문에 설탕을 대신하여 단맛을 내게 해 주는 다양한 첨가물들이 존재하는데, 이를 감미료라고 한다. 합성 감미료에는 사카린나트륨, 아스파탐, 수크랄로스, 아세설팜칼륨, 글리실리진산이나트륨, 자일리톨 등이 있다. 안전성을 검증했다고는 하나 암, 대사 장애, 편두통, 체중증가, 혈관 질환, 신장 기능 장애, 간 독성, 장내 미생물에 대한 부작용 등이 여전히 우려되고 있다. 특히, 아스파탐은 뇌종양과의 관계가 거론되고 있으며, 나아가 백혈병이나 림프종을 일으킬 가능성도 지적되고 있다. 또, 수크랄로스는 설탕의 600배에 달하는 단맛을 지녀 시판 음료수에 많이 사용되지만 138℃ 이상으로 가열하면 유독 기체인 염소가 발생한다.

2) 고결방지제 - 가루가 서로 엉겨 붙어서 덩어리지고 굳어지는 것을 막기 위한 식품첨가물

분말이 습기를 흡수하면 덩어리가 되어 품질이 저하될 수 있기에 이를 방지하기 위해 고결방지제를 쓴다. 규산마그네슘, 규산칼슘, 결정 셀룰로스, 실리코알루민산나트륨, 페로시안화칼륨, 페로시안화칼슘 등이 있다. 보통 수입산 소금, 캔디 등의 제품에서 발견되는 고결방지제로 실리코알루민산나트륨이 있는데, 산화 실리콘과 알루미늄이 함유된 첨가물이다. 여러 연구를 통해 알루미늄과 알츠하이머병과의 관련성, 잠재적 위험 가능성이 계속 보고되고 있고, 우리나라 식약처에서도 알루미늄이 든 재료의 사용을 줄이는 방향으로 권고하고 있다.

3) 발색제 - 식품에 색소를 유지, 강화하는 데 사용되는 식품첨가물

먹음직스러워 보이기 위해서 가공식품에서는 식품의 색을 유지하기 위해 신경을 쓰게 된다. 우리나라에서 허가된 발색제로는 아질산나트륨, 질산나트륨, 질산칼륨이 있다. 햄이나 소시지 같은 육가공 제품에는 아질산나트륨이 필수적으로 들어간다. 색깔을 좋게 하고 식중독균의 증식을 막아 보존성을 높이기 때문이다. 하지만, 과다 섭취 시 혈관 확장, 헤모글로빈 기능 저하 등의 문제를 일으킬 수 있다. 또한, 체내에서 아민류와 결합하면 나이트로사민이라는 발암물질을 생성할 수 있다. 또, 어묵에 주로 사용하는 보존료인 소브산과 함께 조리하는 과정에서 에틸니트릴산이라는 돌연변이를 유발할 수 있는 물질로 변화될 가능성이 크다. 특히, 명란젓에 들어가면 반응하여 발암성 물질로 변화해 위암 등을 일으킬 수 있다.

4) 보존료 - 미생물에 의한 변질을 방지하여 식품의 보존 기간을 연장해 주는 식품첨가물

보통 식품에는 양분이 포함돼 있으므로 미생물이 증식하게 마련인데, 이를 억제하여 식품의 부패를 방지하기 위한 대표적인 보존료에는 소브산, 안식향산, 프로피온산 등이 있고, 우리나라의 경우 13종의 합성보존료가 허가되어 있다. 이 가운데 안식향산은 벤조산 등으로도 불리는데, 발암성 물질인 벤젠이 생길 수 있으므로 다량 섭취를 경계해야 한다.

5) 분사제 - 용기에서 식품을 뿜어내게 하는 기체 식품첨가물

산소, 이산화탄소, 아산화질소, 질소가 쓰인다. 아산화질소는 분사 기능이 우수하고 지방에 잘 용해되기에 휘핑크림 제품의 가스로 많이 이용된다. 아산화질소는 혼입하게 되면 기침, 호흡곤란, 어지러움, 졸림 등의 부작용이 생길 수 있다. 농도가 증가함에 따라 정신운동 능력이 저하되고 의식을 잃거나 사망에 이를 수도 있다.

6) 산도조절제 - 식품의 산도나 알칼리도를 조절하는 데 사용되는 식품첨가물

식품의 산도를 적절하게 조절하면 미생물의 증식을 억제할 수 있고 산화 방지도 가능하기에 보존 효과가 높아진다. 산도조절제에는 수산화나트륨, 황산, 구연산, 사과산, 인산 등이 사용 가능한 첨가물로 지정되어 있다. 합성식초는 빙초산을 이용하게 되는데 유통되는 빙초산의 경우 초산 농도가 29%까지 함유되도록 허용되어 있어 강한 초산이라 화상 등의 문제가 쉽게 발생할 수 있다.

7) 산화방지제 - 공기, 빛, 금속, 열 등에 의한 지방의 산패, 색상의 변화 등 산화로 인한 식품 품질 저하를 방지하여 식품의 저장 기간을 연장해 주는 식품첨가물

산화방지제는 천연 성분에서 유래한 비타민 C, 토코페롤뿐 아니라 디부틸히드록시톨루엔, 몰식자산프로필, 이디티에이 등 총 39종이 허가되어 있다. 디부틸히드록시톨루엔은 과량섭취 시 과잉행동이나 발암성을 증가시킬 수 있음이 보고되었다.

8) 살균제 - 미생물을 사멸시키기 위해 사용되는 식품첨가물

보존성을 가진 안전한 식품을 만들기 위해서는 미생물의 증식을 막아 부패하지 않도록 해야 한다. 이에 살아 있는 식중독균을 애초에 차단하고자 살균제를 사용하는데, 오존수, 이산화염소, 이산화염소수, 차아염소산나트륨, 차아염소산

칼슘, 차아염소산수, 과산화수소 등이 있다. 차아염소산나트륨은 흔히 락스라는 상표명으로 불리는데, 식품공장에서는 과일, 채소 등의 살균 목적으로만 사용될 수 있고, 식품의 완성 전에 반드시 제거되어야 한다. 발암성은 없다고 하나 매우 강력한 산화제이므로 농축 용액일 때 화상 등의 위험성이 높고, 살균이나 세척 등에서 잔류하던 물질이 식도나 위 점막의 손상, 쇼크를 유발할 수 있다. 또, 비타민B군과 C가 50% 이상 감소한다는 연구 결과도 있다. 특히, 염소의 작용으로 식수 등을 소독하다가 발생하는 부산물인 클로로포름, 트리할로메탄 등이 더 큰 문제인데, 이들은 IARC 2B군에 속하는 인체 발암 가능 물질로 분류된다.

9) 안정제 - 두 개 또는 그 이상의 섞이지 않는 성분이 균일한 분산 상태를 유지하도록 하는 식품첨가물

예를 들면, 마요네즈가 물과 기름으로 분리되지 않도록 해 주는 첨가물이 안정제이다. 시클로덱스트린, 시클로덱스트린시럽, 옥시스테아 등이 있다. 글리세린, 프로필렌글리콜, 젤라틴, 에스테르검 등 증점제도 모두 안정제로 사용된다. 시클로덱스트린은 장기간 섭취 시 고혈압, 장염, 대사증후군 등의 부작용을 일으킬 수 있다는 의견이 있다.

10) 여과보조제 - 식품 제조 과정 중 불순물을 흡착 제거하여 여과할 때 사용되는 식품첨가물

집에서 장을 담글 때 장독 안에 숯을 넣어두는 것과 같은 원리로 여과보조제가 쓰이는데, 활성탄(숯), 규조토, 벤토나이트, 탤크, 백도토 등이 있다. 이들은 최종 제품이 완성되기 전 잔존량 0.5% 이하로 반드시 제거되어야 한다. 탤크는 탈크, 활석이라고도 불리는 천연의 규산마그네슘이다. 소량의 규산알루미늄을 함유할 수 있으나 석면은 검출되면 안 된다. 활석은 자연적으로 석면과 함께 존재하고 있어 채굴할 때 석면에 오염될 수 있는데, 실제로 화장품이나 아기용 파우더의 원료로도 사용되는 탤크에서 폐암 등을 유발하는 1군 발암물질로 분류되는 석면이 검출되어 큰 이슈가 된 적이 있다. 더구나 석면을 제거한 탤크라도 여성의 난소암 유발 가능성이 있다는 주장이 있다.

11) 유화제 - 물과 기름처럼 섞이지 않는 두 개 또는 그 이상의 물질을 균질하게 섞어주거나 이를 유지해 주는 식품첨가물

식초와 식용유를 잘 섞이게 해서 마요네즈처럼 새로운 느낌의 제품을 만들 수 있도록 해 주는 것이 바로 유화제다. 현재 30여 종의 유화제가 첨가물로 지정되어 있다. 이 중 폴리소르베이트는 유화제 가운데 일일허용섭취량 제한이 있는 첨가물인데, 세계적인 학술지인 네이처에 실린 연구에 따르면 장내세균에 영향을 줘서 궤양성 대장염, 크론씨병과 같은 염증성 질환, 비만 관련 질환을 유발할 수 있다고 한다.

12) 이형제 - 식품의 형태를 그대로 유지한 채 용기에서 분리해내기 위해 사용하는 식품첨가물

예를 들면, 붕어빵을 다 구운 후 틀에서 잘 떨어질 수 있도록 발라주는 기름이 해당한다. 유동파라핀, 피마자유가 우리나라에서 허용되는 이형제다. 유동파라핀은 석유에서 분리한 화합물인데, 다량의 유동파라핀은 장기간 섭취하면 비타민 등의 흡수를 방해할 수 있고, 소화 흡수가 되지 않기 때문에 소화불량, 복통을 유발할 수 있다.

13) 착색료 - 식품에 색소를 부여하거나 복원하는 데 사용되는 식품첨가물

식품을 가공하다 보면 천연 색소는 탈색이 되고 효소에 의해 갈색으로 변하기 쉽다. 이때 식품의 상품성, 기호성을 좋게 만들기 위해 착색료를 쓰게 되는데, 크게 천연 색소와 합성 색소로 나눌 수 있다. 최근 식약처 자료에 따르면 치자황 색소, 캐러멜 색소, 카카오 색소, 코치닐 색소, 타르 색소의 순으로 착색료의 사용량이 많다.

특히, 합성 색소인 타르 색소의 유해성에 관련한 다양한 연구들이 보고되고 있고 위험성이 클 것으로 알려져 더 엄격하게 관리되고 있다. 인체 내의 소화 효소 작용 저해, 간이나 위장 등에 장애, 알레르기 항원으로서 두드러기 유발, 일부 타르 색소에서는 발암성이 보고되기도 했으며, 특히 어린이는 과다 섭취 시 과잉행동을 유발하게 한다. 그렇기에 어린이 기호식품 품질인증제품에는 타르 색소 사용이 금지된다.

또 다른 합성 색소인 캐러멜 색소는 소스, 콜라, 간장, 빵류 등 수많은 식품에

갈색을 내기 위해 사용되는데, 총 4종이 있다. 이 가운데 제조 시 암모늄 화합물을 사용하는 캐러멜 III, 캐러멜 IV의 경우 발암물질이 생길 수 있다. 실제로 2012년 콜라에서 발암물질 4-메틸이미다졸이 검출되었고, 이 물질이 캐러멜 색소에서 유래한 것으로 알려지면서 논란의 중심에 서기도 했다.

한편, 천연 색소인 코치닐 색소는 선인장에 기생하는 연지벌레를 추출, 농축한 색소로 카민산이 주성분인데, 세계보건기구(WHO)와 미국식품의약국(FDA)에서는 비염, 천식, 알레르기 등의 유발 의심 물질로 분류하고 있다. 동물성 색소이다 보니 민감한 사람에게는 알레르기 반응을 일으킬 수 있는 것으로 보인다.

14) 추출 용제 - 식품의 유용한 성분을 추출하거나 기름 등을 용해하는 식품첨가물

추출 용제에는 메틸알코올, 부탄, 아세톤, 헥산 등이 있다. 이 중 물, 알코올을 제외한 용매는 최종 제품 완성 전에 잔류기준 이하로 제거해야 한다. 헥산은 식용유 추출에 주로 사용되는데, 석유 화합물인 헥산의 안전성에 대한 우려는 지속적으로 제기되어 왔다. 독성 관련 보고에 따르면 장기간 노출 시 말초 운동과 감각신경의 이상이 생길 수 있다고 한다. 한편, 압착식 식용유에도 정제과정에서 수산화나트륨을 사용하는데 이 또한 잔류 가능성이 있기에 안심할 수만은 없다.

15) 표백제 - 식품의 탈색에 사용되는 식품첨가물

사과나 감자, 고구마 등의 식품은 깎아두면 쉽게 갈변하므로 이를 막기 위해 표백제, 산화방지제, 보존료 등의 첨가물이 사용된다. 아황산염은 대표적인 표백제인데, 갈변을 잘 막아주고 가격이 저렴한데다 미생물 증식까지 막을 수 있어 많이 사용되고 있다. 그러나 아황산염은 천식 환자에게 아나필락시스를 유발할 수 있다. 아황산염 등이 항원으로 작용하여 전신에 심각한 알레르기 반응을 일으키는데 심할 경우 호흡곤란, 혼수, 쇼크 등이 발생할 수 있다. 또, 아황산염과 같이 표백, 증량을 위해 사용하는 인산염은 과도하게 섭취하면 쇼크, 혈압강하, 혼수 또는 경련을 일으킨다. 또 배출량이 적어 체내에 축적될 수 있다.

16) 향미증진제 - 식품의 맛이나 향미를 높여주는 식품첨가물

향미증진제에는 흔히 조미료, MSG라고 부르는 감칠맛을 높여주는 것부터 카페인처럼 쓴맛을 더해 주는 것까지 다양하다.

MSG는 아미노산의 일종인 글루탐산으로부터 만들어진 조미료인데, 시판 중인 제품은 당밀 등 원료를 발효하여 만들어지고 L-글루탐산나트륨이라고 표기된다. 현재는 MSG가 안전한 첨가물이라고 인정하는 추세이긴 해도 그 유해성에 관한 논란은 지속되어 왔고, 워낙 맛이 좋은 첨가물이다 보니 습관적으로 과다 섭취하게 될 가능성이 크다는 점이 문제다. 한꺼번에 2.5g 이상을 섭취하면 가슴 두근거림이나 목덜미가 무감각해지는 등의 부작용이 나타난다는 것은 거의 정설일뿐더러, 식욕을 돋우기 때문에 과체중을 유발하기도 쉽다.

카페인은 약간 쓴맛이 나는 향미증진제로 식품의 기호성을 높여주는데, 커피, 차, 초콜릿과 그 제품들, 콜라와 같은 탄산음료, 에너지 음료 등에 많이 들어간다. 이는 중추신경계에 작용하여 정신을 차리게 하고 피로를 줄이지만 장기간 다량 섭취하면 중독이 야기될 수 있다. 즉, 불안, 신경과민, 두통, 가슴 두근거림과 같은 증상이 나타나는 것이다. 또, 위산 분비를 촉진하여 위궤양, 식도염과 같은 질환을 일으킬 수도 있다.

4. 유해 조리법 및 보관법

같은 음식이라도 조리법이나 보관법에 따라서 건강에 이로울 수도 있고, 해로울 수도 있다. 어떤 조리법이나 보관법이 유해한지 알아보자.

1) 직화구이

초기 인류는 여타의 동물들처럼 날것을 그대로 먹는 생식을 하다가 지금으로부터 약 150만 년 전 현생인류의 조상인 호모 에렉투스가 불을 지펴서 이용할 수 있게 되면서 화식(火食)을 시작했을 것으로 보고 있다. 불에 굽거나 익혀 먹으면 날것으로 먹을 때보다 살균효과가 있어 병원균을 제거하여 감염의 위험을 줄일 수 있고, 고사리 등의 식물에 있는 독성이 제거되기도 한다. 또, 열로 인해 음식의 질감이 따뜻하고 부드러워지므로 소화와 흡수에 유리하고, 일시적이지만 체온상승에도 도움이 되며, 풍미도 그윽해져서 구미를 당기게 한다.

반면, 음식 속에 살아있는 효소를 파괴하고 비타민과 무기질, 그 밖의 다양한 영양소들을 파괴할 수 있다. 그리고, 에너지원으로 작용하되 세포의 신진대사율은 떨어뜨려 잘 먹는데도 기운이 없고 만성피로에 노출되기 쉬우며, 식이섬유 부족으로 변비가 올 수도 있다.

특히, 숯불구이처럼 직접 불꽃에 구워 먹는 음식은 불에 타거나 그을리기 쉬워 건강에 해로운 물질로 변성되곤 한다. 생선을 포함한 고기가 불에 타거나 그을리면 연기가 나면서 벤조피렌이라는 발암성이 확실한 물질이 생긴다.

2) 고온 조리

오븐처럼 200℃ 이상의 고온으로 조리를 하는 경우도 직화구이처럼 발암 성분이 생성될 우려가 있다. 이는 가히 폭력적인 방식이어서 국제암연구소(IARC)는 바비큐나 프라이팬에서 요리할 때처럼 주로 육류 등의 식품을 높은 온도나 직접 뜨거운 열이나 불꽃에 접촉하면서 조리하면 고기가 타거나 그을린 부분에 암을 유발하는 성분이 생성된다고 보고하고 있다. 발암물질의 일종인 헤테로사이클릭아민은 육류나 생선을 조리할 때 생성되는 유해성 물질로 100℃ 이하로 조리할 때는 거의 생성되지 않지만 조리 온도를 200℃에서 250℃로 올리면 3배나 많이 생긴다. 따라서 고기를 먹을 때는 양파, 마늘 등 황화합물이 들어 있는 향신료와 연잎, 올리브잎, 복분자 과육 등 항산화물이 든 소스를 첨가해 먹는 것이 좋은데 이를 통해 헤테로사이클릭아민의 생성을 억제할 수 있기 때문이다. 영국 식품기준청(FSA)은 탈 정도로 바싹 구운 감자나 토스트에 암을 유발하는 화학물질이 많다는 연구 보고서를 발표했다. 토스트를 살짝 구운 경우 kg당 아크릴아마이드 수치가 9㎍에 불과했으나 검게 바싹 태운 경우에는 그 수치가 무려 167㎍으로 치솟았다. 결과적으로 음식을 지나치게 높은 온도에서 오랜 시간 조리할수록 아크릴아마이드 수치도 함께 증가한다. 이렇게 조리된 음식을 일정량 이상 체내에 섭취하면 신경계에 독성을 나타내게 된다.

오븐처럼 고온의 조리법에서는 단백질을 변성시키고 지방 산화물을 증가시킨다. 또한 트랜스지방과 같이 전이된 신생 지방을 만들어 신체의 내분비 기능을 교란하기도 하고, 그 밖의 신생 화합물을 만들어내기도 한다. 고온고압에서 단백질은 결합이 단단해져 분해되기 어렵게 되거나 엉겨 붙게 된다. 물론 단백질의 변성이 심해지면 단백질 고유의 제 역할을 할 수 없게 된다. 생선이나 육류를 높은 온도에서 익히는 것은 단백질과 지방의 변성을 재촉하는 일이 되어 버리는 것이다. 원래 육류나 생선을 익힐 때 겉면은 센 불로 빠르게 익혀서 육즙이 흘러나오지 않게 하고, 나중에는 약한 불로 시간을 들여 익힘으로써 식품 고유의 성분이 변형되는 것을 막는 것이 제대로 된 요리법이며 맛과 영양을 모두 살리는 방법이다. 그러므로 은근한 불에 오랜 시간 삶거나 찌는 요리가 단백질과 지방의 변성을 막아주어 훨씬 지혜로운 방식이라고 할 수 있다.

3) 전자레인지 조리

20세기의 발명품 중 하나인 전자레인지는 전자기파 중 마이크로파를 이용하여 가열에 응용하는 조리 기구인데, 우연히 발견하게 되었다. 원리는 전자레인지에서 생성되는 마이크로파의 유전 가열로 주로 물 분자를 매우 강하게 진동시켜 유전체에서 이러한 운동에너지가 마찰열로 바뀌면서 대상을 데우는 방식이다.

우선, 전자레인지에서 방출되는 **마이크로파는 두통, 시력 저하, 백혈병, 뇌종양, 인체에 누적된 뇌파 혼란, 순환계 이상, 남성 생식기능 파괴, 안질환 등 각종 질병을 유발**할 수 있다고 한다. 단, 작동 중에 30cm 이상 떨어져 있으면 미치는 영향이 거의 없다.

또, **기름에 지진 음식을 전자레인지에 돌리면 과산화지질이 60배 이상 증가**하는 것으로 알려져 있다. 육류 요리를 편하게 하려고 전자레인지를 사용하면 육류의 불포화지방산도 마찬가지의 반응을 보인다. 남겨진 부침이나 튀김과 같이 식은 요리를 데우거나, 생선과 육류를 빠르고 편하게 요리하려고 전자레인지를 사용하는 것은 적절하지 않다. 그뿐 아니라, **흰쌀이나 브로콜리, 마늘, 버섯, 유제품, 과일류 등도 전자레인지로 가열하면 비타민과 무기질, 섬유질 등의 영양소를 파괴**할 수 있다.

한편, **플라스틱이나 알루미늄 포일, 금속 등으로 된 포장 용기를 넣고 음식과 함께 가열하면 유해 물질이 침출되어 음식물에 배거나 화재 등 사고의 원인**이 될 수도 있다.

그러므로, 전자레인지 사용은 되도록 자제하되 쓰더라도 꼭 필요할 때 잠깐이 좋고, 작동 중에는 그 근처에 머물지 않는 것이 권장된다.

4) 기름에 튀기기

180℃ 이상의 고온에서 장시간 튀김 요리를 하면 트랜스지방이나 기타 발암물질

이 **유발**될 수 있다. 탄수화물 함량이 높고 단백질 함량이 낮은 식물성 원료인 감자 등을 고온의 기름에서 튀기거나 볶을 때 생성되는 발암 유발 물질 아크릴아마이드는 미국식품의약국(FDA)에서도 섭취를 줄일 것을 권고하고 있다. 감자의 경우, 자연 상태일 때보다 기름에 튀겨 감자칩으로 만들었을 때 아크릴아마이드 수치가 50배나 높아졌으며(1,052㎍/㎏), 구운 감자 역시 80배가 높았다. 이런 조리법으로 만드는 대표적인 음식으로는 감자튀김을 비롯해 프라이드치킨, 팝콘, 탕수육 등이 있다. 또, 보통의 식물성 기름은 불포화지방산이어서 건강에 대체로 유익하지만, 고온으로 가열하면 유해 지방인 트랜스지방으로 변성이 일어난다. 그리고, 사용한 기름을 요리에 반복 사용하면 더욱 해롭다. 심혈관질환과 비만 등의 원인이 된다.

감자튀김을 할 때 물과 식초를 1:1의 비율로 만든 식초수에 감자를 15분간 담근 뒤 조리하면 아크릴아마이드의 발생을 줄일 수 있고, 기름에 튀기기보다는 에어프라이어로 열풍에 튀기는 편이 좋다.

5) 소금에 절이기

소금에 절이는 방법은 흔히 우리 문화권에서는 염장이나 젓갈로 알려져 있다. 미생물로부터 식품의 변질과 부패를 방지하여 보관상의 이점이 있기에 이러한 방법을 쓰지만, 이는 소금에 든 나트륨 성분을 지나치게 많이 섭취하게 되는 조리법이므로 2003년 WHO에서도 **위암의 발암원**으로 지정한 바 있다. 그뿐 아니라, 고혈압이나 후두암, 각종 염증의 원인이 되며 신장에 큰 부담으로 작용할 수 있다.

6) 설탕에 절이기

일명 당절임 식품도 미생물로부터 보호하는 보관상의 이점 때문에 설탕에 잔뜩 절여 놓고 오랜 기간을 두고 섭취하게 되는데, 다량 섭취 시 높은 당도로 인해 비만, 당뇨, 지방간, 심혈관질환 등 각종 **성인병의 원인**이 될 수 있다. 대표적인 당절임 식품으로는 과일을 설탕에 절여서 만든 각종 과일청이나 말린 과일칩 등이 있다.

7) 장기 냉동 보관

냉동은 종종 우리들의 가정 대부분에서 식품을 장기간 보존하는 가장 편리하고 인기 있는 방법 가운데 하나일 것이다. 하지만, 남은 음식, 특히 과일이나 채소와 같은 식품을 냉동하면 영양 성분에 다음과 같이 좋지 않은 영향을 미칠 수 있다.

신선한 과일은 효소의 형태로 중요한 영양소를 함유하고 있지만, 냉동실에 저장되면 영양 가치, 색상 및 맛을 잃게 된다. 영양과학 저널에 발표된 과학 논문에 따르면, **식품 냉동과 관련된 주요 문제는 식품의 변색과 비타민 C 함량의 손실을 유발**한다는 것이다. 또, **냉동 시 높은 수준의 나트륨을 함유한 조리된 육류, 스테이크 및 돼지고기는 산화되어 더 빨리 산패하기 때문에 저장 수명이 짧아지는 경향**이 있다. 유럽 식품 정보위원회에 따르면, 식품을 냉동하면 얼음 결정이 성장하면서 식품의 영양 가치에 해로운 변화를 일으킬 수 있다. 식품에 큰 얼음 결정이 형성되면 식감과 풍미가 변하고 식품의 수분 손실이 더 커진다. 냉동된 식품의 수분 손실은 식품의 품질을 급격히 저하하고, 특히 신선한 과일과 녹색 잎채소에서 영양 손실을 일으킬 수 있다. 또, 일반적 상식과는 달리, 식품을 냉동하더라도 과일과 채소에 존재하는 해로운 미생물이 사멸하지는 않는다. 냉동실에는 여전히 충분한 미생물 개체군이 존재하며, 해동 시 결과적으로 수가 더 증가한다. 이것은 식품의 부패로 이어지고 영양 성분의 급격한 감소를 일으킬 수 있다.

2014년 미국 미네소타 대학교의 저명한 식품 기술자인 윌리엄 셰이퍼가 발표한 논문에도 나오지만, 식품을 냉동하면 영양소와 중요한 비타민이 급격히 감소할 수 있다. 따라서 가능하면 식품을 신선한 상태로 섭취하여 건강한 영양 가치를 유지하는 것이 좋다. 냉동실에 보관하더라도 무작정 장기 보관할 것이 아니라 3개월 이내에 섭취하는 것이 권장되고, 일반적으로 해동 후에는 바로 조리하거나 섭취해야 한다.

8) 통조림

서양에서 통조림이 출시된 건 약 200년 전의 일이다. 보관의 편이성과 장기 보존의 우수성 때문에 지금껏 과일, 생선, 가공육, 콩, 채소 등 다양한 재료를 담는 용도로 애용되고 있지만, 최근 들어 건강에 대한 유해성이 부각하고 있다.

우선, **가공 처리 과정에서 방부제나 식품첨가물이 다량 들어가고 비타민이나 영**

양소가 파괴된다는 점을 들 수 있다. 그리고, 통조림은 안에 담긴 음식과 맞닿는 캔 내부를 비스페놀 A가 들어간 에폭시 수지로 코팅하는 경우가 많은데, 이는 대표적인 환경호르몬으로 인체에 들어가면 에스트로겐과 유사한 작용을 하여 생식 계통에 악영향을 미칠 수 있다. 따라서 통조림을 먹을 때에는 액체는 모두 버리고 내용물만 섭취하는 것이 좋으며, 먹고 남은 식품은 반드시 밀폐용기에 따로 담아 냉장 보관하는 것이 좋다.

또, **WHO에서 2B군 발암원으로 분류하고 있는 퓨란이라는 물질에 대한 우려**가 있다. 퓨란은 식품을 열처리, 혹은 가정에서 조리하는 과정에 생성되는 무색의 휘발성 액체 화합물인데, 끓는점이 31℃밖에 되지 않아 쉽게 휘발될 수 있기에 통조림 같은 밀봉 음식을 따서 곧바로 먹으면 고스란히 체내로 흡수될 수 있다. 단, 개봉 후 최소 2분 이상 방치하여 퓨란을 날려 보낸 후 섭취하면 그 위험성을 현저히 낮출 수 있다고 한다.

5. 기타 유해 식품

1) 가루로 만든 음식

가루로 만든 음식에는 대표적으로 밀가루로 만든 면류, 빵류, 과자류 등이 있다. 가루로 만든 음식은 그 제조과정에서 식이섬유가 파괴되기에 변비가 생기기도 쉽고, 우리의 건강을 좌우하는 장내세균에도 이롭지 못하다. 특히, 밀가루에는 글루텐이라는 점착성 있는 단백질이 들어 있는데, 이 때문에 소화불량이 생기거나 독소가 생길 수 있다. 또한, 혈당을 급격히 치솟게 하여 비만이 되기 쉽고, 당뇨병을 유발할 수도 있다.

특히, 2022년 현재 우리나라는 밀 자급률이 채 1%에도 미치지 못한다. 바꾸어 말하면 99% 이상의 밀을 수입에 의존하고 있는데, 그것도 주로 미국이나 호주처럼 멀리 있는 국가에서 장기간 배로 운송해 오려다 보니 **방부제 등 식품첨가물**을 많이 넣게 마련이다. 그렇기에 건강에는 더욱 좋지 않을 수 있다.

2) 질긴 음식

건어물이나 육포처럼 질긴 음식을 과다 섭취하면 치아에 무리한 힘을 가하게 되어 치아균열증후군이 발생하거나 이 사이에 음식물이 잘 끼어 충치나 풍치를 유발하는 등 구강 건강에 해롭다. 또한, 턱관절 장애나 소화 장애가 발생하기도 쉽다.

3) 찬 음식

음식은 대개 따뜻하게 먹는 게 건강에 좋다. 즉, 체온에 가깝게 데워서 먹어야 소화와 체온 유지에 도움이 된다. 그런데, **식은 음식을 차게 먹거나 빙과류 등을 과다 섭취하면 소화 장애가 발생하고 면역력도 떨어질 수 있다.** 특히, 얼음이 박힌 빙과류는 차갑고 단단하여 깨물 때 치아 손상의 위험도 크고 치아 건강에 좋지 않다.

4) 변질 식품

보관을 잘못하거나 일정한 기간이 지나면 식품은 대부분 변질해 독소가 생기거나 유해 미생물이 번식하게 된다. 가공식품에는 보관 방법과 유통기한을 표기해 두고 있다. 그러므로 이를 지키지 않아 변질이 진행된 식품을 섭취하면 독소에 중독되거나 유해균에 의해 감염성 질환이 발생할 수 있다.

5) 생식 시 해로운 식품

1〉 동물성 식품

대부분의 동물성 식품은 기생하던 미생물 때문에 생식하면 각종 병원균에 감염될 위험이 있다. 대표적인 예로 여름철에 생선이나 조개류, 오징어, 낙지, 새우, 게 등의 어패류를 날것으로 먹으면 비브리오균에 감염되어 치사율이 50%에 달하는 비브리오 패혈증이나 장염비브리오 식중독, 혹은 콜레라가 유발될 수 있다. 또, 닭이나 소, 돼지 등의 조류나 육류를 날것으로 먹으면 캄필로박터균에 감염되어 캄필로박터 식중독이 일어난다. 그리고, 민물고기를 날것으로 먹으면 간흡충에 감염되어 간흡충증(간디스토마)이 생길 수 있다.

2〉식물성 식품

식물성 식품은 비타민이나 피토케미컬 등이 풍부한데, 가열하면 이들이 파괴되므로 대체로 생식하는 것이 좋다. 하지만, 생식하면 오히려 건강에 해로운 경우도 다음과 같이 있다.

① 가짓과 식물 : 가지, 감자, 설익은 토마토 등은 솔라닌이라는 맹독성 물질이 들어 있어서 생식하면 설사, 어지럼, 위경련 등의 증상을 보일 수 있다.

② 고사리 : 생고사리에는 프타퀼로사이드라는 발암 가능 물질이 들어 있어 이것을 날것으로 섭취하면 시력 저하나 위암 발병률을 증가시키고, 장기간 다량 섭취하면 폐암이나 방광암이 발생할 수 있다.

③ 버섯 : 생버섯에는 자신을 보호하는 미량의 독이 들어 있어 식용 버섯이라도 생식하면 위장장애, 구토, 식중독을 일으킬 수 있다. 특히, 아가리틴이라는 물질이 함유되어 있는데, 이것의 발암성에 관해 논란이 많다. 단, 가열하면 이 성분이 모두 사라진다고 한다.

④ 은행 : 생은행에는 MPN이라는 독성물질이 들어 있어 날것으로 먹으면 구토, 복통, 설사, 호흡곤란, 두통, 경련, 혼수 및 심하면 사망에까지 이를 수 있고, 익히더라도 한 번에 10개 이상 섭취하지 않는 것이 좋다.

⑤ 콩류 : 특히, 흰제비콩이나 리마콩은 독성 아미노산인 청산 글리코사이드가 들어 있어 절대 생식하면 안 된다. 생붉은강낭콩에도 렉틴과 PHA라는 독성물질이 들어 있는데, 렉틴은 심한 복통, 구토, 설사를 일으킬 수 있고, PHA는 살충제의 성분이다. 그렇기에 성인 기준으로 한 번에 5개 이상 섭취하면 매우 위험해질 수 있다. 단, 가열하면 이들 성분이 사라지는데, 약한 불에서 서서히 익히면 오히려 독성물질이 농축될 수 있으므로 물에 담가 놓았다가 빠르게 익혀서 먹는 것이 좋다.

⑥ 팥 : 생팥에는 렉틴이라는 독성물질이 있어서 날것으로 먹으면 메스꺼움, 복통, 두통 등을 유발할 수 있다.

⑦ 아몬드 : 재래종은 청산가리 계통의 아미그달린이라는 독성물질이 함유되어 있어서 생식하면 위험하다.

⑧ 캐슈너트 : 생캐슈너트는 껍데기에 옻나무에서 발견되는 우루시올이라는 독성물질이 있다. 그렇기에 날것으로 먹으면 알레르기 반응이 일어날 수 있고, 심하면 치명적일 수 있다.

⑨ 매실 : 매실에는 청산배당체의 성분인 아미그달린이라는 독성물질이 들어 있어 과일임에도 날것으로 먹으면 구토나 설사, 복통 등을 유발할 수 있고, 치아나 뼈를 상하게 할 수 있다.

⑩ 일부 과일 씨앗 : 체리, 살구, 복숭아, 매실 등 벗나무속 과일이나 사과 등의 씨앗에는 아미그달린이라는 청산가리 계열의 독성물질이 들어 있어 체내에 쌓이게 되면 두통, 불안, 경련이 일어나거나 심하면 호흡곤란 등으로 사망할 수도 있다.

⑪ 고구마 : 고구마를 생식하면 위장장애를 유발할 수 있다.

⑫ 십자화과 채소 : 브로콜리, 콜리플라워, 양배추, 방울양배추, 청경채 등의 십자화과 채소는 영양소의 흡수를 방해하는 항 영양소인 옥살산염이 많이 들어 있다. 옥살산염은 체내에 들어오면 혈액 속의 칼슘 이온과 결합해 작은 결정을 이루어 근력 저하와 근육통을 유발하고, 뇌에 문제를 일으킬 수도 있다. 신장결석의 80%는 옥살산염으로 인해 발생한다고 한다. 단, 가열하면 이 성분이 크게 줄어든다.

건강을 지키는 식이 방법

앞서 다룬 주요 영양소들 가운데 어느 것도 결핍이나 과잉이 없고, 불량식품과 해로울 수 있는 첨가물들을 가려내어 균형 잡힌 건강식을 하기 위해서는 일반적으로 다음과 같은 방법들을 실천해 보길 권장한다.

① 일반적으로 당질, 지질, 단백질의 섭취 비율을 5:3:2 정도로 하여 매 식사 시 위장의 70%만 채우는 소식이 바람직하나, 섭취량을 늘리려면 당질은 제한한 채 양질의 단백질이나 채소와 함께 건강한 지질의 섭취 비중을 늘리는 것이 좋다.

② 아침+점심 대 저녁 식사의 비율은 7:3 정도가 좋고, 점심까지는 골고루 섭취하되 저녁에는 곡류 등의 탄수화물은 삼가고 단백질과 채소 위주로 먹는 것이 좋다.

③ 양질의 단백질에는 두부처럼 콩으로 만든 음식이나 생선, 살코기 등이 있다.

④ 두부에는 첨가물이 들어있는 경우가 많으므로 과일이나 채소와 함께 먹는 것이 좋다.

⑤ 채소, 과일, 견과류, 콩류, 두부, 두유, 치즈, 요구르트, 해산물, 해조류, 버섯류, 올리브유, 식초 등을 많이 섭취하되, 가능하면 제철 음식이 좋다.

⑥ 밀가루로 만든 면류, 빵류, 과자류보다는 쌀로 만든 음식이 좋고, 백미보다는 현미가 영양이 풍부하다.

⑦ 카카오 함량이 70% 이상인 다크초콜릿과 와인, 벌꿀, 그리고 죽염 등은 노화 방지에 도움이 되므로 꾸준한 섭취가 권장된다.

⑧ 우리 몸은 하루에 2L의 수분 섭취를 요구하는데, 음식을 통해 섭취되는 양을 제외하면 1L 정도를 따로 생수를 주로 공복에 음용함으로써 보충해 주는 것이 좋다.

⑨ 잠자리에 들기 3시간 이내에는 야식하지 말고, 대신 자기 전에 로즈메리, 캐모마일, 라벤더, 페퍼민트 등의 허브차를 마시면 함유된 피토케미컬의 작용으로 숙면과 노화 방지에 도움이 된다.

⑩ 한 입에 서른 번 씹으며 천천히 먹는다.

⑪ 운동 후에 식사하기보다는 식사 후에 가볍게 운동하는 것이 좋다.

⑫ 하루에 2~3끼 정식 식사를 하되, 사이사이에 가벼운 간식을 조금씩 자주 하는 것이 혈당 관리에 유리한데, 간식으로는 생견과류, 다크초콜릿, 낫토, 두부, 베리류 과일 등이 좋다.

⑬ 유기농이나 친환경 식품을 골라 가능하면 유통기한 내에 섭취하고, 혹시 곰팡이가 피었거나 상한 음식은 과감하게 버린다.

⑭ 야식을 금하고, 저녁 식사를 마친 후 다음 날 첫 끼니를 시작할 때까지 가능한 12시간 이상 금식하는 것이 좋다.

⑮ 찌개나 국물을 적게 먹어야 염분의 섭취를 줄일 수 있지만, 해로운 인공 화학염인 정제염과는 달리 죽염은 자연염인 천일염을 고열로 녹여 추출하는 과정에서 나트륨의 독성이 제거되고 유익한 무기질이 증가하여 항산화물질이 풍부할 뿐만 아니라 환원력까지 있다고 확인된 건강식품이라 조리 시 활용이 권장된다.

⑯ 과일은 즙을 짜거나 주스로 갈아 먹으면 당분 섭취도 불필요하게 많아지고 식이섬유도 파괴되므로 생과일을 그대로 먹는 것이 가장 좋은데, 열대과일이나 말린 과일은 당분이 과하므로 가능하면 삼가는 것이 좋다.

⑰ 설탕이나 액상과당, 기타 인공감미료는 혈당을 빨리 높이고 과다 섭취 시 당뇨와 비만으로 이어지기 쉬우므로 섭취를 줄이는 것이 좋다.

⑱ 지쳤을 때 당질을 섭취하면 일시적으로 행복감을 느낄 수 있지만, 곧 초조감이나 졸음 등 다양한 몸의 이상을 초래할 수 있으므로 삼가는 것이 좋다.

⑲ 단백질 보충제나 아미노산 보충제는 신장을 망칠 수 있으므로 섭취를 삼가도록 한다.

⑳ 그 밖에 캔 커피, 커피믹스, 탄산음료, 건어물, 맛소금, 가공육, 과자류, 빙과류, 젤리류, 튀김류, 젓갈류, 통조림, 당절임 식품, 인스턴트식품, 패스트푸드, 훈제식품이나 탄 음식, 특히 직화구이로 탄 고기 등의 섭취를 삼간다.

제6장

약물적 원인

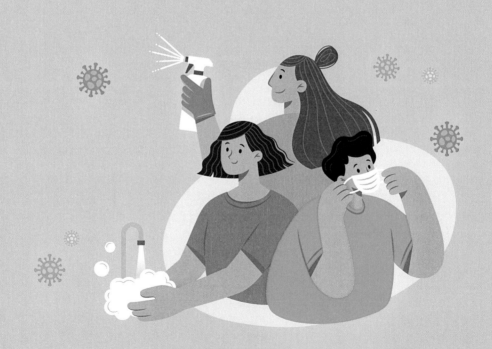

1. 의약품 오남용

우리는 다쳤거나 아플 때 보통 약을 먹거나 바르거나 주사하는 등의 치료를 받게 된다. 이렇게 상처나 병을 치료하기 위해 흔히 의약품을 사용하지만, 오남용하면 오히려 건강에 해가 될 수 있고, 그 가운데는 독성이나 내성, 의존성, 금단 증상 등도 수반되는 경우가 있다. 그 대표적인 예는 다음과 같다.

1) 일반의약품(비처방 약물)

구분	소개	중독증상
아세트아미노펜	타이레놀이라는 상표명으로 잘 알려진 해열 진통제	간 손상
살리실산염	소염, 진통, 해열 등의 효능이 있는 아스피린이라는 상표명으로 잘 알려진 비스테로이드성 소염제	산-염기 및 대사 장애, 중추신경계 장애 등
항히스타민제	알레르기성 반응에 관여하는 히스타민의 작용을 억제하는 약물	중추신경계 억제, 발열, 흥분, 섬망, 환각, 경련 등
점막수축제	점막 하 혈관을 수축시켜 점막의 부피를 줄여 비염 등의 증상을 억제하는 약물	고혈압, 뇌출혈, 심근경색 등
덱스트로메토판	기침, 감기에 처방되는 흔한 진해제	현기증, 불안, 혼수, 호흡억제 등

2) 전문의약품(처방 약물)

구분	소개	중독증상
혈당강하제	당뇨병 치료제	현기증, 피로감, 진전 등의 저혈당증
심장 글리코사이드	협죽도, 디기탈리스, 은방울꽃 등의 식물과 두꺼비독에 존재하는 강심제를 정제한 약물	구토, 복통, 기면, 섬망, 두통, 환각, 부정맥 등
베타 차단제	교감신경의 베타 수용체를 차단하여 심근 수축력과 심장 박동수를 감소시키는 약물	부정맥, 저혈압, 전신 경련, 혼수, 호흡곤란, 천식 등

칼슘 통로 차단제	칼슘 이온을 선택적으로 투과시키는 통로의 전류를 특이적으로 억제하는 고혈압, 급성신부전 치료제	저혈압, 전도 장애 등
기타 항고혈압제	혈압을 낮추는 약물들	저혈압, 고칼륨혈증, 신부전, 기침, 기절, 기면, 혼수 등
메틸크산틴	혈압을 상승시키는 중추신경 흥분제	부정맥, 경련 등
답손	나병 치료에 주로 쓰이는 항생물질	용혈
항생제	인체에 침입한 세균의 발육을 억제하거나 사멸시키는 약물	신경근 차단, 유익균 사멸, 내성 등
항결핵제	결핵균에 의한 감염을 치료하는 약물	발작, 중증 대사성 산증, 혼수, 내성 등
항말라리아제	말라리아 원충에 감염되어 발생하는 급성 열성 전염병을 치료하는 약물	심혈관계&중추신경계 독성 등
항경련제	뇌의 과도한 흥분 작용을 억제하여 뇌전증에 의한 발작의 예방 및 조절에 사용되는 약물	현기증, 피로, 두통, 진전, 혼수, 호흡부전 등
항편두통제	편두통의 증상을 완화하거나 예방하는 약물	근육통, 감각 이상, 심근경색, 섬망, 전신 경련, 호흡 억제, 뇌경색, 환각 등
약품 첨가제	클로로부탄올 : 방부, 진정 효과 프로필렌글리콜 : 방부, 보습 효과	중추신경계 독성, 심혈관계 독성 등

3) 향정신성의약품

구분	소개	중독증상
벤조다이아제핀	신경안정제에 속하는 약물	중추신경계 억제, 의존성, 내성, 금단증상 등
수면진정제	주로 불면증 치료에 쓰이는 약물	중추신경계 억제, 저혈압, 심실성 부정맥 등
항정신병약	환각과 망상을 완화하거나 정신운동성 흥분을 억제하는 약물	빈맥, 저혈압, 심실성 부정맥, 중추신경계 억제, 경련 등
삼환계 항우울제	주로 항우울제로 사용되는 일종의 약물	빈맥, 저혈압, 섬망, 기면, 경련, 혼수 등
비정형 항우울제	대부분의 다른 항우울제와는 다른 방식으로 작용하는 항우울제 유형	기립성 저혈압, 빈맥, 중추신경계 억제, 경련 등

세로토닌 재흡수억제제	신경세포 말단에서 세로토닌의 활성을 증가시켜 우울 증상을 개선하는 약물	부정맥, 저혈압, 경련, 중추신경계 억제, 자율신경계 과다활동, 근 신경계 이상 등
모노아민옥시다아제 억제제	도파민, 세로토닌 등의 생체아민을 증가시켜 우울증이나 공황장애 등을 치료하는 약물	불안, 두통, 진전, 경련, 섬망, 빈맥, 고혈압, 심근경색, 뇌출혈, 자율신경계 과다활동, 근 신경계 이상 등
리튬	주로 기분이 불안정한 조울증이나 다른 정신병의 치료에 쓰이는 기분 조절제	과다반사, 혼수 등
암페타민	중추신경과 교감신경을 흥분시키는 강력한 각성제	고혈압, 뇌졸중, 경련, 의존성, 내성, 금단증상 등
펜사이클리딘 & 케타민	환각작용이 있는 해리성 마취약	혼수, 독성정신병, 급성 뇌증후군, 의존성, 내성, 금단증상 등

2. 마약류

마약류란 중추신경계에 작용하며 탐닉성과 중독성이 있어서 인체에 심각한 위해를 끼친다고 인정되는 약물을 일컫는다. 이들은 **투여 시 의존성과 내성 및 금단증상이 나타나므로 중독되면 건강을 잃고 폐인이 될 수 있기에 법적으로 강력히 규제되고 있는 약물들**이다. 크게 천연마약, 합성마약, 향정신성 물질, 대마, 흡입제 등으로 나뉜다.

1) 천연마약

천연마약은 **원재료를 자연에서 바로 얻을 수 있는 마약**으로 아편 알칼로이드계와 코카 알칼로이드계가 있다. 아편 알칼로이드계 마약으로는 아편, 모르핀, 헤로인 등이 있고, 이들은 모두 양귀비꽃에서 비롯된다. 코카 알칼로이드계 마약은 코카인으로서 코카잎으로부터 만든다.

2) 합성마약

합성마약은 **강력한 진통제 개발의 필요성에 따라 화학적인 방법으로 합성해서 만든 마약**인데, 천연마약과 같은 강한 의존성을 갖지는 않으나 내성 및 금단증상을 유발한다. 화학 분자 구조의 유사성에 따라 페티딘계, 메타돈계, 모르피난계, 아미노부텐계, 벤조모르핀계 등으로 분류하고 있으며 현재 73종이 알려져 있으나 페티딘과 메타돈이 주로 남용되고 있다.

3) 향정신성 물질

향정신성 물질은 **중추신경계에 작용하여 정신 상태와 정신기능에 영향을 미치는 약물**을 가리키는데, LSD, MDMA(엑스터시), 메스칼린 등과 유사한 환각작용이 있는 물질, 메스암페타민(필로폰), 야바 등과 유사한 각성작용이 있는 물질, 바르비탈이나 메프로바메이트 등과 유사한 습관성 또는 중독성이 있는 물질, 프로폭시펜 및 이와 유사한 습관성 또는 중독성이 있는 물질 등과 사람의 중추신경계에 작용하는 것으로 이를 오남용하면 인체에 현저한 위해가 있다고 인정되는 물질이다.

4) 대마

대마는 **대마초(학명: Cannabis sativa)와 그 수지 및 이를 원료로 하여 제조된 일체의 제품**을 말한다. 다만, 대마초의 종자나 뿌리 및 성숙한 대마초의 줄기와 그 제품은 제외한다. 즉, 대마와 관련해서는 대마초(마리화나), 대마수지(해시시), 대마유(해시시 기름) 등이 마약류에 포함된다.

5) 흡입제

그 밖에 흡입제에는 **코나 입을 통해서 흡입이 가능한 환각제로 각종 휘발성 물질**이 포함되는데, 각종 공업용 접착제(본드), 시너, 부탄가스, 가솔린, 라이터 연료, 스프레이 페인트, 헤어스프레이, 매니큐어 지우개, 아교 등 여러 가지 종류가 있다. 우리나라 청소년들 사이에 접착제나 시너 흡입이 폭발적으로 유행하여 사회 문제화되었으며, 최근에는 스프레이 캔(연료용 부탄가스 등)의 사용도 증가하고 있다.

구분	소개	중독 증상
헤로인	아편의 추출물인 모르핀에서 합성되었는데, 중독성은 10배 정도 강한 물질	면역 이상, 간&신장 손상, 고혈압, 부정맥, 쇼크, 요폐, 의존성, 내성, 금단증상
코카인	코카 속의 식물 잎에 들어 있는 알칼로이드로 가장 흔히 남용되는 환각제	고혈압, 뇌경색, 뇌출혈, 의존성, 금단증상
메타돈	제2차 세계대전 중 독일에서 모르핀 대용으로 개발한 진통제	내성, 의존성, 금단증상 및 과량 복용 시 사망
LSD	소량의 경구투여로도 시각, 촉각, 청각 등의 감각을 왜곡시키는 강력한 환각제	환각, 망상, 공포감, 심계항진, 수전증, 오한 등
MDMA	엑스터시라는 별명이 붙은 환각성 신종마약으로 타인에 대한 호감을 일으키는 효과가 있어 댄스파티에서 확산	과량 복용 시 심계항진, 경련, 식욕 상실, 우울, 불안, 불면, 편집증, 정신착란, 혼수
메스암페타민	필로폰이라는 상품명으로 잘 알려진 매우 강력한 중추신경 흥분제	불안, 불면, 식욕감퇴, 구토, 두통, 주의산만, 환각, 혈압상승, 고열, 경련, 혼수, 심각한 의존성, 내성, 금단증상
시너	페인트를 칠할 때 도료의 점성을 낮추기 위해 사용하는 혼합 유기용제	두통, 현기증, 마취, 의식소실, 간 및 조혈 기능 장애, 사망

제7장

의료적 원인

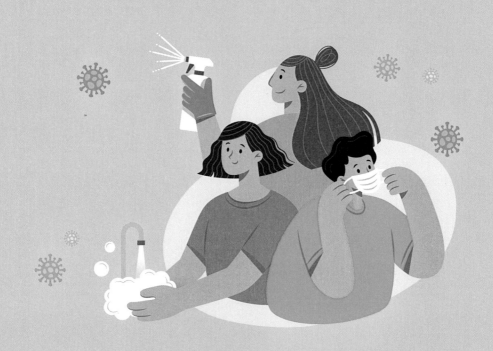

의술이 발달하고 의료 서비스가 체계화, 보편화되면서 아프면 일단 병원에 가고 본다는 것을 공식처럼 많이들 알고 있다. 물론 의료진의 명석한 진단과 신속한 처치에 따라 죽을 사람을 살리는 극적인 경우도 많지만, 이러한 의료행위를 마냥 맹신하게 되면 자칫 자연 상태보다 기존 질환을 오히려 더 악화시키거나 다른 질환이 새로 생겨 그로 인해 더욱 고통받게 되거나 심지어 수명이 단축되는 계기가 되어 버릴 수도 있다.

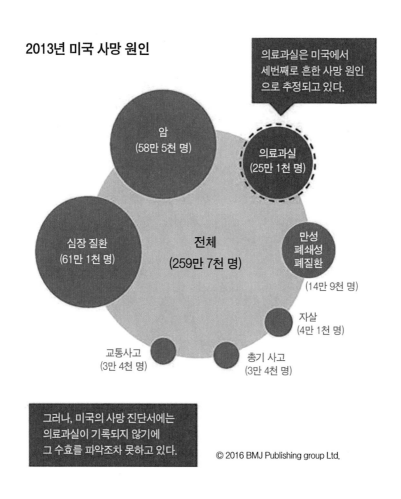

2013년 미국 사망 원인

의료과실은 미국에서 세번째로 흔한 사망 원인으로 추정되고 있다.

암
(58만 5천 명)

의료과실
(25만 1천 명)

심장 질환
(61만 1천 명)

전체
(259만 7천 명)

만성
폐쇄성
폐질환
(14만 9천 명)

자살
(4만 1천 명)

교통사고
(3만 4천 명)

총기 사고
(3만 4천 명)

그러나, 미국의 사망 진단서에는 의료과실이 기록되지 않기에 그 수효를 파악조차 못하고 있다.

© 2016 BMJ Publishing group Ltd.

병! 도대체 왜 생길까?

1. 진단 단계 요인

일반적인 의료행위는 각종 검사와 진찰을 통해 의사가 진단을 내리고 그에 따라 처방이나 처치 등의 필요한 치료를 하는 일련의 과정으로 이루어진다. 이때 오진, 즉 잘못된 진단을 의사가 내리게 되면 이후 치료가 제대로 이루어질 수 없다. 또한, 필요한 진단을 적시에 내리지 못하고 지연시킴으로써 후속 치료에 지장을 끼친 경우도 적절한 치료가 이루어지지 못하고 이로 인해 건강에 많은 부작용을 불러일으킬 수 있다.

진단 단계에서 발생할 수 있는 간접적 병인으로는 주로 부정확한 검사, 혹은 의사의 부주의나 실수에 기인한다. 일본의 한 유명 내과 의사는 자신의 오진율이 최소 20%는 될 거라고 고백하기도 했고, 미국 의학저널은 2008년 1월호에서 내과 의사 오진이 10~15%에 달한다고 보도한 바 있다. 의료선진국인 미국에서는 우리나라와는 달리 이러한 의료과실을 최근 들어 활발하게 공론화하고 있다.

의료과실과는 좀 다른 차원이지만, 개발되어 통용되는 진단 장비 자체에 인체 위험성이 있을 수도 있다. 예를 들면, 앞서 물리적 원인에서 다루었던 초음파 진단 장비의 경우다. 일반적으로 초음파는 인체에 특별히 위험하지 않은 것으로 알려졌고, 태아에게도 사실상 무해하다고 주류 의사들은 주장하고 있지만, 주류의 견해가 항상 옳지는 않았다는 증거는 얼마든지 있다. 실제로 초음파가 태아에 미치는 악영향에 대해서는 그 반론이 의사들 사이에서도 만만찮다. 관련 연구 결과들의 경고가 속출하자 급기야 그 유해 가능성을 인정하여 2002년에는 미국에서 단순한 기념 목적의 태아 초음파 촬영을 금지했고, 2007년에는 우리나라에서도 필수적 진단 이외의 태아 초음파 촬영을 자제하도록 했으며, 2021년에는 독일에서 입체초음파를 의료적 목적 이외에는 전면 금지하기에 이르렀다.

살면서 누구나 한 번쯤은 해보게 되는 진단 X선 촬영도 미량이지만 엄밀히 방사선에 노출되는 것이기에 축적되면 유방암, 백혈병, 갑상샘 질환, 당뇨병, 심장병, 뇌졸중, 고혈압, 백내장 등의 원인이 될 수 있다. 특히, 미국 국립암연구소는 X선 축적량이 100rad 정도면 유방암을 유발할 수 있다고 하는데, 이 수치는 흉부 X선을 500회 촬영 시 축적되는 양에 해당한다.

또, 흔히 CT로 알려진 컴퓨터 단층 촬영은 뼈, 혈관, 그리고 신체 연부 조직들에 대한 영상을 X선보다 20배 높은 해상도로 얻을 수 있다는 장점이 있어 진단의 혁명을 불러왔다. 그러나, CT 촬영에서 방출되는 방사선의 양은 X선 촬영보다 수백 배에 이를 정도로 많다. 전신 CT 촬영 시 방사선량은 12~25mSv인데, 1945년 일본에 투하된 원자폭탄은 20mSv로 거의 맞먹는 수준이다. 당시 원폭 피해자들은 암으로 사망하거나 기형아를 출산하는 등의 후유증을 앓았다. 현재 우리나라의 연간 방사선 허용량은 1mSv이다. 미국에서는 매년 15세 이하 아동 60만 명이 CT 검사를 받으며, 그중 500여 명이 방사선 축적으로 인한 암으로 사망하는 것으로 보고된 바 있다. 게다가 CT 촬영 시 복용하는 조영제가 백내장이나 갑상샘 기능 저하를 일으키기도 하며, 오랜 시간이 흐른 후에 암, 뇌졸중 등의 원인이 되기도 한다.

물론, 사람이 하는 일이다 보니 이러한 초음파나 X선, CT 등의 기기를 이용한 검사에서 판독의 오류도 적지 않은 것으로 드러나 있다.

2. 치료 단계 요인

병원에서 이루어지는 치료에는 투약, 주사, 수혈, 마취, 처치, 시술, 수술 등이 포함된다. 이 과정에서 의료진의 부주의나 실수로 적지 않은 사고가 발생한다. 예를 들면, **환자를 혼동하거나 기존 복용 약과 효과가 상충하는 약의 처방이나 주사, 잘못된 수혈, 마취제의 과량 투여, 시술 실수, 수술 후 수술 도구나 거즈 등을 제대로 제거하지 못한 경우 등**이다.

2016년 5월 국제 학술지인 「영국 의학 저널」에 실린 존스홉킨스대 마틴 매커리 교수 연구팀의 보고에 따르면, **의료선진국인 미국에서 2013년 기준 3,541만 6,020명이 입원했고, 의료과실로 25만 1,454명이 사망한 것으로 파악됐다. 이는 하루 평균 무려 700명씩에 해당하는 수치다. 이는 전체 사망자의 9.5%에 해당하고, 심장질환과 암에 이어 세 번째로 높은 사망원인이었다.** 사망자 25만 명의 사망원인을 분석해 보면 의약품의 부정적 효과가 10만 6천 명으로 가장 많았고, 원내 감염이 8만 명, 약 처방 외의 의료진 실수가 2만 명, 불필요한 수술 1만 2천 명, 병원 내 약 처방 실수 7천 명 순이었다. 연구팀은 이러한 의료과실이 공식 사망

원인 통계에는 전혀 잡히지 않고 있다고 밝혔다. 그 이유는 미국 질병통제예방센터(CDC)의 사망원인 통계에는 의료과실이라는 항목이 아예 없기 때문이다. 진단서나 CDC 통계는 국제질병분류(ICD)의 상병코드에 맞춰 작성되는데 ICD 분류엔 인간이나 제도적 요인이라는 분류 코드 자체가 없는 것이다. 그나마 비슷한 코드가 있더라도 의료행위의 주체 집단인 의료인들 스스로는 그 코드의 사용을 꺼릴 것이다. 우리나라의 실정도 별반 다를 이유가 없다.

영국에서는 2000년 기준으로 연간 117만 명이 병원에서 약의 부작용과 기계 오작동으로 사망하는 것으로 나타났다. 우리나라에서도 연간 50만 명이 약의 부작용 등으로 고통을 겪고 있고, 이 중 4만 명이 사망한다. 이는 연간 교통사고로 사망하는 사람의 거의 6배에 달하고, 산업재해로 사망하는 사람의 19배에 달하는 숫자다.

또, 일반적인 의료과실보다 폭넓은 의미로서 **당시의 의학적 수준에서는 통용되더라도 결과적으로 환자에게는 위해를 끼칠 수 있는 치료 방법을 시술하는 것 등도 포함**해 볼 수 있다. 예를 들면, 1920년부터 1950년 사이에 미국에서는 어린이가 감기만 걸리면 예방 차원에서 본인의 의사와는 관계없이 **편도절제술**이 무분별하게 행했으나, 편도는 중요한 면역기관이라는 사실이 이후 밝혀지면서 그런 우매한 의술이 사라지게 되었고, 1940년대 이후 거의 반세기 동안 세균감염에는 무조건 **항생제**로 다스리려 했던 때가 있었으나 이후 이것이 체내 유익균도 사멸시키고 오히려 항생제 내성균의 출현을 초래하며 면역 이상과 관련된 질환을 증가시킨다는 사실이 뒤늦게 밝혀지기도 했다. 암 치료에 투여하던 **항암제** 또한 면역력 저하 등의 심각한 부작용으로 인해 사용에 신중을 기하고 있으며, 치과용 충전제나 원내에서 흔히 사용하는 체온계나 혈압계 등에서 **수은**을 쓰다가 중금속의 폐해와 더불어 인체 암 유발 등 유해 물질로 분류되면서 퇴출당했다.

그리고, 의료과실과는 다르지만, 의료적 원인의 범주에 속하는 간접 병인으로서 **제왕절개 수술로 분만을 하는 경우**를 들 수 있다. 이렇게 태어나는 아이는 다방면의 건강에 악영향이 미칠 가능성이 큰 것으로 나타나 있다. 그 주된 이유는 자연분만으로 태어나면 산도를 통해 나올 때 어머니의 질 속에 있던 유익균들을 자신의 체내로 받아들여 정착시킬 수 있는데, 제왕절개 분만에서는 그 기회를 잃게 되기 때문이다. 이들 유익균은 주로 장내에 자리 잡고 건강과 정상 기능 유지에 다양한 역할을 담당하는데, 특히 면역기능에서 중요한 역할을 맡게 된다. 그래서 제왕절개로 태어난 아이는 유익균 부족과 상재균총 이상으로 각종 질환에 쉽게 시달리게 될 수 있다. 예를 든다면, 알레르기의 위험이 5배 높아지고, ADHD의 위험이 3배 높아지며, 자폐증의 위험이 2배 높아지고, 제1형 당뇨병의 위험이 70% 증가하고, 성인이 된 후 비만 위험이 50% 증가한다는 연구 결과가 있다.

3. 원내 감염

원내 감염 혹은 병원감염이란 병원 등의 의료기관 내에서 세균이나 바이러스 등의 병원체에 감염되는 것을 말한다. 병원은 질병을 치료하는 곳이지만, 동시에 내원 또는 입원한 환자들로부터 다양한 병원체에 노출되어 있어 감염이 발생하기 쉬운 곳이기도 하다. 또한, 미숙아, 신생아, 면역 억제제 등 투여자, 그 밖의 기저 질환자 등은 감염에 대한 저항력이 저하되어 있고, 주사나 수술 등의 의료행위는 체내에 병원균이 침입할 위험성을 더욱 높인다. 이러한 점에서 일반적인 생활환경에 비해 병원이라는 특수한 환경은 감염이나 전염병의 집단 발생 위험이 클 수밖에 없다. 특히, 의료기구와 원내 시설의 소독 및 멸균이 충분치 못한 경우가 많은 것이 현실이다. 예컨대, 수술 도구를 완전히 멸균하지 않으면 다음 수술 시 다른 환자에게 쉽게 전염될 수 있다. 심지어 알츠하이머 치매를 일으키는 독성 단백질인 베타 아밀로이드 플라크조차 제대로 제거가 안 된 수술 도구를 통해 다른 환자의 뇌로 전염되어 같은 질환의 씨앗이 될 수 있다고 한다. 또한, 병원균에 오염된 주사나 수혈을 통해 여러 감염성 질환이 발생할 수 있는데, 대표적으로 바이러스 간염이나 에이즈 등을 들 수 있다.

이를 뒷받침하듯 원내 감염의 통계를 보면 그 수효를 결코 무시할 수 없는 수준인데, 이에 대해서는 의료인들이 일반인들보다 그 위험성을 더욱 심각하게 받아들이고 있다는 통계도 있다. 영동 세브란스병원 감염내과 송영구 교수의 조사 자료에 따르면 우리나라를 포함해 미국이나 영국 등에서 연간 원내 감염자 수는 총환자 수의 5% 정도라는데, 실제로는 이보다 더 높은 약 10% 정도로 추정되고 있다. 그리고, **그로 인한 연간 사망자 수가 우리나라에서는 1만 5천여 명, 미국에서는 약 9만 명 정도로 추정**된다고 밝히고 있다.

병! 도대체 왜 생길까?

제8장

지구적 원인

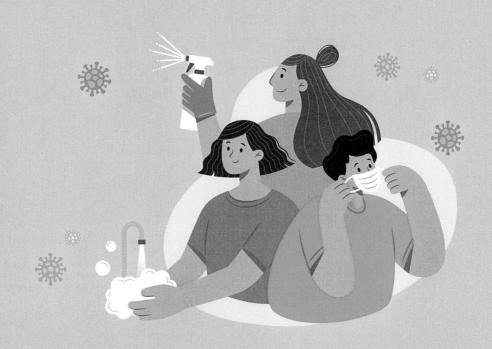

지구적 원인이란 지구 환경, 즉 대기, 지질, 해양, 그리고 지구 밖의 우주 환경과 관련된 병인이라고 정의하겠다. 이 가운데서는 특히 대기, 즉 기후와 관련된 내용이 많은데, 넓은 의미에서 기후란 대기의 상태, 즉 기온, 일조량, 습도, 기압, 바람, 비, 눈 등의 날씨를 의미하고, 여기에는 '기상'과 좁은 의미의 '기후'가 함께 포함된다. 기상이란 날마다, 혹은 시시각각 변하는 특정 시점에서의 일시적인 대기현상을 말하고, 좁은 의미의 기후란 일정한 지역에서 약 30년간의 장기간에 걸쳐 나타나는 대기현상의 평균적인 상태를 말한다.

지구 환경은 인간을 비롯한 모든 생명체의 기분, 활동성, 건강, 질병 등과 원초적인 연관성이 있다. 왜냐하면 우리는 결국 지구라는 대자연에서 생겨났고, 좋든 싫든 이러한 환경에 영향을 주고받으면서 살아가게 마련이기 때문이다. 특히, 대기는 매 순간 호흡하고, 또한 항시 피부에 맞닿아 있다. 그렇기에 일찍이 한의학에서는 핵심 사상으로서 천인상응(天人相應)을 강조하여 대자연과 인간의 생명 활동은 서로 감응하므로 이에 맞게 양생해야 한다고 하였다. 서양의 주류 의학에서는 질병의 원인을 비교적 과학적으로 증명하기 쉬운 미시적 관점으로 주로 접근하며 발전해왔다. 하지만, 최근 들어서는 기상이나 기후 등 지구 환경의 영향을 과소평가했었던 그동안의 편협한 태도를 반성하고 동양의 지혜를 참고하여 이러한 환경의 영향을 재인식하며 과학적으로 해명해 보려 나서고 있다. 특히, 기상병이나 기후병 등은 최근 들어서 의학 분야에서 주목받고 있다. 외국에서는 의료기관의 연구소에 기후 내과가 개설되고 있는 것을 비롯하여 인공기상실도 만들어져 기상이 인체에 미치는 영향에 관한 연구가 진척되고 있으며 예부터 전지요양으로 알려진 기후요법도 재조명하고 있다.

1. 기상

일상적인 기상, 즉 기온이나 일조량, 습도, 기압, 풍속 등이 변화함에 따라 쉽게 발병하거나 기존의 병세가 뚜렷이 달라지는 병을 기상병이라고 한다.

인체는 외부 기상의 변화에 대해 조절 기능을 가지고 있지만, 기상변화가 지나치게 급격하거나 인체의 조절 능력이 불충분한 경우에는 심신 부조가 일어나고 이것이 발전하여 병으로 진행하는 수가 있다. 기상병을 일으키는 기상 조건으로는 기압 배치의 변화나 전선, 특히 한랭전선의 통과, 푄현상의 발생 등이 있다. 이들에 수반되어 기압, 기온, 습도, 풍속, 일조량 등이 급격히 변화하기 때문이다. 이렇게 기상변화가 큰 경우에는 자율신경계나 내분비계에 변화가 생기고, 따라서 말초혈관이 수축하거나 감염 저항성이 약해지는 등 조절 기능에 문제가 발생한다. 이 경우 편두통, 신경통, 류머티즘, 상처의 통증 같은 통증 질환과 뇌출혈, 심근경색, 혈전증, 협심증 같은 심뇌혈관질환을 비롯해 폐결핵의 객혈, 천식 발작, 외상성 뇌전증 발작, 담석증, 신결석, 요로결석, 급성충수염 등이 생길 수 있고, 이들이 전형적인 기상병의 예이다. 난치병의 하나로 꼽히는 베체트병의 발작이나 정신장애도 기상변화와 관계가 깊다고 한다.

관절류머티즘, 또는 신경통의 환자들이 대개 기상변화에 민감하여, 어느 정도 앞으로의 날씨를 미리 알 수 있다는 것은 예부터 알려진 사실로서, 이것은 전선 통과와 관련된다. 전선이 통과할 때는 현저한 대기현상이 국지적으로 또 제한된 단시간 내에 일어난다. 대개 한랭전선의 통과 전에는 증상이 나빠졌다가 통과 후에는 몸이 경쾌해진다는 사실이 실험적으로 증명되었다.

편도염의 발증도 한랭기단의 영향과 관계가 있다고 보고 있다. 병원체인 연쇄상구균의 발육에 일기가 영향을 미치고 있다는 것도 확인되고 있다.

자살자의 수와 기상과의 관계를 조사한 결과를 보면 일반적으로 **자살**은 습도에 반비례하고 기온 일교차에 비례하는 경향이 뚜렷하다는 것이다. 즉, 습도가 낮을수록, 기온의 일교차가 클수록 자살자의 수는 늘어난다.

기상의 변화와 발병과의 인과관계는 불분명한 점이 많지만, 저기압이나 전선이 통과할 때 체내에 히스타민 등의 물질이 증가하면서 이것이 자율신경에 작용하면 발작을 일으키든지 통증을 느끼는 것이라고 한다. 만약 발작이나 병이 많이 발생하기 쉬운 기압이나 전선의 배치를 알 수 있다면 '내일은 저기압과 한랭전선의 영향으로 날씨가 흐리고 바람이 강하며 점차 쌀쌀해지겠으므로 신경통이 도질 전망'이라는 기상예보도 가능하게 되어 기존의 예방의학과는 다른 관점에서 질병 관리에 큰 도움을 줄 수 있을 것이다.

우리나라에서는 아직 기상과 질병의 관계를 제대로 다룬 연구가 거의 없는 실정이다. 봄철 4~5월경 북한이나 만주 지방에 강한 저기압이 발달하여 남한의 거의 전역이 강한 남풍으로 덮이면 푄현상이 영동지방에 발생하면서 관련 기상병의 발병이 많으리라 여겨진다.

또, 근년에 들어서 도시화, 공업화에 따른 환경오염의 결과로서 이른바 **공해병**이라는 것이 발생하고 있다. 먼지나 유황산화물 등으로 인한 대기오염은 천식의 병인이 되고, 질소산화물은 호흡기 장애를 일으키기 쉽다고 하며, 광화학 옥시던트는 눈을 자극하는 것으로 알려져 있다. 공해병도 기상과 관련되어 발생하므로 넓은 의미에서 기상병이라고 볼 수 있을 것이다.

기상병을 대비하기 위해서는 평소에 쾌적한 실내 환경을 만드는 것이 중요하다. 계절에 따라 다소 차이가 있겠으나 보통 실내 온도는 20℃ 내외, 습도는 50~60% 정도로 유지하는 것이 좋다. 또 일교차가 큰 환절기에는 외부 온도의 급격한 변화에 노출되지 않도록 주의해야 한다.

2. 계절

계절이 뚜렷한 우리나라와 같은 지역에서는 그 변화에 따라 특정한 계절에 현저히 잘 발생해서 유행하는 질환이 있는데, 이를 계절병이라고 한다. 주로 만성병이 포함되나 전염병 중에서도 계절과 직결된 것이 많다. 예를 들면, 여름철의 소화기질환, 겨울철의 호흡기질환 등이 있다. 또, 선진국의 공통현상으로서 고령화, 인구의 증가와 함께 질병의 겨울철 집중화가 한층 두드러지고 있다. 기상병이나 계절병의 예방책으로는 쾌적한 실내 기후를 만드는 것이다.

1) 계절병의 종류

1〉봄철

봄철인 4~5월에는 꽃이 피면서 꽃가루로 인해 콧물, 코막힘, 가려움증 등 **알레르기 증상**이 잘 유발된다. 꽃가루 알레르기 연구에서는 풍매화가 대량으로 생산하여 공기 중으로 내놓는 꽃가루에 의해 생기는 호흡기 알레르기를 다루는데, 환자의 면역체계가 꽃가루에 들어있는 특정 단백질에 반응하여 알레르기 증상이 나타난다. 따라서 꽃가루 종류별 공기 중 농도가 중요하기 때문에, 전국의 주요 지점에서 매일의 꽃가루 농도를 관측하고 알레르기 증상과 비교함으로써 평균적인 꽃가루 위험도를 분석할 수 있다. 꽃가루 농도는 개화 시기에 높아지고 식물의 개화 시기는 기온과 관련이 높다. 따라서 기온의 변화를 살펴 개화 시기를 예측할 수 있다면 일기예보를 통해 꽃가루 알레르기 위험도를 미리 알려줄 수 있을 것이다. 기상청은 우리나라에서 많이 날리는 꽃가루인 봄철 참나무와 소나무, 가을철 환삼덩굴의 꽃가루에 대한 예측정보를 제공하고 있다. 그뿐 아니라 봄철에는 중국으로부터 건조한 모래바람이 편서풍을 타고 황사로 불어오기에 알레르기 비염이나 알레르기 결막염 등의 질환에는 설상가상이 된다. 그렇기에 꽃가루나 황사가 심한 날은 외출 시 마스크를 하고 귀가하면 반드시 옷을 털어야 한다.

심한 일교차로 몸의 신진대사가 느려지면서 집중력 저하와 주간 졸음증이 찾아올 수 있고, 이로 인해 **교통사고 및 각종 안전사고**도 많이 증가한다. 규칙적인 식사와 적게 먹는 습관을 들이는 것이 좋다.

급성 심근경색도 잘 생길 수 있는데, 운동량이 적은 겨울 동안 콜레스테롤이 체내에 축적된 상태에서 날씨가 따뜻해지자 무리한 운동을 하면서 위험이 커지기 때문이다.

2〉여름철

여름철에 나타나는 폭염은 견디기 힘들 정도의 높은 기온이 특징인 기상현상인데, 이로 인해 일사병이나 열사병, 열경련, 열탈진, 열성 발진 등의 **온열질환**이 발생한다. 기상청에서는 일 최고기온을 기준으로 33℃가 2일 이상 지속될 때 폭염주의보, 35℃ 이상이 2일 이상 지속될 때 폭염경보를 발령한다. 이러한 폭염특보가 발령되면 보건복지부와 각 지자체 등은 폭염 대비 비상 체제를 가동한다.

이렇게 고온에 오래 노출되면 땀을 많이 흘려 수분과 염분이 부족해지면서 온열질환이 발생하는 것이다. 이 경우 소금을 탄 냉수를 먹이고 그늘에서 쉬게 해야 한다.

또, **한포진, 한진, 피부사상균증 등의 피부질환**이 잘 생긴다. 한포진이란 손 발바닥에 원인 미상의 작은 물집이 생기는 수포성 질환이고, 한진이란 흔히 땀띠라고 부르는 붉은색의 수포성 발진이다. 피부사상균증은 흔히 무좀이라고 부르는 족부백선이 대표적인데, 피부사상균이 피부의 각질층에 감염을 일으켜 발생하는 곰팡이 질환이다. 원인이 땀이든 곰팡이든 고온다습한 여름철에 발병이 집중되기 쉽다. 예방을 위해서는 몸을 청결히 하고 통풍이 잘되게 하여 서늘하고 습기가 차지 않도록 해야 한다.

고온다습한 여름철은 눈병을 일으키는 바이러스가 증식하기 가장 좋은 조건이기도 하므로, 아데노바이러스라는 병원균이 눈에 침범해 염증을 일으키면 전염성이 강한 **유행성 각결막염**이 발생한다. 이는 직접적인 신체 접촉이나 수영장 물 등을 통해서 전염되므로 사람이 많이 모이는 수영장에서는 물안경을 착용하고, 수영 후에는 눈을 깨끗한 식염수로 가볍게 씻어내는 것이 좋다.

한편, 식중독을 비롯해 이질, 장티푸스, 콜레라 등의 **수인성 전염병**도 잘 생긴다. 그 밖에 위장염이나 소화불량증 등 주로 **소화기질환**이 생기기 쉽다. 예방을 위해서는 음식이 상하지 않도록 보관에 신경써야 하고, 잘 가려 먹어야 하며, 가능하면 익혀 먹고, 물도 끓여 마셔야 한다.

일본뇌염은 모기의 활동 시기와 발병 시기가 대략 일치하므로 7월 중순부터 9월까지의 여름철에 많이 발생한다. 병인은 일본뇌염 바이러스지만, 뇌염모기를 매개로 하여 발병하기 때문이다.

이 밖에 **단독(丹毒)과 같은 피부질환, 폴리오 바이러스에 의한 전염성 질환인 유행성 소아마비, 물놀이로 인한 눈병(결막염)과 귓병(급성 외이도염), 햇볕에 피부가 타는 일광화상, 열대야로 인한 불면증, 에어컨 사용에 따른 냉방병, 생리불순** 등도 여름철에 흔한 질환이다.

무더위로 인한 피로나 과로사를 막기 위해서는 충분한 영양상태를 유지하는 것이 중요하다. 그리고 열대야로 인한 불면증이 지속되면 취침 전 미지근한 물로 샤워를 한 후 침실 온도를 24℃ 이하로 유지하며 소음을 차단하고 조명은 안락하게 해두는 것이 좋다. 또한, 냉방병 예방을 위해서는 에어컨을 켜더라도 실내 온도가 25℃ 이하로 내려가지 않도록 잘 조절하고 송풍구 바람을 피부에 직접 쐬지 않는 것이 좋다.

3〉 가을철

가을이 되면 여름의 강렬했던 햇볕의 기세가 꺾이면서 일조량이 줄어든다. 이에 따라 **계절성 정서장애**가 잘 생긴다. 일조량이 줄어들게 되면 뇌 속의 송과선에서 멜라토닌이라는 신경전달물질의 분비가 줄어들게 되면서 신체리듬이 깨지기 때문이다.

또, 온대지방에서 가을부터 겨울까지 자외선이 감소하면서 **디프테리아나 성홍열 등의 감염병**이 유행하게 된다.

가을은 **탈모**가 심해지기 쉬운 계절이기도 하다. 건조하고 일교차가 커지면 모낭세포가 활발히 활동하지 못해 모발의 성장주기가 변한다. 또한 두피의 유·수분 균형이 무너져 탈모의 원인이 된다. 환절기에는 모발의 성장이 완전히 멈춘 휴지기 모발의 비율이 증가하면서 갑자기 머리카락이 많이 빠지는 급성 탈모에 시달릴 수 있다. 이때에는 견과류, 해조류, 콩, 두부, 시금치, 당근, 고구마 등을 위주로 균형 잡힌 섭식과 충분한 수면, 그리고 적절한 운동을 병행하면서 관리를 잘해야 한다.

그리고, 일교차가 10℃ 이상 벌어지면 감기와 같은 **호흡기질환**이 발병할 위험이 커진다. 보온에 신경쓰고 사람이 많은 장소는 피하는 것이 좋다. 외출 후에는 반드시 손을 씻는 등 개인위생이 중요하다. 난방 시 실내외의 온도 차가 너무 크지 않도록 하는 것이 좋다.

한편, 단순히 계절병이라기보다는 사회문화적 요인이 다분한 질환일 수도 있겠으나, 가을철이 되면 추석 성묘나 단풍 구경 등으로 야외로 나갈 기회가 많을 때인 만큼 관련된 사고나 질병의 위험이 커진다. 특히, 미생물 감염에 의한 **유행성 출혈열, 렙토스피라증, 쯔쯔가무시증, 중증열성혈소판감소증후군** 등이 잘 유발된다. 성묘나 야외 나들이 때 되도록 풀밭에 앉거나 눕지 말고 침구류 등 물건들도 두지 말아야 한다. 귀가해서는 반드시 옷을 털고 세탁한다. 야외에서는 되도록 피부 노출을 피하고 야외 나들이 때는 향수나 원색계열의 옷을 피해 벌이나 기타 독충의 피해를 방지해야 한다.

4〉겨울철

겨울철에는 기온이 낮아지므로 혈관이 수축하여 **심장질환, 고혈압, 뇌졸중, 말초혈관질환** 등이 잘 생긴다. 겨울철에 가장 위험한 질환이 바로 뇌졸중이다. 날씨가 추워지면 체온이 떨어지는 것을 막기 위해 말초혈관이 수축한다. 이로 인해 혈압이 올라가 뇌졸중 발생위험이 커진다. 특히 고혈압 환자는 가능하면 외출을 삼가고 보온에 신경써야 한다.

또, 날씨가 추우면 혈관이 수축하고 근육과 인대가 경직되며 혈액순환이 원활하게 이뤄지지 않아 근육이나 인대로 가는 영양분과 통증 완화 물질의 전달이 줄어들기에 **관절류머티즘과 같은 통증 질환**이 심해진다.

그뿐 아니라 **녹내장**도 겨울철 낮은 온도로 인해 혈관이 수축하면 안압이 높아지면서 유발되기 쉽다. 그리고 치질, 치핵 등의 **항문질환**도 겨울철에 많이 발생하는데, 기온이 떨어지면서 피부와 근육이 수축하고 혈관을 압박하여 혈액순환에 장애가 발생하여 증상을 악화시키기 때문이다.

한편, 백일해, 디프테리아, 유행성 감기, 독감, 기관지염, 폐렴, 폐결핵 등의 **호흡기 관련 질환**이 잘 생긴다. 바이러스는 기온이 높고 습한 날씨에 유행하는 것으로 알려져 있지만, 한파가 몰아치는 겨울에도 건강을 위협할 수 있다. 특히, 겨울철 호흡기 바이러스는 잦은 실내 생활, 활동량 부족, 면역력 저하 때문에 급속하게 전염이 될 수 있고, 노약자나 어린아이의 경우 증세가 악화할 수 있다. 대표적으로 독감은 매년 겨울과 초봄에 주기적으로 발생한다. 이로 인해 고령이나 기저질환이 있는 사람들의 사망률이 증가한다. 겨울철은 춥고 건조한 계절이므로 감기와 같은 호흡기질환의 예방을 위해서는 실내 온도는 20℃, 실내 습도는 50% 정도로 유지될 수 있도록 난방과 가습을 적절히 조절하고, 물을 자주 마시는 것이 좋다. 그리고 면역력이 향상될 수 있도록 비타민 등의 영양공급을 위해 신선한 채소와 과일을 많이 섭취하고, 사람들이 많이 모이는 곳은 되도록 피하며, 병원균 감염을 막기 위해 손을 꼼꼼히 자주 씻는 것이 좋다.

전체 바이러스 장염의 35% 이상을 차지하고 있는 **노로바이러스 장염**도 주로 겨울철에서부터 봄까지 유행한다. 겨울철 장염과 식중독의 가장 큰 원인이기도 한 노로바이러스는 비누나 알코올 등으로도 잘 제거되지 않을 정도로 생존력이 강하다. 대변을 통한 바이러스 배출 등이 주된 전파경로이며, 사람 간의 전파가 가능하므로 감염을 막기 위해서는 손 씻기 등의 기본적인 개인 위생관리가 중요하다. 또, 물은 반드시 끓여서 먹고 아이들의 손이 많이 닿는 장난감이나 우유병은 자주 살균해야 한다.

또, 추운 날씨와 건조한 기후로 피부가 건조해지면서 온몸이 가려운 **건조성 피부질환**도 부쩍 증가한다. 샤워나 목욕을 지나치게 자주 하는 경우 증상이 악화하므로 1주일에 2~3회 정도가 적당하며 피부 보습제를 바르면 좋다. 또, 수분을 충분히 섭취해야 한다.

그리고, 한파가 발생하면 저체온증이나 동상, 동창, 한랭 두드러기, 레이노 증후군 등의 **한랭질환**이 잘 유발되는데, 시간에 따라 사망자 수도 증가한다. 다만, 폭염 때보다는 좀 더 완만한 양상을 보인다.

그 밖에 **유행성 뇌척수막염, 각기병, 신장염, 위·십이지장궤양, 안구건조증** 등도 겨울철에 흔한 계절병이다.

겨울철에는 두꺼운 옷 한 벌보다는 얇은 옷을 여러 겹 입고, 가볍고 땀을 잘 흡수하는 면 소재 옷이 좋다. 세수나 설거지 등을 할 때는 찬물을 사용하지 말고, 피부가 건조하지 않게 보습에 신경을 써야 한다. 한편, 겨울철 안구건조증이 있을 때는 실내 환기를 자주 하고, 히터 바람에 눈을 직접 노출하지 않도록 하며, 젖은 수건이나 가습기를 이용해 실내 습도를 60% 이상 유지하는 것이 한 방법이된다. 또한 장시간의 컴퓨터 작업이나 게임기 사용, 독서 등을 피하고 중간중간 적절한 휴식을 취해야 한다.

3. 기후대

세계 각 지역에서 그 지역의 기후에 따라 해당 지역에 한정되어 예전부터 많이 발생하고 퍼져 있는 특유의 질병을 풍토병이라고 한다. 주로 그 지방의 기후, 생물, 토양 등의 자연환경과 그 지방 주민의 전통, 풍속, 습관 등이 복잡하게 얽혀서 생긴 특수한 질병을 가리키지만 대부분 기후병에 속한다고 볼 수 있다. 최근 의학 기술의 발달로 토착민들의 풍토병 발생은 많이 감소하고 있지만, 해외여행객이 증가하면서 그 피해는 늘고 있다.

세계의 기후

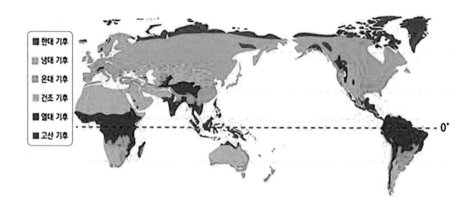

1) 열대 기후대

열대지방은 가장 추운 달의 평균기온이 18℃ 이상으로 주로 적도를 중심으로 남북으로 위도 20~30도쯤까지 분포하는데, 기후는 대체로 **고온다습하고, 식생이 무성하여 밀림**이 우거진 경우가 많다. 그렇기에 감염병의 병원체, 매개하는 곤충, 중간 기생체 등이 서식하기에 적합한 환경이 된다. 모기나 파리 같은 곤충의 매개로 발생하고 전염되는 말라리아, 뎅기열, 황열, 수면병 등이 대표적인 예이다. 말라리아는 주로 아프리카의 열대 지역, 동남아시아(특히 캄보디아, 미얀마, 태국 접경 지역), 남미 아마존강 유역 등지에서 발생하는 열대 풍토병인데, 그중에서도 피해 범위가 넓고 피해 정도가 매우 심각하다. 특히, 기온이 높고 강수량이 많은 지역에서 잘 발생하고, 심지어 온대에서도 여름철에 발생한다. 이 밖에도 열대에서는 장티푸스, 발진티푸스, 이질, 콜레라 등의 전염병도 자주 발생한다. 또, A형 간염은 입을 통해 A형 간염 바이러스에 감염되어 발생하는데, 이는 전 세계적으로 발생하지만, 아시아(한국, 일본 등은 제외), 아프리카, 중남미 등은 발생 빈도가 특히 높다.

2) 건조 기후대

건조지방은 연 강수량이 500㎜ 이하로 강수량보다 증발량이 더 많은데, 주로 위도 30도 부근의 고압대에 위치하거나 지형적인 이유, 혹은 주변 한류 등으로 소우지가 되어 강수량 부족으로 식생이 거의 없는 **사막이나 짧은 풀들만 자라는 스텝(중위도 지방의 온대초원)으로 기후가 건조하며 일교차가 매우 크다.**

낮에 내리쬐는 고온의 직사광선에 장시간 노출되면 일사병, 열사병, 열실신, 열경련, 열탈진, 광각막염 등의 온열질환이 쉽게 생긴다. 또한 건조지역이어서 먼지가 많고 공기가 탁해 기관지 등 호흡기계 질환도 잘 생길 수 있다. 한편, 낙타와의 접촉이 많은 곳이어서 사우디아라비아와 같이 메르스, 즉 중동호흡기증후군도 잘 생길 수 있다.

3) 온대 기후대

온대지방은 가장 추운 달의 평균기온이 -3~18℃로 주로 위도 30~60도에 분포하여 **계절의 변화가 뚜렷하면서 겨울이 그다지 춥지는 않아 대체로 인류가 생활하기에 쾌적한 기후대**이다. 물론, 우리나라도 여기에 속하는데, 열대나 한대지방에서 발생하는 어느 기후병에도 걸릴 수 있어서 그 종류가 다양하다. 대표적으로 디프테리아는 급성 세균성 호흡기질환인데, 온대지방에서 추운 계절에 면역력이 없는 15세 이하의 연령층에서 주로 발생하나 예방접종이 이루어지지 않은 인구집단의 경우 성인에게도 발생한다. 또, 우리나라 가을철의 중증열성혈소판감소증후군이나 일본에서 처음 나타났던 쯔쯔가무시증도 풀밭에 사는 진드기를 매개로 하는 감염병으로 이 기후대의 풍토병에 속한다.

4) 냉·한대 기후대

냉대와 한대지방은 가장 추운 달의 평균기온이 -3℃ 미만으로 위도 60도 이상의 고위도 지방과 극지방 일대를 말한다. 태양의 남중고도가 낮아서 **일조량 부족으로 지구상에서 가장 추운 지방**이다. 그렇기에 **토질도 척박하고 식생도 빈약**한 편이다. 이 지역에서는 기온이 낮으므로 한랭질환에 쉽게 노출된다. 우선 전신장애로서 저체온증이 잘 생기고, 국소장애로는 동상이나 동창도 생기기 쉽다. 또, 설맹이 생길 가능성이 큰데, 설맹은 자외선의 반사 때문에 일어나는 결막염으로 가벼운 경우는 눈이 부시고 아파 눈물이 나오고 눈을 뜰 수 없는 정도이지만, 중증인 경우는 매우 심한 통증을 느끼며 시력이 저하되고 일시적인 야맹증을 일으킨다. 이는 눈 덮인 곳에서 쉽게 일어나므로 태양이 쬐는 설원을 장시간 보고 있어야 하는 고위도 지방에서는 흔한 질환이라 할 수 있다. 이 밖에 괴혈병도 한대지방의 풍토병에 속한다.

5) 고산 기후대

고산 기후대는 고도가 상승함에 따라 기온이 낮아져 형성되는 수목한계고도 보다 높은 고지의 기후를 가리키는데, 주로 해발고도 2,500~3,000m 이상의 산지에서 나타나는 독특한 기후대이다. 이는 아시아의 히말라야 산맥과 그 주변 고원들, 아시아와 유럽의 경계가 되는 캅카스 산맥, 유럽의 알프스 산맥, 북미의 로키 산맥, 남미의 안데스 산맥, 아프리카의 킬리만자로 산맥, 그리고 오세아니아의 뉴기니 고원 등지에서 나타난다. **기온의 일교차와 연교차가 작고, 수증기량은 적지만 상대습도가 높아서 구름, 안개가 잘 생기고 바람과 햇볕이 강하다. 특히, 열대고산기후는 연중 15℃ 안팎 기온이 지속되는 상춘기후로 쾌적하여 인류가 거주하기 좋은 환경이 된다.**

이 기후대에서는 기압이 낮아 산소가 희박하므로 혈중 산소량 부족으로 두통을 비롯해 구역, 구토, 식욕부진, 피로감, 어지러움, 수면장애 등의 증상이 나타나거나 심하면 의식 저하 및 극단적 상황에까지 이르기도 하는 고산병에 시달리기 쉽다. 또한 바다와 멀어서 주로 해조류에 많이 들어있는 요오드를 충분히 섭취하지 못해 갑상샘종이나 선천성 갑상샘 기능 저하증인 크레틴병과 같은 갑상샘 질환이 잘 생길 수 있다.

4. 기후변화 및 이상기후

우리가 몸담고 살아가는 지구 환경은 결코 고정불변의 정태적 시스템이 아니라, 46억 년 전 탄생한 이래 장구한 세월 동안, 마치 살아있는 하나의 거대한 유기체인 양 끊임없이 변화하는 동태적 시스템이라고 할 수 있다. 그러다 보니 우리의 생활과 건강에 밀접한 영향을 미치는 기후환경도 여러 가지 지구 내외의 자연적 이유와 그 밖의 인위적 이유로 인해 변동 및 변화하고, 이상기후 현상도 종종 출현하게 된다.

기후변화란 원래 일정 지역에서 오랜 기간에 걸쳐 진행되는 기상의 변화를 말하

는데, 주로 지구 평균기온의 변화, 특히 최근의 추세에서는 지구온난화를 지칭하는 용어로 쓰이고 있다. 한편, 기후변동이란 비교적 짧은 기간에 일어나는 기후변화를 의미한다. 또, 이상기후로 불리는 현상으로는 폭염이나 열대야와 같은 이상 고온, 한파와 같은 이상 저온, 일조량 부족, 폭설, 장마나 집중호우와 같은 이상 다우, 태풍과 같은 폭풍우, 가뭄과 같은 이상 건조 등이 있다. 여기서는 이러한 기후변화와 이상기후가 우리 건강에 어떤 영향을 미치며, 어떤 질환의 발병과 관련이 높은지 살펴보기로 한다.

1) 기후변화 및 이상기후의 원인

기후변화와 이상기후는 다음 표에서 보는 바와 같이 크게 자연적 원인과 인위적 원인에 의해 초래된다.

자연적 원인	인위적 원인
· 흑점 수의 변화 등 태양활동의 변화 · 지구 공전 궤도의 변화 · 지구 자전축 기울기의 변화 · 지구 자전축의 세차 운동 · 소행성이나 큰 운석들과의 충돌 · 대기 조성의 변화 · 화산이나 조산 활동 · 지각변동에 따른 해류 분포의 변화 · 식생의 변화 · 엘니뇨·라니냐, 북극진동, 제트기류, 몬순 등 대기 및 해양 순환의 변화	· 화석 연료 사용량의 증가에 따른 이산화탄소 등 온실기체의 농도 증가 · 쓰레기 소각 및 분해에 따른 온실기체 발생 · 육류 수요 증가에 따라 가축이 방출하는 메탄가스 등의 온실기체 발생 · 경작 활동에 의한 아산화질소 등의 온실기체 발생 · 주로 냉매로 쓰이는 프레온가스의 성층권 오존층 파괴 · 삼림 훼손이나 토지이용도 변화 등 지표환경의 변화 · 과도한 방목 및 경작, 관개, 삼림 벌채, 환경오염 등으로 인한 사막화 · 산업화 이래 스모그, 산성안개 등 에어로졸의 변화

2) 기후변화 및 이상기후와 질병의 상관관계

1〉 이상 고온

지구상에서 이상 고온이 나타나는 현상은 앞서 소개한 여러 가지 이유로 일어날 수 있다. 즉, 태양의 흑점 수가 많아지거나, 지구 공전 궤도의 이심률이 증가하거나, 지구 자전축 기울기가 커지거나, 식생이 황폐화하거나 화석 연료 사용량의 증가, 쓰레기 소각, 가축의 방목, 경작 활동 등으로 대기에 이산화탄소나 메탄 등 온실기체의 농도가 증가하는 경우들이다.

19세기 말부터 현재에 이르기까지 전 지구적으로 평균기온이 100년 이상 꾸준히 상승 추세에 있는데, 이를 일반적으로 지구온난화라고 부르고 있다. 이는 주로 산업혁명 이후 화석 연료 사용량의 증가에 따른 이산화탄소 등 온실기체의 농도 증가라는 인위적 원인에 기인하는 바가 크다고 할 수 있는데, 실제로 산업화 이전보다 이미 1.5℃ 상승하여 전 세계적으로 탄소배출을 제한하는 등 자구책을 강구하고 있다. 지구온난화는 폭염이나 열대야와 같은 이상 고온 현상을 일으킨다.

폭염은 일사병, 열사병, 열경련, 열탈진, 열성 발진 등의 온열질환의 발생률을 증가시킨다. 특히, 만성 폐 질환이 있거나 심장 또는 신장에 질병이 있는 환자들에게는 더 큰 영향을 미치고, 사망률도 높인다. 기존 질환을 악화시키고 정신질환까지 유발할 수 있다. 실제로 폭염과 과민성, 공격성, 심지어 폭력의 증가 사이에 연관성이 있다는 연구가 있다. 또, 자외선의 과다한 노출로 인해 피부암이나 백내장 등의 발생이 증가할 수 있다.

그리고, 대체로 고온다습한 기후 조건에서 대부분의 미생물이 쉽게 증식하는데, WHO는 지구의 연평균기온이 1℃ 상승할 때마다 전염병 발생률이 4.7% 증가한다고 경고한 바 있다. 비브리오 패혈증을 일으키는 비브리오균의 경우 해수 온도가 상승할수록 더 많이 검출되고, 살모넬라균, 콜레라균 등의 병원균도 고온에서 쉽게 증식하여 감염병을 유발할 수 있다. 습하고 따뜻한 날씨에서 평상시보다 더 많은 세균이 생길 수 있고, 기후변화로 흑사병도 더 강하게 발생할 수 있다고 한다. 뎅기바이러스의 경우 번식률이 온도상승에 비례한다고 밝혀져 특히 온대 지역에서 기온 상승 시 뎅기열 유행이 증폭될 수 있다.

기온이 상승하면 전염병을 옮기는 모기, 진드기, 쥐 등의 번식이 더 활발해진다. 모기가 성충이 되는 기간도 줄어든다. 알에서 번데기를 거쳐 모기 성충이 되는 기간은 12℃에서 22.8일이 걸리지만 29℃에서는 7.7일이 걸린다. 따라서 기온 상승으로 모기가 더 빨리 나타나고 그 개체 수도 증가하여 말라리아 등에 전염될 가능성이 커진다. 말라리아, 사상충증, 일본뇌염, 황열, 뎅기열, 지카 바이러스 감염증 등의 다양한 인수공통감염병을 일으키는 병원균들의 전파 매개체인 모기는 25℃ 남짓 기온에서 활동이 가장 활발한데, 지구온난화로 인해 활동 시기와 지역이 확대되면 그로 인해 매개하는 병원체들도 전 세계로 확산할 수 있는 것이다.

실제로 주로 열대 지역에 서식하면서 사람의 살을 파먹는 육식 기생충인 리슈마니아도 기후변화로 미국에까지 확산한 것으로 최근 확인된 바 있고, 지카 바이러스는 아프리카에서 아메리카로, 치쿤구니아 바이러스는 아프리카와 동남아시아에서 아열대 지역과 서반구로, 웨스트 나일 바이러스는 우간다에서 캐나다로, 주로 열대지방에서 유행하던 감염병들이 온대지방으로 확산하여 전파되었다.

우리나라의 경우 강력한 퇴치 운동으로 1970년대 말에 말라리아가 박멸되었으나 1990년대부터 경기도 북부 군부대를 중심으로 발병자가 증가하였다. 주로 열대지방에서 번식하던 말라리아모기가 지구온난화로 북한 지역까지 분포하면서, 북한은 현재 말라리아 위험 지역에 속한다. 그러므로 경기 북부 지역의 말라리아 발병은 북한의 모기로 인한 것으로 보인다.

기온이 상승하면 변화된 환경 속에서 살아남은 병원체가 사람의 체온에 더 잘 적응할 수 있다고도 한다. 이상고온이 계속되면 음식에 미생물이 빨리 번식하게 되어 소화기계 감염병을 쉽게 일으킬 수도 있다.

한편, 시베리아 등지에서 영원히 얼어있을 것으로 여겨졌던 영구동토층이 기후변화로 인해 급속도로 지구 온도가 올라가면서 녹기 시작했고, 이 안에 꽁꽁 얼어붙어 있던 수만 년 전의 바이러스와 세균, 곰팡이 등의 병원체가 다시 활동을 시작할 수도 있다. 북극권의 기온 상승 속도는 다른 지역보다 약 3배 빠르기에 얼음과 동토가 녹으면서 전염병이 출현 또는 재출현할 수 있다. 실제로 2016년 시베리아 야말반도의 영구동토가 녹으면서 잠자고 있던 탄저균이 얼음에서 해방되어 네네트 원주민의 순록들이 떼죽음을 당했다. 영구동토에 어떤 바이러스나 병원체가 묻혀있을지 아무도 알지 못한다. 문제는 최근 시베리아에 최고 38℃의 폭염이 발생하는 등 기후변화로 인한 이상기후 현상이 가속화되면서 우리가 알지 못하는 바이러스가 유출될 가능성도 있다.

이상 고온 현상은 밤에도 기온이 25℃ 이상인 열대야를 쉽게 초래하여 불면증의 발생 빈도를 높이므로 만성피로, 무기력증, 우울감, 업무능력 저하 등이 잘 유발될 수 있다.

이 밖에도 지구온난화는 극지방의 빙하를 녹게 하여 해수면 상승을 유발하는데, 이로 인해 작은 섬과 해안의 삼각주 등 저지대가 침수되고 그곳에 거주하는 인간의 정착지가 위협받게 될 것이다. 예를 들면, 투발루, 몰디브, 방글라데시와 같은 저지대 국가를 들 수 있다. 또, 빙하가 빠르게 녹으면 빙하호 범람으로 홍수가 발생하여 인근 주민들에게 피해가 생길 수도 있다. 그리고, 해수의 온도가 상승하면 해양이 품고 있는 파랑에너지가 증가하여 파고도 상승하고 해안으로 밀어닥치는 파도도 커지게 되는데, 이에 따라 되돌아가는 이안류도 강하고 크게 발생하여 해수욕을 즐기는 사람들이 소용돌이에 희생될 가능성이 커진다.

한편, 기온 상승과 비례하여 대기 내 광화학적 반응을 촉진하여 오존 농도가 증가하는 등 대기오염을 심화시켜 건강에 영향을 미치는 것으로 나타났으며, 말라리아, 세균성 이질 등 매개체를 통한 질병이 증가하고 있다. 지구의 온도 상승은 가뭄과 산불 증가의 원인이 되기도 한다.

2006년 발표된 영국 정부의「기후변화의 경제학」보고서에 따르면 지구의 온도가 1℃ 오를 경우, 안데스산맥 빙하가 녹으면서 이를 식수로 사용하고 있던 약 5,000만 명이 물 부족의 고통을, 매년 30만 명이 기후 관련 질병으로 사망한다. 지구의 온도가 3℃ 오를 경우, 아마존 열대우림이 붕괴하고, 최대 50%의 생물이 멸종 위기에 처하게 되며, 4℃가 오르면 이탈리아, 스페인, 그리스, 터키가 사막으로 변하고 북극 툰드라의 얼음이 사라져서 추운 지방에 살던 생물들이 멸종한다. 5℃ 오를 경우, 히말라야의 빙하가 사라지고, 바다 산성화로 해양 생태계가 손상되며, 뉴욕과 런던이 바다에 잠겨 사라지게 된다. 저널리스트이자 환경운동가인 마크 라이너스는 저서『6도의 멸종』에서 평균기온이 6℃ 오를 경우, 현재 생물 종의 90%가 멸종한다고 예측했다.

2〉이상 저온

지구상에서 이상 저온 현상이 나타나는 이유는 이상 고온 현상의 반대 경우라고 볼 수 있다. 즉, 태양의 흑점 수가 줄어들거나, 지구 공전 궤도의 이심률이 감소하거나, 지구 자전축 기울기가 작아지거나, 삼림이 번성하여 대기에 이산화탄소나 메탄 등 온실기체의 농도가 감소하는 경우들이다. 이 밖에도 소행성이나 큰 운석들과의 충돌, 화산이나 조산 활동, 스모그나 산성안개 등 에어로졸 형태의 화산재나 아황산가스 같은 먼지가 대기 중에 고농도로 분포해도 햇볕을 가리면서 일조량 부족과 이상 저온 현상이 나타날 수 있다. 과거 중생대에 번성했던 공룡 등의 파충류들이 멸종했던 이유도 멕시코 유카탄반도에 떨어진 거대한 운석으로 인해 기온이 냉각되면서 변온동물이라 추운 날씨를 견디지 못했기 때문으로 보인다. 한편, 국지적으로는 엘니뇨, 라니냐, 북극진동, 제트기류 등도 한파 등 이상기후에 영향을 미친다.

우리나라에서 이상 저온 현상의 원인 중 대표적인 것은 상층의 한기로 시베리아 고기압이 강하게 내려올 때이다. 전형적인 시베리아 기단을 받는 겨울철도 삼한사온으로 이동성 고기압이 와서 시베리아 기단을 받을 때는 한파가 일어난다. 또한 시베리아 기단이나 블로킹으로 인해서 북서풍만 지속적으로 불거나 일시적으로 내려올 때 이상 저온이 발생하기도 한다. 또한 라니냐가 일어날 때 11월~2월에 이상 저온이 오면서 한파가 나타나기도 한다. 반면, 엘니뇨 때도 이상 저온이 오기도 하는데 급작스러운 한파가 있기도 하고 여름에는 선선한 경우도 잦다. 여름철에는 집중호우로 기온이 오르지 못해 저온 현상이 나타나기도 하고 그 밖에도 오호츠크해 기단 등으로 동풍이 불 때 푄현상으로 인해 강원도 영동지역에 이상 저온이 나타나기도 한다.

겨울철에 이상 저온 현상, 즉 한파가 발생하면 한랭질환의 발생률이 증가하고, 여름철에 이상 저온 현상이 발생하면 농작물의 작황이 악화하여 기근의 위기에 처할 수 있으며, 발진티푸스 등의 질병이 창궐할 수 있다.

한편, 북반구에서 폭설의 원인은 주로 북극진동에 있다고 보는데, 겨울에 북극진동이 음의 값이 되면 우리나라를 비롯한 북반구에서는 한파와 폭설이 나타난다. 폭설이 발생하면 우선 이동하거나 생활하는 데 큰 불편이 초래된다. 그리고 야외 활동을 하려고 하면 낙상, 골절, 동상, 저체온증 등이 쉽게 생길 수 있다.

3> 이상 다우

장마나 집중호우 등 이상 다우 현상은 주로 여름철에 발생하는데, 이때 습도가 높아지면 곰팡이와 집먼지진드기의 번식에 좋은 환경이 되기 때문에 피부질환의 원인이 될 수 있다. 세균, 바이러스 등에 오염된 물과 접촉하면 복통 및 설사를 비롯한 식중독, 장염과 고열, 구토 등이 유발될 수 있다.

이상 다우 현상이 우려스러운 가장 큰 이유는 홍수가 발생하기 때문이다. 홍수는 침수나 산사태 등으로 인해 저지대 주민들의 인명 피해가 발생하거나 그들이 삶의 터전을 잃고 이재민이 되는 고통을 겪을 수 있으며, 콜레라, 장티푸스 등 수인성 감염병을 일으키는 온갖 바이러스와 세균이 창궐하게 될 수 있고, 농작물에도 피해가 생겨 식량난의 원인이 될 수도 있다.

한편, 최근 지구온난화의 영향으로 해수 온도가 높아져 뜨거운 바다가 늘어나면서 태풍 등 열대성저기압의 위력도 점점 커지고 있다. 전 세계적으로 열대성저기압에는 북서 태평양에서 발생하는 태풍 외에도 북서 대서양에서 발생하는 허리케인, 인도양에서 발생하는 사이클론 등이 있다. 강한 폭풍우를 동반한 이러한 열대성저기압이 지나가면 그곳은 폐허가 되는 경우가 많다. 폭풍우 때문에 밖에 걸어 다니지도 못하고, 구조물이 붕괴하거나 홍수가 나서 가옥이나 건물이 침수될 수 있다. 또한, 오염된 식수로 인해 장염이나 이질 같은 질병에 잘 걸릴 수 있다.

4〉 이상 건조

가뭄과 같은 이상 건조 현상은 환경파괴로 인한 지구온난화와 엘니뇨, 라니냐 같은 이상기후의 발생이 주된 원인이라고 할 수 있다. 매년 가뭄으로 인한 인명 피해가 발생하는데, 2013년 WHO의 보고서에 따르면 가뭄으로 인해 수자원이 부족해지면 설사, 결막염, 옴 등 질병에 노출될 확률이 커진다고 한다. 대표적인 원인으로는 손을 규칙적으로 씻지 못해 생기는 위생 악화, 식수의 질 저하, 그리고 탈수증이 있다. 이 외에도 가뭄이 발생한 지역에는 콜레라와 대장균 감염 등이 쉽게 유행해 사람들의 건강을 위협한다.

가뭄으로 물이 부족해지면 우선 탈수증이 생기기 쉽고, 이를 피하려고 질 낮은 식수를 마시게 되면 온갖 질병에 걸리기 쉬워진다. 오염된 식수가 원인이 되어 발생하는 질병으로는 설사병, 콜레라, 물집, 구토, 피부병, 두통 등이 있다. 아프리카 등 물 부족 국가의 영유아 사망률이 높고 평균수명이 낮은 이유는 낮은 질의 식수를 지속적으로 마셔야 하기 때문이다.

가뭄은 또한 인체에 해로운 화학물질을 쉽게 유발한다. 하수, 지하 가스 유출, 동물의 배설물로 인한 화학물질이 대표적이다. 이러한 화학물질은 강, 저수지, 호수, 지하수에 축적되며 가뭄이 지속될수록 농도가 짙어져 노출된 사람들의 건강에 피해를 준다.

가뭄으로 사막화가 진행되면 폐 건강에도 악영향을 미친다. 가뭄이 발생한 지역의 공기는 건조하고 먼지가 많이 발생한다. 특히 극심한 모래폭풍인 더스트 볼(Dust Bowl ; 황진(黃塵))이 발생하는데, 이것은 공기의 질을 낮추고 먼지를 대량 만들어 폐 건강을 크게 위협한다. 실제로 1930년 미국 중부에서 가뭄으로 인해 더스트 볼이 만들어져 많은 희생자가 발생했다. 희생자 대부분은 면역력이 약한 노년층이었으며, 사망원인은 대부분이 더스트 볼에 의한 호흡기질환이었다.

또, 가뭄이 지속되어 공기가 탁해지면 정신과적 증상에도 영향을 미치게 된다. 2019년 미국과 덴마크 사람들을 대상으로 한 대규모 연구에 따르면 불안, 조현병, 성격장애와 탁한 공기에 대한 노출 사이에도 상관관계가 있는 것으로 보고 있다.

그리고, 가뭄은 모기, 파리, 진드기 등에 의해 전염되는 말라리아, 치쿤구니야, 뎅기열과 같은 매개생물의 매개 질환의 발생률을 증가시킨다. 2016년 아프리카, 유럽에 걸쳐 웨스트나일열(West Nile Virus)과 괴사성 근막염이 대량 발생했다. 조사단은 두 가지 질병 모두 물 부족, 더위와 강한 연관성이 있다고 발표했다.

이 외에도 가뭄은 생태계 파괴로 이어질 수 있는데, 생물 종이 사라지고, 식생이 무너지는 것이다. 이는 땅을 황폐화하여 농작물의 감산으로도 이어져 식량난을 초래한다.

5〉 기타

사람과 동물이 함께 감염되는 인수공통전염병은 지금까지 약 250여 종으로 알려져 있는데, 수의학 저널에 따르면, 지난 80년간 유행한 전염병들의 약 70%가 야생동물로부터 비롯되었다고 한다. 특히, 박쥐는 '바이러스의 저수지'라고 불릴 정도인데, 137종의 바이러스 매개체로서 이 중 인간에게 전염되는 것만도 60종이 넘는다. 대표적인 바이러스성 감염병의 매개체를 보면, 에이즈는 야생 유인원, 조류인플루엔자는 새, 신종플루는 돼지, 메르스는 박쥐를 거쳐 낙타로 이어지고, 사스는 박쥐를 거쳐 사향고양이로 이어지며, 그 밖의 니파, 에볼라, 코로나19 등은 박쥐로부터 비롯되었다. 그런데, 인간의 삼림 훼손 행위 등과 더불어 기후변화로 이상기후 현상이 발생하면 생태계가 파괴된다. 특히, 야생동물들의 서식지가 파괴되고 그로 인해 서식지를 잃은 야생동물들이 사람들의 거주 지역이나 목축지로 이동하여 사람과의 접촉 가능성이 커지면서 감염병이 발생할 가능성이 증가한다. 더군다나, 잠재적으로 치명적인 바이러스가 인간 숙주에게 뛰어들 수 있는 문이 열리게 되어 코로나19와 같은 팬데믹의 가능성이 더 커지게 된다.

또, 이상기후는 정신건강을 위협할 수도 있다. 2018년의 한 연구에서는 외상 후 스트레스 장애, 우울증, 불안증 및 공포증을 포함한 다양한 정신건강 상태의 범주에서 기후변화가 어린이에게 그 위험도를 증가시킨다는 연관성을 설명했다.

세계기상기구(WMO)는 최근 「극단적인 날씨와 기후, 수해로 인한 인명과 경제 손실에 대한 지리부도(1970~2019)」라는 보고서에서 최근 50년간 기후 재앙이 1만 1천 건 이상 있었다고 밝혔다. 이로 인해 200만 명 이상이 숨졌고 경제적 손실도 3조 6,400억 달러(약 4,214조 원)에 이른다고 한다. 이상기후로 인한 재난이 테러나 전쟁 못지않은 심각한 재앙임이 현실로 드러난 것이다. 기후 재앙으로 인한 사망자의 90%는 개발도상국에서 발생했다. 인명 피해를 가장 많이 끼친 것은 가뭄이었다. 모두 65만 명이 숨졌다. 다음으로는 폭풍, 홍수, 폭염, 한파로 수만에서 수십만 명이 목숨을 잃었다는 통계다. 특히, 이러한 기후 재앙이 발생하는 빈도는 시간이 지날수록 늘어나 1970~1979년에는 711건이었는데, 2000~2009년에는 3,536건으로 5배나 급증했다고 밝혔다.

기후변화는 인류에게 자연재해뿐 아니라 여러 가지 질병을 불러온다. 기후변화로 인한 질병의 발병은 지역과 계절에 따라 차이가 있다. 예를 들면, 홍역, 유행성 뇌척수막염, 성홍열 등은 겨울과 봄에 유행하며, 콜레라와 이질은 여름에 자주 발생하고 있다. 또 관절염은 북방의 한랭지역에서 자주 발생한다. 심뇌혈관질환과 호흡기 질병 역시 기온과 밀접하게 연관돼 저온과 고온에서 사망률이 높다고 알려져 있다.

기후변화가 인류 건강에 미치는 주요 영향으로 WHO는 다음 5가지를 지적하였다. 첫째, 기온 상승, 가뭄 및 홍수 등으로 식량 생산이 감소할 것이다. 둘째, 홍수로 인한 상·하수도 시설 훼손으로 콜레라와 같은 수인성 질병이 증가할 것이다. 셋째, 물 부족이나 폭우로 인하여 오염된 물과 식품을 통해 확산되는 살모넬라증과 병원성 대장균증 등 식품 매개 질병이 증가할 것이다. 넷째, 온난화로 오존과 꽃가루가 증가하여 천식이 더욱 증가할 것이다. 다섯째, 기온 및 강우 패턴의 변화는 질병을 매개하는 동물 분포의 변화를 가져올 것이다.

5. 기타 천재지변

1) 황사

황사란 사막이나 황토지대에 있던 가는 모래가 강한 바람을 타고 날아오는 현상을 말한다. 그 입자 크기는 10~1,000μm까지 다양한데, 미세먼지보다 좀 더 크지만 비슷한 효과를 내므로 주로 호흡기질환, 심혈관질환, 안질환, 알레르기 질환 등이 잘 생길 수 있다.

2) 산불

산불은 낙뢰나 이탄층 등의 자연적 원인 혹은 방화나 실화 등의 인위적 원인으로 발생한다. 이상 고온과 건조 현상으로 가뭄이 심하면 대기와 토양이 건조해지면서 산불 위험이 커진다. 산불 연기는 엄청난 양의 유해화학물질과 초미세먼지를 포함하고 있어 호흡기질환, 만성 질환을 유발할 수 있다. 그 유해화학물질 중에는 천식 유발 물질인 벤젠과 폼알데하이드가 배출되고, 세계적으로 1년에 산불로 추후 사망하는 사람이 40만 명인데, 이 중 80%는 만성 건강 악화의 영향 때문이다. 물론 인근 주민들은 이재민이 되어 고통을 겪거나 직접적인 인명 피해를 받게 될 수도 있다. 또, 산불은 지구온난화를 가속화하는 요인이 되고, 생태계에 위협이 되기도 한다.

3) 지진과 해일

지진은 주로 지각판끼리 충돌하면서 자연적으로 발생하는 경우가 대부분이나 핵실험 등을 함으로써 인공 지진이 발생하기도 한다. 해일은 보통 해저에서의 지각변동이나 해상에서의 기상변화로 인해 갑자기 바닷물이 크게 일어서 육지로 넘쳐 밀려오는 현상을 말한다. 특히, 지진에 의해서 생기는 해일을 쓰나미라고 부르는데, 그 규모와 양상이 엄청나고 파괴적이다. 지진 가운데 규모가 큰 강진이 발생하면 가옥과 건물, 그 밖의 시설물들이 붕괴할 수 있으므로 안전상 매우 위험하다. 즉, 다수의 사람이 외상을 입는 등 대규모 인명 피해가 한꺼번에 발생할 수 있다. 쓰나미가 발생해도 마찬가지인데, 주로 해변 지역에서 그와 같은 일이 벌어질 수 있고, 많은 사람이 익사하는 사고가 발생할 수 있다. 그래서 이들

재해로 인해 사회적 혼란이 야기되고, 후유증으로 불안장애, 외상후 스트레스 장애, 불면증, 우울증 등의 정신과 질환이 유발될 수 있다.

4) 화산 폭발

화산이 폭발하면 땅속에 있던 고온의 가스나 마그마, 화산재, 화산 쇄설물 등이 지표로 분출된다. 이때 인근 주민들은 이재민이 되는 불편을 감수해야 하고 자칫 제대로 대피하지 못하면 고온의 용암 등에 희생될 수 있다. 화산 폭발로 분출된 화산재가 대기 중에 고농도로 분포하면 햇볕을 가리면서 일조량 부족과 이상 저온 현상이 나타날 수 있다.

화산에서 방출하는 화산재는 입자 크기가 작으면 큰 문제가 될 수 있다. 공기 중에 떠다니는 미세한 화산재는 코와 입을 통해 체내로 침투할 수 있고, 폐 깊숙이 들어가 천식 증상을 일으킬 수 있다. 이런 미세한 입자가 호흡기를 통해 들어온다면, 모세혈관으로 흡수되어 혈류를 막거나 혈관에 침착되어 동맥경화나 뇌졸중, 심근경색 등의 질병을 야기할 수도 있다. 약간 더 큰 입자의 경우는 코와 목을 자극하고 기침과 인후통을 유발한다. 또, 갓 폭발한 화산의 화산재 입자는 표면이 산성 물질로 코팅되어 있어 피부를 자극하고, 눈에 들어가면 따끔거려 이로 인해 눈을 긁으면 손상을 입힐 수 있다.

화산 폭발 시 생기는 큰 문제 중 하나가 식수 오염이다. 화산재 또는 동반되는 쓰나미로 인해 식수가 오염될 수 있다. 오염된 식수를 마시면 콜레라, 설사 등의 질병에 걸릴 위험성이 높아진다.

화산 폭발과 함께 발생하는 유황 가스도 인체에 큰 영향을 미칠 수 있다. 이는 호흡에 문제를 일으키고 심혈관계에도 악영향을 미칠 수 있다.

마지막으로, 불안장애, 외상 후 스트레스 장애, 불면증, 우울증 등 정신과적 후유증도 유발할 수 있다.

5) 운석 충돌

운석이란 우주로부터 지표로 떨어진 암석을 일컫는데, 대부분 지구 대기권에서 대기와의 마찰에서 발생하는 열 때문에 전부 타버리지만, 그 가운데 크기가 큰 경우는 지상과의 충돌이 발생하여 드물게는 기후변화를 일으키고 생태계에 충격을 주기도 한다. 대표적인 예가 중생대에 번성했던 공룡들이 멸종한 사건으로, 이는 멕시코 유카탄반도에 떨어진 거대한 운석으로 인해 지구 기온이 냉각되면서 변온동물인 공룡이 추운 날씨를 견디지 못했기 때문으로 보인다. 즉, 거대한 운석이 지구와 충돌하면 그 일대에 물리적 충격이 발생하는 것은 물론이고, 먼지구름이 발생하여 좁게는 그 일대, 넓게는 전 지구를 뒤덮어 태양 복사를 차단하면서 국지적, 혹은 전 지구적으로 기온이 냉각되는 시기가 찾아오고 겨울이 훨씬 추워져 혹한 속에 한랭질환이 쉽게 생기거나 생태계에 일대 변화가 생길 수 있다.

제9장

문화적 원인

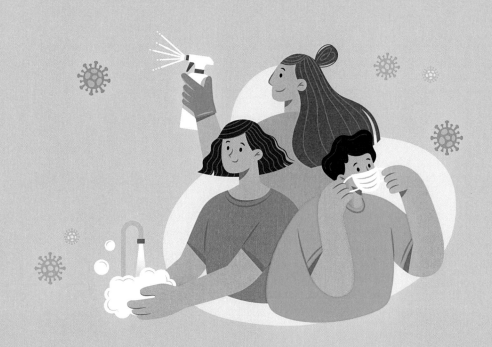

병인으로서 문화적 원인이란 직접적 발병 원인은 아니지만, 발병에 간접적으로 영향을 미치는 것으로 추정되는 사회문화적 환경을 말한다.

1. 문명화

문명화란 한낱 동물 집단과 별반 다르지 않았던 원시적이고 야만적인 상태에서 사회가 물질적, 기술적, 사회 구조적으로 더 높은 수준의 발전 상태로 이행하여 세련된 삶의 양태를 취하게 되는 것을 뜻한다. 이렇듯 얼핏 문명화가 좋은 의미로만 느껴질 수도 있겠으나 병인의 측면에서는 오히려 원시 상태였을 때보다 나빠진 점도 많다. 인간은 과학 문명의 발달과 함께 청결, 안락, 편리, 물질적 풍요, 그리고 자극적 쾌락을 향유하는 생활을 할 수 있게 되었지만, 그로 인해 파생된 이른바 '**문명병**'이라고 하는 것들이 생겨났다.

1) 청결주의 문화

우선, 현대인들은 깔끔한 환경을 선호한다. 생활에 거슬리는 생명체는 죽이거나 몰아낸다. 이로 인해 자연 속에서 여러 가지 다양한 생물과 공생하지 못하게 되면서 자연치유력이 저하했고, 면역 균형이 붕괴했으며, 근대 서양의학으로 치료하기 어려운 여러 가지 병을 앓고 있다. 특히, 암을 비롯해 아토피성 피부염, 천식, 꽃가루 알레르기 등의 병이 늘어나고 있는데, 도시 아이들에게 많아 둘 중 하나꼴로 이러한 양상을 보인다. 이는 주변을 지나치게 깨끗하게 하려고 하는 청결주의 문화 때문에 우리 몸을 지켜주고 있는 피부 상재균, 장내세균 등 미생물을 배제하는 생활을 하기 때문이다.

2) 안일주의 문화

그리고, 현대인들은 안락하고 편리하며 물질적으로 풍족한 생활에 익숙해져 있기에 그러한 편안함만을 누리려고 하는 타성에 젖어 있다. 이는 문명이 발달하면서 기술이 진보한 영향 때문인데, 기계화, 자동화, 정보화 등으로 식량은 늘어나며, 교통은 편리해지고, 생활은 안일해지면서 영양은 과잉이 되고, 운동은 부족해지기 쉬워졌다. 이 때문에 비만을 비롯해 대사질환이나 각종 심혈관계 질환 등이 잘 생기고, 하체 근골이 연약해지며, 면역력 또한 저하되기 쉬운 환경이 된 것이다.

3) 실내 생활과 냉난방 및 야간 문화

문명화가 되면서 크게 달라진 점이 생활 양식의 변화인데, 그중에서도 실내 생활과 그에 따른 냉난방 문화 및 야간 활동이 확대된 것을 들 수 있다. 인류가 불을 다룰 수 있게 되기 전, 그리고 건축술이 발달하기 전에는 여타의 동물들처럼 주로 낮에 야외에서 활동하는 생활을 하였을 것으로 보인다. 그렇기에 오늘날처럼 밤에도 대낮처럼 별 불편 없이 거리를 활보하고 실내에서 정교한 작업이나 그 밖의 문화 활동을 할 수 있게 되리라고는 불과 150년 전까지지만 해도 상상하기 힘들었을 것이다. 또, 자연 속에서 생활하던 초기 인류에겐 이렇다 할 냉난방 기술도 없었을 것이다. 그 후 불을 이용해 난로를 고안했을 것이고, 이후 오늘날 난방 장치로 발전해 왔다. 냉방 장치는 훨씬 후대에 발명됐는데, 불과 100여 년 전인 20세기 초에 이르러 등장한 에어컨이 대표적이다.

약 150만 년 전 현생인류의 조상인 호모 에렉투스가 불을 지펴서 이용할 수 있게 되기 전까지 인류는 주로 낮에만 활동해야 했을 것이고, 이후 불을 사용하여 밤에도 어느 정도 활동이 가능해졌겠지만, 19세기까지는 사람들 대부분이 해가 지면 잠자리에 들 준비를 했던 것으로 보인다. 그런데, 1879년에 이르러 토머스 에디슨이 전구를 발명하면서 인류의 본격적인 야간 활동에 불이 지펴졌다. 그리고 이는 인류가 밤낮을 가리지 않는 장시간의 실내 생활에 본격적으로 적응하는 데에도 일조하였다. 그에 따라 실내 온도를 생활에 알맞게 조절하기 위한 냉난방 장치들도 함께 발달하게 된 것이다.

물론 장시간의 실내 생활과 이를 위한 냉난방 장치, 그리고 야간의 불빛은 안락함과 편리함을 제공해준다. 하지만, 이것이 건강에는 오히려 좋지 못하다. 우선, 장시간의 실내 생활은 햇볕으로부터 비롯되는 많은 활력의 원천을 그만큼 자처해서 차단해 버리는 것이 되고, 야간의 빛은 WHO가 지정한 2A군 발암원이기까지 하다. 또한, 수면에 관여하는 여러 신경전달물질과 호르몬을 교란하여 불면증을 비롯한 각종 수면장애를 유발하고, 밤낮의 일조량 등 음양 변화에 순응해야 하는 생체리듬도 교란되면서 면역력이 약해져 많은 질환을 쉽게 일으킬 수 있다. 그리고, 장시간의 실내 생활은 활동량 부족을 유발하여 근골격계 약화나 성인병 등으로 이어지기 쉽고, 야간의 불빛은 안구건조증 등의 안과 질환이 생기기 쉽다. 특히, 야간 문화의 발달은 늦은 밤에 깨어 있도록 해 야식 문화와도 직결되므로 소화기계, 대사계, 심혈관계 등의 건강을 위협한다.

현대의 실내생활이 생체리듬을 교란한다

밤중의 밝은 스크린과 밝은 불빛이 생체리듬을 교란하여 수면 호르몬인 멜라토닌을 감소시켜 우리를 깨어 있게 만든다.

낮 동안 실내에서는 조명이 너무 어두워서 생체리듬이 낮-밤 주기에 맞춰서 온전히 조절되지 못한다. 햇빛 노출 부족으로 각성도가 떨어지고, 우울감이 유발되며, 모든 면에서 뇌 건강에 악영향을 미친다.

↓ 밤에 불면증 유발　　　↓ 아침에 몽롱한 정신 상태 유발

↓

불안장애, 편두통, 짜증, 우울증, 산후우울증, 자폐 스펙트럼 장애, ADHD, 외상후 스트레스 장애, 조증장애, 알츠하이머병, 섬망, 기타 정신질환

현대의 실내생활은 생체리듬을 교란하여 다양한 뇌 질환에 취약해지게 한다.

한편, 쾌적한 실내 생활을 위해 고안된 냉난방기도 자칫 오남용으로 건강에 해를 끼칠 수 있다. 난방을 오래 켜두면 공기가 건조해지면서 안구건조증과 두통, 피부병 등이 발생할 수 있다. 또 공기를 탁하게 하므로 적절히 환기하지 않으면 오염물질로 인해 목감기와 기관지염이 발생할 가능성이 더 커진다. 특히, 열원으로 사용하는 가스 연료에 따라서는 두통, 혼수, 호흡마비 등 중독의 위험이 있는 일산화탄소, 혹은 폭발이나 질식의 위험이 있는 메탄 등이 누출되는 사고가 발생하기도 한다.

그리고, 냉방을 위해 에어컨을 오래 사용하면 레지오넬라병이 발생할 수 있는데, 이는 에어컨 냉각수에서 번식하던 레지오넬라균이 호흡기로 침입해 발생하는 세균성 질병으로 오한, 두통, 구토, 설사 등을 일으키며, 심한 경우 폐렴을 일으켜 사망에 이르기도 한다. 또한, 우리 몸은 신기하게도 추울 때는 실내 기온을 많이 높여도 그다지 나쁜 영향이 없으나, 더울 때는 실외 기온보다 5~10℃ 정도

낮추면 금방 몸에 변조를 가져오므로 냉방 시 온도조절에 더 유의해야 한다.

4) 신발 착용과 탈접지

초기 신발은 나무껍질이나 풀, 짐승의 가죽이나 털 등으로 만들었을 것으로 추측된다. 그렇기에 지금까지 고고학적 증거로 남아있기 어려워 인류가 언제부터 신발을 신었는지 정확히 알 수는 없지만, 바늘을 발명하여 옷을 최초로 만들어 입었을 때가 약 2만 5천 년 전인 만큼 이 무렵 즈음에는 신발이 등장했었던 것으로 보고 있다. 시베리아 고분군에서는 약 2만 년 전에 만든 가죽 모카신이 발견된 바 있고, 학계에서는 약 4만 년 전에 이미 튼튼한 신발을 신었을 것으로 보는 견해도 있다. 추위를 극복하고 뜨거운 햇살이나 동물들의 습격으로부터 몸을 보호하기 위해 옷이 만들어졌듯이, 신발 역시 동상을 방지하거나 바닥의 열기, 혹은 가시나 벌레 등의 교상으로부터 발을 보호하기 위해 추운 지방이나 뜨거운 사막 지역에서 먼저 발전하게 되었던 것으로 보인다. 명백한 필요에 따라 발명된 신발은 발을 싸서 보호하고 밑창의 쿠션은 발을 편하게 해주므로 장거리 이동이나 노동을 할 때, 그리고 거친 환경을 견디는 데에 큰 장점이 있다. 그러함에도 이러한 문명화에 따른 혜택이 건강의 측면에서는 퇴보를 가져온 측면이 적지 않다.

우선, 신발을 신게 되면 발이 조이고 통풍이 덜 되어 발의 변형이나 통증, 그리고 습기 등을 유발할 수 있다. 대표적인 발의 변형이 주로 앞이 뾰족한 신발을 신을 때 나타나는 무지외반증이고, 습기가 차면 무좀이 잘 생긴다.

다음으로, 신발을 신으면 땅과 격리된다는 문제가 생긴다. 즉, 탈접지가 일어나는 것이다. 우리 몸에는 주로 양이온이 많은데, 지표면에는 항상 음전하를 띠는 자유전자가 가득하다. 그렇기에 맨발이 맨땅에 닿을 때 지표에 있던 자유전자가 체내로 들어와 활성산소를 중화시켜 항산화 작용을 함으로써 세포가 염증으로 망가지는 것을 막아주는데, 문명화된 사회에서는 신발을 신게 되면서 접지가 차단된 것이다. 이로 인해 염증성 질환이 쉽게 생기거나 혈액이 탁해지거나 면역력과 정신활동이 저하되거나 스트레스, 피로, 무기력, 불면증 등이 늘게 되었다. 또한, 접지 시 전하의 체외 이동으로 우주선 등 유해 자극으로부터 보호막을 형성하는 우산효과가 생기는데, 신발을 신으면 이러한 유익한 효과 또한 누릴 수 없게 된다. 한편, 맨발로 걸을 때는 온 발바닥 곳곳에 지압 효과가 생기는데,

신발을 신고 걸으면 역시 그러한 건강 효과가 감퇴한다. 그리고, 신발을 신으면 맨발일 때보다 족저궁의 스프링 효과를 차단하게 되어 족저근막염이나 무릎관절염, 고관절염, 요통, 척추관협착증 등을 쉽게 유발할 수 있고, 발에서 혈액 펌프 기능도 약화하여 혈류가 원활하지 못하게 되며, 바른 자세의 확보와 유지에도 지장을 줄 수 있다.

5) 도시화

도시화란 쉽게 말해 사람들이 밀집해서 사는 지역이 발전하거나 확대되는 현상이다. 문명화 이전에는 인구도 적었지만, 주로 혈연을 중심으로 촌락에 분산해서 거주해 왔다. 그러나, 신석기 이후 농경의 발달로 정착 생활의 이점을 알게 되면서 점차 사람들이 한곳에 모이고 잉여생산물을 나누고 교역하면서 그 밀집의 정도가 커지기 시작해 '도시혁명'으로 이어졌다. 이렇게 형성되기 시작한 인류 최초의 도시는 메소포타미아 문명과 이집트 문명을 토대로 고대 오리엔트 지방의 티그리스강과 유프라테스강 유역의 비옥한 초승달 지대에서 기원전 3500년 경부터 수메르인들에 의해 세워진 것으로 알려져 있다. 오늘날에는 세계 인구의 절반 이상이 도시에 살고 있는데, 현대로 올수록 도시의 인구 과밀화가 심화하고 있어 인구 천만이 훌쩍 넘는 거대도시들도 이미 다수 형성되어 있다.

도시는 인구밀도가 높아 가옥이 밀집되고 기반 시설이 갖춰지며 교통이 발달하고 낯선 사람들과의 접촉이 많아지며 실내에 머무는 시간도 길어진다는 특징이 있다. 그렇기에 급속한 도시화에 따른 대책 없는 인구 과밀화는 각종 공해와 스트레스로 육체적, 정신적 공중보건과 위생을 해칠 뿐 아니라 사회적, 공안적 차원에서의 건강도 위태롭게 하고 있다. 높은 인구밀도는 사람들 사이에 밀접 접촉의 기회를 높여 각종 전염병이 훨씬 빨리 퍼지게 하는데, 특히 도시에 매설된 상하수도가 오염되었을 때 콜레라와 같은 전염병이 쉽게 창궐할 수 있었다. 일반적으로 인공적인 소음이 많아 편안한 휴식을 방해하거나 정서적 안정을 깨뜨리고, 햇볕을 쬐거나 몸을 움직이는 시간 또한 줄어들게 되어 생체리듬 교란이나 근골격계 약화, 성인병 발병, 그리고 전반적인 면역력 저하가 생기기 쉽다.

6) 산업화와 난개발, 쓰레기 처리와 환경파괴

세계 10대 오염 산업

납축전지 산업	납 제련 산업	금광 산업	산업단지	제품 제조 산업
채광 및 광석처리 산업	피혁 산업	산업 쓰레기장	화학 제조 산업	염료 산업

출처 : Pure Earth (2020)

1〉 산업화의 폐해

산업화란 생산 활동을 분업화하고 기계화하여 자연으로부터 직접 가치를 창출해 내는 원시적인 1차 산업에서 점차 2차 산업인 광업, 제조업, 건설업 등과 그 이상의 3차 서비스 산업이나 고차 첨단 산업으로 산업구조가 변해가는 현상을 말한다. 문명화 과정에서 산업화가 필연적일 수밖에 없었는지에 대해서는 논란의 여지가 있을 수 있겠으나, 적어도 우리 인류의 문명사에서는 그 단계를 거쳐 왔다. 인류의 생활을 지탱하는 생산이 주로 농업, 목축업, 임업, 어업 등의 1차 산업에서 이루어져 오다가 18세기에 이르러 영국에서 시작된 산업혁명으로 점차 산업화의 큰 물결을 맞게 되었다. 그러나 빛이 있으면 그림자가 드리워지듯 인간의 오만함으로 자연과의 조화를 무시하고 눈앞의 풍족함과 편리함만을 좇은 나머지 그 뒤에 수반될 엄청난 재앙을 미처 내다보지도 못한 채 섣부른 물질주의와 불완전한 과학기술을 맹신하며 자본의 논리에 따라 경쟁적으로 산업화에 안달하면서 각종 환경오염을 유발하였고, 급기야 이러한 맹목적 추구가 과열되면서 자행된 무분별하고 탐욕스러운 난개발은 심각한 환경파괴를 초래하기에 이르러 이는 부메랑이 되어 고스란히 우리에게 되돌아오고 있다.

구체적으로, 과학기술의 발달과 결탁한 산업화는 각종 유해 화학 물질들을 양산했는데, 화석 연료를 사용하는 공장이나 자동차 등에서 배출된 매연으로 인한 대기오염, 공장이나 목축장, 선박 등에서 버려지는 폐수와 생활하수로 인한 수질오염, 농약 등의 살포로 인한 토양오염, 인공적인 식품첨가물이나 인위적인 유전자재조합, 잔류 농약이나 중금속 등으로 인한 식품오염, 핵실험이나 원자력시설에서 방출된 방사성 폐기물 등에 의한 방사능 오염, 미생물이 분해할 수 없어 그 폐기물이 기하급수적으로 누적되고 있는 플라스틱 오염 등이 대표적이다.

또한, 도회지에서의 범람하는 인공적인 빛과 열, 그리고 공장이나 건설 현장, 교통수단 등에서 발생하는 소음과 진동, 또 질주하는 정보화로 인한 개인의 프라이버시 침해, 정보의 독점, 해킹과 같은 정보 범죄 등의 비물질적 공해도 있으며, 그 밖에도 주로 공장에서 발생하는 악취, 지하수를 대량으로 뽑아냄으로써 발생하는 지반침하, 도시 난개발로 야기되는 각종 공해와 생활의 질 저하, 무분별한 벌목이 초래하는 삼림 훼손, 토사 붕괴, 생태계 파괴, 미세먼지 증가 등과 탐욕적 남획으로 처하게 된 희귀동물의 멸종과 생태계 위기의 문제 등 환경파괴는 결국 모두 우리의 건강을 위협하는 요소들이다.

그뿐 아니라, 자본의 논리에만 따른 무분별한 산업화로 인해 야기된 각종 산업재해, 교대 근무의 출현으로 인한 생체리듬의 교란과 같은 수많은 신종 직업병, 그리고 다양한 사회문제 역시 육체적, 정신적, 사회적, 영성적, 물상적, 공안적, 기술적, 경제적 건강 등을 위협하고 있다.

결과적으로, 산업화를 통해 물질적으로는 풍족하고 편리한 생활을 누릴 수 있게 되었다 할지라도 실상 가장 중요한 건강의 영역에는 오히려 직간접적으로 악영향을 끼치는 다양한 문제들이 마치 판도라의 상자를 열어젖힌 듯 재앙으로 되돌아 닥쳐온 것이다.

2〉 난개발과 환경파괴

심지어, **난개발과 환경파괴는 인류의 생존을 위협하는 신종바이러스의 출현을 부추기고 있는 것으로 보인다.** 2015년 메르스, 2020년 코로나19에 이어 2022년 원숭이두창까지, 전 세계가 끝없는 감염병에 시달린다. 대한 인수공통감염병 학회 보고서에 따르면 현재까지 알려진 신종 감염병의 60% 이상은 동물 병원체가 사람으로 전이돼 발생한 인수공통감염병이며, 이 중 71.8%가 야생동물에서 유래했다. 박쥐에서 낙타를 거쳐 사람으로 옮겨온 메르스, 역시 박쥐에서 천산갑을 통해 사람에게 전파된 코로나19, 원숭이에게서 사람으로 갓 넘어온 원숭이두창이 대표적인 예다. 동물과 인간의 '종(種)간 장벽'을 뛰어넘어 이런 신종바이러스가 창궐하는 이유로 우선 꼽히는 게 환경파괴다. 예전에는 인간과 야생동물이 떨어져 살았는데, 산림개발의 명목으로 야생동물의 근거지인 숲에 인간이 무단으로 침입하면서 서로 접촉 기회가 많아져 동물의 병이 사람에게 넘어와 인수공통전염병이 증가한다고 볼 수 있다. 독립적 생존이 불가능한 바이러스에게 80

억 명에 육박하는 인류는 그야말로 '블루오션'이다. 미국의 수의학자인 마크 제롬 월터스는 저서『에코데믹』에서 인류의 환경파괴가 신종 감염병 등장과 감염병 확산의 주범이라고 지적하며 감염병 유행을 뜻하는 '에피데믹'을 변형해 '에코데믹(eco-demic)', 즉 **환경 감염병**으로 부를 것을 제안한 바도 있다.

또, 오늘날 3대 환경문제로 지구온난화, 오존층 파괴, 환경호르몬을 들 수 있는데, 지구온난화와 같은 기후변화는 각종 기상이변을 초래하여 물상적 차원의 건강을 훼손하고 있고, 냉장고 냉매로 널리 쓰인 프레온가스는 지구 대기에서 자외선을 막아주는 오존층을 파괴하여 우리의 피부 건강을 위협하고 있으며, 탁해진 공기와 환경호르몬은 우리의 육체적, 정신적 건강을 위협하고 있다.

3〉 쓰레기 처리

깨끗한 환경은 건강을 위한 필수 조건이다. 하지만, 현대로 올수록 산업화로 인해 더 많은 물량이 투입되고 있고, 그에 따라 배출되는 폐기물의 양과 종류 모두 급증하면서 다양화되고 있다. 이렇게 폐기되는 쓰레기는 또 다른 자원으로 재활용되기도 하지만, 소각이나 매립 방식으로 처리되는 비율도 낮지 않다. **쓰레기 소각이나 매립 과정에서 나오는 유해가스, 악취, 침출수와 각종 산화물질은 1차적으로 환경을 오염시키고, 2차적으로 우리의 건강을 위협**한다.

우선, 쓰레기 소각 시 그 재료의 종류에 따라 인체에 해로운 물질이 다수 발생할 수 있다. 다이옥신이 대표적인데, 이는 고엽제의 성분이기도 한 대표적인 환경호르몬이다. 인체의 내분비계와 면역계를 교란하며 암 발생과 기형아 출산의 원인이 된다. 쓰레기를 태우고 남은 재(비산재)도 위험성 폐기물이다. 중금속, PCB 등 유해 물질이 다량 포함돼 있다. 실제로 쓰레기 소각과정에서는 다이옥신과 퓨란을 비롯해 각종 금속성 물질, 카드뮴, 납, 수은 등이 발생한다. 이 외에도 벤젠, 클로로폼, 폼알데하이드, 클로로메탄, 톨루엔 같은 유해 물질이 배출되는 것으로 나타났다. 한편, 불법 소각 시 발생한 비산재에는 소각장 비산재보다 미세먼지 10만 배, 납 20배, 수은 21배, 카드뮴 706배, 다이옥신 1만 배나 많이 포함된 것으로 알려졌다. 이렇게 발생한 오염물질은 대기 중으로 퍼져나가거나 빗물을 통해 하천, 호수, 바다 등으로 흘러 들어가 우리 건강에 직간접적으로 영향을 미치게 된다. 특히, 소각과정에서 플라스틱이나 건전지, 광택지 등이 유입되면 비소, 카드뮴, 크롬, 베릴륨 등의 발암성 물질까지 생성된다. 또한, 금속 물질은 다른 오염물질보다 발암률이 최저 100배에서 최고 10만 배까지 높은 것으로 밝혀졌다.

한편, 쓰레기 매립 시에는 침출수가 흘러나와 수질 및 토양오염의 원인이 된다. 쓰레기 매립장 침출수에는 벤젠, 톨루엔, 에틸벤젠 등 휘발성유기화합물(VOCs)과 납, 수은, 질소 등이 함유돼 있어 사람의 체내로 들어오면 각종 질환을 일으킬 수 있다.

7) 교통기관의 범람

초기 인류는 걸어서 지구상의 각지로 이동을 하였다. 이후 기원전 5천여 년경 이집트 문명기에 배를 만들어 타기 시작했고, 특히 기원전 3500년경 메소포타미아 문명의 수메르인들이 발명한 바퀴로 역사상 최초의 수레를 완성했던 일은 기술사에서 흔히 인류의 역사를 바꾼 일대 혁신적 사건으로 기록되고 있다. 이는 현대 문명을 대변하는 오늘날의 자동차와 같은 육상교통을 존재하게 한 필수 발명품이었기 때문이다. 이후 근대에 이르러 기차가 등장하고, 이어 자동차, 항공기, 급기야 우주 왕복선까지 출현하기에 이르렀다. 오늘날 이러한 교통기관들은 진화되어 첨단기술도 탑재하고 있지만, 편리를 위해 발명해낸 교통기관의 범람은 기술적 결함과 사용상의 부주의로 인해 오히려 인류의 건강과 안전을 위협하는 측면도 있다.

해마다 전 세계적으로 교통사고가 빈번히 발생하고 있다. 자동차는 물론이고, 선박의 침몰이나 항공기의 추락, 또 기차의 탈선 등은 이제 그다지 이목을 끌 만한 뉴스거리도 되지 못할 정도다. 이 가운데 압도적으로 높은 발생 건수를 보이는 자동차 사고의 경우, 도로교통 공단의 최신자료에 따르면 발생 건수가 우리나라에서만도 매일 5백 건을 훌쩍 넘고, 1일 평균 사상자가 천명에 육박하는 것으로 나타나고 있다. 원인은 주로 운전 부주의로 보이지만, 급발진과 같은 기술적 결함도 상당 부분 차지할 것으로 생각된다.

특히, 자동차로 인한 공해는 심각한 수준인데, 주로 화석 연료를 사용함으로써 발생하는 매연은 호흡기질환을 비롯한 각종 질환을 유발할 수 있고, 발암물질도 포함되어 있으므로 암을 일으킬 수도 있다. 또, 번잡한 곳일수록 잦은 자동차 소음은 스트레스로 작용하고 야간에는 수면장애도 일으킬 수 있다. 한편, 열차가 다니는 철로 인근에도 소음이 발생하지만, 항공기는 이착륙 시 주변에 100dB 이상의 심각한 소음을 발생시키고, 선박은 수질오염을 유발할 수 있다. 또한, 비행기를 타고 동서로 장시간 이동하면 시차가 발생하면서 불면증 등의 수면장애와 피로, 두통, 정신기능 저하 등의 시차증후군(jet lag)에 시달릴 수 있고, 장거리 비행 시 좁은 좌석에 오래 앉아 있으면 이코노미클래스 증후군이라고 부르는 심부정맥혈전증이 생길 수도 있다. 그리고, 교통의 발달로 사람이 사는 곳이라면 지구상 어느 곳이라도 교류가 활발해지면서 전염병이 삽시간에 전 지구적으로 확산하고 쉽게 창궐하게 되었다. 이번 코로나19 팬데믹 사태가 바로 그 증거다.

8) 각종 안전사고의 발생

문명화로 인해 안락하고, 편리하며, 풍요로운 생활이 가능해졌지만, 이러한 편안함은 **가전기기를 비롯해 통신장비, 교통수단 등 어디에서나 기계나 전기 등으로 인한 혜택이기에 조금만 부주의하더라도 사고의 위험**이 항시 도사리고 있다. 그뿐 아니라, 건물이나 제방, 발전소, 도로, 철도, 교량, 터널, 그 밖에 인공적으로 구축한 모든 시설에서 부실시공이 있으면 심각한 사고로 이어져 오늘도 누군가 다치거나 목숨을 잃고 있고, 언제 어디서 누가 또 그렇게 될지 알 수 없는 불안한 상황에 놓이게 되었다.

대표적으로 원자력발전소 폭발 사고를 들 수 있다. 최악의 원전 사고로는 1986년 구소련 우크라이나공화국에서 발생한 체르노빌 원전 사고가 꼽히는데, 원자로의 설계적인 결함과 안전 규정 위반, 운전 미숙 등의 원인이 복합적으로 작용해 발생한 것으로 드러났고, 최악의 방사능 누출로 암 등 방사능 관련 질병 사망자만도 수십만에서 수백만 명 정도로 그 수를 정확히 헤아리기도 어려울 정도며, 주변 지역 주민들은 아직도 그 후유증에서 벗어나지 못하고 있다. 다음으로 2011년에 일본에서 발생한 후쿠시마 원전 사고는 규모 9.0의 대지진에 이은 쓰나미로 촉발되었는데, 관련 사망자만 천 명이 훌쩍 넘고 지역 주민 약 10만 명이 피난을 떠난 후 그 일대는 사람이 거의 살지 않는 지역으로 남아버렸다. 또, 1984년에는 인도 보팔의 유니온 카바이드 공장에서 화학약품에 의한 폭발 사고가 일어났는데, 노동자들은 살충제에 쓰이는 화학약품 탱크의 압력이 직전 교대 조가 마지막 읽은 수치보다 5배 증가했다는 사실을 알아차리지 못했다. 이 때문에 탱크가 파열되어 유독가스가 유출되었고, 인근 도시로 퍼져 사망자 6천 명, 부상자 3만 명 이상이라는 대참사가 벌어졌다. 환경단체 그린피스에 의하면,

15년이 지난 후에도 지하수는 유독성 수은에 오염되어 있는 상태라고 한다.

또, 첨단기술을 탑재한 교통수단도 예외가 아니다. 한때 파리~뉴욕 구간을 2시간대에 주파하면서 세계에서 가장 빠른 초음속 여객기로 칭송받던 콩코드기는 2000년에 기체 결함도 아니고 조종사의 실수로 보기도 어려운 우연의 사고로 인해 이륙 중 폭발하며 백여 명의 탑승객 전원이 사망한 후 수년 내에 역사의 뒤안길로 사라졌고, 미국의 우주 왕복선 챌린저호도 1986년 1월 추운 날씨로 인한 연료탱크 결합부의 변화를 간과했기에 발사 직후 폭발하며 승무원 전원이 사망하기도 했다.

이처럼 문명의 이기라고 여겨지는 것들이 출현하고 나서 오히려 문명의 흉기라고 불러야 할 만큼 그 이전에는 상상도 할 수 없었던 어마어마한 규모의 사고가 발생하게 되었고, 그만큼 인체에 외상이나 치명상을 유발할 가능성이 훨씬 커진 것이다.

이런 대규모 사고 외에 소규모의 안전사고는 부지기수라고 할 수 있다. 건물이 고층화 및 대형화되면서 편리하게 사용하기 위해 만든 엘리베이터나 에스컬레이터 등이 고장 나서 사람이 놀라거나 다치고, 심지어 목숨을 잃는 경우를 심심치 않게 접할 수 있다. 놀이공원에서 운영하는 놀이기구도 정비 불량으로 비슷한 사고와 피해가 발생하는 경우가 있다. 또, 가전제품을 비롯해 인공적으로 만들어낸 각종 기기가 정비 불량이나 사용상 부주의로 사고를 일으키고 인명 피해를 내는 경우도 많다.

9) 무기의 개발

인류는 250만 년 전 우리의 조상인 호모 하빌리스에 의해 구석기에 접어들면서 문명이 태동하기 시작했다고 할 수 있을 것이다. 이때 돌을 떼어 만든 도구는 사냥을 비롯해 여러 가지 용도로 쓰였을 것으로 추정되는데, 종족을 상대로 한 무기로 썼을 가능성도 배제할 수 없는 증거들이 있다. 또, 기록이 남아있는 유사 이래로 오늘날까지 이 지구상에 전쟁 없이 평온했던 날은 불과 며칠이 안 될 정도로 인류의 역사는 전쟁의 역사요, 문명의 발전은 무기의 발전이었다고 해도 과언이 아닐 것이다.

무기의 종류에는 돌이나 쇠로 된 각종 둔기와 칼, 창, 활, 총, 포, 폭탄 및 현대식 미사일, 핵무기, 생화학무기 등이 있는데, 이로 인해 지금까지 다치거나 목숨을 잃

은 사람은 그 수를 헤아릴 수 없을 정도로 많겠지만, 한 통계에 따르면 15억 명은 족히 되리라 추산하였다. 비단 전시 상황이 아니더라도 일상적으로 발생할 수 있는데, 특히 미국처럼 총기 소지를 허용하는 국가에서는 더욱 빈번할 것이다. 실제 미국에서는 최근 총기 사고 사망자 수가 교통사고 사망자 수를 능가할 정도라고 한다.

특히, 오늘날은 가공할 대량살상무기의 개발로 수많은 무고한 생명을 한꺼번에 희생시킬 수 있고, 거기서 살아남더라도 나날이 고통 속에서 살아가야 할 뿐만 아니라, 그 밖의 무관해 보이는 지구상의 다른 모든 이들마저 늘 잠재적인 불안을 안고 긴장 속에서 살아야만 한다.

2. 경쟁주의 문화

흔히들 오늘날의 세태를 무한경쟁시대라는 말로 대변한다. **경쟁이란 본질적으로 상대를 이기기 위해 긴장해야만 하는 상황**에 놓이는 것이다. 그러므로 스트레스 속에서 교감신경이 항진되면서 피로도가 높아지고 면역력이 저하되며 질병에 취약해질 수 있다. 특히, 공존하면서 사는 세상이라야 행복할 텐데, 끝없이 경쟁하는 세상은 피곤할 수밖에 없다. 인간의 탐욕과 자본주의 체제, 그리고 거기서 파생된 상업주의 문화가 이를 부채질하고 있다. 오로지 능력만이 최고라는 능력 지상주의가 팽배하면 무한 경쟁이 더욱 가속화될 것이다. 능력만이 최고가 아니라 공존할 수 있는 지혜를 갖는 것이 더 중요하다는 인식이 필요하다.

또한, 경쟁을 부추기는 문화 가운데, 국가기관이나 기업, 학교 등에서 성과나 실적에 지나치게 비중을 두어 그 사람을 평가하는 경우가 있다. 이러한 경쟁적 업무 분위기나 입시 과열 등은 본질에서 벗어난 불필요한 스트레스를 조장하고, 과로를 야기하거나 생활 리듬의 건전한 균형을 잃게 하여 건강에 무리가 되거나 만성 질환의 잠재적 원인이 될 수도 있다. 그뿐 아니라 사고도 유발하기 쉬워지므로 건강과 공존의 관점에서는 퇴출해야 하는 문화라고 할 수 있다.

3. 과도한 규율

1) 엄혹한 법규

　인간의 기본권조차 제대로 보장하지 않을 정도로 법규가 지나치게 엄격하거나 **권위주의적인 사회에서는 정신적 긴장도와 피로도가 높아진다.** 싱가포르를 그 예로 들 수 있다. 이 나라에서는 아직도 전근대적인 형벌인 태형제도가 남아있다. 그것도 한 대만 맞아도 정신을 잃을 정도로 가혹하게 다루는 방식이다. 그뿐 아니라, 공공화장실에서 용변 후 물을 내리지 않은 것만으로도 벌금형에 처할 수 있고, 길거리에서 무심코 침을 뱉거나 공공장소에서 껌을 씹으면 수십만 원에 해당하는 벌금을 내야 하며, 함부로 껌을 수입하거나 판매하면 징역형까지 가능하다. 심지어 자기 집처럼 사적인 공간에서조차 상의만 벗고 있었더라도 밖에서 남의 눈에 띄면 경찰에 체포될 수 있고, 마약은 소지만 해도 사형감이다. 즉, 싱가포르의 사법 질서는 매우 엄격하여 비교적 사소한 것까지 일일이 법으로 다스리고 범죄자는 엄벌에 처하고 있다. 그 덕에 이 나라가 매우 깨끗하고 치안도 훌륭하며 경제적으로도 번영을 누리는 동남아의 선진국으로 우뚝 설 수 있게 된 측면도 있겠지만, 사회 자체는 경직되고 긴장감이 높으며 강박적이라고 할 수 있을 것이다.

2) 정치적 탄압

　정치적 탄압은 그 사회에서 정치적 반대 세력을 억누르거나 그런 세력이 등장하지 못하도록 권위주의적 정권이 무력을 동원하여 국민의 기본적 인권조차 짓밟아가며 공포 분위기를 조성하는 것이다. 사회주의국가인 북한이나 최근 군부가 장악한 미얀마 등에서 흔히 일어난다. 우리나라에서도 과거 권위주의적 독재정치 시절에 정적을 제거하기 위해 국가보안법이나 사회정화정책 등을 과잉 적용하여 반인권적인 모진 고문을 비롯해 각종 인권유린을 자행하곤 했었다. 이는 방법적으로도 옳지 못하지만, 사회를 경직시키고, 그렇게 당한 피해자들의 후유증은 평생을 가게 된다. 이처럼 **사회 안정을 도모한다는 명분으로 규율을 지나치게 강화하는 것은 그 사회의 전반적 스트레스를 증폭시키고 보건에도 반하는 조치**가 될 것이다.

3) 종교적 억압

일반적으로 종교에는 교리와 그에 따른 계율이 존재한다. 신자들은 그것에 순종하면서 신앙생활을 하게 되는데, 보통 그 도그마적인 권위에 도전하지 못한다. 그렇기에 **계율에 억압이 심한 종교에서는 스트레스가 많아지고, 정신질환도 생기기 쉬워진다.**

특히, **성과 관련한 부분에 있어서는 크리스트교, 이슬람교, 불교 등 세계의 주요 종교에서 수행에 방해가 된다고 보고 대체로 금기시하는 경향**이 존재해 왔다. 그러나 의학적으로는 지나친 금욕도 건강에 해롭다는 것이 밝혀져 있다. 남성이 성관계는커녕 자위행위조차 하지 않는다면 배출되지 않은 정액 때문에 전립선암에 걸릴 가능성이 커지고, 여성은 에스트로겐에 노출되는 총기간이 증가하면서 유방암에 걸릴 가능성이 커진다. 실제, 교리와 계율에 따라 평생 금욕하면서 순명하는 가톨릭의 수녀들에게서 유방암이 많이 발생하고 있는 것은 익히 알려진 사실이다.

4. 극단적인 성문화

성에 대한 인식과 문화만큼 시대와 지역에 따라 천차만별인 것도 잘 없을 것이다. 오늘날의 성문화는 세계적으로 이슬람 문화권에서 가장 보수적이고, 북유럽에서 가장 개방적인 것으로 알려져 있다. **지나치게 보수적이거나 개방적인 성문화도 발병의 간접적 원인**이 된다. 이슬람뿐 아니라 앞서 언급한 세계적 종교들의 계율에서처럼 성을 과도하게 억압하면 함께 소개했던 그러한 질환들이 생기기 쉽다. 반면, 너무 개방적인 성문화 속에서는 파트너가 자주 바뀌거나 무절제한 성생활로 인해 성병에 노출되기 쉽거나 면역체계가 약해져 암이나 성인병이 생길 확률이 높아진다. 한편, **왜곡된 변태적 성문화**도 빼놓을 수 없다. 예컨대, 성매매, 성폭력, 성 착취 등에 관대한 사회에서는 성병이 유행하거나 피해자의 정신적 건강을 해치고 나아가 문화적 건강이 훼손되기 쉽다.

5. 외모 및 겉멋 지상주의 문화

외모 지상주의란 겉으로 드러나 보이는 생김새가 최고의 가치라고 여기는 사고방식이고, 겉멋 지상주의란 폼에 살고 폼에 죽는다는 뜻의 '폼생폼사'라는 신조어가 대변하듯, 겉으로만 피상적으로 드러나거나 꾸민 감각적 꾸밈새나 차림새를 최고의 가치라고 여기는 사고방식으로, 이들은 겉으로만 보이는 외모나 인상을 기준으로 사람을 차별하는 사회 정서를 일컫는다. 아름다움은 동서고금을 막론하고 추구해 온 지고의 가치이고, 아름답거나 멋진 외모가 보는 사람에게 희열을 주고 좋은 이미지를 남기는 것도 사실이다. 그러나 이를 겉으로 보이는 부분만으로 극단적으로 생각하는 문화가 팽배하면 사회적으로뿐만 아니라 건강에서도 매우 좋지 않은 결과를 초래할 수 있다.

원래 멋이란 그 대상에게서 느껴지는 세련된 아름다움이나 고상한 품격, 혹은 그윽한 운치 같은 것으로, 미용이나 패션을 비롯해 예술과 인성 등에서 두루 추구해온 목표라고 할 수 있다. 물론 멋이 일종의 미적 가치에 속하다 보니 그 기준도 주관성을 띠어 시대와 사회에 따라 추구하는 방향에 차이가 없을 수 없다. 그러나 겉멋 지상주의가 만연한 사회에서는 주로 감각적으로 느껴지거나 인위적으로 꾸민 겉멋에 집착하려는 경향이 두드러진다.

먼저, 패션에 있어서 겉멋 지상주의 문화는 맵시나 매력 발산을 과도하게 부추겨 마르고 늘씬한 몸매를 강조해 보이기 위해 몸에 꽉 끼는 옷이나 속옷의 착용을 선호하게 하는 경향을 보인다. 그러나 이러한 차림은 혈액순환 저해, 소화불량, 셀룰라이트, 신경통, 근육통, 변비, 하지 부종을 일으킬 수 있다. 특히 그 부위가 음부라면 여성의 경우 대표적으로 질염, 남성의 경우 정자 수와 농도, 운동성이 모두 감소하는 생식능력의 저하로 남성 난임을 유발할 수 있다. 각선미나 체형보정을 위해 신는 압박스타킹도 마찬가지다. 넥타이도 너무 꽉 조이면 안압이 높아져 녹내장이 잘 생길 수 있다. 벨트나 손목시계, 그 밖의 장신구를 너무 꽉 끼게 착용해도 그 부위에 접촉성 피부염 등이 생길 수 있다. 너무 꽉 끼거나 쿠션 없이 딱딱한 신발, 특히 여성미를 강조한 하이힐 등은 족저통이나 족저근막염, 무지외반증, 망치족지, 티눈, 하지정맥류, 퇴행성 관절염, 요통, 척추관협착증, 허리 디스크 등을 유발할 수 있다.

한편, 각종 화장품에는 피부를 통해 체내로 침투하는 독소인 경피독을 유발하는 유해화학물질이 많이 들어 있다. 특히, 주로 여성들이 하는 색조 화장은 피부를 공기와 차단하여 각종 피부질환을 일으킬 수 있고, 손톱을 예쁘게 꾸미는 매니큐어도 큐티클을 제거하다가 세균감염이 발생할 수 있다.

체취를 줄이고 후각적으로 자신의 매력을 발산하려고 사용하는 향수도 경우에 따라서는 알레르기 반응을 일으키거나, 여드름이 발생하거나 악화하기도 하고, 호르몬에 이상을 유발할 수도 있으며, 임산부의 경우 태아에게 좋지 않은 영향이 가거나 때론 치명적일 수도 있다. 특히, 환경호르몬의 일종인 합성 사향이 들어간 머스크 향수는 과도하게 사용하게 되면 몸의 내분비계, 즉 호르몬 교란이 생겨 유방암이나 전립선암, 불임, 성조숙증 등을 유발할 수 있다. 대부분의 유명 브랜드 향수들이 다양한 착향제를 사용하고 있는 것으로 밝혀져 있는데, 이는 접촉성 피부염과 호흡기질환 등을 유발할 수 있다.

또, 주로 미용실에서 이루어지는 모발염색이나 파마도 사용하는 화학약품 때문에 피부의 일부인 모발을 손상하고 두피 건강을 해쳐 지루성 피부염이나 탈모 등을 일으킬 수 있다.

그리고, 신체 일부분을 뚫어 각종 장신구를 다는 피어싱이나 피부나 피하조직에 인위적으로 상처를 낸 뒤 물감을 흘려 넣어 형상을 새기는 문신 따위의 시술은 세균이나 바이러스 감염, 과다출혈, 피부염증, 알레르기 반응, 흉터, 켈로이드 등을 일으킬 수 있다.

한편, 돋보이는 외모에 주목하는 이러한 경향은 치장에 대한 관심을 더 어린 나이로 끌어내려 아직 연약한 피부와 성장기의 내분비계에 좋지 않은 영향을 미치기도 한다. 즉, 외모 및 겉멋 지상주의는 화장문화의 확대를 조장하고, 이로 인해 화장을 시작하는 연령대도 낮아져 호르몬 교란 물질에 대한 감수성이 예민한 청소년층에서도 화장을 예사로 하게 한다. 기준치 이하의 유해 물질은 안전하다고 하지만 성장기에서는 화장을 자주 하면 성조숙증의 한 원인이 될 수도 있다.

외모 지상주의가 만연한 사회에서는 태생적으로 좋은 외모를 갖지 못 한 사람들은 자연스러운 노력으로 바꿀 수 없기에 심한 열등감과 좌절감을 느끼게 되고 스트레스와 우울증 등의 여러 정신질환에 노출될 수 있다. 성형수술을 통해 자신감을 회복할 수도 있겠지만, 이 또한 만능은 아니어서 그 부작용이나 성형 중독 등의 문제가 발생하기도 한다. 또, 마른 몸매를 선호하는 현대사회에서는 거식중 등의 섭식장애도 발생하고 있다. 태생적으로 좋은 외모를 갖춘 사람들도 그들대로 외모를 가꾸느라 신경을 많이 써야 하기에 긴장도가 높다. 특히, 인위적으로 극치의 미모를 추구하려는 경향도 생길 수 있다. 그래서 이들 또한 성형 중독이 되기도 한다.

6. 차별 문화

사회적인 의미에서 차별이란 사회적으로 평등한 지위의 개인이나 집단에 대해 자의적인 기준으로 차등을 두어 구별하고 불평등하게 대우하는 것을 말한다. 이는 차별당하는 사람들에게는 큰 스트레스가 되고, 정신건강을 위협할 수 있으며 나아가 정치적 건강을 훼손할 수도 있다. 학교 폭력이나 직장 내 괴롭힘을 비롯해 이른바 '왕따'로 알려진 집단따돌림 같은 것이 대표적인데, 부당한 차별이 이루어지는 불합리한 이유들로는 성별, 인종, 나이, 외모, 신체 조건, 장애, 가문, 출신 지역, 출신 학교, 소속 종교, 국적, 결혼상태, 취향, 정치색, 사상, 이념, 형기가 만료된 전과 등이 있다.

7. 집단주의 문화

집단주의란 개인보다는 집단의 이익이나 목표를 우선시하는 사상이다. 민족주의, 사회주의, 공산주의, 전체주의, 군국주의 등이 이와 관련된 사상이다. 인류사에서 그 기원을 찾아보면 약 150만 년 전 호모 에렉투스가 집단사냥을 하고, 또 불을 지필 수 있게 되면서 그 주변에 모여든 무리가 자연스럽게 집단의식을 공유하기 시작하고 사회가 형성되어 집단주의의 이념이 싹텄을 것으로 보인다.

일반적으로 집단의 공익이 우선시되면 상대적으로 개인의 권익은 희생되기에 인권이 경시되고 맞춤형 건강관리도 소홀해지기 쉽다. 또한, 자기 집단 외에는 배타적 태도를 취해 긴장을 유발하게 된다.

8. 지나친 개인주의 문화

개인주의란 집단주의의 반대말로서, 국가나 사회 등의 어떤 집단보다도 개인이 우선한다는 사상이다. 주로 서구에서 발달해 온 사상인데, 지나치면 방종으로 흘러 각종 사회문제를 야기하고 공동체가 와해할 수도 있는 만큼 오히려 스트레스가 심해질 수도 있다. 그렇기에 건강한 '관계 문화'를 지향하는 것이 바람직하다.

9. 상업주의 문화

상업주의란 무엇이든지 돈벌이의 대상으로 보고 이윤추구를 목적으로 하는 영리주의를 말한다. 자본주의 사회에서는 물질적인 사용 가치뿐만 아니라 교육, 예술, 사상, 이념, 도덕 및 인간 존재 그 자체가 최대한의 이윤 실현의 수단이 된다. 그러다 보니 이러한 사회에서는 별다른 규제가 없으면 영리를 위해서 다른 모든 것이 희생될 수 있다. 즉, 사람의 건강과 생명조차도 예외가 아니라는 말이다. 비용 절감을 위해 공장에서 은밀히 배출하는 각종 폐기물은 모두의 건강을 위협하는 환경오염을 야기하고, 손쉬운 재배만을 위해 중금속 검사도 하지 않고 농약으로 뒤범벅된 농산물이나, 인체 유해성을 충분히 검증하지 않은 채 시중에 버젓이 나온 공산품, 그리고 값싼 저질의 염분과 식품첨가물 등이 들어 있어 말초적 미각에는 매력적이더라도 비만과 성인병의 주원인으로 지목되고 있으며 영양 불균형으로 인해 여러 질병이 발생할 가능성이 있는 불량식품 등은 천박한 상업주의로 인해 우리 건강이 위협받는 대표적인 예들이다.

10. 잘못 형성된 음식 문화

먹이가 모든 동물의 생존에 필수적인 만큼 음식 문화는 인류의 초창기부터 형성되기 시작했을 것이다. 또한, 음식은 건강에 영향을 미치는 중요한 요인이다. 그러므로 음식 문화는 그 사회 구성원들의 건강 상태를 가늠해 볼 수 있는 간접적인 척도가 된다고 할 수 있다.

우선, **우리나라**의 경우를 살펴보자. 한식은 밥과 숭늉, 국이나 찌개, 김치, 나물과 쌈, 그리고 양념이 특징이다. **장점**은 우선 쌀 문화권이다 보니 단위 면적당 생산량도 우수하며, 쌀 자체의 영양가도 우수하지만, 밀이나 옥수수, 감자 등 다른 문화권에서 가루로 만들어 섭취하는 것과는 달리 밥을 지어서 낱알 그대로 섭취함으로써 얻게 되는 식이 상의 이점이 있다. 특히, 밥을 지어서 먹고 난 후 그 솥에 물을 부어 만든 숭늉은 우리 민족 고유의 음식문화이다. 중국 사람들은 밥을 지을 때 처음부터 물을 많이 넣어서 충분히 끓어오르면 물을 퍼내고 약한 불로 뜸을 들이거나 다시 쪄서 죽처럼 먹다 보니 숭늉 문화가 없었고, 17세기 일본 문헌에는 나오는 '식탕'이라는 것도 우리의 숭늉과는 달리 밥을 뜨거운 물에 말아 먹는 유형으로, 쌀로 밥을 지어 먹는 문화권인 한중일 세 나라 중에서도 누룽지로 숭늉을 만들어 먹는 나라는 우리나라뿐이다. 그렇기에 북한에서는 숭늉을 국가 무형 문화유산에 등록해 두고 있을 정도다. 누룽지의 고소한 맛은 녹말이 분해되는 과정에서 포도당과 덱스트린이라는 물질이 생겨나서 만들어진 것이다. 이 포도당과 덱스트린이 녹아있는 숭늉은 산성을 알칼리성으로 중화시켜주어 소화를 돕고 건강에 좋을 뿐 아니라 음식을 먹고 나서 소금기가 배어 있는 입안을 개운하게 해주기도 한다. 누룽지로 만든 숭늉은 열량이 낮아 비만한 사람들에게도 좋다. 누룽지를 씹어 먹는 과정에 소화효소인 아밀레이스와 프로테아제가 풍부한 침이 분비되고 턱관절 운동으로 뇌를 자극하여 뇌혈관질환을 예방하기도 한다. 또, 김치가 발효식품이고, 양념에 많이 들어가는 마늘, 고추, 양파 등도 모두 면역력에 좋은 식재료이며, 제철 나물과 쌈 채소는 식이섬유와 피토케미컬, 비타민, 무기질 등이 풍부하여 역시 건강에 좋다. 그러나 **단점**은 도정한 흰쌀밥은 배아와 겨, 속껍질 등이 제거되는데, 비타민, 무기질, 불포화지방, 단백질과 섬유소, 피토케미컬 등 곡물의 풍부한 영양분의 약 66%가 씨눈에, 29%가 속껍질에 있어 백미에는 주로 탄수화물 성분만 남아 불량식품과 비슷한 열량만 높은 상태로 섭취하게 된다는 것이다. 또, 국이나 찌개는 나트륨 때문에 혈압이 높아질 염려가 크다. 특히, 찌개는 한 뚝배기에 담아 밥상 가운데 두고 함께 나눠 먹다 보니 타액이 섞이면서 감염성 질환인 헤르페스, A형 간염, 충치, 독감, 코로나19, 그리고 헬리코박터 파일로리균에 의한 위염, 위암, 십이지장궤양과 같은 소화기계 질환 등이 쉽게 유발될 수 있다. 얼큰하거나 달콤해서 지나치게 자극적인 양념도 문제다. 겨울이 길다는 이유로 소금으로 짜게 염장하는 문화가 있는데, 발효 작용으로 유산균도 생기지만, 나이트로소아민과 같은 발암물질도 함께 생긴다. 2003년 WHO에서는 소금이나 젓갈과 같은 소금에 절인 음식을 위암의 발암원으로 지정했다. 다만, 주로 정제 소금이 문제가 되고, 가열 처리한 죽염은 나트륨의 독성이 사라지고 유익한 무기질이 증가하여 항산화력뿐 아니라 환원력까지 있다는 게 확인되었다.

또, 우리나라처럼 **일본** 음식에서도 찌개를 빼놓을 수 없는데, 이러한 맵고 짜고 뜨거운 음식 문화로 인해 동양인에게는 위암 발생률이 높은 편이다. 흥미로운 점은 본토 일본인은 위암 발생률이 높지만, 미국으로 이민한 일본인은 미국 본토 백인과 비슷한 수준의 발생률을 보인다는 연구 결과가 있는데, 바로 음식문화의 차이로 인해 건강이 달라질 수 있음을 보여주는 증거라 할 수 있겠다.

한편, **중국** 음식은 육류와 기름진 음식 위주로 이루어진다. 그러다 보니 비만이 생기기 쉽고, 평균수명도 우리나라보다 짧은 편이다. 그러나, 양파 등의 채소를 함께 많이 섭취하기 때문에 심혈관계 질환의 발병률은 상대적으로 낮다. 한편, 뜨거운 차를 자주 마시다 보니 식도암을 비롯해 식도질환의 발병률이 높다.

그리고, **몽골**은 황량한 내륙지역이면서 유목 생활의 전통이 있어서 양고기나 염소 고기 등의 육류와 유제품의 섭취량이 절대적이다. 해산물은 물론, 채소나 과일도 거의 찾아보기 어려운 데다 심하면 곡류마저도 보기 힘든 경우가 많다. 과거 몽골의 격언 중에는 '채소는 짐승에게, 고기는 사람에게!'라는 말이 있을 정도다. 그래서 비만인이 많고, 2018년 WHO 자료에 따르면 몽골인들의 평균수명은 70세에도 못 미쳐 세계 120위권인데, 특히 사망원인 1위는 심혈관질환이라고 한다. 또, 내륙지역이라 해조류, 생선 등에 많이 들어 있는 요오드를 섭취할 기회가 적어 갑상샘 기능 저하증 및 풍토성 갑상샘종이 빈발하고, 갑상샘암 중에서는 여포암이 많이 발생한다.

다음으로, **에스키모**들의 음식 문화를 보자. 에스키모란 주로 북극 지역에 사는 원주민들을 통틀어서 일컫는 말인데, 이누이트, 유픽, 알류트 등의 민족이 이에 속한다. 이들의 전통 식단에서 주식은 고래, 바다표범, 물개, 참치, 연어 등으로 주로 날것으로 먹는다. 이들의 식단에서 지방이 차지하는 비율은 무려 80%나되지만, 비만하지도 않고, 심혈관질환 발병률도 5%가 채 안 되어 매우 낮은 것으로 조사된 바 있었다. 이를 계기로 그들이 섭취하는 지방은 주로 좋은 지방인 불포화지방산이라는 것이 세상에 알려지기도 했지만, 그러함에도 그들의 평균수명은 40세를 못 넘긴다. 이는 극한의 추위 속에서 곡류도, 신선한 채소와 과일도 거의 못 먹으면서 동물성 단백질을 과잉으로 섭취한 것이 단명의 원인으로 지목된다.

또, **미국**의 음식 문화는 한마디로 햄버거와 콜라로 대변된다고 할 정도로 패스트푸드 등의 불량식품으로 오염돼 있다. 그들은 기름에 튀긴 감자튀김이나 치킨, 도넛, 혹은 햄이나 소시지, 베이컨 같은 가공식품, 또 핫도그나 피자와 같이 열량이 높은 음식을 마음껏 즐기는 경우가 많다. 그도 그럴 것이 개인주의와 자본주의가 최정점에 있는 곳이다 보니 절제 없는 방종이 상업적 유혹에 그대로 흘려 넘어간 결과라고 하겠다. 실제로 미국의 비만인은 중국 다음으로 많은데, 인구비로 따지면 중국보다 높아 세계 최고 수준이다. 심장질환과 암 환자도 많다.

한편, **멕시코**는 중앙아메리카에 위치해 옥수수 재배에 적합하므로 전통적으로 옥수수 문화권으로 분류되는 지역이다. 그렇기에 그들의 주식 또한 옥수수로 만드는 또띠아인데, 이를 응용하여 우리에게도 잘 알려진 타코, 나쵸, 화이타, 퀘사디아, 부리또 등 매우 다양한 옥수수 요리가 발달해 있다. 옥수수는 쌀, 밀과 함께 세계 3대 식량작물에 속하지만, 상대적으로 열량이 낮다. 그렇기에 옥수수를 주식으로 하는 멕시코 사람 중에는 영양실조로 성장에 장애가 생겨 키가 왜소한 경우가 많다. 또, 옥수수에는 비타민의 일종인 나이아신이 부족하여 그 결핍증으로 홍반, 신경장애, 위장장애가 주증상인 펠라그라가 잘 생긴다.

반면, 현재까지 알려진 가장 이상적인 음식 문화는 지중해 연안의 나라들에서 흔히 볼 수 있는 **지중해식 식단**이다. 즉, 신선한 채소와 과일, 저지방 유제품, 생선, 그리고 올리브유와 견과류로 이루어지며, 식물성 식품은 충분히 섭취하고, 올리브유, 생선, 가금류, 유제품은 적당히 섭취하며, 와인은 소량씩 섭취하는 식사이다.

지역별 주산 식품과 기본 음식

지역	주산 식품	기본 음식
동아시아	쌀, 대두, 채소	밥, 장류, 채소요리(김치·츠케모노)
중동·유럽	맥류(밀·보리·호밀), 가축의 고기와 젖	**빵, 구운 고기, 치즈, 발효유**
중남미	옥수수, 콩, 고추, 토마토	또띠아, 콩요리, 살사

11. 음주 문화

인류가 술을 마시기 시작한 시기는 거의 원시시대로 거슬러 올라가는데, 자연발생적으로 만들어진 술을 음용해왔던 것으로 전해지고 있다. 그만큼 이 음주 문화는 뿌리가 깊다. 특히, **모임이 많고 술을 권하는 문화가 일반화되어 있으면 과음하기도 쉬워진다.** 이로 인해 각종 알코올성 질환이 유발될 수 있고, 또, 이성을 잃은 채 사고가 빈발하기도 한다. 한편, 우리나라처럼 **술자리에서 술잔을 돌리는 문화권에서는 여러 사람의 타액이 섞이면서** 감염성 질환인 헤르페스, A형 간염, 충치, 독감, 코로나19, 그리고 헬리코박터 파일로리균에 의한 위염, 위암, 십이지장궤양과 같은 소화기계 질환 등을 유발할 수 있다.

12. 불행한 인간관계

사람의 일생은 날 때부터 줄곧 사람 사이에서 이루어진다. 즉, 우리의 인간관계는 태내에서 주로 모친과의 교감으로부터 이미 시작되어 양육기 동안에는 주로 가족으로 구성된 일차적 인간관계의 영향 속에 있다가 장성해서는 사회적 교제를 통해 이차적 인간관계를 적극적으로 형성하곤 한다. 그리고, 배필을 만나게 되면 결혼해서 새로운 가정도 이루게 된다.

이렇게 우리는 끊임없이 수많은 인간관계 속에서 살아가게 되는데, 세상에 항상 좋은 사람만 있거나 자신과 잘 맞는 사람만 있는 것은 아니라는 사실이 문제다.

1) 부적절한 양육방식

사람은 누구나 부모에게서 비롯되어 태어난 후 어린 시절에 부모 혹은 누군가의 손에 길러져 장성하게 된다. 인간의 발달단계는 태아기(수정~출생), 영아기(출생~2세), 유아기(3~6세), 아동기(7~12세), 청소년기(13~18세)를 거쳐 성년에 이르는 과정을 거친다. 특히 **성체가 될 때까지의 양육 기간이 거의 20년가량 되어 어느 동물보다도 길다는 특징**이 있다. 그러므로 태아기를 포함해 이 긴 기간 동안 어떠한 양육을 받고 자라느냐에 따라 육체적, 정신적, 사회적, 그리고 영성적 건강 등에 영향을 미칠 수 있다. 이 기간에 맞춤형의 올바른 양육을 받고 건강하게 자랄 수도 있지만, 불행히도 그렇지 못할 수도 있기 때문이다.

무엇보다도 이러한 성장 과정에서 공통으로 아이의 건전한 발육에 악영향을 미칠 가능성이 큰 요인은 부모나 주 양육자에게 정신적 문제가 있는 경우다. 대표적으로 부모에게 성격장애, 강박장애, 불안장애, 충동조절장애, 기분장애, 양극성장애, 심지어 조현병 등의 질환이 있는 경우인데, **생물 유전적으로나 양육 환경적으로나 아이에게 대물림되거나 불리한 영향**이 갈 수 있다. 또, **부모나 주 양육자가 영성적으로 건강하지 못해 그릇된 가치관에 사로잡혀 있는 경우도 좋지 않은 양육 환경**이 된다.

1〉태아기

출생 전 발생 단계에 해당하는 태아기는 태교나 주변 환경에 따라 쉽게 영향을 받을 수 있는 민감한 시기이므로 임신한 모친은 물론이고, 부친이나 그 외의 주변 사람들까지 태아에게 미칠 행위와 환경에 삼가 신경써야 한다.

1] 영양공급

우선, 임신 중 모친의 영양 섭취는 태아의 출생 후 건강에 영향을 미친다. 예를 들면, 모친이 기아 상태일 때 착상된 아기는 저체중아로 태어나 만년에 심혈관질환과 유방암 발병률이 높았다고 한다. 또한 이러한 악영향은 3~4대에 이르기까지 길게 미쳤다고 한다. 즉, 태내에서 영양이 부족했던 사람은 나중에 기름진 음식을 찾게 되는 경향이 생겼기 때문인데, 이것이 심혈관질환뿐만 아니라, 우울증, 유방암, 비만, 당뇨병 등이 생기도록 하는 일종의 후성유전 현상이다. 한편, 임신부가 스트레스나 유해화학물질에 자주 노출되거나 밀가루 음식, 기름진 음식, 자극적인 음식, 인스턴트 음식, 카페인 음료 등을 자주 섭취하면 태아에게 아토피성 피부염을 유발할 가능성이 크다고 알려져 있다.

그리고, 태아기 때 필수적인 영양소를 공급해 주지 못하면 태아의 건강에 위해가 된다. 임신초기에 가장 중요한 영양소는 세포를 생성하고 DNA를 만드는 **엽산**인데, 이것이 부족해지면 기형과 유산의 확률이 높아지고 태아가 성장하기 위한 태내의 기본 환경을 잘 조성해 주지 못하게 된다. 그렇기에 임신 3개월 전(최소 한 달 전), 즉 임신 준비기부터 임신 후 3개월까지 매일 400~1,000μg의 엽산을 꾸준히 섭취하는 것이 권장된다. 다음으로, **철분**은 태반이 형성되고 태아가 자라는 임신 기간 동안 혈액량이 급속히 증가하기 때문에 많은 양의 철분이 필요하게 되므로 부족해지면 임신부와 태아 모두에게 좋지 않다. 단순 철염을 임신 후반기 동안 매일 30mg씩 계속 섭취하는 것이 권장된다. 다음으로, **칼슘**은 근육수축, 뇌 전달물질 방출, 심장박동 조절, 혈액 응고 등의 역할을 하는데, 특히 태아의 **뼈**와 치아의 형성에 중요하다. 임신 기간 동안 약 30g 이상의 칼슘이 태아에게 필요한데, 부족하면 태아의 골밀도도 낮아지고, 출산 후 산모가 골다공증에 걸릴 위험도 커진다. 이 밖에 DHA와 EPA로 알려진 **오메가3 지방산**이 부족하면 태아의 시각과 인지기능 발달에 지장이 생길 수 있고, 햇볕을 자주 쬐지 않아도 **비타민 D**가 부족해져 태아의 골격 성장에 지장이 생길 수 있다.

2) 모친의 태교

과거에는 태교를 위해 감응론 등의 이론으로 태아에게 인위적으로 좋은 영향을 주기 위해 임신부더러 심신의 안정된 태도를 갖추게 하거나 행동 수칙을 정해 놓고 이른바 학습 태교를 하도록 했었지만, 이는 오히려 임신부에게 강박적 스트레스를 줘서 교감신경이 활성화될 수 있다. 그 결과 부교감신경이 활성화될 때 원활해지는 태아에 대한 영양공급이나 안정감을 저해하여 태아의 정상적인 발달에 지장을 초래할 수 있다는 것이 최근 연구에서 나온 결론이다.

또, 임신부가 자연의 흐름을 따르지 않고 생활이 불규칙하면 엄마의 깨진 생체리듬이 태아에게 그대로 전달되고, 활동량이 너무 적거나 많아도 태아에게는 좋지 못하다. 무엇보다 임신부의 정서적 안정을 해치는 스트레스는 여러모로 좋지 않은데, 혈액의 화학성분을 변화시켜 변화된 화학물질이 태반을 통해 태아에게 전달되어 태아의 움직임이 갑자기 증가하거나 저체중의 원인이 될 수 있다.

3) 자극 노출

그리고, 임신부는 정신적, 육체적으로 해로운 자극에 노출되지 않도록 해야 한다. 핸드폰이나 TV, 인터넷을 보거나, 술, 담배, 커피 등의 기호식품을 접하거나, 탄산음료, MSG, 아질산나트륨(육가공품 발색제) 등과 불량식품을 자주 먹거나, 화장품, 향수, 파마약, 염색약, 기타 몸에 바르거나 뿌리는 합성화학물질, 중금속, 살충제, 애완동물의 배설물 등의 유해 물질을 접하는 것은 태아에게 해롭다. 특히, 기형을 유발하는 물질이 포함된 약물은 최소 임신 3개월 전부터 피해야 한다. 임신 기간 중 하루에 6분 이상 핸드폰의 전자파에 노출되면 태아의 골격 형성에 악영향을 준다는 연구도 있고, 이런 전자기기로부터 나오는 전자파가 태아의 대뇌 발육 저하, ADHD, 심지어 유산까지도 유발할 수 있다는 연구 결과도 속속 발표되고 있다. 자극적인 영상물은 뇌에 작용하여 신경계를 교란하므로 태아에게 좋지 않은 영향이 미칠 수 있다. 또, 불량식품은 태독을 유발하여 아토피성 피부염을 비롯한 각종 피부질환과 알레르기 질환, 소아비만 등의 발병을 일으킬 수 있는데, 참치 같은 큰 생선을 회로 먹으면 중금속이 농축되어 있어 태아의 신경계 발달에 악영향을 줄 가능성도 있고, 특히 식중독에 주의해야 한다. 오늘날의 환경오염은 유전자를 변형시킬 만큼 해로우므로 우리 모두 조심하며 함께 해결해 나가야 하는데, 실제로 ADHD를 유발하는 요인으로 중금속과 환경호르몬이 꼽히고 있다.

그리고, X선, CT 촬영 등을 포함한 방사선이나 초음파 등에 노출되면 태아에게 해로울 수 있다. 이들은 태아 기형의 위험성을 증가시킨다. 특히, 초음파의 열은 신경계를 손상하여 무뇌증, 척추갈림증, 심장기형, 소아암, 학습장애 등 치명적인 부작용을 유발할 수 있다. 사산될 가능성도 훨씬 크고, 초음파에 노출된 태아에 관한 연구들에서는 성장지연, 난독증, 언어발달 지연과 같은 증상이 발생할 수 있다는 주장들이 제기되고 있다.

한편, 태아에게 나쁜 영향을 미칠 수 있는 대표적인 생활 속 유해화학물질로는 이산화탄소, 이산화질소, 이산화황, 나프탈렌, 납, 다이옥신, 라돈, 린덴, 벤젠,

불소, 석면, 붕산염, 암모니아, 자일렌, 톨루엔, 트리클로로에틸렌, 클로로폼, 폼알데하이드, 플라스틱류 등이 밝혀져 있다.

4| 수직감염

또, 태반을 통한 태내 감염 등으로 모자간 수직감염이 일어나면 임질, 매독, 에이즈 등 대다수 성병과 풍진, 바이러스 간염, 톡소포자충증 등이 발병할 수 있으며, 기형이나 유산, 조산, 사산을 일으키는 수도 있으므로 임신부는 항시 건강관리에 신경써야 한다.

5| 예비 부모로서의 준비

임신기뿐만 아니라 임신 전이더라도 임신을 계획하고 있는 예비 부모라면 평소에 섭식이나 전반적 생활 습관 관리에 신경써야 한다. 이는 예비 엄마뿐 아니라 예비 아빠에게도 중요하다. 성숙한 남성의 정자가 만들어지는 데 걸리는 기간은 90일이다. 따라서 예비 아빠가 되려는 남성은 임신 6개월 전, 최소 90일 전부터 꾸준한 운동과 몸 관리, 식생활 개선 등이 필요한데, 이를 게을리하고 음주와 흡연을 한다면 태아에 좋지 않은 영향이 미칠 수 있다. 후성유전학적으로 비만 남성의 정자와 정상 남성의 정자 사이에 식욕 조절 유전자의 DNA 메틸화에 차이를 보인다는 연구도 있다.

2〉 영유아기

영유아의 육아 단계에서 범하기 쉬운 잘못들에는 다음과 같은 것들이 있다. 영아기에는 절대적 보호 속에 친밀한 정서적 유대감인 애착이 잘 형성될 수 있도록 아이의 반응에 즉각적으로 대처하고 여러 감각들을 촉진해 주는 다양한 자극을 해줘야 한다. 만약 이 시기에 양육자가 무관심하거나 돌봄에 소홀하다면 아이는 감정적으로 무뎌지고, 정서적으로 위축되며, 안전사고로 외상도 입을 가능성이 크다. 또한, 이 시기에는 아이의 기질을 제대로 파악하기 위해 여러 환경에 노출해 놓고 어떤 것을 좋아하며 잘하는지를 판단하고 지원하는 것이 바람직한데, 제한된 좁은 환경에서만 키운다면 본연의 기질을 파악하거나 살리기 곤란해진다. 또, 모친의 수유 습관이 불규칙하거나 문제가 있으면 아이에게 의존증이나 불안증이 생길 수 있다. 두상 형성 등을 고려하여 아기를 주로 엎드려서 재우면 질식사의 위험도 커지고, 숙면도 어려운 자세일뿐더러, 고개를 한쪽으로 돌리고 자야 하다 보니 목뼈나 척추의 변형을 일으키기도 하고 두개골 변형을 유발할 수도 있으므로 아기의 건강과 발육에 좋은 육아법이라 할 수 없다. 그리고, 아이에게 스킨십 등의 애정 표현을 자주 해 주는 것은 바람직하지만, 입을 맞추는 행동을 남발하면 그 타액을 통해 헤르페스나 백일해, 디프테리아, 수족구병, 독감, 코로나19 등에 이르기까지 다양한 감염성 질환의 발생률을 높일 수 있다.

한편, 너무 이른 시기에 이유식을 먹이면 아토피성 피부염이 생길 위험이 크다. 영상 시청을 너무 어릴 때 자주 접하게 하면 틱이나 ADHD 등이 유발될 수 있다. 아이가 틱 증상을 보인다고 혼내면 증상이 더 악화한다. 너무 어린 나이에 체벌하면 위축된 성격이 되거나 폭력성이 생긴다. 배변 훈련을 조기에 너무 엄격히 시키면 강박증이 생길 수 있다. 충분히 유모차에 태우지 않고 너무 일찍 억지로 걷게 하는 것은 아이에게 스트레스가 되고 면역계에도 큰 부담을 주며, O자 다리가 될 수도 있다. 이뿐 아니라, 아이의 성장을 재촉하는 부모의 마음이 성급하면 아이의 건강과 발육에는 오히려 해롭다. 아이는 발달단계별로 그 시기를 충분히 누리며 다양한 경험과 함께 천천히 여유 있게 키우는 것이 바람직하다.

그리고, 유아기에 충분한 보살핌을 받지 못해 애정이 결핍되면 스트레스에 취약해진다. 즉, 어린 시절에는 충분한 사랑을 받아야 스트레스 호르몬 체계를 안정시킬 뿐 아니라, 사회적 행동에 중요한 다른 신경전달물질의 협연도 안정시킨다. 또, 후성유전학적으로 생애 초기, 즉 어린 시절에 학대나 방임을 경험하면 DNA 메틸화가 더 높게 나타나는 경향이 있기에 유전자의 발현이 억제되기 쉽고, 이로 인해 향후 인생에서의 장기적 행동에 영향을 미치게 된다. 즉, 폭력적인 양육자한테 상습적으로 폭력, 폭언, 냉대 등의 학대를 받으며 성장한 경우, 역시 폭력적으로 되거나 반항 및 품행장애, 중독증, 우울증, 불안장애, ADHD, 틱장애, 강박증, 학습장애, 불면증 등 다양한 정신과 질환의 원인이 될 수 있는데, 이는 아동기 이후의 양육에서도 정도의 차이는 있겠지만 별반 다르지 않다.

3〉 아동기 이후

아이가 유아기에 접어들어 자극에 반응하고 자신을 표현하는 시기에 이르면 그 아이의 본성이나 소질, 기질, 성향, 개성 등이 드러나기 시작한다. 따라서, 아동기 이후 양육자로서 부모가 자녀의 이러한 타고난 특질을 제대로 파악하고 본격적으로 맞춰서 잘 키우기 위해서는 **늘 관심을 가지고 친밀하게 대화하여 자녀의 말에 귀 기울이고 그 입장을 충분히 헤아리면서 쌍방향 소통을 하는 합리적 태도가 바람직**하다. 단, **이때 양육자로서의 권위는 갖고 통제할 것은 하면서 애정을 쏟는 것이 가장 긍정적인 결과**를 낳을 수 있는 양육 태도가 된다.

만약 양육자인 부모가 자녀의 자율성을 격려하거나 존중해 주지 않고 애정 표현과 칭찬에 인색하면 사회성 발달이 저해된다. 또, 양육자의 이중적 태도는 아직 가치관이 확립되지 않은 아이에게 정서적 혼란을 일으킬 수 있고, 심할 경우 소아 조현병을 유발할 수도 있다. 다른 형제자매와 노골적으로 차별하는 것은 뿌리 깊은 열등감 등 부정적 자의식을 심어주게 되어 좋지 못하다. 그 밖에 결손 가정이나 가정불화 등도 정서적 불안정의 요인이 될 수 있다. 또한, 다음과 같이 대표적으로 부적절한 양육 태도는 아이의 육체적, 정신적, 사회적, 영성적 건강 전반에 악영향을 미칠 수 있다.

1] 고압적 태도

자녀의 눈높이에서 그 입장을 잘 헤아리며 소통하기보다는 부모가 독단적으로 결정하고 일방적으로 통제하거나 가르치듯 대하는 고압적 태도는 자녀에 대한 올바른 이해와 그에 맞는 적절한 지지가 이루어지기 어렵게 한다. 그러므로, 마치 톱니바퀴가 겉돌 듯 부모의 의도대로 양육 효과가 나타나지 않고, 자녀가 겉으로는 순종적으로 보이기도 하지만 내면에는 자아존중감이 낮고 욕구불만이 생겨 높은 공격성을 띠기도 하며 자기 통제력이 약하거나 사회적 기술이 미숙해지기도 한다. 나아가 장차 사회적 자아를 실현하는 단초가 될 잠재성의 계발을 방해하여 진로 선택이나 자아실현에도 장애가 될뿐더러 육체적 건강에 이상이 생겨도 양육자에게 적극적으로 표현하지 못해 시의적절한 대처를 못 하게 되는 수마저 있다.

2] 허용적 태도

반대로, 자녀가 하고자 하는 대로 무조건 떠받들며 맞춰주는 허용적 태도는 자녀에게 자기중심성이 팽만하게 하여 더불어 살아가는 올바른 가치관을 가지기 어렵게 하거나 자칫 방자한 품행을 초래하여 공격성을 띠기도 한다. 또, 겁이 없고 조심성 부족으로 잘 다치기도 한다.

3] 집착적 태도

한편, 자녀한테 과도한 관심을 가지고 지나치게 기대하며 통제, 간섭, 관리 및 과잉보호하는 집착적 태도는 자녀가 자율성이 함양되지 못하거나 자립심을 기르는 데에 방해가 되고, 실패에 대한 두려움을 키워 나약한 성격이 되게 할 수 있다.

4] 방임적 태도

반면, 자녀가 무엇을 하든 별로 관심을 두지 않고 그냥 내버려 두기만 하는 방임적 태도는 자녀를 정서적 고아로 만들어 사실상 제대로 돌봄 받지 못한 채 방치하는 것이어서 충동적이고 반사회적이며 인간관계에 지속적으로 어려움을 보이게 된다. 또한, 애정결핍에서 비롯된 면역력 저하는 각종 육체적 질병에도 쉽게 걸리게 한다.

2) 결혼 상태
1〉 불행한 결혼 생활

결혼이란 성숙한 남녀가 자신의 짝을 만나 서로 부부가 되어 정식으로 육체적, 정서적, 도덕적으로 깊은 유대를 갖게 되는 일로서, 인생에서 가장 가슴 벅찬 경사라고 할 수 있을 것이다. 건전한 연애를 통해 가치관이 서로 잘 맞는 사람과 서로의 사랑을 확인하고 주변 사람들의 축복 속에서 행복하게 결혼 생활을 시작하면 바람직하겠으나, 그렇지 않고 불행한 결혼 생활을 하게 되면 인생에서 그만한 비극도 없을 것이다. 특히, 불행한 결혼 생활과 질병 사이의 인과관계도 많이 드러나 있는데, 남성은 뇌졸중과 같은 뇌혈관질환으로 사망할 가능성이 크고, 여성은 고혈압이나 심장병 등의 심혈관질환의 위험성이 매우 높은 것으로 나타났다. 이 외에도 주로 스트레스성 질환들과 화병, 우울증, 자살, 약물 남용, 각종 중독질환 등의 정신과 질환들이 잘 생길 수 있다.

이는 불행한 결혼 생활로 야기된 부정적 감정이 내면화되면서 자율신경계와 내분비계에 악영향을 끼치고, 고도의 스트레스를 받는 상황이 자주 발생하며, 또 이로 인해 면역력도 떨어지게 되고, 배우자로부터 건강과 관련된 직접적인 배려도 받지 못하는 등의 이유 때문으로 보인다. 특히, 극단적으로 폭력을 쓰는 배우자에 시달리면 육체적, 정신적, 사회적, 영성적 건강 등에 악영향을 끼치게 된다.

2〉독신생활

한편, **배우자 없이 홀몸으로 사는 사람 또한 정상적인 결혼 생활을 하는 사람보다 건강도 안 좋고 수명도 짧다**는 연구 결과가 있다.

덴마크 오르후스 시게후스 대학의 연구팀은 덴마크 남녀 약 13만 8천 명을 대상으로 조사를 한 결과 배우자와 함께 사는 사람에 비해, 독신자는 심장질환에 걸릴 위험이 2배나 높고, 특히 60세 이상의 여성, 50세 이상의 남성에게 관상동맥질환과 심장발작이 높은 비율로 나타난 것으로 조사되었다. 단, 이혼한 여성의 경우는 이 같은 결과에 해당하지 않았다. 연구를 주도한 닐센 박사는 독신자의 경우 자유와 해방감을 구가하는 반면, 외로움, 흡연, 편식 같은 부정적인 요인을 가진 사람이 많다고 밝혔다. 또한 사회와의 접촉이나 의사를 찾아 상담하는 경우도 적은 것이 심장병 발병으로 이어진다고 분석했다.

미국 UCLA의 연구팀은 1989년 국민건강 설문 조사를 한 후 8년 동안 사망지수에 대해 추적 조사한 결과 사망 가능성이 기혼자보다 미혼자가 58%, 사별자가 40%, 이혼자 또는 별거자가 27% 순으로 각각 높은 것으로 나타났다.

이 같은 결과는 사회의 최소 단위인 가족을 이루지 않는 독신생활이 자유롭고 매력적이기도 하지만, 반면 정서적 불안정, 생활의 무절제, 성생활의 불균형 등으로 생체리듬을 잃거나 면역력이 약해지기 쉬워 병에도 잘 걸리고 수명도 짧아지는 것으로 추정해 볼 수 있다.

3〉근친혼

근친혼이란 가까운 혈족끼리 부부가 되어 가정을 이루는 결혼을 말한다. 여러 연구에 따르면 인류의 개체 수가 적고 그 집단의 규모가 작았던 선사시대부터 이미 근친혼을 피하고자 했고, 이후 오늘날까지 거의 모든 사회에서 근친혼을 금기시하지만, 특수한 계급의 권위와 혈통의 순결을 유지하기 위해 예외적으로 허용해 오기도 했다. 우리나라 현행 민법에서는 8촌 이내의 혈족 사이에서는 결혼을 금지한다고 명문화해 놓고 있다. 역사적, 사회적으로 근친혼을 금기시해온 이유는 사회·윤리적 이유와 생물·유전적 이유 때문인데, 후자가 더 본질적인 것으로 보인다. 왜냐하면 선사시대 씨족사회에서 지속적인 근친혼으로 자손에게 장애를 남길 확률이 높다는 사실을 경험적으로 알았을 것으로 추정되기 때문이다. 또, 현생인류가 다른 종의 인류였던 네안데르탈인의 유전자를 흡수한 것을 보아

당시의 현생인류가 개체 수가 적다는 이유로 근친혼만 하지는 않았음을 짐작할 수 있다.

놀랍게도 **근친 교배는 고등식물을 포함해 거의 모든 생물이 거부한다. 근친혼이 반복적으로 이뤄지면 적응력이 떨어지는 근교약세(inbreeding depression)로 인해 열성유전의 발현 빈도가 높아질 위험이 커서 유전병이 대물림되거나 생식력 저하, 비대칭 기형, 저체중아, 발달장애, 면역기능 저하 등 여러 가지 생물학적 결함이 나타날 수 있다.**

역사적으로도 근친혼이 많았던 유럽 왕가의 계보를 보면, 유달리 병치레를 많이 한 기록이나 정신이상자가 속출한 경우를 볼 수 있다. 예를 들면, 이 방면에서 가장 유명한 합스부르크 가문의 주걱턱과 비텔스바흐 가문의 정신질환이 있다.

또한 우생학으로 악명 높은 고대 스파르타도 순혈을 지킨다는 명목으로 근친혼이 성행했다. 문제는 이들이 추구했던 것과 다르게 정반대로 기형아들을 낳는 결과를 가져와 스파르타가 몰락한 원인 중 하나로 지목될 정도다.

근친혼의 폐해로 고생하는 대표적 사람들이 유럽의 아슈케나지 유대인이다. 유대인의 근친혼 문제는 극히 최근까지도 각 지역의 유대인들이 사실상 고립되어 이교도들과 피를 섞을 일이 없었기 때문에 심해졌다. 참고로 테이-삭스 병, 고셔병, 심상성 천포창 등의 질환은 대표적으로 연구가 많이 된 유전병인데, 돈 많은 유대인의 유전병이라서 많이 연구되었다는 속설이 있다.

남대서양의 외딴섬인 트리스탄다쿠냐 제도는 세인트헬레나섬에서 남쪽으로 2,000㎞ 넘게 떨어져 엄청나게 고립된 환경이라 상주 인원이 300여 명에 불과하고, 성씨도 7개밖에 없어서 결국 자기네들끼리 근친혼을 하게 되었다. 원래 이 제도는 무인도로서 그대로 둬야 할 정도로 고립된 지역인데, 영국인들이 대영제국 식민지 건설의 욕심 하에 억지로 사람들을 거주시켜 살게 하는 바람에 외부 사람과의 왕래가 불가능해지고, 이로 인해 오랫동안 근친혼을 할 수밖에 없었다. 그렇기에 이곳 주민들의 과반수가 눈과 호흡기 계통의 건강이 상당히 안 좋은데, 주로 녹내장과 천식에 시달리고 있다.

병! 도대체 왜 생길까?

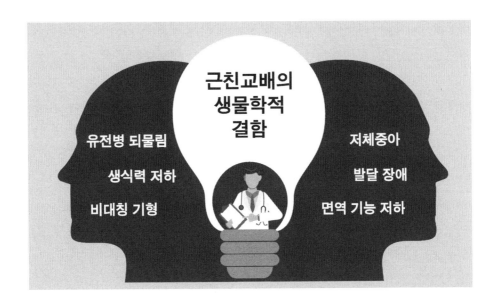

3) 기타 불행한 교제

자신을 키워준 부모나 양육자, 그리고 결혼한 배우자 외의 가까운 인간관계도 중요하다. 일차적 인간관계로는 자녀나 형제자매 등의 가족이 있겠고, 이차적 인간관계 중에서는 친구나 애인, 직장동료, 그 밖의 가까운 지인들이 있을 것이다. 그들과 신뢰와 존중, 사랑과 지지, 이해와 배려 등의 깊은 긍정적 유대를 형성할 수 있다면 참 다행이겠으나, 그렇지 못하면 불행이 싹틀 수 있다. 예를 들면, 이들 주변 지인과 불화가 계속된다던가 그들로부터 정서적 학대를 받거나 경제적 갈취가 발생한다던가 심지어 폭력에 희생된다면 정신적으로 심한 스트레스가 될 뿐만 아니라, 육체적 건강도 위협받고, 사회적, 영성적 건강도 위기에 처할 수 있다.

13. 진로 선택의 실패

우리는 살아가는 동안 몇몇 순간에 인생이 걸린 중요한 결정을 내려야만 한다. 대표적인 것이 학교를 졸업할 무렵에 다음 진로를 선택하고 결정하는 것이다. 이 진로는 취업일 수도 있고, 창업일 수도 있으며, 상급학교로 진학하는 것일 수도 있고, 그 밖의 계획일 수도 있다. 그런데, 이 결정은 한번 내리게 되면 그 여파가 길게는 평생을 갈 수 있다는 점에서 신중해야 한다. 왜냐하면 원만한 사회적 자아의 형성과 관계되기 때문이다. 그렇기에 이러한 결정을 내릴 때 좌절을 겪거나 성급하거나 사려 깊지 못하면 뒤늦게 후회하며 괴로워질 수 있다. 그래서, 우울증, 불면증, 집중력 저하 등의 정신과적 문제가 발생할 수 있고, 사회적 건강도 해치게 된다. 이러한 진로 선택은 자신의 인생계획과 소질, 적성, 그리고 주변 사람들과 전문가의 의견 등을 종합적으로 충분히 고려한 후 결정하는 것이 바람직하다.

14. 직업

한 직업에 오랜 기간 종사하게 될 때 잘 발생하는 질환들이 있다. 그 인과관계가 명확하면 '직업병'이라고 하는데, **통계적으로 직업과 가장 관련이 높은 질환은 근골격계 질환이며, 그다음은 정신질환**으로 나타나고 있다. 대표적인 직업성 질환들은 다음과 같다.

① 심혈관계 질환 : 트럭 운전사, 경비원, 청소부, 관리자, 판매 감독자, 소방관, 제조업 종사자, 건설업종 종사자 등

② 심근경색 : 조종사, 택배 기사, 방송 관련 제작회사 종사자, 편집 프로덕션 종사자 등

③ 천식 : 사료공장 종사자, 정원사, 화훼업 종사자, 제분공장 종사자, 제과점 종사자, 국수 공장 종사자, 쌀가게 종사자, 한약 도매상, 한약재 취급자, 과수원 농부, 양식업자, 사슴농장 종사자, 모직물 직공, 동물실험실 연구원, 누에고치 검사원, 제약회사 근로자, 도금공장 노동자, 건축노동자, 시멘트 공장 노동자, 유리 가공공장 노동자, 가스 용접공, 시계 유리 접착공, 페인트 제조공장 노동자, 가구 및 악기 제조공장 노동자, 의료인, 실험연구자, 발포제 제조공장 노동자, 염색공장 노동자, 제재소 노동자, 표구 제작자 등

④ 폐암 : 용접공, 도장공, 주물공, 건축업자, 농부 등

⑤ 방광암 : 알루미늄 제조공장 노동자, 염색공장 노동자, 제약공장 노동자, 암

환자 전문 간호사, 약사, 지붕 작업공, 금속 기계공, 고무 첨가제 작업자 등

⑥ 신경독성 질환 : 금속산업 종사자, 광부, 자동차 수리공, 조선업 종사자, 유리제조업 종사자, 도자기 제조업 종사자, 화학제품 제조업 종사자, 전자산업 종사자, 치과 종사자, 제지업 종사자, 배터리 제조업 종사자, 세탁소 종사자, 식료품 산업 종사자, 도장공, 그래픽 산업 종사자, 제화업 종사자, 실험실 연구원, 플라스틱 산업 종사자, 유리섬유 제조업 종사자, 주조업 종사자, 운수업 종사자, 보일러 정비업자, 농부, 어부, 폐기물 처리업자, 병원 수술실 의료인, 치과의사, 조산사 등

⑦ 누적 외상 장애 : 연마 작업공, 프레스 작업공, 용접공, 페인팅 작업공, 자동차 수리공, 벨트 컨베이어 조립공, 타이피스트, 키펀처, 출납원, 재봉사, 미세부품 조립공, 집배원, 연주가, 유리 절단 작업공, 전화 교환 작업공, 실내장식 작업공, 포장 작업공, 트럭 운전사, 가정부, 요리사, 목수, 미장공, 창고작업자, 재료 운반공, 제재업 종사자, 건설업 종사자, 육류 가공 작업공 등

⑧ 치매 : 교사, 지방공무원, 계산원, 기계공, 경리직, 영업직 등

⑨ 우울증 : 기업 중간관리직, 주식 트레이더, IT 관련직, 시스템 엔지니어 등

⑩ 재생 불량성 빈혈 : 고무 제조공장 작업자, 제화업 종사자, 석유 산물 취급자, 화학 산물 취급자, 출판업 종사자, 제강업 종사자, 농부 등

⑪ 다발성 골수종 : 농부, 화학 산업 종사자, 광부, 용련 작업자, 화부, 가구공장 작업자 등

⑫ 외상 후 스트레스 장애 : 건설업 종사자, 경찰, 소방관, 응급 의료 종사자 등

⑬ 생식계 질환 : 마취과 의사, 비소 용광로 노동자, 소방수, 농약 살포 노동자, 검사실 노동자, 간호사, 화가, 인쇄공, 석유화학 종사자, 제약 산업 근로자, 가죽 산업 종사자, 물리치료사, 플라스틱 산업 종사자, 펄프 및 제지 산업 종사자, 고무 산업 종사자, 유기용제에 만성적으로 노출되는 노동자 등

⑭ 임신부의 유산 : 폐기물 처리업 종사자, 금속산업 종사자, 농부, 화학 산업 종사자, 항암제를 다루는 간호사, 간호조무사, 선원, 식품 및 음료 산업 종사자, 원예업자, 가축 가공업자, 일부 판매 노동자 등

⑮ 임신부 태아의 선천성 기형 : 보육업 종사자, 일부 서비스 직업, 금속과 전기 물품의 제조 노동자 등

⑯ 임신부의 저체중아 출산 : 호텔 객실 서비스 종사자, 세탁소 주인, 청소부, 식품과 음료 제조 여성 종사자 등

⑰ 피부암 : 알루미늄 환원 작업자, 석탄 가스화 작업자, 코크스로 작업자, 유리 불기 작업자, 동력차 운전기사, 도로포장 작업자, 고속도로 보수유지 작업자, 혈암유 작업자, 공작기계 정비 작업자, 공작기계 설치 작업자, 약제사, 제재소 작업자, 어부, 공작기계 작업자, 포도원 작업자, 수산업 종사자, 조종사 등

⑱ 만성 손톱 주위염 : 주방 스태프, 청소 작업자, 조리 작업자, 통조림 제조 작업자, 미용실 종사자, 주부 등

⑲ 안질환 : 컴퓨터 사무직, 실험실 근무자, 병원 종사자, 선반공, 연마공, 주물공, 보일러 제작공, 석공, 조각공 등

⑳ 감염 질환 : 건설작업자, 정원사, 농부, 동물사육사, 수의사, 도살자, 어부, 가금 사육사, 하수도 작업자, 광부, 통조림공, 제사공, 고고학자, 굴착공, 목축업자, 임상 병리사, 임업 종사자, 상수도 작업자, 의료인 등

㉑ 난청 : 소방관, 철도 기관사, 교통경찰, 잠수부, 농부, 헤드셋 착용 통신 노동자, 저선량 방사선 노출 노동자, 연주가 등

㉒ 성대결절 : 교사, 교수, 방송인, 가수, 성우 등

㉓ 유방암 : 간호사, 여객기 승무원, 가톨릭 수녀, 불교 비구니 등

15. 사회적 불안정

1) 경제적 궁핍

경제적으로 불안정하고 빈곤한 계층에서 여러 질병에 쉽게 걸린다는 연구들은 많다. 선진국임을 자처하는 우리나라도 보건복지부가 발표한 '2017년 기초생활보장 실태조사' 결과에 따르면 기초생활 보장제도의 지원을 받는 수급자와 차상위 계층을 포함한 빈곤층이 309만 명이고, 비수급 차상위 빈곤층까지 포함하면 450만 명 정도로 파악되고 있다. 빈곤층이 줄어드는 추세이긴 하나 여전히 우리나라 국민 10명 중 1명꼴이다. 우리나라 가구원 중 만성 질환자가 있는 가구 비

율은 전체 평균이 22.4%이지만, 기초생활 수급 가구는 63.8%, 차상위 가구는 58.3%에 이른다. 비빈곤 가구보다 빈곤 가구의 만성 질환자 비율이 2배를 훌쩍 넘어선다는 뜻이다. **의학적 통계로도 편두통과 남성의 비만을 제외하면 질병은 대부분 저소득 계층에서 잘 생긴다.** 또, 경기는 불황인데 물가는 계속 오르는 스태그플레이션 국면이 되면 빈곤층의 육체적, 정신적, 사회적, 영성적, 경제적, 문화적 건강은 더욱 위협받을 수 있다. 한편, 경제적 불평등지수가 높을수록 사회적 양극화가 심화하게 되므로 사회 전체에 부담으로 작용할 수 있다.

2) 정치적 혼란

정권이 안정되지 않고 대립과 갈등이 지속되는 정치적 혼란은 그 사회에 큰 스트레스 요인이다. 이로 인해 정신적, 사회적, 공안적, 경제적, 문화적, 정치적 건강 등이 훼손될 수 있다.

3) 치안의 문란

치안이 무너지면 그 사회에 각종 범죄가 증가하고 사회적 혼란이 야기된다. 특히, 살인, 폭행, 강간, 방화, 마약 등의 강력 사범이 증가하면 뜻밖의 외상을 입거나 심지어 그로 인해 목숨을 잃게 될 가능성도 커지고, 외상 후 스트레스에 시달릴 수도 있으며, 약물에 중독되어 몸을 망치는 경우도 늘어날 수 있다. 그에 따라 전반적 불안이 증폭되며, 소요가 일면 공공질서도 일거에 무너질 수 있고, 사회생활도 위축될 수 있으므로 육체적, 정신적, 사회적, 영성적, 물상적, 공안적, 기술적, 경제적 건강 등이 훼손될 수 있다.

4) 문화적 방종

사회가 문화적으로 절제되지 못하고 제멋대로 흘러가면 혼란에 빠지기 쉽다. 이는 역사적으로도 많은 선례가 있어 특히 지배층에서의 문화적 방종은 곧 그 나라의 멸망으로 이어지곤 했다. 대표적인 예가 우리 민족 역사상 최장수의 천년 왕조였던 신라의 경우다. **사치나 불륜과 같은 미풍양속을 해치는 불건전한 문화가 확산하면 문화적 건강이 훼손되어 그 사회는 몸살**을 앓게 된다.

5) 군사적 긴장 및 충돌

적대적 관계에 있는 세력끼리 준전시 상황이 되면 그 사회는 경직되고 긴장도가 높아지게 마련이다. 특히, 물리적 충돌이 발생하는 실제 전쟁이 터지기라도 하면 심각한 혼란과 피폐가 드리워지게 된다. **유사 이래로 이 지구상에 전쟁 없이 평온했던 날은 불과 며칠이 안 될 정도로 인류의 역사에는 군사적 긴장이나 충돌이 그림자처럼 따라다녔다.** 그런 만큼 인류 초기부터 지금까지 전쟁으로 다치거나 목숨을 잃은 사람은 그 수를 헤아릴 수 없을 정도로 많겠지만, 한 통계에서는 15억 명은 족히 되리라 추산하였다. 전란이 발생하면 무기나 고문에 의한 외상으로 육체적 건강의 훼손뿐 아니라 정신적, 사회적, 영성적, 물상적, 공안적, 경제적, 문화적, 정치적, 사법적 건강 등 거의 모든 차원의 건강에 악영향이 미칠 수 있다.

16. 군중의 무질서한 밀집

많은 사람이 한꺼번에 밀집하는 곳에서는 질서가 지켜지지 않아 예기치 못한 난동이나 돌발 사태가 벌어져 대형 참사로 이어질 수 있다. 이렇게 무질서한 군중에 의한 다중밀집사고의 예는 많은데, 2015년 사우디아라비아 메카에서는 이슬람 성지순례인 핫즈 기간 중 압사 사고로 2,177명이 사망하고 934명이 부상 당했으며, 우리나라에서도 최근인 2022년 서울의 번화가인 이태원에서 핼러윈을 앞두고 발생한 압사 사고로 사망자만도 158명을 기록하여 온 나라를 뒤숭숭하게 만들고 국가애도기간까지 선포된 바 있다. 이와 같은 상황은 적군의 공격을 피하다가 발생하기도 하고, 성지 순례와 같은 종교적 회합에서도 발생하며, 그 밖의 각종 축제나 스포츠 경기, 문화 공연 등 대규모 행사에서도 발생한다. 그리고, 시위 현장에서 발생하거나 쇼핑몰과 같은 건물 안에서, 혹은 대형 크루즈선 상에서도 발생할 수 있다.

군중의 밀집도가 성인 기준으로 제곱미터당 5인 이상이면 그 속의 개인은 마치 유체처럼 자신의 의지대로 자유로이 움직일 수 없는 상태가 되면서 잠재적 위험 상황에 노출되는데, 특히 10인 이상이면 가볍게는 찰과상과 타박상부터 골절이나 질식, 그리고 이로 인한 뇌손상이나 다발성 장기손상 등으로 사망에 이르는 압사까지 발생할 수 있다. 또, 이런 상황에서는 그 장소의 시설물이 붕괴하면서 사상자가 대거 발생할 수도 있다. 군중에 의한 물리적 압력 외에 폐소공포증이나 현기증과 같은 다른 이유로 실신할 수도 있다. 그리고, 이런 상황에서는 생존하더라도 육체적 후유증뿐 아니라 정신적으로도 외상 후 스트레스 장애 등이 생길 수 있다.

한편, 붐비는 인파 속에서는 스트레스 지수가 높아지고, 전염병의 확산도 쉬워진다.

제10장

습관적 원인

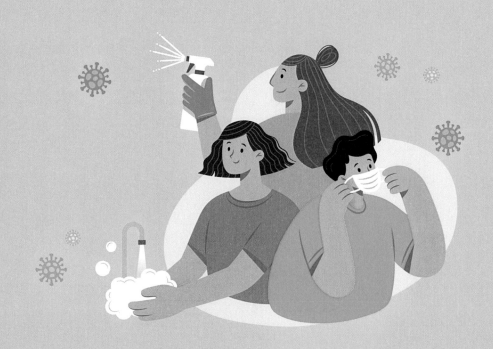

질환이 생기는 원인으로 잘못된 습관을 무시할 수 없다. **습관은 누적효과를 보이기 때문에 한두 번으로는 그 차이를 느끼기 어렵더라도 오랜 세월 동안 지속되면 쉽게 고치기 힘든 고질병이 되곤 한다.**

1. 과로(노권)

과로란 피로가 누적해서 생기는 생리적 상태로서, 축적성 피로라고도 한다. 무기력, 식욕부진, 작업능률의 저하 등의 증상이 나타나는데, 충분한 휴식을 취하면 회복된다. 하룻밤의 수면으로 완전히 회복되는 것은 **생리적 피로**라 하고, 하룻밤으로는 회복되지 않지만 며칠 지나면 회복되는 것을 **급성 피로**라고 한다. **과로는 이 급성 피로가 완전히 가시기 전에 다음 급성 피로가 겹친 것이므로 거듭되는 피로의 누적**이라고 볼 수 있다. 피로는 통증과 마찬가지로 일종의 생체방어 반응이라 볼 수 있고, 가역적이라 충분한 휴식으로 회복된다.

공부, 운동, 업무 등의 행위를 하다 보면 지속된 에너지 소비 및 그로 인한 각종 생활 호르몬의 분비 저하, 대사산물의 축적으로 인해 피로감을 느끼게 된다. 이럴 때는 어느 정도 충분한 식사와 수면, 취미생활 및 스트레칭 등으로 해소될 수도 있지만, 해소되는 양보다 누적되는 피로의 양이 더 많아지면 계속 피로도가 몸에 남게 되고 결국 이것으로 인해 신체적, 정신적 이상 현상이 발동되는 것이 바로 과로이다.

과로는 생체리듬을 교란하고 면역력 저하로 이어져 감기나 구내염에 걸리기 쉽고, 두통이나 현기증이 생길 수도 있으며, 심뇌혈관질환의 발병률도 높아지고, 정신적으로 우울증이 유발되기도 한다. 또한, 대개 성인병 발병의 원인으로 꼽히는데, 특히 당뇨병, 고혈압 등과 밀접한 관련이 있다. 보통은 다행히도 과로의

병! 도대체 왜 생길까?

영역에 진입하면 뇌가 알아서 신체를 셧다운시켜 휴식을 취하도록 유도해 주지만, 너무 갑작스럽게 많은 피로가 몰려오면 급성 사망의 원인이 되기도 한다. 따라서 과로했을 때는 반드시 완전한 피로 회복을 취해야 한다.

2. 활동량 부족

활동량 부족이란 생체리듬과 같은 건강 유지에 요구되는 최소한의 활동량보다도 신체활동이 부진한 상태를 의미한다. 대체로 현대의 도시에 사는 사람들이 복잡해진 분업체계 속에서 문명의 이기들에 의존해 편리한 생활에만 길들어져 활동량 부족 현상이 나타나기 쉽다. 이는 **주로 근골격계, 순환기계, 신경정신계, 외피계, 소화기계, 그리고 대사성 질환을 포함한 대부분의 성인병을 유발할 수 있고, 노화를 촉진하는 원인**이 되기도 한다. 즉, 몸을 너무 움직이지 않아서 근육과 골격의 약화를 초래하여 요통, 골다공증 등이 생길 수 있고, 심장근육을 적절하게 사용하지 않아서 순환기계 문제가 야기되어 동맥경화증, 허혈심장질환, 고혈압, 뇌졸중, 현훈 등이 생길 수 있다. 또한 심박수를 높이고 땀을 내는 운동을 하지 않으면 신경전달물질의 작용에 지장을 초래하는 등 신경정신계의 균형을 위협하여 신경증이나 기분장애, 수면장애, 인지장애 등이 유발될 수 있다. 비듬과 같이 피지의 분비가 많은 머리나 이마, 가슴, 겨드랑이 등에 잘 생기는 지루성 피부염과 같은 피부질환이 생길 수도 있으며, 위장관 운동의 저하로 식욕 저하나 소화불량, 나아가 대장암을 비롯한 암의 발병 위험을 높이는 것으로 추정된다. 활동량 부족으로 남아도는 당분과 높아진 인슐린 저항성은 당뇨병을 유발할 수 있고, 잉여 칼로리는 비만증을 일으키기 쉽다. 이 밖에도 근육은 운동량에 비례해서 발달하므로 활동량이 부족하면 근육량 또한 줄어들게 마련이고, 생리적 활력이 저하되어 발기부전 등의 성기능 저하나 만성피로가 찾아올 수 있다.

3. 근육긴장

근육긴장이란 근육의 수축 상태가 오래 지속되는 것을 말한다. 보통 일을 하는 상태가 긴장이고, 쉬고 있는 상태는 이완인데, 긴장 시에는 피로가 쌓이고, 이완 시에는 그 쌓였던 피로가 회복된다. 근육이 일하는 상태, 즉 근육긴장이 너무 오래 지속되거나 충분히 이완되지 않으면 가볍게는 근육경련이나 근육통, 근막통증증후군 등이 유발될 수 있으며, 때로는 근육 조직이 파열되는 심각한 상태에 이르기도 한다. 이는 주로 무리한 운동이나 육체적 노동에서 비롯되는 경우가 많다. 한의학적으로는 생체에너지인 기와 혈의 운행통로인 경락이 압박을 받고 좁아져서 그 순환이 저해되고 이로 인해 두통, 불면, 천식, 소화불량, 부종, 어혈 형성 등으로 오장육부의 각종 질병이 발생할 수 있다.

근육긴장을 예방하려면 항상 올바른 자세를 취해야 하며, 피로가 누적되지 않도록 신경을 써야 한다. 그리고, 스트레칭이나 복식호흡(단전 호흡, 기공 호흡 등), 명상 등을 통해 심신을 자주 이완해 주는 것이 좋다.

4. 잦은 여행

'호모 비아토르(Homo Viator)'라는 별칭이 말해주듯 **여행은 인간의 본성에 맞닿아 있는 활동**이라 할 수 있을 것이다. 실제로 낯선 풍물을 접하며 새로운 경험을 즐기는 것은 여러 측면에서 긍정적인 효과가 있다. 하지만, 건강의 측면에서는 마냥 좋다고 할 수만은 없다.

여행을 하게 되면, 물리적 이동에 따라 육체적 활동량이 늘어나고, 낯선 환경에 접하게 되면서 정신적 자극량도 늘어나 이 같은 육체적, 정신적 피로로 인해 여독이 쌓이게 된다. 특히, 장거리 여행을 하거나 여행을 자주 하게 되면 여독이 완전히 해소되지 않은 상태로 일상생활을 하거나 다음 여행을 하게 되는 경우가 많아 생활에도 지장을 끼치고 건강에도 위해가 될 수 있다. 보통, 면역력이 떨어지거나 생체리듬에 교란이 생길 수 있다. 비행기를 타고 시간대가 다른 지역으로 장거리 여행을 자주 하는 경우가 특히 그러하다. 또, 사고의 위험이 증가하게 마련인데, 특히 열대지방을 비롯해 특정 지역으로 여행할 때 그 지역의 풍토병에 노출될 위험이 커진다. 실제로, 열대지방을 여행하는 여행객 절반에게서 건강상의 문제가 생기고, 40% 정도에서는 여행자 설사라는 세균성 장염이 발생하며, 약 6%는 침대에 드러누울 정도가 된다는 통계가 있다.

5. 자세 및 동작 불량

자세란 앉고, 서고, 눕고, 일하고, 움직이는 모든 동작에서 우리 몸의 구조가 서로 연관되어 신체를 유지하는 모양을 말한다. 그 모양은 신체 각 부위의 위치들로 결정되고, 이들이 연속적으로 움직이는 것을 **동작**이라고 한다. 이러한 위치의 중심부에는 척추가 있고, 이를 지탱하고 보호하는 지지 구조들, 즉 근육, 인대, 관절, 디스크, 신경 등이 자리 잡고 있어 상호보완 작용을 한다. 그런데, 한쪽으로 치우친 잘못된 자세나 무리한 동작으로 계속해서 일하거나 운동하거나 생활하면 그 지지 구조에 무리가 가게 되고, 이것이 누적되면 특정한 증상이나 질환으로 발전할 수도 있다.

일반적으로 **바른 자세란 자연적인 척추의 곡선을 유지한 상태에서 척추를 똑바로 세우는 자세**이다. 즉, 어느 쪽으로도 치우치지 않은 균형 잡힌 자세가 바른 자세이다. 먼저, 정면에서 보았을 때 양쪽 귀와 어깨, 골반의 높이가 각각 한쪽으로 기울어지지 않고 수평을 이루어야 한다. 또, 눈썹과 눈썹 사이의 미간, 인중, 목 밑의 움푹 들어간 부분인 목 절흔, 배꼽 등이 수직으로 일직선상에 있어야 한다. 옆에서 보았을 때는 귓구멍, 어깨 중심선, 고관절의 중심선, 무릎 관절을 이루고 있는 슬개골 뒤쪽, 바깥쪽 복숭아뼈의 앞쪽이 일직선상에 있어서 체중 부하가 어느 한쪽으로 치우치지 않아야 한다. 이렇게 되어야 중력이 23개의 디스크와 각 척추 관절에 고르게 분산되어 우리 몸을 균형 있게 지지하는 동시에 관절들을 최대한 움직일 수 있다.

이러한 바른 자세가 흐트러진 자세 불량이 습관화되면 다음과 같은 다양한 자세성 증상이나 질환이 생길 수 있다. 대표적으로 목이나 어깨 근육의 긴장 및 통

증, 긴장성 두통, 만성피로, 이명증, 목 디스크, 허리 디스크, 척추측만증, 척추전
만증, 척추후만증, 팔이나 어깨 결림, 견비통, 요통 등이 있고, 호흡곤란, 신경계
및 내부 기관의 기능 저하, 식욕부진, 멀미, 정력 감퇴 증상도 뒤따르게 되며, 집
중력 저하, 주의산만, 신경과민, 무기력증 등과 같은 정신과적 증상을 일으키기
도 한다.

무엇보다 중요한 점은 우리 몸의 중심축인 척추 건강인데, 구부정하고 반듯하
지 않은 보행 자세, 기립 자세, 착좌 자세, 침와 자세 등은 척추에 무리를 주게 된
다. 이러한 자세들은 생물학적 진화의 결과로 가능해졌는데, 특히 인류가 직립
보행을 하게 되면서 다른 동물들에게는 없는 목 디스크, 요통, 오십견, 테니스 엘
보, 하지정맥류, 치질, 무좀 등을 겪게 된 것이며, 척추 안에는 척수신경이 존재
하므로 척추가 굽었거나 신경이 눌려 있으면 면역계에 지장이 생길 수밖에 없고,
그로 인해 다양한 질환들이 유발될 수 있다.

그리고, 권장되지 않거나 올바르지 못한 동작을 무리하게 할 경우는 주로 근골
격계 질환을 비롯해 그 부위를 지나는 신경이나 혈관 손상을 일으킬 수 있다. 대
표적으로, 하품을 심하게 하거나 입을 크게 벌리면 악관절 탈구가 생길 수 있고,
야구공을 던지듯 팔을 뻗는 동작을 무리하게 하면 견관절 탈구나 견비통, 어깨
근육긴장 등이 생길 수 있으며, 배구처럼 손으로 직접 공을 타격하는 동작에서
는 손목 염좌나 견비통, 어깨 근육긴장 등이 생길 수 있고, 기계체조에서처럼 체
중을 실은 채 손목을 꺾어서 손으로 짚고 공중제비를 한 후 착지하는 동작에서는
손목이나 발목에 염좌나 심하면 골절이 생길 수도 있으며, 전력 질주를 하거나
축구나 럭비에서 공을 차서 슈팅할 때는 허벅지 뒤쪽 햄스트링 파열이 생길 수
있다.

또, 같은 동작을 오랜 시간 반복하다가 유발된 긴장으로 외상이 발생하기도 하
는데, 이를 반복사용 긴장성 손상증후군(RSI)이라고 부른다. 예컨대, 테니스를 치
는 동작에서는 테니스 엘보라고 해서 팔꿈치 바깥쪽에 통증이 생기는 외측상과
염, 골프를 치는 동작에서는 골프 엘보라고 해서 팔꿈치 안쪽에 통증이 생기는
내측상과염이라는 특유의 주관절 질환과 함께 손목 염좌 등이 잘 발생할 수 있
다. 고개를 무리해서 돌리거나 준비 없이 갑자기 몸을 움직여 근육에 급격한 과
부하가 주어지는 경우, 장시간 운전이나 떨림과 같은 반복적 동작으로 근육에 피
로가 쌓이는 경우, 또 잘 때 몸부림을 심하게 치거나 수면 자세가 근육에 무리를

주는 경우 등에는 흔히들 담이 결린다고 얘기하는 근막통증증후군이 잘 생길 수 있으며, 컴퓨터 앞에 앉아서 키보드와 마우스를 과다 사용하면 손목터널증후군이 잘 생길 수 있다. 한편, 음식물을 습관적으로 한쪽 어금니로만 씹으면 안면 비대칭이 나타날 수 있다.

대표적인 자세 불량 종류	주요 유발 증상 및 질환
컴퓨터나 스마트폰을 장시간 사용하거나 고개를 숙인 자세	일자목, 목 디스크, 승모근 긴장, 긴장성 두통, 척주 전굴 등
등을 구부정하게 하는 자세	등 근육긴장 등
높은 베개를 베고 자는 자세	목 디스크, 긴장성 두통, 불면, 피로, 인지력 저하, 성장 방해 등
하이힐을 신고 있는 자세	요통, 허리 디스크, 퇴행성 무릎관절염, 무지외반증, 족저통 등
한쪽으로만 가방 메기	척추측만증 등
무거운 가방 메기	성장 방해 등
책상다리로 바닥에 앉는 자세	승모근 긴장, 허리 근육긴장, 퇴행성 무릎관절염 등
눕듯이 의자에 앉는 자세	거북목, 승모근 긴장 및 통증, 척주 전굴 등
짧은 치마를 입고 무릎 꿇고 앉는 자세	요통, 척추측만증, 다리 저림 등
다리를 꼬고 앉는 자세	요통, 척추측만증, 다리 저림 등
바지 뒷주머니에 지갑이나 휴대전화를 넣고 앉는 자세	골반 변형, 척추측만증, 요통 등
오랫동안 고정된 한 자세	근육긴장 등
책상에 앉아 손으로 턱을 괴는 자세	목 디스크, 안면 비대칭 등
책상에 엎드려 자는 자세	안면 비대칭, 척추 변형, 어깨 통증, 팔 저림, 소화불량 등
옆으로 누워 자는 자세	피로, 척추측만증, 요통, 어깨관절 질환, 팔 저림 등
엎드려 자는 자세	안면 비대칭, 목 근육긴장, 소화 장애, 요통 등
다리를 올리고 만세 상태로 자는 자세	팔다리 저림, 무릎관절염 등
출퇴근 시간에 흔들리는 차 안에서 목 받침 없이 졸기	목 부상, 목 디스크 등
높은 베개를 베고 책을 보는 자세	긴장성 두통, 척주 전굴, 요배통, 건통, 목 디스크, 성장 방해 등
엎드려서 책을 보는 자세	피로, 요통, 승모근 긴장 등

편향된 자세로 악기 다루기	척추측만증, 사경증 등
편향된 자세로 운동하기	승모근 긴장, 요통 등
구부정한 자세로 운전하기	긴장성 두통, 눈 피로, 승모근 긴장, 목 디스크, 척주 전굴, 요통 등
한쪽으로만 전화 받기	사경증, 두통, 피로 등
허리를 굽혀 물건을 드는 자세	요통 등
아기를 안는 자세	긴장성 두통, 승모근 긴장 및 통증, 허리 근육 긴장 등
팔자로 걷는 자세	허리 디스크 등
상체를 숙여 세수하는 자세	요통 등
구부정한 자세로 바둑 두기	인지력 저하, 승모근 긴장, 눈 피로 등

6. 호흡 습관 불량

평소 안정적인 상태에서 바람직한 호흡 습관은 코를 통한 비강 호흡을 힘들이지 않고 가능하면 천천히 하는 것이다. 이때 적어도 들숨은 코로 해야 한다. 왜냐하면, 코로 들이마신 공기가 비강을 통과하는 동안에 코털과 점막에 의해 그 공기 중의 세균이나 바이러스, 먼지 등 몸에 해로운 이물질이 걸러지며, 비강 점막에 의해 기온도 체온에 가깝게 조절되고, 기습도 촉촉하게 조절되어 산소가 흡수되기 쉬운 상태로 폐로 보내지기 때문이다.

한편, 구강 호흡은 공기의 저항을 덜 받아 더 많은 양의 공기를 환기할 수 있고, 최대호흡량으로 심호흡을 하기 유리하며, 격렬한 운동이나 노래 등 강도 높은 신체활동을 할 때 유리하고, 호흡의 멈춤이나 조절 등에서 비강 호흡보다 공기흐름을 많이 변화시킬 수 있다. 그렇기에 운동이나 노래, 심호흡, 하품 등 한 번에 많은 환기량이 필요할 때는 적절한 구강 호흡도 병행해야 더 빨리 신체가 안정화된다.

그러나 그런 특별한 상황이 아님에도 습관적으로 구강 호흡을 하게 되면 면역력이 떨어져 만병의 근원이 될 수도 있다. 우선, 입으로 들어오는 각종 유해 물질들로 인해 잦은 감기, 천식, 독감, 두통, 비염, 기관지의 이상 등이 발생하게 된다. 심한 경우, 폐렴 등 폐 질환의 원인이 되기도 한다. 또한, 구강건조증이 생기고, 구강 내 세균이 증식하여 입 냄새가 심해질 수 있으며, 치육염의 원인이 되기도 하고 치아 건강에도 좋지 않다. 더욱이 코골이나 수면무호흡증을 야기하여 생활에 심각한 지장을 초래할 수 있다. 그 외에도 운동능력이나 학습 능력이 저하되고, 피부가 거칠며 칙칙해지거나 뾰루지 또는 아토피성 피부염이 잘 생기고, 만성 감기 증상에 시달릴 수 있다.

유년기에 구강 호흡이 지속되면 아래턱과 혀의 위치가 바뀌어 치아와 턱이 평형상태를 이루지 못해 아래턱이 들어가고 위턱이 돌출되며 얼굴이 길어진다. 돌출 입, 안면 비대칭, 아데노이드 얼굴, 주걱턱, 부정교합, 구강 내 세균 번식 등으로 충치 발생위험이 커진다.

7. 해로운 조리 습관

기름에 튀기거나 볶는 요리를 하게 되면 IARC 1군 발암원인 조리흄이 다량 발생하여 건강에 해악을 끼친다. 조리흄이란 우리말 '조리'와 연기같이 휘발성 있는 가스 물질을 뜻하는 'fume'의 합성어로 기름을 사용하는 고온의 조리 과정에서 지방 등이 분해되면서 배출되는 고농도 미세먼지를 일컫는다. 대표적으로 벤조에이피렌 등이 있다.

조리흄은 코와 입 등을 통해 체내로 흡입된 후 폐와 호흡기를 자극하여 심하면 폐암까지 일으킬 수 있고, 심혈관계에도 염증을 일으키거나 혈액의 점도를 높여 치명적일 수 있으며, 심지어 뇌에까지 영향을 미쳐 인지기능을 담당하는 전두엽과 청각 정보를 처리하는 측두엽, 그리고 기억을 담당하는 해마의 크기가 줄어들어 치매나 우울증이 잘 생길 수 있다.

최근 통계에서 여성 폐암 환자의 압도적 다수인 87.5%가 비흡연자라는 점이 조리흄과의 연관성을 시사하고, 이미 폐암이 발생한 급식실 조리사가 산업재해로 인정되고 있다. 조리사나 가정주부 등이 고위험군에 속하는데, 예방을 위해서는 튀김 요리는 가능하면 피하고, 조리 시 마스크 착용이 권장되며, 특히 환기가 중요하다.

8. 식습관 불량

식습관이란 음식을 먹는 것과 관련된 행동 방식인데, 절도 없는 식습관은 생체리듬을 교란하고 건강을 해치기 쉽다. 이러한 식습관에는 과식이나 폭식, 야식, 일정치 않은 식사 시간, 섭식 직후 부적절한 활동, 식사 시 자세 불량, 불편한 식사 분위기 등이 포함된다. 이들은 모두 위장을 비롯한 소화기계에 부담을 주고 오랜 기간 지속되면 관련 질환을 일으킬 가능성이 크다.

과식이란 자신의 몸이 요구하는 양을 초과하여 음식물을 섭취하는 것인데, 식욕이 보통 이상으로 높아진 경우에 종종 발생한다. 음식물은 일정량까지는 체내에서 조절 기능이 작용하기 때문에 비만의 원인이 되는 정도로 그친다. 그러나, 과도하면 소화흡수율이 저하하여 배변량이 많아지고 극도에 달하면 위장에 장애를 일으켜 구토, 호흡곤란, 설사, 복통을 유발하게 된다. 심한 경우, 실신 및 사망에까지 이를 수 있다.

특히, 짧은 시간 내에 한꺼번에 급히 많이 먹는 것을 **폭식**이라고 한다. 폭식은 과식보다 심각한 폐해를 몸에 끼치게 된다. 즉, 급체하거나 갑자기 소화에 과부하가 걸리고, 호르몬의 균형이 깨지면서 피로감을 자주 느끼게 되고, 위액의 양이 많아지면서 식도염이나 식도암을 일으킬 가능성도 커진다. 그리고, 과식보다 쉽게 비만이 생길 수 있고, 당뇨병이나 심혈관계 질환 등 성인병의 위험도 증가한다. 한편, 우울증이나 무력감 등의 정신과적 증상이 오히려 발생하기 쉽다.

과식이나 폭식은 체내의 활성산소를 증가시켜 염증이나 발암물질 등 질병의 원인이 되는 결과물을 유발한다. 그러므로 한 입에 서른 번 씹으며 천천히 먹고, 매 식사 시 위장의 70%만큼만 채우는 것이 좋다.

급하게 먹느라 제대로 씹지도 않고 삼키면 음식물이 잘게 부수어지지도 않을뿐더러 타액의 소화 작용과 살균 작용을 저해하여 소화에 방해가 된다.

한편, 저녁 식사를 하고 한참 지난 후 취침 시간이 다 되어가는 한밤중에 음식을 먹는 것을 **야식**이라고 하는데, 이는 여러모로 건강에 좋지 못하다. 우선, 늦은 밤에 음식을 먹고 충분히 소화되지 않은 상태로 잠자리에 들면 위장장애, 역류성 식도염 등이 생길 가능성이 커진다. 특히 저녁 식사를 포함해 야간에 탄수화물을 많이 섭취하면 에너지로 소모되지 않은 채 잠자리에 들기 쉬우므로 체내에서 남아돌게 된 포도당이 중성지방으로 바뀌어 축적되면서 여러 파생 질환을 낳는 복부비만을 유발하게 된다. 그리고, 취침 전 밤에 마지막 음식을 섭취한 후 다음 날 일어나서 아침 식사를 하기 전 꼬르륵 소리가 날 때까지 적어도 12시간 이상 충분한 공복을 유지해야 그사이에 모틸린이라는 호르몬이 분비되어 장운동을 촉진하고 장내세균이 장내 노폐물 처리 등 장 청소를 할 수 있는데, 야식은 이를 문란케 할 뿐만 아니라, 생체시계에 잘못된 신호를 줘서 생체리듬의 교란을 초래하여 소화불량, 복부 팽만 등을 비롯해 다양한 만성 질환을 유발할 수도 있다.

또, **날마다 식사 시간이 일정치 않으면,** 그 시간에 반사적으로 분비되는 강산성의 위액이 위벽을 과잉 자극하게 되어 소화불량, 위염, 위궤양, 위통 등이 생길 수 있고, 규칙적인 리듬이 깨지면서 피로감이 가중될 수 있다. 하루에 2~3끼 정식 식사를 하되, 사이사이에 가벼운 간식을 조금씩 자주 하는 것이 좋다.

한편, **섭식 직후 바로 눕거나 자거나 혹은 격렬한 운동이나 성관계를 하는 것**은 위장에 부담을 주어 소화불량, 두통, 현기증, 무기력증 등을 일으킬 수 있다. 식사는 잠들기 4시간 전까지 마치는 것이 좋고, 운동 후에 식사하기보다는 식사 후에 가볍게 운동하는 것이 좋다.

그리고, 반듯하게 앉은 자세가 아니라 **눕거나 서서 혹은 이리저리 움직이면서 식사를 하면** 연하곤란이나 복벽 긴장 등으로 위장관 운동에 지장을 초래하여 소화불량, 두통, 현기증 등이 생길 수 있다.

마지막으로, **식사할 때 전반적인 분위기가 불편하거나 불쾌해도** 교감신경이 항진되면서 소화액 분비나 위장관 운동에 지장을 초래하여 소화불량, 두통, 현기증 등이 생기거나 무기질 등의 영양소 흡수에도 영향을 미칠 수 있다. 그러므로 식사할 때는 편안한 음악과 즐거운 대화로 화기애애한 분위기를 만드는 것이 좋다.

9. 수면 습관 불량

1) 수면의 중요성

우선, 잠을 잘 자야 하는 이유는 수면에 다음과 같은 기능이 있기 때문이다.

① 잠은 뇌와 신체에 휴식을 주므로, 낮 동안 소모되고 손상된 부분, 특히 중추신경계를 회복시켜 주는 기능이 있다.

② 호르몬과 자율신경계의 균형을 바로잡는다.

③ 면역력을 높여서 질병을 물리친다.

④ 해마를 재활성화하여 학습된 정보를 재정리하고 장기기억으로 저장하는 기능이 있다.

⑤ 불쾌하고 불안한 감정들이 꿈과 정보처리를 통해 정화되는 기능이 있다.

⑥ 뇌의 독소나 노폐물을 제거하여 치매와 같은 질환을 예방하는 기능이 있다.

⑦ 성장호르몬을 분비하여 성장을 돕는 기능이 있다.

2) 불량한 수면 습관

취침과 기상을 절도 없이 해도 건강을 해칠 수 있다. 즉, 밤에 잠자리에 들고 아침에 일어나는 등의 수면 습관이 일정치 않아도 생체리듬의 교란으로 질환이 발생할 수 있다. 사람마다 필요로 하는 수면시간이 다르긴 하지만, 통계에 의하면 45세 이상의 사람 중 하루 평균 수면시간이 4시간 이하이거나 10시간 이상인 사람들은 7~8시간 잠을 자는 사람들보다 빨리 사망하는 경향이 있다고 한다. 또, 수면시간이 5시간 미만이거나 9시간 이상이면 심혈관계 질환이나 당뇨 발병률이 증가한다. 특히, 자신에게 필요한 수면시간이 충분히 채워지지 않는 상태가 오래 지속되면 낮에 졸리기 쉬워 인지능력과 업무 능률이 저하되고, 실수나 안전사고의 위험성도 높아질뿐더러 나아가 만성피로로 이어질 수 있고, 기분도 우울해지기 쉽다. 또한, 수면시간이 부족하거나 불규칙하면 고혈압 등 심혈관계 질환이나 당뇨뿐 아니라 내분비 대사질환, 면역기능 이상, 감염병, 피부병 등 각종 질환이 유발될 수 있다. 각종 암의 발생위험도 증가하여 남성은 전립선암, 여성은 유방암이 많이 생기고, 외상 후 회복도 더뎌지며, 수면 중 베타 아밀로이드

단백질의 독소가 배출되기에 불면이 장기간 지속되면 치매 발병률마저 높아진다. 또한, 며칠씩 연일 날밤을 지새우며 잠을 못 자게 되면 환각, 망상, 방향감각 상실, 정신착란, 뇌전증 발작, 물질대사 저하, 면역력 저하 등 심각한 증상이 나타난다. 그리고, 낮과 밤이 뒤바뀐 상태로 낮에 잠을 잔다면 아무리 방을 어둡게 해두고 조용히 해서 잠을 자더라도 밤에 활성화되는 성장호르몬이나 면역에 관련되는 호르몬들의 분비가 줄어들어 면역력이 약해지거나 성장기에서는 성장장애가 생길 수 있다. 또, 일정한 시간에 잠들고 일어나는 패턴이 깨지면 피로감을 쉽게 느끼고, 불면증이 생길 수 있다. 낮잠을 많이 자도 밤에 숙면을 방해할 수 있고, 잠들기 직전에 음식을 많이 먹거나 격렬한 운동을 하거나 텔레비전, 컴퓨터, 핸드폰, 디지털 게임 등을 접하거나 심리적으로 안정되지 못하거나 침실에 누워서 책이나 신문, 잡지 따위를 보면서 뇌를 못 쉬게 해도 입면과 숙면에 방해가 된다.

한편, **침구류가 쾌적하지 못한 경우**, 예컨대 매트리스 같은 깔개나 베개가 너무 딱딱하거나 너무 푹신하면 숙면에 방해가 될뿐더러 요통이 생기는 등 척추 건강도 해칠 수 있다. 또, 잘 때 덥다고 이불을 전혀 덮지 않고 잘 경우, 중간에 깨기도 쉽고 숙면이 어려우며, 반복되면 불면으로 인한 만성피로, 기초체온 저하로 인한 면역력 저하, 장 건강 악화로 인한 복통과 설사, 체내 세로토닌 감소로 인한 우울증과 불안증 등의 정신과 질환, 그 밖에 비염 등도 발생하거나 악화할 수 있다. 그리고, 꽉 끼는 속옷이나 그 외 잠옷 등 거치적거리는 차림으로 자는 것도 숙면을 방해한다. 그렇다고 아무것도 입지 않은 채 알몸으로 자는 것도 중간에 깨기 쉬워 숙면에 방해가 될뿐더러 자다가 이불까지 차버리면 저체온증까지 나타날 수 있고, 침구류에 병원균이 서식하고 있으면 외음부를 통해 감염을 일으킬 수도 있다.

3) 수면 위생

수면 습관에서는 수면 패턴을 일정하게 유지하는 게 무엇보다 중요하다. 특히, 휴일을 포함해서 기상 시간을 일정하게 하는 게 좋고, 아침에 일어나서 햇빛을 봐야 밤에 멜라토닌이라는 호르몬이 분비되면서 쉽게 잠들 수 있다. 규칙적인 생활로 생체리듬을 유지하는 것이 좋고, 낮에는 활동량을 늘리고 가능하면 누워있지 않도록 해야 한다. 조깅, 수영, 등산, 스케이트, 자전거 타기, 에어로빅댄

생애주기별 권장 수면시간

나이		수면시간		잠자리에 든 후 잠들기까지 걸리는 시간			5분 이상 잠에서 깨는 횟수		
		이상적	비권장	정상	경계선	의사 진료 요망	정상	경계선	의사 진료 요망
신생아기	0~3 개월	14~17 시간	11시간 이하~ 19시간 이상	0~ 30분	30~ 45분	45분 이상	몇 차례 깨는 것이 정상		
영아기	4~11 개월	12~15 시간	10시간 이하~ 18시간 이상	0~ 30분	30~ 45분	45분 이상	몇 차례 깨는 것이 정상		
걸음 마기	1~2세	11~14 시간	9시간 이하~ 17시간 이상	0~ 30분	30~ 45분	45분 이상	1회	2~3회	4회 이상
유아기	3~5세	10~13 시간	8시간 이하~ 16시간 이상	0~ 30분	30~ 45분	45분 이상	1회	2~3회	4회 이상
취학 연령 아동기	6~13 세	9~11 시간	7시간 이하~ 15시간 이상	0~ 30분	30~ 45분	45분 이상	1회	2~3회	4회 이상
청소 년기	14~17 세	8~10 시간	7시간 이하~ 13시간 이상	0~ 30분	30~ 45분	45분 이상	1회	2회	4회 이상
청년기	18~25 세	7~9 시간	6시간 이하~ 11시간 이상	0~ 30분	30~ 45분	45분 이상	1회	2~3회	4회 이상
성인기	26~64세	7~9 시간	6시간 이하~ 10시간 이상	0~ 30분	30~ 45분	45분 이상	1회	2~3회	4회 이상
노년기	65세 이상	7~8 시간	6시간 이하~ 10시간 이상	0~ 30분	30~ 60분	60분 이상	2회	3회	4회 이상

M. 오하온 외, "국립수면재단의 수면의 질 관련 권고사항: 1차 보고서", 《수면 건강 3》, No.1 (2017): 6-19.

스 등의 유산소운동을 위주로 근력운동도 병행하여 일주일에 3회 이상 한 번에 30분 이상 땀이 약간 날 정도로 해 질 녘에 하면 숙면에 도움이 된다. 주변 사람들과 원만한 관계를 유지하고, 담배, 술, 커피, 콜라, 녹차, 홍차, 초콜릿 등은 수면을 방해할 수 있으므로 야간에는 삼가는 것이 좋다. 잠자기 전에는 과식이나 수분 섭취를 제한하되 혹시 배가 고프다면 치즈나 따뜻한 우유, 대추차, 라벤더차, 캐모마일차, 루이보스차, 혹은 오디, 바나나, 체리, 토마토 등의 과일을 조금 섭취하면 숙면에 도움이 된다. 또, 잠들기 전 체온을 높이는 게 좋은데, 40℃ 정도의 더운물로 20분 이상 반신욕이나 족욕을 하면 좋다. 잠들기 전 5분 정도 스트레칭을 해서 심신의 긴장을 풀어주면 좋다. 한편, 침실에 누워서 TV를 보거나, 간식을 먹거나, 핸드폰을 다루거나, 신문이나 책을 읽는 행위는 입면에 방해가 되는 매우 좋지 않은 습관이다. 침실 환경도 중요한데, 소음은 없어야 하고, 온도는 20℃ 내외로 다소 서늘하게, 조명은 어둡고, 전반적으로 안락한 분위기어야 한다.

10. 배설 습관 불량

　배뇨나 배변 습관이 잘못되어도 건강에 해롭다. 소변을 오래 참으면 요로감염증이나 방광염, 전립선염 등이 생길 수 있고, 대변을 자꾸 참으면 변비로 이어질 수 있다. 또, 대변을 볼 때 다리가 저려올 정도로 오랜 시간 동안 배에 힘을 주고 앉아 있으면 치핵이나 탈항과 같은 치질, 혹은 허리 근육긴장이나 요통이 생기기 쉽다.

　한편, 이상적인 배변 자세는 아래 그림과 같이 쪼그리고 앉아서 몸통과 넓적다리가 이루는 각도를 35도 정도로 유지하는 것인데, 이는 항문과 직장이 이루는 각도가 커져 대변이 나올 수 있는 길이 곧게 뻗을 수 있게 되고, 치골직장근도 느슨하게 이완되며, 복압을 높여주어 쾌변에 적합하기 때문이다. 직립보행을 시작한 이래 지금으로부터 불과 100여 년 전인 19세기 후반 좌변기가 인류 역사에 등장하기 전까지 인류는 이미 백만 년 이상 기나긴 세월 동안 줄곧 쪼그려 앉아서 배변 활동을 했을 것이다. 즉, 모든 인류는 그런 배변 자세에 최적화되도록 진화해왔으리라 추정해 볼 수 있는 것이다. 그렇기에 오늘날 아마도 우리나라 각 가정에서 대부분 이 좌변기를 사용하면서 90도 각도로 꼿꼿이 앉아서 배변하는 자세는 사실 바람직하진 못하다. 사람에 따라서는 이로 인해 쾌변이 안 되어 치질, 변비, 복부 팽만, 과민대장증후군, 잦은 배변, 잔변감으로 인한 심리적 불편감 등이 유발될 수 있다.

올바른 배변 자세

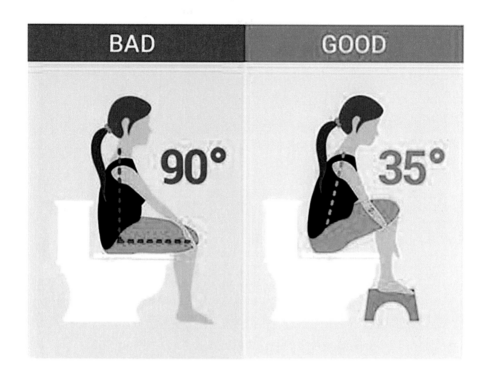

항문직장각

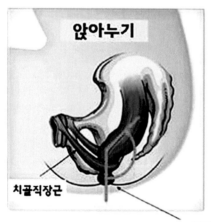

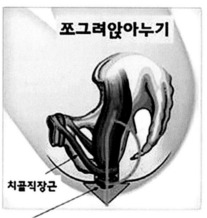

괄약근

병! 도대체 왜 생길까?

11. 불균형한 성생활

성의 역사는 약 12억 년 전으로 거슬러 올라간다. 약 38억 년 전 지구상 첫 생명체라고 할 수 있는 남세균 등이 출현한 이래 줄곧 암수의 성이 나뉘지 않은 채 무성생식으로 번식해 오던 생물들은 26억 년이 지난 후 이때부터 유성생식의 진화상 이점 때문에 암수로 성이 나뉘게 되었다. 그리고 지금으로부터 약 3억 8,500만 년 전 원시 어류인 판피어에 이르러서는 비로소 암수가 육체적으로 교접하여 생식하는 역사가 시작되었다.

이렇듯 생물에게서 성이 진화해온 방향을 보더라도 성 본능은 생명의 원동력이 될 만큼 강렬하고 짜릿하며 황홀한 것이다. 그런 만큼 윤리와 절제가 갖춰진다면 남녀 간의 성생활은 자연이 허락한 지극히 기쁜 선물일 것이다.

1) 적절한 성생활
1〉 긍정적 효과

일정한 파트너와 건전하게 누리는 적절한 성관계는 기분, 건강, 미용, 그리고 상대 파트너와의 관계에 긍정적 작용을 한다. 즉, 최상의 쾌감을 느끼게 해줄뿐더러 파트너 간의 교감을 공유하는 훌륭한 언어이자 몸과 마음을 건강하고 아름답게 만드는 의학적인 효과가 있는 것이다. 이를테면, 사랑하는 사람의 진한 애무를 받으며 섹스를 하게 되면 여러 종류의 호르몬과 면역글로불린 A가 분비되면서 면역체계가 강화되어 감기 등에 잘 걸리지 않게 해준다. 또, 섹스 자체가 좋은 운동이 되므로 심폐기능을 향상하고, 심근경색과 뇌졸중 등 심뇌혈관질환을 예방하며, 적지 않은 열량 소모로 체중 감량에도 도움이 되고, 노화도 지연시킬 수 있는 것으로 알려져 있다. 섹스에서 오르가슴을 느끼면 혈액순환이 촉진되어 신진대사가 원활해지고 체내 노폐물 제거에 큰 도움이 되며 여성호르몬인 에스트로겐의 분비가 증가하므로 피부가 윤기 있고 매끄러워지며 모발도 풍성해져 매력적으로 보인다. 뇌에서 엔도르핀의 분비를 촉진하여 상처치유도 빠르게 하고, 두통, 요통, 근육통, 관절통, 생리통, 치통 등 각종 통증과 스트레스를 완화하거나 해소하는 진통제 역할과 근육 이완제 역할도 한다. 한편, 정신건강에도 긍정적으로 작용하는데, 사랑하는 사람과 정서적 유대감을 확인하게 해주어 그 따뜻한 지지감은 결과적으로 자긍심을 높여주므로 스트레스, 불면증, 우울증, 무기력증 등을 해소할 수 있고, 뇌를 자극하는 행위이므로 건망증과 치매 등을 예방하는 효과도 있다. 이 외에도 골다공증, 전립선질환, 자궁질환, 난소질환, 유방암 등을 예방하는 효과가 있는데, 최근 의학계에서는 남성의 정액 속 효소가 암세포를 죽인다는 이론도 나오고 있다.

2〉 권장 기준

적절한 성교 횟수나 시간은 나이나 건강 상태, 체질 등에 따라 개인차가 있겠지만, 주로 남성이 기준이 되어 사정한 정액의 성분이 정상으로 회복되는 생물학적 회복 기간을 감안하면 횟수는 대개 3~5일에 1회 정도로 다음 날 아침에 피로감을 느끼지 않을 정도가 적당하다. 시간은 개인이나 분위기에 따라서도 달라지겠지만 어느 정도의 전희가 있었다는 전제로 대부분 삽입 후 3~5분이면 남녀 모두 오르가슴에 이를 수 있다. 이때 전희는 실제 섹스만큼 중요하다. 전희 시 남녀 간 나누게 되는 스킨십인 애무는 사랑하는 사이에 언어 이전의 원초적인 의사소통 방법이다. 인간 놀이의 원형으로서 정서를 공유하며, 유대를 강화하고, 긴장을 해소하는 행위인 것이다. 특히, 여성의 유방은 중요한 성감대로서 상대 남성이 애정 어린 애무로 마사지를 해준다면 여성의 면역력 강화와 유방 건강에 도움이 될 수 있다. 이렇듯 잦은 횟수나 오랜 시간이 중요한 게 아니라 애정이 충만한 상태에서 서로가 충분히 만족할 수 있는 정도가 건강을 위한 중용의 성생활이라 할 수 있다.

2) 방로과다(무리한 성생활)

아무리 좋은 것도 지나치면 해롭다는 말은 이 경우에 꼭 맞을 듯싶다. 나이와 건강 상태, 체질 등을 고려하여 평균 일주일에 2회 정도 사랑하는 사람과의 섹스는 건강에 큰 도움이 될 수 있다. 하지만, 탐닉해서 너무 잦거나 무리하게 하는 섹스는 만성피로나 요통, 혹은 성교 두통을 유발할 수 있고, 면역체계가 오히려 약해져 암이나 성인병을 일으킬 확률이 높다. 파트너가 자주 바뀌는 경우라면 위험은 더욱 크다. 돌연사 가운데 성교 도중 사망하는 복상사가 차지하는 비율이 1%나 될 정도로 고혈압이나 협심증 등 심혈관계 질환자에게는 격렬한 섹스가 위험하다. 뇌졸중, 심근경색 등과 이로 인해 사망까지 초래할 수 있기 때문이다. 식사나 사우나, 급격한 운동 후 30분 이내에 하는 섹스도 비슷하다. 특히, 낯선 곳에서 낯선 사람과 섹스를 하는 경우엔 성적 흥분이 평소보다 훨씬 고조되므로 매우 위험하다.

남성의 경우, 과도한 성생활, 혹은 자위행위를 하거나 섹스 파트너 수가 많을수록 전립선암의 위험도가 커진다는 연구 결과가 있다. 또, 보호 기구를 쓰지 않고 다수의 파트너와 성관계를 하면 전립선염에 걸리기 쉽다. 여성의 경우, 신혼초와 같은 때의 과도한 성생활은 방광염을 유발할 수 있다. 특히, 이른 나이에 다수의 파트너와 자주 성관계를 했을수록 자궁경부암에 걸릴 확률이 높은 것으로 보고되고 있다. 그리고, 임신부의 경우, 임신초기의 섹스는 유산을 일으킬 수 있고, 임신말기의 섹스는 그 충격으로 양수가 터질 우려가 있는데 산모의 흥분으로 불필요한 자궁 수축이 일어나 조산을 초래할 수 있다.

한편, 충분한 전희를 통해 파트너와의 교감을 형성하고 근육이 이완되며 애액이 분비되는 등 분위기가 무르익기 전 남성이 서둘러 삽입 성교를 하게 되면 여성 파트너에게 성교통이나 질경련이 발생할 수 있다. 반면, 지나치게 오랜 시간의 성행위는 여성에게 고통을 주기도 하고, 남성은 전립선과 정낭이 팽창되어 배뇨장애를 일으킬 수 있다. 그리고, 남성이 과도하게 자위행위를 하거나 음란물에 탐닉할 경우, 발기부전이나 조루증 등의 성기능 저하가 생길 수 있다. 또, 한두 잔의 가벼운 음주는 성관계에 좋을 수도 있지만, 과음하여 혈중알코올농도 0.1% 이상의 만취 상태로 성관계를 하면 성감이나 절정감이 저하되고, 여성은 질경련이나 난임을 겪게 될 수도 있으며, 남성은 발기력이 감퇴하여 만성화되면 발기부전을 비롯한 다양한 성기능 장애로 발전할 가능성이 커진다. 더불어, 보호 기구도 쓰지 않고 무분별하거나 불결한 성생활에 빠지면 성병을 비롯해 각종 감염성 질환에 걸리기 쉬운데, 바이러스에 의해 단순포진, 콘딜로마, 에이즈, 간염 등이, 세균에 의해 임질, 매독, 연성하감, 클라미디아증 등이, 곰팡이에 의해 칸디다증 등이, 그리고 기생충에 의해 사면발니증, 트리코모나스증 등이 유발될 수 있다.

3) 지나친 금욕

종교적 규율이나 사회적 분위기, 혹은 개인적 신념 등의 이유로 성을 금기시하는 경우가 있는데, 의학적으로는 지나친 금욕도 건강에 해롭다는 것이 밝혀져 있다. 남성이 성관계는커녕 자위행위조차 하지 않는다면 배출되지 않은 정액 때문에 전립선암에 걸릴 가능성이 커지고, 여성은 에스트로겐에 노출되는 총기간이 증가하면서 유방암에 걸릴 가능성이 커진다. 또한, 적절한 성생활을 하는 사람들에 비해 면역력이 약해지기 쉬워 잔병치레를 많이 하게 될 수 있다.

한편, 성생활에서 애무 또한 결여되면 곧 그 관계의 거리감과 불건강함을 의미한다고 할 수 있다. 비유하자면, 아이들의 경우 부모의 애정 어린 스킨십이 없으면 정서적으로도 위축되고 면역력마저 약해져 잔병치레를 많이 하게 되는 것과 비슷한 이치라고 할 수 있다.

12. 음란물 탐닉

음란물이란 원색적으로 인간의 본능적 성욕을 자극하거나 정상적인 성 윤리를 해치는 도서, 사진, 영상물 등을 통틀어 이르는 말이다. 성에 대한 갈망은 인간의 뿌리 깊은 욕구와 맞닿아 있으므로 시대가 진보하고 과학기술이 발달할수록 음란물은 더욱 범람하고 그 자극 또한 극대화하는 방향으로 진화하고 있다. 이로 인해 일상생활에 지장을 초래할 정도로 지속적으로 음란물을 갈망하고 과도하게 집착하는 포르노 중독이나 이로 인해 유발된 성욕을 실제 성행위로 해소하려고 무리해서 집착적으로 시도하는 섹스 중독 등이 늘고 있고, 실제로 최근 WHO에서는 이러한 중독증상을 질병으로 분류하기에 이르렀다.

캐나다 연구진에 따르면, 음란물에 중독되면 뇌의 전두엽에 치명적인 손상을 불러와 충동을 조절하지 못하거나 강박적 행위, 의지력의 약화, 우울증, 기억력 저하, 그리고 조루증이나 발기부전과 같은 성기능 저하가 생기기도 하고, 심지어 우발적인 범죄를 저지르기 쉽고 사이코패스적인 성향으로 진행할 수도 있다고 한다. 특히, 인터넷 음란물이 등장한 이후로 젊은 남성의 발기부전이 6~30배 증가했다는 보고도 있다. 한편, 욕구 해소에 혈안이 된 나머지 불결한 성관계를 갖다가 성병에 쉽게 노출될 수도 있고, 성범죄로 이어지면 피해자의 건강에도 위해가 되며 사회적 문제를 일으키게 된다.

13. 영상 자극

건강에 해로울 수 있는 영상 자극에는 주로 IT 기술에 의한 텔레비전, 컴퓨터, 스마트폰, 디지털 게임, 영화 등이 있다. 이들은 이른바 VDT 증후군이라고 하는 질환군을 유발할 수 있다. 우선, 몇 시간씩 연달아 장시간 시청하거나 너무 가까이서 시청하면 기기에서 나오는 전자기파 때문에 눈 피로나 안구건조증, 시력 감퇴를 유발할 수 있고, 두통이나 현기증도 생길 수 있다. 특히, 어둠 속에서는 이러한 증상이 더 심해질 수 있고, 야간이라면 불면증도 유발할 수 있다. 또한, 고정된 한 자세로 목을 뺀 채 영상을 응시하게 되기 쉬우므로 승모근 등 목과 어깨 근육을 긴장시키고 경직시키며 통증을 유발하기도 하고 거북목이 되기도 쉬우며 심하면 목 디스크 등 척추질환이 발생할 수도 있다. 더불어, 기기 앞에 장시간 머물다 보니 움직임이 줄어들어 소화불량이나 비만, 심혈관계 질환이 발생할 가능성도 커진다. 또, 영상 자극에 중독적으로 탐닉하거나 장시간 노출되면 생체리듬의 교란을 유발할 수도 있다. 한편, 스마트폰과 같은 휴대용 영상 기기를 길 가면서 보는 경우, 자기도 모르게 그 화면에 몰입하게 되면서 주변 상황에 대한 주의력이 약해져 각종 사고의 위험에 노출되기도 한다.

그러나, **무엇보다 우려할 점은 성장기에 있는 뇌에 해로운 영향**을 끼친다는 것이다. 사람의 뇌는 보통 만 15세경이 되면 사실상 성인 뇌라고 할 수 있을 정도로 성장이 거의 완성단계에 이르게 되는데, 그 이전에 영상 시청을 너무 많이 하면 시각을 통해 뇌로 전달된 자극들이 이른바 '게임 뇌'처럼 회로를 형성하여 그것만 하려고 하고 정상적인 활동은 이루어지지 않는 불균형한 성장 상태가 되어 학습장애, ADHD, 강박증, 분노조절장애, 불안장애, 우울증 등의 정신과 질환이 생길 수 있다. 또, 과도한 광 자극으로 인해 대뇌 기저핵이 흥분되고 뇌 신경계에 불안이 야기되어 틱 증상이나 뇌전증 발작이 유발되거나 악화할 수 있다. 특히, 화면의 색이 화려하고 장면이 현란하게 바뀌는 영상에서 틱을 비롯한 여러 정신과 증상에 더욱 악영향을 끼친다. 한편, 어린이는 하루에 TV를 1시간 볼 때마다 7분씩 수면장애가 생긴다는 연구 결과도 있다. 특히, 취침 직전 자극적인 내용의 영상 시청은 야경증이나 야뇨증 등을 유발하여 어린이의 숙면을 방해할 수 있다. 설상가상으로 대개 영상 자극들은 중독성이 있는데, 어린 나이에는 스스로 통제하기가 더 힘들기에 보호자가 없다면 그 폐해는 더욱 심각해진다. 그런 만큼 최근 WHO에서는 게임 중독을 치료와 관리가 필요한 질병으로 공식 분류하기에 이르렀고, TV 중독, 인터넷 중독, 스마트폰 중독 등을 포함하는 행위중독의 개념이 등장하고 있다. 행위중독에서도 약물중독과 같은 물질중독에서 나타나는 의존성, 내성, 금단증상, 불면, 불안 등의 증상을 유사하게 보인다.

또, 젊을 때 TV를 많이 볼수록 알츠하이머 치매에 걸릴 위험이 크다는 연구 결과도 있는데, 이는 젊었을 때 신체활동이 적으면 중년 이후에 인지능력이 떨어지기 때문으로 보인다. 역시 같은 이유로, 운동하지 않고 TV만 보는 여성은 우울증에 걸릴 확률이 더 높고, TV를 볼 때마다 당뇨의 위험이 증가하며, 하루에 TV를 3시간 이상 보면 1시간 미만일 때 비해 조기사망의 위험성마저 2배 더 높은 것으로 확인되었다.

적절한 영상 시청 시간에 대해서는 영상 기기의 종류와 기기로부터의 시청 거리, 영상물의 내용 등 변수도 많고 딱 정해진 바는 없다. 그러나 건강한 성인이더라도 2시간 이상 연속적으로 시청하는 것은 바람직하지 않으며, 특히 어린 나이일수록 적절한 제한이 필요하여 1~2세는 하루 30분~1시간 정도, 3~4세는 30분씩 서너 번, 5~6세는 1시간씩 두 번 정도가 적당하다. 특히, 야간에 인공광을 주시하면 생체리듬을 교란할 수 있으므로 자제해야 하고, 그중에서도 푸른빛을 내는 블루라이트 파장은 휴식을 더욱 방해하므로 피하거나 차단하는 것이 좋다.

14. 음향 탐닉

청각적 쾌락을 만끽하기 위해 실제 악기, 혹은 오디오와 같은 음향 기기를 통해 생성되는 주로 강하고 자극적인 음에 탐닉하다 보면 귀를 비롯해 인체에 해로운 영향을 끼치게 된다. 특히, 현대로 오면서 전자음악이나 헤비메탈 음악 등 소음에 가까운 음악들이 등장하고, 매체인 오디오시스템도 웅장하고 자극적인 음향을 구현할 수 있도록 발전하며, 부속기기인 헤드폰이나 이어폰 등도 나날이 진화하면서 음향 애호가들은 부지불식간에 청력 손실을 비롯해 각종 질환이 유발될 위험에 노출돼 있다.

강렬한 소음은 주로 교감신경과 내분비계통을 흥분시킴으로써 혈압을 상승시키고 맥박이나 발한을 촉진하며, 타액이나 위액의 분비나 위장관 운동을 억제하기도 한다. 한편, 순간적으로 몹시 강한 음에 의하여 고막파열이 발생하면 소음성 난청이 유발된다. 또, 음의 절대 크기는 크지 않더라도 이어폰이나 헤드폰으로 귀를 막고 장시간 과용하면 청력 손상이 발생할 수 있고, 역시 소음성 난청으로 이어져 이명과 이통까지 수반될 수 있다. 반면, 사람의 귀에 들릴 듯 말 듯 낮은 주파수대의 소리에 지속해서 노출되는 것은 몸에 진동과 압박을 주어 혈압 저하, 호흡장애 등을 일으킬 수 있다고 한다.

15. 기호식품 탐기

기호식품이란 사람 몸에 필요한 직접 영양소가 들어 있는 것은 아니지만, 독특한 향기나 맛 따위가 있어 즐기고 좋아하는 식품인데, 대표적으로 술, 담배, 커피, 차 (茶) 등이 있다. 이들이 건강에 미치는 영향은 바람직하지만은 않은데, 그 특유의 향미에 매료되면 습관적으로 탐닉하게 되어 과다 섭취로 인한 부작용이 발생하기 쉽다.

1) 술(알코올)

술이란 알코올 성분이 들어 있어 마시면 사람을 취하게 하는 음료를 총칭한다. 술의 역사는 상당히 길어서 거의 1만 년 전부터 메소포타미아나 이집트 지역에서 음용해 왔던 것으로 보인다.

알코올의 대사 작용은 위나 소장 벽에서 흡수되어 혈류로 들어가며 간과 심장을 거쳐 소화할 필요 없이 전신으로 흡수된다. 체내에 흡수된 알코올은 신경계통에 작용하여 뇌하수체 후엽에서 분비되는 항이뇨호르몬의 작용을 억제하므로 소변량을 증가시키고 신경 반응시간을 지연시키는데, 이는 시력이나 안면근육에 영향을 미치며 알코올의 농도가 0.4~0.5%에 이르면 마취 작용으로 인하여 의식불명이 되고, 저항력도 약화해 생명에 지장을 줄 수 있다. 다량의 알코올은 체내 수분의 균형을 깨뜨리며 수분을 조직에서 세포 밖으로 끌어내는 탈수 현상을 초래하므로 숙취 시에 심한 갈증을 느끼게 된다. 또한 술에는 실제 영양소가 없기에 열량이 7.1kcal/g이라도 생체에너지로 이용되지는 않고 열로 발산되는 '빈 에너지(null energy)'라 단지 열량만을 공급하기 때문에 열량 과잉으로 인해 비만과 영양장애가 올 수 있다.

흔히 음주 측정 시 사용하는 혈중알코올농도란 혈액 100mL에 포함된 알코올의 함량(mg)을 말하는데, 0.05 이상이면 인체에서 독성으로 작용한다고 한다. 과음 시 건강에 해로운 점은 다음과 같다.

① 중추신경계 : 사고력, 기억력, 판단력, 집중력 등 전반적인 인지기능이 떨어진다.

② 소화기계 : 알코올 20% 미만의 저농도에서는 위액의 분비를 증가시키지만, 그 이상의 고농도에서는 오히려 억제한다. 고농도에서는 위점막을 손상하여 점막 출혈 및 염증을 일으킬 수도 있다.

③ 간 : 알코올은 간의 지방합성을 증가시켜 지방간을 형성한다. 이러한 현상은 소량의 알코올 섭취에 의해서도 가능하며, 장기간 음주로 인하여 지방간이 형성되었다고 할지라도 알코올 섭취를 중단하면 회복할 수 있다. 알코올성 간염이 발생하면 간경변으로 이행될 수 있다. 지방간에서 간경변으로 발전되면 치유 불가능이다.

④ 심혈관계 : 심박수가 증가한다.

⑤ 암의 유발 : 지나친 음주는 설암, 후두암, 식도암 등을 유발할 수 있으며, 우울증, 무기력증, 현기증, 경련 등을 일으킨다고 한다. 알코올 자체가 암을 유발하는 것은 아니고, 칼슘, 인, 마그네슘, 세슘, 칼륨 등 미네랄을 체외로 배출시킴으로써 암의 원인이 된다고 한다. 따라서 음주 시 미네랄이 풍부한 식품인 해조류, 우유, 녹황색 채소 등을 함께 먹는 것이 좋다.

⑥ 기타 : 지나친 음주는 효소의 작용을 억제함으로써 비타민의 흡수를 저해한다. 또한, 임신부의 습관적인 음주는 태아에 영향을 주어 기형아를 출산할 가능성이 커진다. 알코올은 혈액의 코르티솔 수준을 증가시켜 월상안(moon face)을 보이는 쿠싱 증후군을 유발하기도 한다. 또한 고요산혈증을 일으키며, 이로 인하여 관절에 요가 누적되어 관절염을 유발한다.

2) 담배

담배란 흡연을 위해 천연의 담뱃잎을 말려서 주재료로 가공한 기호품이다. 담배는 9세기 중앙아메리카 지역에서 원주민들이 종교적인 목적으로 피웠던 것으로 보인다. 한반도에는 임진왜란 때 일본으로부터 들어온 것으로 알려져 있다.

담배에서는 수천 종의 유해 물질이 발견되는데, 이 중 60종 이상이 발암물질이거나 발암성이 있는 물질로 확인돼 있다. 담배에 들어 있는 유해 물질에는 다음과 같은 것들이 있다. 아세톤, 염화비닐, 나프탈렌, 사이안화수소(청산가리), 폼알데하이드, 니코틴, 암모니아, 타르, 납, 비소, 메탄올, 폴로늄, 부탄, 메토프렌, 테레빈유, 카드뮴, 일산화탄소, 자일렌 등이다. 흡연 시에는 이런 물질들과 함께 그 연기 속에 포함된 대표적인 발암물질인 벤조피렌 등 여러 유독성 물질이 체내로 흡입된다. 이 때문에 담배를 오랜 기간 습관적으로 피우면 폐암뿐 아니라 위암, 유방암, 식도암 등 각종 암이 발생할 가능성이 매우 크고, 혈관을 수축시켜 손끝, 발끝까지 혈액순환이 되지 않도록 하거나 뇌졸중, 심근경색과 같은 심혈관질환에 걸릴 위험성 역시 매우 높다. 호흡기계에도 악영향을 미치고, 위산과다를 일으켜 소화기계에도 좋지 않은 영향을 미칠 수 있다. 직접 흡연이나 그 옆에서 간접적으로 연기를 마시게 되는 경우뿐 아니라, 옷 등에 묻은 담배 유해 물질을 통한 3차 흡연만으로도 아이의 두뇌 발달에 지장을 초래하거나 영아의 돌연사 위험을 높인다는 연구 결과도 있다. 또, 임산부의 흡연 시 임신 중인 태아나 수유 중인 유아에게 니코틴 독성이 그대로 전해질 수 있다. 한편, 담배를 끊으려고 하면 머리가 무겁고, 두통, 어깨 결림, 졸음, 우울, 불안, 집중력저하, 식욕 증가, 불면증 등의 금단증상이 발생하기 때문에 계속 의존하려 하게 된다. 다만, 일시적인 항불안 효과가 있어 두근거리는 마음을 가라앉히거나 대담하게 결정을 해야 할 경우엔 효과를 볼 수도 있다.

다음은 담배에 들어 있는 대표적인 유해 물질인 니코틴과 타르, 일산화탄소의 작용에 대해 살펴보자.

① 니코틴 : 담배의 유해 성분 중 90% 이상을 차지하고 있는데, 무색의 유성인 알칼로이드로서 독성이 강한 속효성 독물에 속한다. 이는 중추신경과 말초신경을 흥분시키는 물질인데, 내성과 의존성, 금단증상을 일으킨다. 담배를 피우면 니코틴은 폐로 흡수되고 다시 심장으로 그리고 뇌에 전달되어 중추신경계를 자극하게 된다. 니코틴의 성인 치사량은 60㎎ 정도인데, 길이

70㎜ 담배 1개비 중에는 20~25㎎의 니코틴이 들어 있고, 피우는 속도가 빠를수록 그 흡수량도 많아진다. 니코틴의 약리작용 중 가장 특기할 것은 매우 빠른 속도로 내성이 생긴다는 점이다. 그래서 첫 흡연 시 메스껍고 머리가 아프거나 어지럽지만, 곧 내성이 생겨 적응하게 된다. 처음 섭취하거나 고용량으로 섭취하여 급성 중독이 되면 구역, 구토, 무력감, 복통, 설사, 두통, 빈맥, 혈압상승, 집중 곤란, 착란, 감각장애, 불면, 경련, 호흡마비 등에 이어 사망에까지 이를 수 있다. 만성 중독 시 만성적인 인두염이나 기관지염이 생기고, 심계항진, 부정맥, 협심증, 간헐성 파행증 등과 같은 심혈관 증세 외에 식욕부진, 소화불량 등의 위장 증세, 불면, 편두통, 진전, 신경통, 시신경 장애 등과 같은 신경계 증세가 나타난다.

② 타르 : 200종 이상의 화합물이 함유되어 있는데, 담배의 맛과 향을 결정하는 데 중요한 역할을 한다. 문제는 암을 일으키는 원인이 된다는 점이다.

③ 일산화탄소 : 이산화탄소보다 혈색소와의 결합력이 약 300배 정도나 강하여 폐포에서 일어나는 가스 교환을 방해하게 된다.

3) 커피

커피란 천연의 커피나무 열매를 볶아서 간 가루로, 카페인을 함유하고 있으며 특유의 향기가 있어 널리 애용되는데, 주로 물에 타서 음용한다. 커피는 6~7세기경 동아프리카 에티오피아에서 발견되었고 그쪽 유목민들이 커피 열매를 통째로 먹었을 거라고 전해진다.

커피의 성분은 주로 카페인, 타닌이며, 색깔은 타닌, 캐러멜, 멜라노이드에 의한 것이다. 향은 카페올, 에스테르류 등 여러 혼합물이 관여한다. 커피에는 여러 가지 물질이 있어 여러 가지 형태로 건강에 영향을 미칠 수 있는데, 가장 중요한 성분은 카페인이다. 카페인은 커피뿐만 아니라 코코아, 콜라, 음료, 차 등의 기호 음료에 포함된 알칼로이드로서 항산화, 항균 작용 등의 긍정적인 효능과 흥분, 강심, 이뇨 등의 여러 가지 작용을 인체에 주고 있다. 카페인은 부신피질호르몬 분비를 활성화하여 순환기 계통의 운동을 늘리고 이뇨 작용을 유발하며 기관지 확장, 담낭 수축, 위장관 운동성을 증가시키는 등의 효과를 나타낸다. 또한, 중추 신경 활성제로서 뇌에도 영향을 미친다. 그뿐 아니라, 태반을 통해 태아에게 갈 수 있고 모유를 통해 영유아에게도 영향을 미칠 수 있다.

우리가 마시는 커피 한 잔에 함유된 카페인은 보통 40~80㎎이고, 디카페인 커피에는 2~4㎎이다. 이 외에도 녹차, 홍차 등 차류에는 30~70㎎, 콜라에는 30~45㎎, 초콜릿바 30㎎, 종합감기약 및 자양강장제 30㎎ 정도이다.

커피에는 카페인 이외에도 여러 종류의 화학물질이 들어있어 인체 거의 모든 장기에 영향을 미칠 수 있다. 커피는 홍분 작용, 강심작용, 이뇨 작용, 위액분비 촉진작용, 이완 작용 등의 기능을 한다.

1〉 중추신경계에 미치는 영향

카페인은 가장 많이 사용되고 있는 정신 활성물질이다. 카페인은 중추신경 홍분제로 작용하며 두 잔 정도의 커피를 마시면 수행 능력이 향상되고, 피로가 줄어들며 각성 정도가 향상되며 공격 성향을 줄인다. 또한 커피를 장기간 복용하는 사람의 경우 행복감을 느끼고 기분이 좋아진다. 카페인이 기분에 미치는 영향은 용량과 습관화에 달려 있다. 커피는 인지능력이나 기억력 등에 좋은 효과가 있다. 커피를 많이 마실수록 반응시간, 기억력, 추리력 등 수행 능력과 인지능력의 상승이 있었으며 이런 결과는 노인에게서 더 현저하다. 이런 효과는 커피의 중추신경 자극 효과 그리고 콜린성 자극을 통해 이루어진다고 한다. 하지만, 다량 섭취 시 정신을 과각성시켜 신경과민, 심계항진, 두통, 불면증 등을 유발할 수 있고, 장기간 계속되면 카페인 중독을 일으킬 수도 있다.

커피를 갑자기 끊으면 졸음, 피로, 두통 같은 금단증상이 생긴다. 이런 금단증상은 12~24시간에 시작해서 2일 후에 최고조에 다다르며 7일 정도 지나면 거의 없어진다.

커피가 잠에 미치는 영향은 나이, 습관화 정도에 따라 다양할 수 있지만, 취침 30분 전에 커피를 마시면 커피의 양에 비례해서 수면 중 뇌파(EEG)에 변화가 생기고 카페인 제거 커피에는 그런 효과가 없다. 커피를 자기 전에 마시면 REM 수면이 전체 수면 중 뒤쪽으로 배치되는 등 불면증 환자와 비슷한 반응을 보인다.

2〉 소화기계에 미치는 영향

커피를 마시면 가스트린 분비를 촉진하여 위산 분비가 많아지기에 위장질환이 생기거나 위·식도 역류로 관련 질환을 일으킬 수 있다고 하나, 연구에 따라 논란의 여지는 있는 것으로 보인다.

3〉간에 미치는 영향

커피 성분 중에서 아라비카 커피와 로브스타 커피에 모두 들어있는 카페스톨 (cafestol)은 혈중 중성지방, ALT 등의 수치를 높이고 혈중 크레아틴과 GGT 농도는 낮추어주는 물질이며 콜레스테롤을 높이는 물질이다. 따라서 특정한 이유 없이 간 수치만 올라가 있는 경우 커피 복용 때문일 수 있다.

4〉심혈관계에 미치는 영향

커피를 마신 직후에 혈압이 올라가는데, 이러한 작용은 주로 카페인 때문이다. 커피가 혈중 콜레스테롤을 높인다는 사실은 오래전부터 알려져 있었다. 그러나 커피를 여과해서 마시는 경우는 별 영향이 없고, 물을 끓여 커피를 타서 마시는 경우만 콜레스테롤을 높인다는 사실이 다양한 연구로 밝혀졌다. 콜레스테롤을 높이는 물질은 카페인과는 관련이 없는 것으로 밝혀졌고, 여과지에 걸리는 지질 성분 중 카페스톨과 카와웰(kahweol)일 것으로 추정된다.

4) 차

좁은 의미의 차(茶)란 차나무(학명: Camellia sinensis)의 어린잎을 따서 만든 녹차, 우롱차, 홍차, 보이차 등의 음료를 말하고, 넓은 의미의 차는 엄밀하게는 대용차라고 할 수 있는 그 밖의 모든 식물을 이용하여 달이거나 우리거나 하여 만든 인삼차, 구기자차, 국화차, 오미자차 등의 음료도 포함하여 통칭한다. 여기서는 좁은 의미의 차에 국한하여 다루기로 한다. 차는 중국 서남부 운남성, 귀주성, 사천성 일대에서 기원한 것으로 알려져 있는데, 지금으로부터 최소 3,200년 전부터 차나무가 재배되었던 것으로 추정되고 있다.

차에는 특유의 향미 외에도 건강에 좋은 피토케미컬들이 많이 들어 있다. 공통으로 들어 있는 타닌이나 카페인 외에도 녹차에는 카테킨, 홍차에는 테아플래빈, 보이차에는 갈산 등이 풍부하다. 차의 대표성분인 타닌은 해독, 살균, 지혈, 소염, 항산화, 미백 등의 작용을 하고, 카페인은 항산화, 항균 작용을 하며, 녹차에 풍부한 폴리페놀인 카테킨은 항산화, 항바이러스 효능이 있고, 보이차는 발효차로서 항비만, 항콜레스테롤 효능이 있다.

하지만, 커피는 열매에 카페인이 들어 있다면 차에는 잎에 그에 버금가는 카페인이 들어 있으므로 과다 섭취 시 정신을 과각성시켜 신경과민, 심계항진, 두통,

불면증 등을 유발할 수 있다. 또한, 차는 주로 달이거나 우려서 마시므로 뜨거운 상태로 마시는 경우가 많은데, 습관적으로 장기간 그렇게 마시면 식도에 자극을 주어 식도암을 비롯한 식도질환이 발생할 우려도 있다.

5) 코코아 & 초콜릿

코코아는 카카오나무 열매의 씨를 가루로 만들어 이를 끓인 물에 타서 마시는 음료를 말하고, 초콜릿은 카카오나무 열매의 씨를 볶아 만든 가루에 설탕이나 우유 등의 첨가물을 섞어 가공한 달콤한 맛의 과자를 일컫는다. 이 둘은 원재료가 같아서 건강에 미치는 영향도 대체로 비슷하다. 둘 다 중남미 일대에서 백인이 건너가기 훨씬 전인 기원전부터 원주민들이 먹기 시작했던 것으로 보인다.

카카오는 플라바놀이라는 물질을 다량 함유하고 있는데, 이 플라바놀은 항산화제로 잘 알려진 폴리페놀의 한 종류이다. 코코아나 초콜릿이 가지는 건강상의 유익한 효과가 부각한 것은 플라바놀이 알려지면서다. 이러한 폴리페놀 성분은 혈액순환을 돕고 혈압을 낮춰 심장병이나 당뇨병을 예방할 뿐 아니라 스트레스 조절, 노화 방지, 그리고 암 예방에도 효과가 있다. 또, 엔도르핀 분비를 자극하기 때문에, 우울하거나 피로할 때 섭취하면 기분을 개선해 주는 효능이 있다.

그러나, 과다 섭취 시 다음과 같은 건강상의 문제가 발생할 수 있다. 머그잔 한 컵의 코코아 열량은 120㎉ 정도이고, 시중에 판매되는 초콜릿 1개 약 40g 기준으로 열량이 200kcal 정도로 높기에 너무 많이 섭취하면 비만 등을 쉽게 유발할 수 있다. 당분과 식품첨가물이 많이 들어 있을수록 열량도 더욱 높아지고, 특히 당분은 충치 발생 가능성도 높인다. 게다가 카페인으로 인해 불면증이나 신경과민 등이 나타날 수 있다. 또, 페닐에틸아민은 뇌의 혈관을 조여 편두통을 유발할 수도 있다. 그리고, 수산화나트륨 성분이 들어 있어서 신장결석이나 요로결석을 일으킬 수 있고, 방광을 자극하여 요실금을 유발할 수도 있다. 또, 하부식도괄약근의 압력을 느슨하게 하는 작용을 하여 위·식도 역류 질환의 증상을 유발하거나 악화시킬 수 있다.

6) 사탕 & 캐러멜 & 젤리 & 껌

사탕이란 설탕이나 엿 따위를 끓였다가 식혀서 여러 가지 모양으로 굳힌 단맛의 가공식품이고, **캐러멜**이란 물엿, 설탕, 우유, 초콜릿 등에 바닐라 따위의 향료를 넣고 고아서 굳힌 일종의 녹진녹진한 사탕이다. **젤리**란 과즙이나 과일 등을 한천이나 젤라틴 등을 넣고 졸여 굳힌 것이고, **껌**이란 치클 같은 천연수지나 부타디엔 같은 합성수지를 기반으로 설탕이나 감미료, 착향료, 착색료 등을 첨가해 만드는데, 부드럽고 점성이 있어 씹으면서 단물을 빼 먹고 난 후 뱉는 식품의 총칭이다. 사탕의 주원료인 설탕은 사탕수수나 사탕무로부터 얻는데, 기원전 327년 알렉산더 대왕이 인도를 점령했을 때 이미 그곳에는 사탕수수의 물을 졸여 사탕을 제조하고 있었다고 한다. 캐러멜은 16세기에 프랑스에서 사탕수수로 만든 설탕 과자에 버터와 우유, 바닐라 등을 첨가해 만들기 시작했다. 젤리는 영국 일대에서 보존식품으로 저장해 먹던 것에서 유래했다. 그리고, 기원후 300년경 중앙아메리카에 살고 있던 마야족 중에는 사포딜라 나무의 응고된 수액인 치클을 씹으며 즐기는 습관이 있었는데, 이것이 씹는 껌의 시초라고 전해지고 있다.

이들은 기본적으로 맛이 달아 탐닉하기 쉬운데, 주로 설탕이나 그 대체물이 주원료이기 때문이다. 이러한 단순당은 치아 표면에 있는 세균에 의해 산으로 바뀌어 충치를 일으키기 쉬울 뿐 아니라, 체내에 빠르게 분해되면서 혈액에 흡수되어 혈당을 급격히 올리고 인슐린에 의해 혈당이 낮아지면 다시 허기져 음식을 찾게 된다. 또, 우리 몸에 필요한 식이섬유, 미네랄, 비타민 등은 거의 없고 열량만 높아 과다 섭취 시 비만과 영양 불균형을 초래할 수 있다. 더불어, 당뇨와 같은 만성 질환, 심뇌혈관질환, 대사증후군 등의 위험을 초래할 수 있다.

이 밖에도 감미료, 착향료, 착색료 등의 각종 첨가물이 들어가므로 건강에 좋지 않은 경우가 많다. 감미료 중에는 암, 대사 장애, 편두통, 체중증가, 혈관 질환, 신장 기능 장애, 간 독성, 장내 미생물에 대한 부작용 등이 있기도 하고, 특히 아스파탐은 뇌종양과의 관계가 거론되고 있으며, 나아가 백혈병이나 림프종을 일으킬 가능성도 지적되고 있다. 또, 합성 색소인 타르 색소의 유해성에 관련한 다양한 연구들이 보고되고 있는데, 인체 내의 소화효소 작용 저해, 간이나 위장 등에 장애, 알레르기 항원으로서 두드러기 유발, 일부 타르 색소에서는 발암성이 보고되기도 했으며, 특히 어린이는 과다 섭취 시 과잉행동을 유발하게 한다.

한편, 껌은 장기간 오래 씹으면 턱관절 장애가 생길 수 있다.

16. 위험한 레포츠

오늘날 많은 사람이 시간적, 경제적 여유가 생기면서 레포츠로 여가선용을 하곤 한다. 레포츠란 레저와 스포츠의 합성어로 이 둘을 아우르며 즐기는 놀이를 겸한 운동이라고 할 수 있는데, 이미 각종 레포츠 동호회가 다수 결성되어 있다는 점이 그 인기를 방증한다.

다양한 실험과 연구를 통해 인간은 문명이 형성되기 전부터 놀이를 즐겼고, 우리의 뇌는 '잘 노는 것'에 최적화되어 있음이 밝혀져 있는 만큼 네덜란드의 문화사학자인 요한 하위징아(Johan Huizinga)는 인간의 본질이 놀이하는 데에 있다고 보는 관점에서 놀이하는 인간을 뜻하는 '호모 루덴스(Homo Ludens)'라는 개념을 제창하기도 했다. 뇌의 입장에서 놀이란, 동기를 부여하고 다른 사람의 감정을 이해하며 학습체계를 만드는 일련의 과정이므로 이는 정신적인 창조 활동의 하나로, 이러한 창조 활동으로부터 문화가 파생되고, 인류가 발전할 수 있었으므로, 그는 문화 그 자체가 놀이의 성격을 지니고 있다고 역설했을 정도다. 이처럼 놀이, 즉 레포츠는 인간의 본성에 맞닿아 있고 중요한 활동이지만, 많은 레포츠에서 안전사고가 빈발하는 등 위험성이 내포돼 있다.

레포츠는 땅, 물, 하늘 등에서 즐기는데, **위험도가 높은 대표적인 레포츠로는 승마, 스키, 암벽등반, 번지점프, 카레이싱, 수영, 래프팅, 스킨스쿠버, 경비행기, 패러글라이딩, 행글라이딩, 스카이다이빙 등**을 들 수 있고, 아찔하면서도 짜릿한 재미를 느낄 수 있는 것들이 계속 새롭게 생겨나고 있다. 이들은 하나같이 장비의 정비가 불량하거나 방심하거나 만용을 부리며 무리한 시도를 하거나 하면 사고가 발생하여 작게는 찰과상이나 타박상부터 골절 정도의 외상을 입지만 최악의 경우 사망에 이를 수도 있다.

17. 사행성 오락

사행성 오락이란 운 좋게 요행이 일어나면 일확천금할 수 있도록 규칙이 설정되

어 사람들을 현혹하는 내기 게임을 통칭한다. 우리나라에서는 카지노, 경마, 경륜, 경정, 복권, 체육진흥투표권 등 6종이 합법적으로 운영되고 있는데, 이 밖에도 금품을 걸고 내기를 하는 모든 도박은 사행성 오락에 속한다고 할 수 있다. 이들은 중독성이 있어서 초반에 승리를 거두어도 그것이 단순히 운이라기보다는 자신의 기술 덕이라 생각하게 만들어 다음 판에 더욱 기대를 품고 임하게 하며, 손실을 겪으면 운 탓으로 돌리며 다음 판엔 반드시 만회할 수 있을 거라는 헛된 망상에 사로잡히게 한다.

그래서 **WHO에서는 일찌감치 도박 중독을 공식적인 정신질환으로 분류**해 놓고 있다. 이는 물질중독과 상대되는 일종의 행위중독으로서 의존성, 내성, 금단증상 등이 나타난다. 도박에서 승리할 때 사람의 뇌에서는 도파민, 세로토닌 등 뇌내 마약이라 불리는 물질이 분비되는데, 이것이 도박 중독을 일으키는 직접적인 생물학적 원인으로 보인다.

18. 기타 비위생적 습관

1) 피부 관리

1〉 피부의 기능

피부는 다음과 같은 역할을 한다.

① 보호 : 신체 방어에서 내부와 외부환경 사이의 해부학적 장벽의 기능을 하는데, 피부 내의 랑게르한스 세포들은 적응성 면역체계의 일부이다.

② 감각 : 많은 수의 신경 말단을 지니고 있어서 더위와 추위, 접촉, 압력, 진동, 그리고 조직 부상에 반응한다.

③ 열 조절 : 피부는 필요한 것보다 훨씬 많은 혈액 공급이 가능해서, 복사, 대류, 전도 등에 의한 에너지 손실을 정밀하게 조정할 수 있게 한다. 팽창된 혈관들은 관류와 열 손실을 증가시키는 반면, 수축한 혈관들은 피부의 혈액 공급을 크게 줄이고 열을 보존시킨다.

④ 증발의 조절 : 피부는 수분 손실에서 상대적으로 마르고 불투과성의 장벽을 제공한다. 이 기능의 손실 때문에 화상을 입었을 때 막대한 수분 손실이 생

긴다.

⑤ 미적, 사회적 기능 : 피부를 통해 그 사람의 기분, 건강 상태, 매력도 등을 평가할 수 있다.

⑥ 저장과 합성 : 지질과 수분의 저장고이기도 하면서 피부 특정 부분에서는 UV 작용을 통한 비타민 D 합성의 기능도 수행한다.

⑦ 배설 : 땀에는 요소가 들어 있으나, 그 농도는 소변의 1/130에 불과하여, 보조기능 정도이다.

⑧ 흡수 : 산소, 질소와 이산화탄소는 표피에 약간 흡수될 수 있어, 몇몇 동물은 피부를 유일한 호흡 기관으로 사용한다. 더구나, 약품은 피부를 통해서도 처방될 수 있어, 연고나 니코틴 패치나 전리 요법과 같은 접착성의 패치가 사용되기도 한다.

2〉 비위생적 피부 관리

청결하지 못한 피부는 병원성 생물의 증식을 돕는다. 죽은 세포들이 표피에 지속적으로 쌓여 땀과 피지선 분비액과 먼지와 혼합되어 피부 위의 비위생적인 표면층을 만드는 것이다. 이 혼합물이 씻겨나가지 않으면, 세균성 식물에 의해 분해되고, 역한 냄새를 낸다. 피부가 과하게 더러우면 그 본래의 기능들이 방해를 받는다. 즉, 더 쉽게 상처받게 되고, 항균성 혼합물의 방출이 줄어들고, 그리고 지저분한 피부는 감염에도 더 취약해진다. 알레르기성 반응을 일으킬 수 있으므로 화장품은 신중히 사용해야 한다. 땀의 증발을 촉진하기 위해 계절마다 그에 적합한 의복이 필요하다. 햇빛, 물, 공기는 피부를 건강하게 유지하기 위해서 중요한 역할을 한다.

3〉 경피독

일상생활 속에서 흔히 피부에 직접 닿는 세제나 샴푸, 입욕제, 화장품 등은 대부분 석유로부터 얻어지는 석유화학 물질이다. 이들은 피부를 통해 체내로 침투하는 독소, 즉 경피독이기 때문에 문제가 되고 있다. 이 물질들은 우리 몸의 중성지방과 친해지기 쉬운 성분을 가지고 있으므로 완전히 제거되지 않는다. 동물실험 결과로는 경피독의 90%는 체외로 배출되지 않은 채 체내에 머무르는 것으로 알려져 있다. 경피독은 두피로는 샴푸나 발모제, 얼굴로는 화장품, 겨드랑이로는 땀억제제, 구강 내 점막으로는 치약이나 구강청정제 등을 통해 들어온다. 이렇게 몸속으로 들어오기 쉬운 부분에는 되도록 유해 물질이 들어 있는 제품을 쓰지 않는 것이 좋다.

경피독 유발 물질이 포함된 생활용품 및 사용 목적

경피독 유발 물질	생활용품	사용 목적
프로필렌글리콜(PG)	각종 화장품	보습제, 보윤제
라우릴황산나트륨	각종 화장품	보습제, 보윤제
에틸렌글리콜지방산 에스테르	각종 화장품	광택향상제(펄 화장제), 유화제
오르포페닐페놀(OPP)	각종 화장품	살균제, 항곰팡이제
옥시벤젠	헤어토닉, 헤어로션, 자외선차단제, 립스틱	살균제, 변질방지제, 자외선흡수제
트리클로산	치약, 데오드란트, 아이섀도, 두발 화장품	방부제, 살균제, 비듬 제거제
파라옥시안식향산에스테르류 (파라벤)	치약, 크림류, 아이섀도, 마스카라, 립스틱 등의 각종 화장품	방부제
페놀 (이소프로필메틸페놀)	발모제, 헤어스타일 제품, 핸드크림, 립스틱, 면도크림	살균제, 방부제, 곰팡이 방지제, 산화방지제, 수렴제, 자외선흡수제
부틸히드록시아니솔 (BHA)	각종 화장품	산화방지제
프탈산에스테르류	유액, 크림, 화장수, 파운데이션	보향제, 용제
벤조페논	자외선차단제	자외선흡수제, 보향제
폴리옥시에틸렌글리콜-4-T- 옥틸페닐에테르	각종 화장품	계면활성제
폴리옥시에틸렌알킬페닐 에테르	클렌징 제품	계면활성제, 습윤제, 유화제, 세정제, 기포제, 가용화제
폴리옥시에틸노닐페닐 에테르	클렌징 제품	계면활성제, 유화제, 분산제, 세정제

병! 도대체 왜 생길까?

4〉 바람직한 피부 관리

1] 일반적 관리

피부는 환경으로부터 우리 자신을 보호하고 있는 우리 몸의 최전선이다. 그러므로 항상 건강하게 관리해 주는 것이 필요하다. 우선 일과를 마치면 보통 따뜻한 물로 샤워를 하거나, 여건이 된다면 40℃ 정도의 더운물로 반신욕을 20분 이상 해주면 피로 회복과 숙면에도 도움이 될 수 있다. 또, 그날 피부에 쌓인 지나친 피지나 노폐물, 그리고 이물질 등을 제거해 줄 수도 있는데, 이때 세정제를 사용하는 것이 효과적이나 가능하면 천연재료로 만든 저자극성의 제품을 사용하는 것이 좋고, 곰팡이의 피부 서식을 막기 위해 피부와 모발, 그리고 귓속까지 물기를 완전히 말린 후 잠자리에 드는 것이 권장된다. 그리고 수면 중에도 다량의 땀과 피지 등이 분비되므로 기상 후에는 찬물로 세안하여 각성과 청결, 그리고 미용 효과를 도모하는 것이 좋다.

다만, 너무 잦은 세안과 목욕은 오히려 건강을 해칠 수 있다. 우리 피부의 표면은 약산성으로서 pH4.5~6으로 유지되고 있으며, 눈으로는 보이지 않는 균이 분포해 있다. 장내세균이 젖산을 뿜어내어 산성으로 기울어져 있는 것과 마찬가지로 피부 표면에는 피부를 산성으로 유지해 주는 표피포도상구균이 있다. 이 균은 피부에 상처가 없는 상태에서는 해롭지 않고, 오히려 건강한 피부 상태가 유지되도록 하는 역할을 하기에, 피부를 결벽적으로 깨끗이 하거나 때수건으로 심하게 문지르는 것은 피부 장벽을 약하게 만들어 경피독에 노출되기 쉽다.

한편, 종종 피부 마사지를 받는 것은 혈액순환을 촉진하여 피부를 생기 있고 윤택하게 하며, 탄력도 보강해줘서 젊고 건강한 피부를 만드는 데에 도움이 될 수 있다. 특히, 한의학적 경락에 따라 기혈의 순행을 돕고 자극하는 경락 마사지는 스트레스가 해소되어 피가 맑아지고, 혈액순환을 원활하게 해주며, 셀룰라이트를 분해하는 효과도 있어 건강과 미용에 유용한 관리법이라 할 수 있다.

2] 두발 및 두피 관리

두발은 머리카락이다. 피부가 변형된 머리털을 말하는데, 케라틴이라는 단백질로 구성되어 있다. 이러한 두발은 외부 충격으로부터 머리를 보호하고 개성과 미용을 드러내어 성적 매력을 제공하는 등의 기능을 한다. 그리고 두피는 머리 부분의 피부로 머리카락이 자라는 곳이다. 비듬을 생성하는 주된 부위이기도 하며 청결도가 떨어지면 악취가 날 수도 있다.

보통 두발이나 두피가 건강하지 못하면 비듬이나 탈모가 생기거나 기름기가 많아지거나 가렵거나 혹은 푸석푸석해진다. 이들은 주로 피지선의 분비, 호르몬의 불균형, 곰팡이, 스트레스, 환경오염, 과도한 다이어트, 변비, 위장장애, 영양 불균형, 샴푸 잔여물 등 때문이다.

머리를 감을 때 샴푸 사용은 활동량이 많은 날은 매일 하는 것이 좋지만, 그렇지 않은 날은 2~3일에 한 번 정도 하면서 일명 노푸(맹물로만 머리감기)와 병행하는 것이 좋다. 특히, 헤어제품을 바르거나 뿌린 경우엔 반드시 그날 자기 전에 샴푸로 감으면서 깨끗이 세척해야 한다. 한편, 샴푸는 가능하면 합성재료가 아닌 천연재료로 만든 것을 사용하여 손끝으로 두피를 골고루 여유 있게 마사지한 후 잔여물이 남지 않게 충분히 헹궈내야 한다. 머리를 말릴 때는 타월 드라이 후 가능하면 자연 바람을 이용하는 게 좋지만, 헤어드라이어의 열풍을 사용해야 한다면 좀 거리를 띄워서 열 자극이 강하지 않도록 하는 것이 두발 손상을 줄일 수 있다. 젖은 상태에서는 두발이 매우 약해져 있으므로 탈락을 방지하려면 빗질은 두발이 말랐을 때 하는 것이 좋고, 틈틈이 손이나 헤어브러시를 이용하여 두피 마사지를 해주면 혈액순환이 좋아져 전반적인 두피 건강에 도움이 된다. 그리고, 건성이거나 손상된 두발이라면 머리를 감고 말린 다음 아르간 오일 등의 헤어 오일을 발라주면 자연스러운 코팅막이 형성되어 영양공급, 보습, 보호 등의 효과가 있다.

식습관도 중요하므로 균형 잡힌 식사를 해야 하고, 평소 두피를 청결히 해야 하지만 필요 이상으로 머리를 자주 감는 것 또한 두피 항상성 유지에 좋지 않다. 염색과 펌 등의 헤어 시술, 그리고 포마드, 왁스, 젤, 무스, 스프레이 등의 헤어 제품 사용은 가능하면 줄이는 것이 좋다. 충분한 수면과 스트레스 해소 등은 기본이다.

3| 지성피부 관리

지성 피부란 피지의 분비가 많아 기름지고 번들거리는 피부를 말한다. 지성피부는 건성피부보다 탄력이 좋아 얼굴 곳곳에 잔주름이 덜 생긴다는 장점이 있지만, 개기름으로 번들거리고 트러블도 잦다.

세안 시 클렌징을 철저히 한 후 수분 공급에 신경써 주는 게 필요한데, 수분크림을 사용한다면 피부의 수분이 증발하기 전인 세안 후 1분 안에 곧바로 바르는 게 좋다. 그리고 튀김류를 피하고, 과채주스를 매일 아침 마시면 좋다.

4] 건성피부 관리

건성 피부란 피지의 분비가 적어 윤기 없고 거친 피부를 말한다. 건성피부는 탄력이 적어 당겨지는 느낌이 쉽게 들고, 외부 환경 등에 의해서 쉽게 건조해지고 거칠어진다.

이 피부타입에서 가장 중요한 것은 수분과 영양을 보충해 주는 것이다. 시중에서 흔히 판매하고 있는 팩을 매일 붙여보는 것도 도움이 될 수 있다. 또한, 피부가 윤기 없이 거칠다 보니 각질이 잘 발생하는데 이에 대한 관리도 중요하다. 피부에 수분을 보충해 주기 위해서는 수분크림이나 팩을 사용하는 것도 좋지만, 기본적으로 물을 많이 마셔주는 게 가장 효과적인 방법이다. 하루에 음식물 외에 별도로 생수를 1L 이상 마시면 좋은데, 체온과 비슷한 온도의 미지근한 물이 차가운 물보다 체내에 쉽게 흡수된다.

목욕이나 샤워의 횟수를 가능한 줄이고, 미지근한 물로 샤워하는 것이 바람직하다. 피부가 매우 민감하므로 순한 세정 제품을 사용하고, 목욕 후에는 세제가 피부에 남아있지 않도록 충분한 물로 여러 번 씻어내는 것이 좋다. 수건으로 물기를 닦을 때도 문지르지 말고 가볍게 닦고, 목욕 후 3분이 지나면 피부 건조가 시작되므로 바로 보습제를 바르는 것이 좋다. 또, 평상시에도 주기적으로 보습제를 사용하는 것이 중요하다.

약산성의 사과식초를 소량 물에 타서 세안을 마무리하면 건조한 각질을 서서히 녹여주면서 보습에 항산화 효과까지 있어 건성피부에 좋다는 설도 있다.

실내에서는 가습기를 사용하고, 가습기가 없을 때는 실내에 젖은 빨래를 널거나 물수건을 놓아두는 것이 좋다. 또, 피부가 민감하므로 화학 섬유나 양모같이 피부에 마찰이나 자극을 줄 수 있는 의복은 피해야 한다.

5] 여름철 관리

여름철에는 대체로 햇빛이 강렬하며 덥고 습하다는 특징이 있다.

우선, 피부에 해로운 태양 자외선을 적절히 차단해야 한다. 야외 활동 시에는 SPF 30 이상, PA++의 자외선 차단제를 사용하며, 야외 활동 중 땀과 물 등에 희석될 수 있으므로 외부 활동 정도에 따라 덧발라 주는 것 좋다.

여름철은 무더운 날씨로 인해 다른 어느 때보다도 땀을 많이 흘리게 되는 계절이다. 따라서 과량의 땀을 씻지 않고 그냥 두면 염증을 일으키거나 땀띠나 발진이 생기기도 하며 피부를 건조하게 만들 수도 있다. 특히, 진균(곰팡이)은 무더운 여름에 활동이 왕성해져 더욱 번식하게 되므로 높은 온도와 습도는 무좀의 큰 발병 요인이자 악화 요인이다. 진균은 피부의 각질층을 통해 번식하기 때문에 평상시 청결함을 유지하지 않아 각질층이 두꺼워진 경우 감염의 가능성이 커지게 된다. 따라서 땀을 흘린 후에는 곧바로 땀에 젖은 옷을 벗고 비누칠을 겸한 샤워를 하는 것이 좋다. 샤워 후에는 면 소재나 땀이 빨리 마르는 흡습·속건 기능이 있는 소재의 옷을 입어 피부가 습해지지 않도록 해야 한다. 또한, 무좀에 걸렸을 땐 비누로 발을 청결하게 씻고 땀을 잘 흡수할 수 있는 면양말을 신는 것이 도움이 된다.

여름철 피지 분비가 많은 지성피부는 과도한 피지 분비로 유분기 많은 번들거리는 얼굴이 되고 여기에 땀과 먼지가 뒤엉켜 피부 표면의 오염이 가중된다. 따라서 과도한 피지와 분비물을 비누 등으로 세안하는 것은 청결에 도움이 될 수 있다. 하지만 과하게 세안하는 경우, 피지와 오염물질뿐 아니라 피부의 수분까지 빼앗기게 되므로 여름철 세안이라 하더라도 하루에 2~3회면 적당하다.

6| 겨울철 관리

겨울철에는 대체로 일조량이 줄어들며 춥고 건조하다는 특징이 있다.

겨울철에는 가려움증과 함께 피부의 건조증상을 호소하는 환자가 느는데, 전문용어로는 겨울철 소양증 및 건조증이며 증상이 심하면 건성 습진으로 발전하기도 한다. 이처럼 겨울철에 가려움증과 건조증상이 나타나는 이유는 주로 기후적인 특색 때문인데, 우리나라의 겨울철 기후는 대륙성 기후로서 상대습도가 낮아 피부의 건조를 유발하기 쉽다.

피부는 약 0.01㎜ 정도의 얇은 각질층으로 덮여 있으며 이 각질층이 수분 보호의 주된 역할을 한다. 따라서 무리한 목욕, 특히 때를 밀게 되면 각질층이 파괴되어 수분 손실을 초래한다. 한번 파괴된 각질층은 최소 1~2주의 회복 기간이 필요하므로 때를 심하게 밀었다면 최소 1~2주 동안은 과도한 목욕은 피하도록 한다.

그 외의 겨울철 피부 건강을 위해 지켜야 할 목욕 주의 사항은 다음과 같다. 우선 샤워 및 목욕 횟수를 주 2~3회로 줄인다. 또한 횟수뿐 아니라 목욕 및 샤워 시간도 1회 10~15분 이내로 줄인다. 목욕 시 때를 밀지 않도록 하며 이는 때 수건을 사용하는 행위뿐 아니라 일반 수건에 비누를 묻혀서 몸을 닦는 것도 포함된다. 비누는 지방분이 포함된 약산성 내지 중성 비누를 사용하며 항생제나 냄새 제거 기능이 있는 비누는 과도한 자극을 유발할 수 있으므로 되도록 피한다. 비누칠은 피부가 접히거나 땀이 차는 사타구니, 겨드랑이, 젖가슴 아래 부위만 하며 손으로 거품을 내어 부드럽게 문지른다. 목욕 후 물기를 말릴 때도 수건을 피부에 살살 누르듯이 하여 말리고 문질러 닦지 않도록 한다. 로션이나 크림 같은 보습제는 항상 목욕 직후에 바르며 이때 목욕 시 발생한 수증기가 남아있는 상태가 좋으므로 욕실 문을 열기 전에 바르도록 한다. 보습제는 전신에 바르며 특히 팔, 다리의 바깥쪽에는 철저히 바르도록 한다.

지성피부의 경우에는 얼굴, 특히 이마와 코 부위인 티존(T-zone)은 유분이 적은 제품을 바르며, 손과 발은 유분이 많은 제품을 고른다. 건성피부는 로션보다는 크림타입을 바르는 것이 좋다.

7] 환절기 관리

피부는 기후나 계절 같은 환경의 변화가 피부에 영향을 끼치게 되는데, 특히 환절기에는 온도와 습도가 크게 변해서 피부가 이에 적응하지 못하면 일시적으로 예민해져 평소에 사용하던 화장품에도 문제가 발생할 수 있다. 봄철에는 알레르기 피부염이 유행하는데, 이는 황사와 미세먼지가 많기 때문이다. 그 속에는 납, 카드뮴 등의 중금속 성분이 포함되어 있고, 입자가 매우 작기에 가려움증이나 발진을 유발할 수 있어 외출을 자제하고 외출해야 한다면 마스크와 모자 등을 착용하여 노출을 최소화해야 한다. 또 외출 후에는 얼굴과 몸을 깨끗이 씻어 청결을 유지해야 하고, 이물질이 묻은 옷은 먼지를 잘 털어낸 후 세탁해야 한다. 환절기엔 대체로 습도가 낮아 피부건조증의 발생위험이 증가하는데, 미지근한 물로 샤워하고, 직후에 보습제를 바르며, 잦은 각질 제거나 사우나는 자제하는 것이 좋다.

2) 구강 관리

1〉 관련 질환

구강에는 치아와 치은(잇몸), 혀 등의 구조물이 있다. 우리는 날마다 음식물을 섭취하며 이 구조물들을 사용하게 된다. 그런데, 이들을 위생적으로 관리하지 못한다면 다음과 같은 질환들이 생길 수 있다. 그 주된 이유는 입 안에 상주하고 있는 300여 종의 세균들 때문이다.

1] 치아우식증

우선, 충치로 알려진 치아우식증이 생길 수 있다. 입 안에 서식하는 세균에 의해 설탕, 전분 등이 분해되면서 생기는 산에 의해 치아의 가장 바깥 표면인 법랑질(에나멜질)이 손상되어 충치가 생기는 것을 치아우식증이라고 한다.

사람에게서 이것에 가장 관계 깊은 세균은 스트렙토코쿠스 뮤탄스이다. 구강 내의 상재균은 중성(pH 7.0)인 상황에서 가장 왕성하게 증식되며, 음식물에 포함되어 있던 탄수화물을 분해하여 산을 생성한다. 대부분의 구강 내 상재균은 탄수화물을 분해하여 산을 형성하며, 세균에 의하여 생성된 산으로 인해 구강 내의 산성도는 증가한다. 증가한 산성도로 인하여 대부분의 균은 생존할 수 없게 되지만, 스트렙토코쿠스 뮤탄스 등은 계속 증식하게 되어 탄수화물 분해를 증가시켜 산을 증가시킨다. 높아진 구강 내 산성도로 인하여 치아의 수산화인회석이 용해되어 치아우식의 범위는 점점 더 커지게 된다.

어떤 음식물이 얼마나 자주 구강 내로 유입되고 얼마나 많은 양이 구강 내에 남아 세균에 의해 사용되는가 하는 것이 충치의 원인 중 가장 중요한 요인이다. 채소나 과일 같은 거친 음식은 저절로 치아를 씻어 주는 역할을 하므로 플라크의 생성을 억제하는 데 도움이 된다. 하지만, 탄산수나 설탕이 들어간 끈적이는 간식은 치아에 특히 나쁜 영향을 주므로 피해야 하며, 섭취했을 땐 바로 헹구어 내거나 양치질을 하는 것이 좋다.

2] 잇몸질환

잇몸질환은 한방에서 풍치라고 불러왔는데, 병증이 다소 경한 치은염과 다소 중한 치주염으로 나뉜다. 비교적 가볍고 회복이 빠른 형태의 잇몸병 즉, 연조직에만 국한된 형태를 치은염이라 하고, 이러한 염증이 잇몸과 잇몸뼈 주변까지 진

병! 도대체 왜 생길까?

행된 경우를 치주염이라 한다. 잇몸질환의 직접적인 원인은 치아에 지속적으로 형성되는 플라크라는 세균막이다.

그러므로, 잇몸질환을 예방하기 위해서 가장 중요한 것은 식사 후나 취침 전 양치질을 통해 구강 내에서 치태와 치석의 형태로 존재하는 세균을 없애는 것이다. 또한 균형 잡힌 식사를 하고, 칫솔질은 하루 두 번 이상 실시하며, 치실과 치간 칫솔을 사용하여 치아 인접면을 깨끗이 해야 한다. 치과 스케일링도 도움이 된다.

3| 구취

구취, 즉 입 냄새의 원인은 매우 다양하다. 그 가운데 가장 대표적인 것은 구강에서의 문제 때문이다. 즉, 어떤 이유로든 구강이 건조해지거나, 입 안에 음식물의 찌꺼기나 치석 등이 제거되지 않은 채 있어 청결하지 못하거나, 잇몸의 염증, 충치, 혹은 설태(혓바닥 이끼) 등을 들 수 있다.

예방을 위해서는 올바른 방법으로 양치를 해야 하고, 특히 세균이 번식하기 쉬운 혀를 깨끗이 닦도록 해야 한다. 또, 적절히 치석 제거도 하고, 수분 섭취를 충분히 하며 신선한 과일과 채소를 섭취하는 것이 좋다.

4| 호흡기질환

구강 관리가 위생적으로 되지 못하면 감기를 비롯해 편도염이나 심지어 폐렴에 이르기까지 호흡기질환이 잘 생길 수 있다. 구강 관리가 위생적이지 못하면 구강 내 세균이 번식하여 기도 및 폐로 유입되어 감염을 일으킬 수 있기 때문이다.

특히, 폐렴은 세균이나 바이러스의 감염, 혹은 약제에 의해서 발생하기도 하지만, 구강위생이 불량한 상태에서도 발생할 수 있다. 즉, 음식물이나 타액, 치태가 혼합된 구강 내 이물질이 기도와 폐로 들어가면 구강 내 존재하는 세균과 이물질로 인해 흡인성 폐렴을 유발할 수 있다. 건강한 성인의 경우에는 이물질이 기도나 폐로 들어가면 기침을 하거나 섬모 작용, 즉각적인 면역반응 등으로 기도를 보호해 쉽게 폐렴으로 이어지지는 않지만 나이가 증가하고 면역기능이 약한 노년층에서는 이물질에 즉각적인 면역반응이 나타나지 않아 흡인성 폐렴으로 이어지기 쉽다.

흡인성 폐렴을 예방하기 위해서는 구강 내 수분을 유지하고 혀와 입천장을 포함한 전반적인 구강 세정이 필요하다. 한 연구에 따르면 구강 위생관리를 받지 않은 그룹이 관리를 받은 그룹에 비해 폐렴 발생률이 1.6배 높은 것으로 나타났다. 또 고령자가 수면 중 의치를 장착하면 폐렴 위험성이 2배로 증가하는 것으로 밝혀진 바 있다.

2〉 바람직한 구강 관리

1] 생활 속 주의점

세균을 증식하고 구강의 산도를 높이는 과자류나 탄산음료처럼 당 함량이 높거나 끈적임이 심한 음식은 피한다. 침의 원활한 분비를 막아 구강을 건조하게 만드는 흡연이나 음주도 가능하면 삼가야 한다.

2] 양치 요령

당 함량이 높은 음식을 먹었다면 즉시 칫솔질을 하는 것이 좋고, 특히 취침 전에는 필수적이다. 칫솔질은 아랫니와 윗니의 바깥쪽과 안쪽, 그리고 어금니의 씹히는 부위까지 꼼꼼히 해야 하는데, 노출된 치아보다는 치아와 잇몸 사이를 닦는 데 집중해야 한다. 칫솔질만으로 양치가 깨끗이 되지 않으면 치실이나 치간칫솔을 사용하는 것도 좋다. 혀는 세균이 번식하기 쉬워 구취의 주된 원인이 되므로 반드시 몇 차례 쓸어내리듯 닦아 줘야 한다. 칫솔은 세균 증식을 막기 위해 자외선으로 살균하거나 잘 건조해서 사용하여야 한다. 칫솔모 끝이 마모되어 갈라지기 시작하면 바로 교체하는 것이 좋다. 치약이나 구강청결제를 고를 때는 구강 상피를 통해 인체에 해로운 물질이 체내로 흡수되지 않도록 그 성분을 잘 확인해야 한다. 구강 관리 제품 중 대표적으로 인체에 해로운 물질들은 다음 표에 나와 있다. 특히, 구강청결제는 도움이 될 수 있으나, 부작용이 없는 것으로 잘 골라야 한다. 즉, 알코올이 들어 있지 않고, 살균력이 떨어지지 않으며, 타르색소 등 유해 성분을 사용하지 않은 제품이라야 한다.

구강관리용품	위험물질
치약	프로필렌글리콜, 라우릴황산나트륨, 안식향산나트륨
구강청결제	프로필렌글리콜, 향료, 알코올, 폴리에틸렌글리콜

3] 오일풀링

오일풀링이란 인도의 전통의학인 아유르베다에서 유래한 해독요법인데, 아침 공복에 15~20cc 정도 한 숟가락 가득 식물성 기름을 입 안에 넣고 15~20분간 헛 바닥으로 온 입 안을 굴리고, 이 사이사이까지 입을 헹구듯이 한 후 가볍게 양치 질을 하는 독소 제거법이다. 아침에 하는 이유는 입 안의 세균이 아침에 가장 많 이 증식해 있기 때문이고 공복에 해야 하는 이유는 소화기관과 면역기관의 에너 지 배분 문제 때문이다. 기름은 세균 세포막에 있는 지방층을 잡아당겨 기름에 들러붙게 만들고, 오일풀링 과정에서 항산화제가 생성되어 미생물의 세포벽을 파괴하여 죽인다.

참기름에는 클로로세사몬이라는 곰팡이를 죽이는 항진균 성분이 있고 참깨가 함유한 고도불포화지방산은 활성산소 같은 프리라디칼에 의한 구강 피해를 감 소시킨다. 코코넛유나 올리브유는 항염, 항균 효과가 있다. 이 중 코코넛유를 최 고로 친다. 기름은 유리병이나 스테인리스, 혹은 HDPE 용기에 담긴 압착식으 로 추출한 유기농 제품을 고르는 것이 좋다.

그 효과는 치석 및 설태 방지, 충치 예방, 치은염 완화, 치아의 미백효과, 입 냄 새 감소, 인후 및 성대 관리에 효과, 전신 건강 증대 등이다.

3) 비강 관리
1〉 관련 질환
1] 비염

비염이란 콧물, 재채기, 가려움증 및 코막힘 중 한 가지 이상의 증상을 동반하 는 코점막의 염증성 질환을 의미한다. 원인은 여러 가지가 있으나 감염성 비염 은 세균에 의해 유발된다. 그렇기에 코 세척을 하면 예방에 도움이 될 수 있다.

2] 부비동염

부비동이란 얼굴 뼛속의 공기로 채워진 빈 공간을 뜻하는데, 이곳의 내부를 덮 고 있는 점막에 염증이 생기는 것이 바로 부비동염이다. 대부분 비염에 속발한 다. 부비동 내부에 화농성 액체가 고인 경우를 흔히 축농증이라고 한다.

비강 식염수 세척은 비강 점액층의 가피를 제거하고 습도를 유지하는 데 도움 이 되며, 점액 섬모운동을 촉진하여 일시적이지만 콧물, 코막힘과 후비루를 감소시켜 준다. 수증기 흡입과 생리식염수 분무를 병행하면 압박증상과 콧속의 가피 형성을 억제한다.

3| 후비루

후비루는 부비동에서 분비되는 분비물의 양이 증가하거나, 분비물이 끈끈해 지거나, 목 근육 혹은 삼키는 운동의 이상으로 인해 분비물이 목에 고이거나, 코 뒤에서 분비물이 목으로 넘어가는 질환을 말한다.

비강 세척을 통해 일시적으로나마 편해질 수 있다.

4| 비강건조증

비강건조증이란 자각 증상으로 콧속이 마르고 건조해지는 듯한 느낌을 말한 다. 건조하거나 뜨거운 실내 환경, 장시간의 비행 등의 외부 환경적 요인이나 비 전정염이나 알레르기 비염과 같은 코 질환이 있을 때 생길 수 있다.

주변 환경을 개선하여 20℃ 내외의 온도와 50% 정도의 습도를 유지하고, 하루 에 2회 이상 충분히 환기하며, 코를 후비는 등 코에 자극을 주는 행동을 삼가고, 코 세척이나 보습용 연고 바르기, 가습기 사용, 충분한 양의 수분을 섭취하는 것 등이 도움이 된다.

5| 비출혈

비출혈이란 콧속에 모여 있는 모세혈관이 터지는 것으로 일명 코피를 말한다. 국소적 원인과 전신적 원인으로 발생하는데, 가장 흔한 원인은 코를 후비는 버릇 때문이다. 또, 염증이나 종양 때문에 발생할 수 있고, 건조하고 추울수록 코피 발 생이 증가하는 경향이 있다. 전신적 원인으로는 주로 혈관이나 혈액 응고 장애 와 관련된 것들이 많다.

예방을 위해서는 우선 코를 후비지 말아야 하고, 코점막에 적절한 가습이 되도 록 습도 조절을 잘해야 하며, 보습용 연고를 발라주는 것도 도움이 될 수 있다.

2〉 바람직한 비강 관리

비강 관리를 잘하기 위해서는 '비강 생리식염수 세척'을 자주 해주면 좋다. 이 것은 비강 내부의 이물질 및 염증 유발 인자들을 식염수로 씻어내는 방법으로 전반적인 코 건강에 도움이 된다.

① 우선 약국 등에서 100cc 정도의 굵은 주사기와 0.9% 생리식염수를 준비하여 채운다.

② 세면대에서 고개를 많이 숙인 상태에서 입을 벌리고 주사기에 담긴 생리식염수를 한쪽 콧구멍으로 100cc씩 분사하여 반대편 콧구멍으로 빼낸다.

③ 이때, 주사기 끝이 비강 점막을 건드리면 점막에 상처가 날 수도 있으니 주사기가 점막에 닿지 않도록 주사기를 똑바로 위치시킨다.

④ 한쪽이 끝나면 반대쪽도 똑같이 하여 콧속 분비물과 이물질을 씻어낸다.

⑤ 세척 후 3~5분 정도 뒤에 코를 풀어서 남아있는 분비물을 제거한다.

⑥ 끝으로, 머리를 움직여 부비동에 고인 액체가 모두 빠져나오도록 한다.

⑦ 보통 매일 아침, 저녁으로 최소 한 달 이상 꾸준히 할 것을 권장한다.

⑧ 분무기 형태의 생리식염수는 간편하게 자주 쓸 수 있다는 장점이 있다.

⑨ 황사가 심하거나 먼지가 많은 장소에 머물렀다면 더욱 효과적일 것이다.

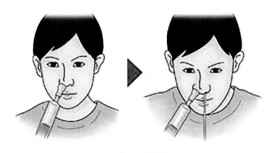

【코세척】

4) 안구 관리

1〉 관련 질환

눈에 발생하는 수많은 질환 가운데 적극적인 안구 관리가 필요한 경우는 대표적으로 안구건조증을 꼽을 수 있고, 그 밖에도 감염이나 해로운 자극 등으로 인한 염증성 질환 등을 들 수 있을 것이다.

안구건조증이란 눈물이 부족하거나, 눈물이 지나치게 증발하거나, 눈물 구성 성분의 균형이 맞지 않아서 안구 표면이 손상되어 눈이 시리거나 이물감, 건조감 등의 자극 증상을 느끼게 되는 눈의 질환을 말한다. 보통 염증이나 고령, 약물,

콘택트렌즈 착용, 컴퓨터 등의 영상 시청으로 유발되는데, 전 세계 인구의 20% 가량이 겪는 비교적 흔한 질환이다.

우리나라에서는 대기가 건조한 겨울에 가장 많이 발생하는데, 여름에도 선풍기와 에어컨의 바람으로 안구가 건조해져서 발생한다. 미세먼지도 안구건조증을 악화시키는 주범이 된다. 노화의 일종으로 보통 40대 이후 환자가 많은 점이 특징이었으나, 21세기 들어선 텔레비전, 스마트폰, 컴퓨터 등의 영향으로 젊은 층의 환자가 급증하고 있다. 전자기기 화면을 볼 때는 눈 깜빡임 빈도가 감소하며, 완전히 감았다 뜨지 않는 경우가 많아진다. 따라서 휴식 없이 화면을 장시간 보는 습관이 지속되면 안구건조증을 유발 혹은 심화시킬 수 있다.

2〉 바람직한 안구 관리

① 눈은 건조와 자극, 오염, 피로, 그리고 노화 등에 취약하다. 그렇기에 머리 염색약, 헤어드라이어, 헤어스프레이, 미세먼지, 황사, 눈 화장품, 세안용품, 콘택트렌즈, 스마트폰, 반려동물의 털 등을 조심해야 한다.

② 평소에 안구를 청결히 해야 하고, 자주 비비거나 자극을 주지 않도록 해야 한다.

③ 장시간의 컴퓨터 작업, TV나 영화 시청, 스마트폰, 디지털 게임, 독서 등을 피하고 매체로부터의 거리를 50㎝ 정도 띄우는 것이 좋고, 중간중간 적절한 휴식을 취하는 것이 좋다.

④ 의식적으로 눈을 계속 깜빡여주고 먼 곳을 바라보는 것도 좋다.

⑤ 실내에서는 에어컨이나 선풍기를 멀리하고 가습기를 틀어놓는 등 환경을 건조하지 않게 하는 것이 도움이 된다.

⑥ 수면을 충분히 취하며 비타민 C, 블루베리, 견과류, 짙은 녹색 채소, 현미, 콩, 생선 등의 항산화 식품을 섭취한다.

⑦ 소식이 도움이 될 수 있다.

⑧ 속눈썹 염색 및 화장은 가능하면 피하고, 머리염색, 헤어드라이어, 스프레이 등은 되도록 사용하지 않는다.

⑨ 전자파, 블루라이트 차단 안경을 쓰거나 인공눈물을 꾸준히 넣어주는 것도 안구가 뻑뻑해지는 것을 예방할 수 있다.

⑩ 눈을 감은 채 그 위에 수건 등으로 온습포를 얹으면 혈액순환이 잘 되고, 눈

꺼풀에 있는 모공이 확장되어 노폐물이 잘 배출될 수 있다.

⑪ 눈의 피로를 줄이기 위해서는 눈을 자주 깜빡여주고, 양 손바닥을 오목하게 하여 양 눈을 덮는 동작을 간간이 해주면 좋다.

제11장

정신적 원인

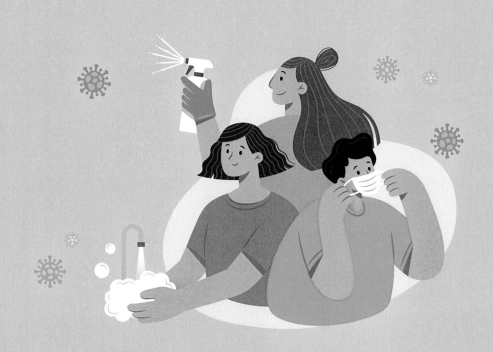

1. 스트레스

1) 의미

심리학이나 정신의학에서 스트레스란 일반적으로 위협이나 공격, 상해 등의 해로운 내외적 자극으로 인해 안정적으로 적응하기 어려운 환경에 처할 때 이에 대항해 자신을 보호하려고 일어나는 생체적 반응을 통칭하는데, 대체로 심리적, 신체적 **긴장 상태를 의미**한다. 스트레스는 보통 결핍(개체의 욕구를 만족시킬 수단이 제거된 상태), 욕구좌절(소망이나 욕구, 기대를 성취하는 과정에서 장애에 부딪힌 상태), 심리적 갈등, 내외적 압박감 등으로 유발되는데, 미국의 데이비스 연구소에 따르면 인간의 스트레스 유발원이 16만 가지가 넘는다고 한다. 물론 이 숫자는 시대와 문화, 민족과 국가에 따라 다르며, 또 개인에 따라서도 달라지겠지만, 문명이 발달한 곳에 사는 현대인일수록 원시인들보다 스트레스가 훨씬 많을 수밖에 없듯, 시간이 지날수록 이 숫자가 늘어나는 추세라는 점은 거의 확실해 보인다.

한편, 스트레스에 약한 성격과 강한 성격이 있는데, 목표가 높고 매사 빈틈없고 철저히 하려고 하는 완벽주의형이나 항상 걱정이 많고 비관적인 불안성향형은 스트레스를 잘 받게 된다. 반면, 똑같은 압박과 자극을 받더라도 그로부터 오는 스트레스를 잘 해소해 내는 사람들도 있는데, 곤경에 처해도 쉽게 동요하지 않고 차분히 해결해 내가는 침착성향형, 맞닥뜨린 문제를 진취적으로 해결하려고 하는 적극성향형, 주어진 상황을 직시하고 융통성 있게 받아들이는 현실수긍형 등이다.

스트레스라고 하면 흔히들 부정적인 것으로 인식하곤 한다. 그러나 스트레스에는 긍정적인 의미의 생산적 스트레스인 유스트레스와 부정적인 의미의 소모적 스트레스인 디스트레스가 있다.

1〉 유스트레스

유스트레스(eustress)는 낯선 상황에서 좀 불안하긴 해도 설렘을 느끼거나 흥분되는 것처럼 재밌는 유머를 듣거나 예술 활동, 스포츠 활동, 종교 활동 등을 할 때 겪

병! 도대체 왜 생길까?

게 되는 스트레스로 긍정적인 작용을 한다. 유스트레스의 과도하지 않은 스트레스로 인해 우리의 몸을 적당히 긴장시켜주고, 생활에 활력을 줄 수 있을 뿐 아니라 면역력을 높여 심신의 건강을 증진할 수 있다. 또한, 신체 활력을 증가시키고 자신감, 성취욕, 동기부여, 열정, 집중력, 창의력, 일의 능률까지 높아지게 만들어줘 신체적, 정신적으로 성장할 수 있는 계기가 된다.

2〉 디스트레스

디스트레스(distress)는 분노, 불안, 공포 등의 부정적 감정을 조장하여 심리적 고통을 수반하는 스트레스다. 이것이 쌓이게 되면 그러한 정신적 충격이나 긴장을 무마하거나 해소하기 위해 인체는 급성기 스트레스 반응으로 부신피질에서 코르티솔이라는 스트레스 호르몬을 분비하게 되는데, 이 과정에서 혈압과 혈당 수치가 높아진다. 만약 스트레스 강도가 지나치거나 소모적 스트레스가 만성화되면 식욕이 증가하게 되어 지방의 축적을 가져오고 비만이 되기도 쉬우며, 소화기계 궤양을 유발하기도 하고, 심뇌혈관질환에도 영향을 줘서 심근경색, 부정맥, 협심증, 고혈압, 뇌졸중 등의 발병 위험이 커진다. 근조직의 손상도 야기될 수 있고, 만성피로, 만성두통, 불면증, 탈모 등의 증상이 나타날 수 있으며, 암의 주요 원인으로 지목되기도 한다. 또한, 우울증, 조현병, 불안장애와 같은 정신질환의 발병률도 높아질 수 있다. 이와 함께 백혈구의 활동성이 떨어지면서 면역력이 저하되어 감기와 같은 바이러스성 질환을 비롯해 각종 감염성 질환에 쉽게 걸리게 된다. 삶의 위기에 처한 사람이 결핵의 발병률이 높고, 적응을 요구하는 일들의 양과 심장질환, 피부질환의 발병 또한 높은 상관성이 있으며, 배우자의 사망이나 이혼 등 심각한 위기를 많이 경험한 사람일수록 암, 심장질환, 조현병 등의 심각한 질병을 앓는 경우가 많다는 연구 결과는 이미 50여 년 전 발표되었다.

2) 스트레스 강도 평가

스트레스 수치를 객관적으로 평가하기는 쉽지 않지만, 오래전부터 설문 평가가 많이 사용되어 왔다. 지난 1년 동안 경험한 생활 사건들의 총합으로 계산하는 '사회 재적응 평정 척도(Social Readjustment Rating Scale)'가 대표적이다. 이 척도에 따르면 배우자 사망은 100, 이혼은 73, 별거 65, 결혼 50, 은퇴 45, 임신 40, 배우자의 취업이나 실직 26, 상사와의 갈등이 23이다. 이 척도를 보면 결혼이나 임신,

취업처럼 경사스러운 일 역시 스트레스 유발원으로 평가된다. 일상생활에 변화를 일으키는 생활 사건으로, 스트레스가 될 수 있기 때문이다. 점수의 합이 100점 이상이면 질병 발생의 위험이 크다고 판단한다.

사회 재적응 평정 척도 : 생활 변화에 따른 스트레스 강도

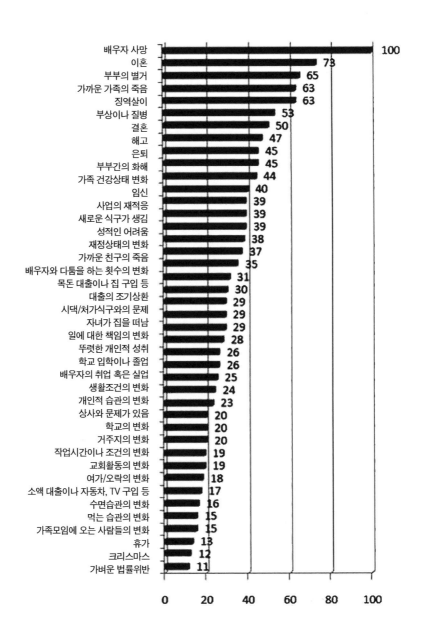

3) 관련 질환

학계에선 모든 질환 중 80%를 신경성으로 보는 견해도 있는데, 이는 주로 과도한 스트레스로 인한 심인성 질환으로 그 예는 다음 표에 나오는 바와 같다.

소화기계의 심신증	소화성 궤양(위·십이지장궤양), 췌장염, 심인성 설사, 과민성 장증후군, 궤양성 대장염, 담도 운동장애, 심인성 다식증, 신경성 구토증, 식도 이완불능증, 분문경련, 유문경련, 탐기, 만성 위염 등
순환기계의 심신증	심근경색, 뇌졸중, 협심증, 본태성 고혈압, 본태성 저혈압, 신경성 협심증, 발작성 빈맥증, 레이노 증후군, 기외수축 기타의 부정맥, 심장신경증 등
호흡기계의 심신증	감기, 기관지천식, 과호흡증후군, 신경성 해수, 공기기아, 유식성 호흡 등
정신신경계의 심신증	불면증, 우울증, 조현병, 불안장애, 강박증, 틱장애, 만성 통증, 편두통, 긴장성 두통, 혼합성 두통, 심인성 두통, 자율신경실조증, 신경성 식욕부진증, 서경증, 경성사경, 안면경련, 관절류머티즘 등
내분비계·대사계의 심신증	갑상샘 기능 항진증, 당뇨병, 비만 등
근골격계의 심신증	근육통, 요통, 섬유근통증후군, 근막동통증후군, 경견완증후군, 관절류머티즘 등
비뇨생식기계의 심신증	신경성 빈뇨, 심인성 요폐, 유뇨증, 월경전증후군, 월경 외 출혈, 산후 우울증, 만성 골반 통증, 월경곤란증, 갱년기장애, 생리불순, 난소기능부전증(불임증), 성기능 장애, 산욕기 심신증, 상상임신, 난관경련, 외음부 소양증 등
구강계의 심신증	편평 태선, 아프타성 구내염, 단순 포진성 구내염, 급성 괴사성 궤양성 치은염, 지도상설, 이갈이 등
피부과의 심신증	피부건강염려증, 안면홍조증, 만성 심마진, 아토피성 피부염, 가려움증, 원형탈모증, 여드름, 접촉성 피부염, 청년성 편평유세, 심상성 유세, 다한증 등
안이비인후과의 심신증	녹내장, 안구 피로, 귀울림, 심인성 어지럼증, 심인성 난청, 심인성 발성장애, 인·후두 이상 등
외과·정형외과의 심신증	장관 유착증, 덤핑 증후군, 요통, 오십견 등

4) 대처

스트레스에 효과적으로 대처하려면, 그 상황을 최대한 예측하여 선제적으로 예방조치를 하는 게 최선이다. 그러나 이미 벌어진 상황이라면 그러한 위협적 상황 속에서 상처받은 자신의 감정에 솔직해져서 적절한 방법으로 그 생각과 감정을 표출하여 홀홀 털고 해소하는 게 좋다. 울고 싶으면 눈물을 쏟고, 분노가 치밀면 소리를 지르는 것이 좋다. 그 과정에서 해소가 일어나기 때문이다. 그리고, 스트레스의 원인을 단지 자신의 결점에서만 찾지 말고 상황에서 찾아보도록 노력하며, 깊이 공감할 수 있는 아주 가까운 친구를 만들어두거나 여의치 않으면 전문가의 조언이라도 구해 보는 것이 좋다. 또, 자기 인생의 장기적 목표에 집중하여 어떤 상황에서든 사필귀정의 순리에 따라 긍정적으로 생각하고 적극적인 자세로 임하며, 여유를 갖고 복식호흡이나 명상을 통해 심신을 이완하면서 내면의 대화를 자주 해보도록 한다. 그리고, 즐거움을 찾아보거나 고된 운동을 하면서 땀을 흘려 해소하는 방법도 좋고, 자연의 리듬에 따라 규칙적으로 생활하며 자연으로부터 지속적으로 에너지를 얻어 나간다면 스트레스는 극복될 수 있다.

그러나, 다음과 같은 자세는 스트레스를 현명하게 극복할 수 없게 만든다.

① 자신에 대한 기대치가 지나치게 높으면서 완고하게 태도와 시야가 경직돼 있어 극단적으로 배수진을 치거나 융통성이 없고 타협이나 남에게 도움을 구하거나 남의 의견을 듣는 것조차 꺼린다.

② 감정에 휩쓸리거나, 문제해결에 비관적이고, 쉽게 좌절한다.

③ 문제를 직시하고 우선순위에 따라 역량을 안배하여 당면한 것부터 차근차근 해결하고자 하는 감각이 부족하다.

④ 가능성이 있는 다양한 결과를 충분히 생각해 본 후 침착하게 대응책을 세우는 계획성이 부족하다.

⑤ 대안을 선택하는 폭이 좁아 합당한 차선책을 찾지 못해 능동적으로 대처하지 못하고 우유부단하다.

⑥ 지나친 합리화나 편견에 사로잡혀 있다.

2. 오욕칠정(욕망과 감정)

흔히 사람의 본능적 마음은 오욕칠정으로 대변되는데, 이는 감각기관을 통해 우리 마음에 반향을 일으키는 보편적인 욕망과 감정들이다.

대표적인 욕망에는 식욕, 색욕, 수면욕, 재물욕, 명예욕, 지식욕 등이 있다. 이 가운데 식욕, 색욕, 수면욕이 지나치면 직접적으로 건강을 해칠 수 있음을 앞서 살펴보았다. 그 외 재물욕이나 명예욕, 지식욕 등도 과도하면 필요 이상의 집착으로 인해 정신적, 육체적 에너지 소모가 많아지고 스트레스 지수가 높아지기 쉬워 간접적으로 건강을 해칠 수 있다.

대표적인 감정에는 긍정적인 것으로 흐뭇함, 기쁨, 흡족, 즐거움, 설렘, 평온, 안도, 신뢰, 사랑 등이 있고, 부정적인 것으로 슬픔, 분노, 근심, 걱정, 초조, 불안, 두려움, 안쓰러움, 부끄러움, 죄책감, 외로움, 경악, 산만, 권태, 미움, 경멸, 시기, 탐욕 등이 있으며, 중립적인 것으로 사려, 긴장, 부러움 등이 있다. 이들은 대체로 스트레스 유발요인이 되는데, 특히 부정적인 감정은 자율신경계에 좋지 않은 영향을 미칠 수 있다. 한 예로, 미국의 케이스 박사는 참가자의 호흡을 액체 공기로 냉각시켜 실시한 실험에서 한 사람이 1시간 동안 화를 내게 되면 약 60명을 죽일 수 있는 독소를 생성한다는 사실을 밝힌 바 있다.

마음 상태에 따라서 몸이 끌어들이는 세균과 바이러스가 다르며, 특정 상태의 마음은 특정 무기질의 흡수를 촉진하기도 한다. 예를 들면, 여성성이 강한 사람은 여성호르몬을 만들기 위한 재료로 구리(Cu)의 흡수를 촉진하고, 남성성이 강한 사람은 남성호르몬을 만드는 데 필요한 아연(Zn)의 흡수가 활발하게 일어난다. 초조한 마음은 수은(Hg)을 끌어들임으로써 세포의 수용체를 마비시켜 신체 기능 전반을 약화하고, 망설임은 철분(Fe)을 끌어들여 산화 반응을 촉진해 흰머리나 노안, 근종, 물혹 등을 만들 수 있다. 분노와 적개심이 끌어들인 납(Pb)은 전두엽에 손상을 주는데 이는 조현병과 ADHD를 일으킨다. 또, 슬픔과 외로움은 뇌에 알루미늄(Al)을 침착시켜 우울증이나 치매와 같은 뇌질환을 일으키기도 한다. 근심과 걱정, 불안은 위장 기능을 떨어뜨릴 뿐만 아니라 카드뮴(Cd)을 끌어들여 면역기능까지 떨어뜨린다. 이는 우리의 감정이나 의식에 따라 자율신경계와 내분비계가 조절되면서 영양소의 흡수에도 영향을 미치기 때문으로 보인다.

이처럼 과도한 욕망과 부정적 감정을 극복하기 위해서는 넘침도 모자람도 치우침도 없는 중용을 미덕으로 본받아 과욕을 경계하고 부정적 감정들을 지혜롭게 다스리며 순리에 따르는 행복한 생활을 해나가는 것이 권장된다.

3. 부주의 및 대충주의

매사 치밀하지 못하고 주의가 산만하며 덜렁대는 성향이나 뭐든 대충대충 하려는 태도는 안전 불감증과도 직결되고 생활과 업무에서 많은 허점을 드러낸다. 그러다 보니 사고로 다치거나 감염병 등의 질병에 걸리기도 쉽다. 이는 타고난 성향일 수도 있고, 어린 시절 양육자의 양육방식에서 비롯되었을 수도 있으며, 심한 스트레스와 같은 정신적 갈등이나 충격을 겪으면서 나타났을 수도 있다. 어떻든 이러한 부주의와 대충주의적 태도가 습관화되면 육체적 건강을 비롯해 영성적 건강에 이르기까지 온전하기 어려울 가능성이 크다.

4. 완벽주의

바로 앞에서 살펴본 부주의 및 대충주의와는 반대로 매사 너무 치밀하게 한 치의 오차도 없게 하려는 철두철미한 태도는 업무에서는 두각을 나타낼 수 있고, 사고도 잘 내거나 잘 당하지 않을 것이다. 그러나, 도달하기에 힘든 목표를 세우고 기준도 까다로워서 스트레스에 취약한 유형에 속하므로 앞서 살펴본 각종 스트레스성 심신증이 잘 생길 수 있다. 그리고, 정신적으로 에너지 소모가 많기에 신경쇠약이나 강박 신경증, 히스테리 등과 같은 신경정신 계통의 질환으로 고생하기 쉽고, 면역력 또한 약해질 수 있다. 그리고 너무 철저한 태도로 인해 대인관계도 자칫 편협해질 수 있고, 혹시 청결벽이 있다면 우리 몸의 0차 방어선이라고 할 수 있는 상재 균총에 이상을 초래하여 감염성 질환 등에도 쉽게 노출될 수 있다. 즉, 기울인 노력에 비해 역설적으로 효율적인 건강관리가 되지 못할 수 있는 것이다.

5. 비관적 사고

"컵에 물이 반밖에 없네!" vs. "컵에 물이 반이나 있네!"

이러한 사고 태도의 차이는 건강에도 영향을 미친다. 낙관적인 사람이 비관적인 사람보다 건강하며 장수한다는 사실은 이미 잘 알려져 있다. 이는 면역체계와 밀접한 관련이 있는데, 부정적인 사고가 지배적인 사람은 T세포나 NK세포가 효과적으로 방어기능을 수행하지 못한다. 이는 비관적인 사람일수록 카테콜아민이 고갈되고 이에 대한 대응으로 체내 엔도르핀을 증가시키는데, 이로 인해 면역체계의 활동이 중단되기 때문이다. 그렇기에 비관적인 사람들은 감염성 질환 등에 보다 쉽게 걸리고, 우울증과 같은 정신질환도 쉽게 생길 수 있으며, 삶에 대한 애착도 덜한 경우가 많아 단명하기 쉽다. 심지어 비관적 사고가 지배적인 사람들은 낙관적 사고가 지배적인 사람들에 비해 관상동맥질환으로 사망할 위험이 2배 이상 높다는 연구 결과도 있다. 비관적인 사람들은 불행을 경험할 때 그 원인을 변하지 않을 것으로 보며, 하나의 사건을 전부라고 확대해석하는 특성이 있다. 반면, 좋은 일은 그 원인을 일시적인 것으로 보며, 거우 일부에 지나지 않는 것으로 축소하려는 경향이 있다.

정신적으로 건강한 사람은 어떤 상황에서도 긍정적으로 생각한다. 큰 재난을 당했을 때 살아남는 사람들은 삶에 대한 의지도 강하고 상황을 긍정적으로 생각하는 경향이 있다. '죽음의 수용소에서'라는 책으로 유명한 오스트리아의 정신과 의사이자 의미치료(Logotherapy)의 창시자인 빅터 프랭클은 제2차 세계대전 당시 유대인이라는 이유로 그 악명 높은 아우슈비츠 강제 수용소에 붙잡혀 가서 3년 가까이 생사의 갈림길에서 처참한 생활을 해야 했다. 그런데, 그 절망적인 상황 속에서도 아내에 대한 사랑과 수감 당시 출판 준비가 되어 있었으나 몰수당해버린 원고를 다시 써서 완성하겠다는 희망과 의지를 붙들고서 삶의 의미를 잃지 않았기에 이후 90세가 넘도록 장수하며 심리학사에 큰 발자국을 남길 수 있었던 것으로 보인다. 희망의 가능성이 0.1%라도 있다면 그것에 베팅하는 것이

99.9%인 절망의 가능성에 베팅하는 것보다 현명하다.

6. 그릇된 신념

　　신념이란 어떤 사실이나 이론, 주장 따위를 적절한 것, 또는 마땅한 것으로서 승인하고 수용하는 확신에 찬 심적 태도를 말한다. 신앙도 일반적으로 종교적 신념을 말하는 것이기에 넓은 의미에서는 신념의 범주에 속한다고 할 수 있다. 개인의 신념이 형성되는 근거로는 사회적으로 널리 지지받는 통념적 상식, 직접 겪은 개인적 체험, 각자가 따르는 권위로부터의 가르침, 투사한 대상으로부터의 반향 등이 있다.

　　그런데, 이는 과학적 근거 위에 형성된 것일 수도 있지만, 불합리한 근거에 기초한 독단적인 것일 수도 있다. 이렇듯 신념은 객관적 실제와의 일치에 있어 그 정도가 다양하여 때로는 객관적 현실을 과장하거나 왜곡 또는 일탈하는 수가 있다. 이러한 그릇된 신념에는 속신, 미신, 맹신, 편견, 선입견, 고정관념, 망상 등이 있다. 이런 비합리적인 신념이 뇌리에 깊숙이 박혀 있을수록 그것이 의식과 행동 등에 좋지 못한 영향을 미칠 가능성이 커지는데, 이는 바로잡기가 매우 힘들다. 그렇기에 합리적 근거가 부족한데 통제마저 되지 않은 그릇된 신념은 그로 인해 건강하지 못한 감정과 행동을 보이기 쉽고, 질병을 유발하거나 악화시킬 수도 있으며, 때론 치명적 위험을 초래하기도 한다. 특히, 아이를 양육할 때 아이에게 악영향을 미칠 수 있다. 한편, 건전한 종교는 영성적 건강 등에 도움이 될 수 있겠으나, 맹신이나 광신과 같은 잘못된 신앙 태도나 사이비 종교에 빠지면 역시 매우 위험한 결과를 초래할 수도 있다. 그러므로, 건강의 대전제는 보편적 순리에 따르는 삶이다.

제12장

대사적 원인

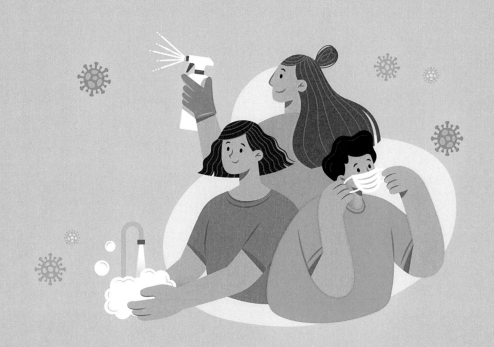

1. 기체

기체(氣滯)란 원활하게 순행해야 할 체내의 기(氣)가 운행에 장애를 일으켜 몸의 한 곳에 몰려 있는 한의학적 병리 상태이다. 외사(外邪), 즉 환경적 요인이나 감염 등에 의해 침습되거나 음식을 잘못 먹거나 감정을 잘못 다스려 유발된 내상에 기인한다. 각기 머무는 한의학적 장기 계통에 따라 병이 생기며, 해당 국소 부위가 그득하거나 붓고 아프다. 심계(心系)에 머물면 정신이 안정되지 않아 잠자리가 편치 않고, 폐계(肺系)에 머물면 폐기가 맑지 않아 진액이 담(痰)으로 엉기며, 대장(大腸)에 머물면 설사하게 된다. 신계(腎系)에 머물면 요통이 있고, 눈동자가 흐리고, 두 귀가 들리지 않으며, 간계(肝系)에 머물면 간기가 순조롭게 통하지 않아 옆구리가 아프고, 성을 잘 낸다. 비계(脾系)에 머물면 음식을 못 먹고, 배가 그득하게 부르며, 심하면 종괴가 생기거나 기육이 썩을 수도 있다.

2. 담음

한의학에서는 예로부터 십병구담이라는 말이 있다. 즉, 질병의 거의 9할은 담음과 관련이 있다고 보는 것이다. **담음(痰飮)이란, 넓은 의미에서 체내의 진액이 여러 가지 이유로 제대로 운행되지 못하고 일정한 부위에 몰려서 생기는 병리적인 산물, 혹은 이로 인한 여러 가지 수음병(水飮病)**을 통틀어 일컫는다. 여기서 진액이란 체내의 깨끗하고 맑은 수분을 뜻하고, 담음이란 그것에 체내의 노폐물이 녹아들어 탁해진 수분을 뜻하는데, 비유하자면 체내에서 전자는 상수요, 후자는 하수와 같다고 할 수 있다. 담(痰)은 호흡기계 기원의 산물로 상대적으로 걸쭉하고 탁한 편이며, 음(飮)은 소화기계 기원의 산물로 상대적으로 묽고 말간 편이라고 구분할 수 있다. 원인은 주로 비(脾), 폐(肺), 신(腎), 삼초(三焦)의 기능 장애와 관련된다. 담병(痰病)은 원인을 중심으로 구분하고, 음병(飮病)은 부위를 중심으로 구분하는데, 동의보감에 나오는 내용은 다음과 같다.

풍담(風痰)은 풍으로 생기는데, 흔히 반신불수, 머리 떨림, 어지럼증, 가슴 답답함, 경련 등의 증상이 나타난다. **한담**(寒痰)은 차가운 담으로서, 이때는 골비(骨痺)가 생겨 팔다리를 못 쓰고 기로 찌르는 듯이 아픈데, 번열은 없고 차가운 기운이 뭉쳐 있는 증상이 나타난다. **습담**(濕痰)은 습기 때문에 생기는데, 몸이 무겁고 힘이 없고 권태로우면서 나른하고 허약한 증상이 나타난다. **열담**(熱痰)은 화(火)의 기운 때문에 생긴 담으로서, 번열로 인해 담이 말라서 뭉치고 머리와 얼굴이 화끈 달아오르며 눈시울이 짓무르면서 목이 막히며 간질성 발작이 생긴다. 또 명치끝이 쓰리고 아프면서 가슴이 답답하며 두근거리는 증상이 나타난다. **울담**(鬱痰)은 화(火) 기운의 담이 심장과 폐 사이에 오랫동안 뭉쳐 있어서 뱉어내기 힘들어 생긴다. 흔히 머리털이 초췌해지고 얼굴빛이 말라비틀어진 뼈의 색깔을 띠고 목과 입이 마르고 기침이 나며 숨이 찬 증상이 나타난다. **기담**(氣痰)은 칠정(七情)이 꽉 막혀, 즉 정신적인 스트레스 때문에 생긴다. 목구멍에 담이 막힌 것이 헌솜이나 매화 씨처럼 걸려 있어서 뱉으려 해도 뱉어지지 않고 삼키려 해도 삼켜지지 않고, 가슴이 더부룩하고 답답한 증상이 나타난다. **식담**(食痰)은 먹은 것이 얹혀서 생기는데, 속에 덩어리 같은 것이 생겨 더부룩하면서 그득한 증상을 보인다. **주담**(酒痰)은 술 마신 것이 소화되지 않았거나, 술을 마신 뒤에 차를 많이 마셔서 생긴다. 술만 마시면 다음 날에 토하며 음식 맛이 없고 신물을 토하는 증상이 나타난다. **경담**(驚痰)은 놀라서 생긴다. 담이 뭉쳐서 가슴이나 배에 덩어리가 생겨 발작하면 팔딱 뛰면서 아파 참을 수 없는 증상이다. 뇌전증을 일으키기도 하며 여성들이 많이 앓는다.

또, **담궐**(痰厥)은 속이 허할 때 추위에 감촉되어 담(痰)의 기운이 막혀서 생긴다. 이때는 손발이 싸늘하고 감각이 둔해지며 어지러워 넘어지고 맥이 가라앉고 가늘다. **담괴**(痰塊)란 피부의 속과 근막 바깥에 습담(濕痰)으로 멍울이 생긴 것을 말한다. 담음이 가슴과 등, 머리와 목, 겨드랑이와 사타구니, 허리와 넓적다리, 손발 등에 생긴다. 그 부위가 붓고 때로 아프기도 하며, 눌렀다 놓아도 살갗이 벌겋게 되지 않고, 달아오르지 않으면서 마치 돌같이 단단해진다. 째고 보면 고름은 없고 멀건 피나 물 또는 자줏빛 진물이 있다. **담결**(痰結)은 담이 뭉친 것이다. 목구멍에 뭔가 있는 것 같은데 뱉어도 나오지 않고 삼켜도 넘어가지 않는 증상을 보인다.

한편, **유음(留飮)**은 수기가 명치에 머물고 등이 손바닥 크기만큼 찬 것이다. 혹, 숨이 짧고 갈증이 나며, 팔다리의 모든 관절이 아프고, 옆구리가 아프고 당기며, 기침이 더욱 심해진다. **벽음(癖飮)**은 물 덩어리가 양쪽 옆구리 아래에 있는 것으로, 움직이면 물소리가 난다. **담음(痰飮)**은 수기가 장 속에 정체되어 꼬르륵 소리가 나고 사람이 갑자기 살찌거나 마르는 것이다. **일음(溢飮)**은 수기가 사지에 있어서 몸이 무겁고 아픈 것이다. 마신 물이 퍼지다가 팔다리에 머물러 있어 땀을 내서 내보내야 하는데, 그렇지 못해서 생긴다. **현음(懸飮)**은 수기가 옆구리 아래에 있어 기침하거나 침을 뱉을 때 당기고 아프며 물 생각이 간절해진다. **지음(支飮)**은 수기가 흉격에 정체된 것으로 딸꾹질을 하고 기대어 숨을 쉬며 숨이 짧다. **복음(伏飮)**은 수기가 흉격에 가득 차서 토하고 숨이 차며, 기침하고 발열과 오한이 있으며, 허리와 등이 아프고 눈물이 나오며, 혹 몸이 떨리는 것이다.

3. 어혈

어혈(瘀血)이란 피가 제대로 돌지 못하고 체내의 일정한 곳에 정체되어 노폐물이 많아져 생기는 한의학적 병증인데, 외부적 손상, 경폐(經閉), 한사(寒邪)로 기가 몰리거나 혈열(血熱) 등에 의해 유발된다. 색깔이나 점도가 맑지 못하고 탁해진 혈액을 의미하기도 하는데, 이는 수면 부족, 동물성 포화지방이나 당분의 과다 섭취, 혈관 안쪽의 상처 때문에 혈액 성분에 변화가 일어나 혈액의 흐름이 나빠졌기 때문이다.

증상은 어혈이 있는 부위에 주로 쑤시고 찌르는 듯한 비교적 고정된 동통이 있다. 어혈을 제거하지 않고 오랫동안 방치하면 종괴가 형성될 수 있으며, 코피나 혈변, 자궁 출혈, 토혈, 혈뇨 등의 출혈 증상이 나타나는 경우가 많다. 또, 두통, 어지러움, 어깨 무거움과 이명, 가슴이 두근거리며 배가 팽팽해지는 듯한 증상, 목이 마르고 물을 자주 마시며 전신의 번열감이 있으나 허리와 복부가 찬 듯하고 매우 피로한 증상 등이 나타난다. 그리고, 피부 및 점막에 자반, 정맥이 피부에 드러나 청색을 띠는 청근이 나타나며, 손톱이 청자색이고 손바닥이 특이한 적색을 띠고, 혀와 잇몸은 검은색 또는 청색을 띠는 증상 등도 나타난다.

그 원인 중 가장 흔한 것은 **외상**이다. 타박, 추락, 절상, 급격하고 과도한 근력 사용이나 관절이 비틀리면서 발생한 염좌가 있을 때 해당 부위나 그와 관련된 맥도가 손상되면 기혈의 운행이 통하지 못하게 되고 국소에 혈류가 한곳에 몰려 흩어지지 않으면서 종괴나 동통을 일으키는 것이다.

다음으로, **외감한열(外感寒熱)**이 원인이 될 수 있다. 혈맥은 한열의 변화에 민감하다. 경맥이 지속적으로 한(寒)에 노출되면 혈맥이 막힌다. 한은 동상의 경우처럼 어혈을 일으키는 일차적인 원인으로 작용하기도 하지만 버거씨병이나 레이노 증후군과 같은 어혈성 손상을 악화시키는 촉진 인자로 작용하기도 한다. 열이 지나치게 커지면 진액(津液)과 맥락(脈絡)을 태워 상하게 되는데, 그로 인해 혈이 열에 의해 끓게 되면 곧 응결하여 장부조직과 지체 말초에 어혈을 생성시킨다.

또, **장부내상(臟腑內傷)**도 원인이 될 수 있다. 장부 병변이 발생하면 혈의 운행과 기능이 정체되어 어혈이 생긴다. 심간비(心肝脾)의 혈장(血臟)에 이상이 생겨 비정상적인 내인성 출혈이 발생하는 경우 어혈이 형성된다. 자반증이나 기능성 자궁출혈, 월경 이상 등 혈액이 제때 완전히 배출되지 못할 때 또는 지혈 기전에 관련된 혈액 응고 효소 이상으로 인한 대사 장애성 질환이 있는 경우에도 어혈이 형성된다. 또, 노권(勞倦)이나 허로(虛勞)와 같은 과로와 관련된 전형적인 내상허증(內傷虛證)일 경우에도 어혈이 형성될 수 있다.

어혈로 인해 나타날 수 있는 질환들은 다음과 같다. 소화기계 질환으로 위산과다증, 위궤양, 맹장염, 간장과 비장의 기능 장애 등이 있고, 순환기계 질환으로 동맥경화증, 뇌출혈, 반신불수 등이 있으며, 호흡기계 질환으로 편도염, 기관지염, 늑막염, 폐결핵 등이 있고, 비뇨기계 질환으로 신장염, 방광 결석, 전립선 비대증 등이 있으며, 부인과적 질환으로 불임증, 산욕열, 자궁내막염, 난소낭종, 자궁근종 등이 있고, 기타 질환으로 신경통, 류머티즘, 치질, 치루, 치출혈 등이 있다.

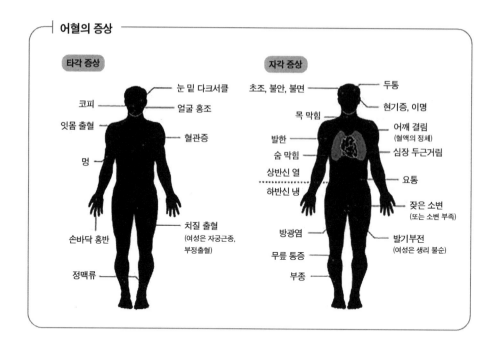

어혈의 증상

타각 증상

눈 밑 다크서클
코피
얼굴 홍조
잇몸 출혈
혈관증
멍
손바닥 홍반
처질 출혈
(여성은 자궁근종,
부정출혈)
정맥류

자각 증상

초조, 불안, 불면
두통
목 막힘
현기증, 이명
발한
어깨 결림
(혈액의 정체)
숨 막힘
심장 두근거림
상반신 열
하반신 냉
요통
잦은 소변
(또는 소변 부족)
방광염
발기부전
(여성은 생리 불순)
무릎 통증
부종

4. 식적

식적(食積)**이란 한의학에서 비위**(脾胃)**의 운화**(運化) **기능 장애로 먹은 음식물이 정체되어 생긴 뱃속의 덩어리**이다. 가슴과 배가 답답하며 배에서 단단한 것이 만져지거나 때로 덩어리가 만져지며 아파하고 트림하며 신물이 올라오고 입맛이 떨어진다. 대변은 굳거나 설사를 한다.

증상으로는 식후에 잘 체한다거나, 항상 가스가 찬다거나, 명치끝이 답답하고 역류가 자주 발생한다거나 목덜미가 자주 뻣뻣하다거나, 담이 잘 생긴다거나, 늘 피곤함을 느낀다거나, 잔변감을 느끼거나 장이 지나치게 예민하다거나, 눈이 건조하다거나, 두통이 자주 있다거나, 얼굴이 누렇고 기미가 잘 낀다거나, 어지럼증이 나타난다거나, 건망증이 심하다거나, 입 냄새가 심하다거나, 메스껍다거나 냉이나 염증이 잦다는 등이 있다.

식적은 음식물이 적체되면서 만성 소화불량, 식체, 잦은 트림, 복부 팽만, 등 소화기 증상에서 시작되지만 방치하면 두통, 만성피로, 두드러기, 얼굴의 잡티,

피부발진, 무릎이나 허리의 통증, 간질환, 자궁질환, 뇌질환 등 전신의 다양한 질환으로도 이어질 수 있다.

예방을 위해서는 평소에 규칙적으로 적당량의 식사를 하고, 야식은 금하며, 술이나 커피도 줄이고, 식후에 적당한 운동을 꾸준히 하는 등 올바른 식습관을 갖춰야 한다.

5. 비만

1) 개요

WHO에서 발표한 비만 진단 기준은 체중(kg)을 키(m)의 제곱으로 나눈 체질량지수, 즉 BMI가 $30kg/m^2$ 이상인 경우이지만, 이 수치는 서양인을 기준으로 한 것이므로, 대한비만학회에서 발표한 동양인 기준으로는 25 이상이면 비만, 23 이상이면 그 전 단계인 과체중에 해당한다. 하지만, **의학적인 의미에서 비만이란 체내에 지방이 필요 이상으로 많이 쌓여 과다한 상태**이다. 그렇기에 체중은 많이 나가더라도 근육량이 많고, 지방량은 많지 않은 경우는 비만이라고 하지 않는다. 반대로, 체중이 많이 나가지 않더라도, 몸의 구성 성분 중 지방량이 많은 사람은 비만일 수 있다.

체내에 저장된 모든 지방은 '체지방'으로 측정되는데, 평균적으로 남성은 15~20%, 여성은 20~25%의 체지방률을 보인다. 체지방은 필수 지방과 피하지방, 그리고 내장 지방으로 구분할 수 있다. 필수 지방은 뇌와 신경계를 비롯해 우리 몸에서 꼭 필요한 지방을 말한다. 그렇기에 체지방이 과다해지는 것도 문제지만, 지나치게 적어도 건강상 심각한 문제가 발생할 수 있다. 피하지방은 피부 아래에 저장되기에 우리가 손으로 느낄 수 있는 지방조직이다. 이 피하지방은 체지방 중 약 90%를 차지하는데, 우리가 안정적으로 체온을 유지할 수 있도록 해준다. 한편, 내장 지방은 복근 아래 장기 주변에 축적되는 지방으로서 매우 나쁜 지방으로 통한다. 이는 인슐린 저항성을 높이고, 혈액 내 지질 농도를 높여 끈끈하게 만들어 혈액순환에 지장을 초래한다. 그래서 비만 중에서도 특별히 경계해야 하는 것이 바로 복부비만이다.

비만은 전 세계적으로도 급속한 증가추세인데, 국내만 하더라도 매년 약 40만 명씩 성인 비만 환자가 늘어나고 있다. 인류는 진화과정에서 음식이 부족할 때를 대비해 에너지를 저장할 수 있는 유전자를 발전시켜 왔지만, 산업의 발전으로 과거와는 다르게 고열량 고지방 식품이 늘어나고 에너지 소모 활동은 오히려 줄어들면서 비만 인구는 급속도로 늘어나게 되었다.

비만이나 그 전 단계에 해당하는 과체중은 보통 신체에서 운동이나 생활로 소비되는 것보다 음식으로 섭취하는 열량이 더 많으면 생기는데, 주로 다음과 같은 이유에 기인한다. 즉, 활동량 부족과 좌식 생활 습관, 불규칙한 식습관, 과식, 영양 불균형, 유전적 요인, 호르몬 불균형(갑상샘 기능 저하증 등), 무리한 체중 감량으로 인한 대사 장애, 섭식장애, 알코올 중독, 스트레스, 불충분한 수면, 항정신병약 복용, 금연이나 다른 흥분제의 금단증상 등 때문이다.

2) 관련 질환

비만은 만병의 근원으로 체지방이 증가하면 각종 질병이 생길 가능성이 커진다. 특히, 어린이 비만에도 동일한 합병증 발생이 가능하며, 소아 비만은 잠재적 질병 위험도가 더욱 높다고 알려져 있다.

1〉 혈관계 질환

체중이 늘면 인체가 필요한 혈액량도 많아지고 비만한 사람의 심장은 혈액 공급 능력에 여유가 별로 없기에 조금만 무리해도 금방 숨이 차고 피로할 수 있다. 비만이 일으킬 수 있는 심뇌혈관질환으로는 고혈압, 관상동맥질환(협심증, 심근경색증 등), 뇌졸중, 폐색전증, 하지정맥류, 정맥혈전색전증 등이 있으며 흔히 여러 가지가 한꺼번에 나타나곤 한다.

2〉 대사 내분비계 질환

비만과 관련된 대사 내분비계 질환으로는 제2형 당뇨병, 인슐린 저항성, 대사증후군, 이상지질혈증, 고요산혈증, 통풍 등이 있다. 우선, 비만에서는 정상체중보다 제2형 당뇨병에 걸릴 위험이 5~13배 높다. 비만으로 생기는 당뇨병은 혈당을 조절하는 인슐린이 부족해서 생기는 것이 아니라, 인슐린이 충분히 있는데도 제대로 작용하지 못해 생기는 제2형 당뇨병으로, 특히 복부 비만이 이러한 인슐린 저항성과 관련이 높다. 그리고, 대사증후군은 혈압상승, 복부비만, 이상지질혈증, 혈당 상승 등 각종 심혈관계 위험인자들이 동시에 나타나는 것인데, 중요한 병인은 내장 지방이 대사 이상을 일으키는 데 있다. 따라서 복부비만이 대사증후군의 주된 유발요인이라고 할 수 있다. 더불어 지방세포가 아디포카인이라고 하는 염증성 물질을 만들어내므로 복부비만인 사람은 정상인보다 통풍에 걸릴 확률이 2배 이상 높다고 한다.

3〉 소화기계 질환

지방간(특히, 비알코올성 지방간), 소화불량, 만성 변비 등의 기능성 위장장애와 위·식도 역류 질환, 탈장, 담석증 등이 비만과 연관된 것으로 알려져 있다. 비만한 사람에게 가장 흔한 위장관 질환은 담낭 질환이다. 체중증가 시 담즙에 분비되는 콜레스테롤의 증가가 담석의 발생과 연관되어 있을 것으로 보인다. 체중을 무리하게 감량해도 담석 질환이 악화할 수 있다.

4〉 호흡기계 질환

비만은 호흡 기능에 부정적인 영향을 미치고 호흡기계 증상의 위험을 높이는 것으로 알려져 있다. 비만한 사람에게 수면무호흡증은 흔한 문제다. 특히, 복부비만과 목구멍의 크기가 폐색성 수면무호흡증과 연관되어 있다. 이것은 누운 자세에서 상기도가 좁아지기 때문이며 심한 경우 급사를 초래할 수도 있다. 비만과 연관된 다른 호흡기계 이상으로는 천식, 저환기증후군, 폐고혈압 등도 있다.

5〉 비뇨생식기계 질환

비만과 관련된 비뇨생식기계 질환으로는 생식샘저하증, 월경 장애, 다낭성 난소 증후군, 불임, 산모 임신 합병증(임신당뇨병, 임신고혈압, 임신중독증, 유산, 난산 등), 태아 기형(신경관 결손, 입술갈림증, 입천장갈림증, 뇌수종, 심혈관계 이상 등), 신장질환(신결석, 만성 신질환, 말기 신질환 등), 성조숙증, 여성형 유방, 발기부전, 요실금 등이 있다. 이러한 위험 증가는 성인기뿐만 아니라 소아나 청소년기에 비만해진 경우와도 별개로 연관되어 있다. 복부 비만은 안드로겐의 영향을 증가시키므로 월경 이상과 불임의 중요한 원인이 된다.

6〉근골격계 질환

비만과 관련된 근골격계 질환으로는 요통, 골관절염, 척수질환, 운동 범위 제한 등이 있다. 요통과 무릎관절염의 위험성은 비만에 비례하여 증가하는 경향이 있다. 즉, 비만은 척추와 무릎에 물리적인 하중을 늘리고, 이에 따른 걸음걸이의 변형으로 척추와 무릎의 충격 흡수 효율이 떨어지면서 이들 질환의 발생위험을 증가시킨다. 역으로, 이들 질환은 신체 활동량 저하를 초래하여 비만도를 증가시키기도 하므로 악순환에 빠질 수 있다.

7〉신경계 질환

비만과 관련된 신경계 질환으로는 특발성 두개내압 상승, 치매, 넓적다리감각이상증 등이 있다. 비만은 당뇨나 심뇌혈관질환의 위험을 증가시키므로 간접적으로 대사 이상을 일으켜 치매를 유발할 수 있다고 본다. 넓적다리감각이상증은 과도한 체중 때문에 나타날 수 있다.

8〉정신 심리 질환

비만으로 인해 정신적으로 우울증, 불안증, 자존감 저하, 섭식장애, 업무능력 저하, 삶의 질 저하 등이 나타날 수 있다.

9〉암

위암, 대장암, 간암, 췌장암, 담낭암, 신장암, 백혈병, 다발성 골수암, 림프종, 전립선암, 자궁경부암, 자궁내막암, 난소암, 유방암 등이 비만과 연관되어 있다고 알려져 있다. 비만한 사람의 암의 상대위험도 또한 남녀 모두에서 높은 것으로 나타났다.

10〉기타

그 밖에 비만은 피부감염, 잇몸질환, 림프부종 등을 쉽게 유발할 수 있다. 한편, 비만은 사망률과도 높은 비례관계에 있어 BMI(체질량지수)가 클수록 사망률은 매우 높아진다. 비만한 사람은 그렇지 않은 사람들보다 사망률이 50~100% 증가한다. 이는 인종이나 민족에 무관하게 적용되는 현상이다. 하지만 나이가 들면, 비만과 사망률과의 관련성이 줄어들어 50세 이후에는 고도비만에서 연관성을 보이고, 65세가 넘어가면 뚜렷한 경향성은 나타나지 않는다.

BMI와 사망률

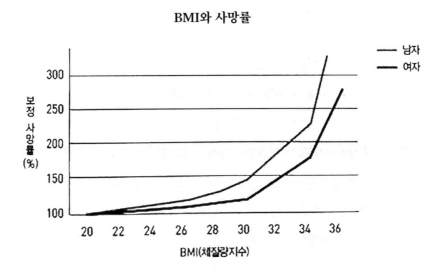

6. 땀

사람이 하루에 흘리는 땀의 양은 봄이나 가을을 기준으로 보통 500~700mL이며 이는 하루, 즉 같은 시간 동안 누는 오줌의 절반 정도에 해당한다. 더운 여름에는 하루에 흘리는 땀의 양이 2~3L까지도 늘어난다. 땀은 피부에 있는 땀샘을 통해 배출되는데, 이는 손바닥, 발바닥, 이마, 콧등, 겨드랑이 등에 많다. 땀의 성분은 오줌의 성분과 거의 같으나 물의 비율이 더 높아 99%의 물과 0.8%의 염분, 0.1%의 요소 등으로 이루어져 있다. 땀은 증발할 때 기화열을 흡수하므로 체열이 발생할 때 체온을 조절하고, 노폐물과 함께 피부 표면의 이물질과 피지를 배출함으로써 피부를 정화하고, 신체를 해독하는 기능도 한다. 땀에 함유된 특정 항균 펩타이드인 데르미시딘은 땀샘을 통해 배출되어 피부를 통해 미생물과 유해 세균이 감염되는 것을 막아준다고 한다.

하지만, 땀 속에 함유된 유기물이 피부 내 정상 세균총에 의해 분해가 되면 불쾌한 냄새가 유발될 수 있어 체취의 원인이 된다. 또한, 운동을 마친 직후 땀을 오랫동안 씻지 않으면 피부가 자극을 받을 수 있다. 땀 속의 암모니아와 요소가 피부에 너무 오랫동안 방치돼 있으면 염증을 일으킬 수 있고, 나트륨은 피부를 건조하게 만들 수 있다. 특히 피부가 접히는 부위는 땀으로 인해 땀띠나 발진이 생길 수 있다. 게다가, 진균(곰팡이)이 번식할 수 있는 좋은 환경이 되므로 무좀이 생기거나 악화할 수 있다. 그러므로, 땀을 많이 흘리는 체질이거나, 체중 과다로 인하여 땀 흘리는 양이 많은 경우에는 땀의 습기로 인해 발병률이 더 높아진다.

따라서 땀을 흘린 후에는 오래 지체하지 말고 땀에 젖은 옷을 벗고 비누칠을 겸한 샤워를 하는 것이 좋다. 이때, 땀이 난 직후보다는 땀이 난 상태에서 곧장 식히지 말고 잠시 온기를 유지하며 그대로 머문 다음 깨끗이 씻어내는 것이 경피독의 해독을 위해 권장된다. 그리고 샤워 후에는 뽀송함을 유지할 수 있도록 면이나 흡습 기능이 있는 소재의 옷을 입어 피부가 습해지지 않도록 하는 것이 좋다.

7. 피지

1) 피지의 생성

피지란 피부에 있는 피지선에서 나오는 유성물질, 즉 기름기를 말한다. 이 액상의 지방은 모낭을 거쳐 털구멍에서 배출되어 피부 표면의 건조를 방지한다. 얼굴, 두피, 가슴에 피지선이 가장 많이 분포되어 있다. 피지의 생성은 호르몬 수치 변화에 따라 변동하는데, 특히 테스토스테론이라는 남성호르몬의 영향이 많다. 식사와의 관계는 지방뿐만 아니라 탄수화물의 섭취에 의해서도 분비가 증가한다.

2) 피지의 생리적 기능

피지는 염증과 싸우고 보습 작용을 하며, 자외선으로부터 피부를 보호하고, 비타민E와 같은 지용성 항산화제를 피부 표면으로 운반하여 산화성 피부 손상을 예방하는 데에 도움이 될 수 있다. 또, 피지는 pH가 4.5~6.0인 약산성이라서 결과적으로 세균 및 바이러스와 같은 해로운 병원체가 피부에 침투하는 것을 방지하는 데 도움이 된다.

3) 피지의 과다 생성

피지의 과다 생성은 지성 피부로 이어질 수 있고, 지루성 피부염의 한 원인으로 지목되고 있다. 과도한 피지는 각질과 결합하여 블랙헤드와 여드름을 유발할 수 있는데, 피지선에 염증이 생긴 것이 곧 여드름이다. 그러므로 지성 피부이거나 피지 생성이 많은 날은 꼭 세정제를 사용하여 샤워나 목욕을 하는 것이 좋다.

4) 피지의 과소 생성

피지의 과소 생성은 피부 건조감, 가려움 등의 문제를 일으킬 수 있고, 피부감염에도 취약해진다. 그러므로 이러한 건성피부는 잦은 샤워나 목욕을 삼가는 것이 좋다.

8. 유해산소(활성산소 과다)

1) 활성산소의 양면성

사람이 약 40% 농도의 산소에 노출되면 심장과 뇌 등이 일시적 장애를 일으킨다. 이때 발생한 산소가 활성산소인데, 이는 **양면성이 있어서 2% 정도 발생하면 유익하지만 3% 이상 발생하면 유해**하다. 여기서 후자를 유해산소라 하고, 이것으로 인해 90% 이상의 질병이 발생한다는 주장도 있다. 즉, 노화나 질병을 신체가 유해산소에 의해 산화되어 녹이 스는 현상으로 보는 것이다.

원래 활성산소는 체내에 세균이나 바이러스, 곰팡이 등의 이물질이 침입했을 경우, 이것을 녹여 없앰으로써 생체를 지키는 아주 중요한 역할을 하는 화학물질이었다. 그런데, 이것이 체내에서 필요 이상으로 증가하게 되면 도리어 자체의 세포 또는 조직까지도 이물질로 보고 공격하여 손상을 입히는 것이다.

2) 활성산소의 성질

산소의 유형은 크게 나누어 일반산소와 활성산소로 구분할 수 있다. 일반산소란 앞서 화학적 원인 편에서 살펴본 바와 같이 산소 분자의 전자들이 쌍을 이룬 안정된 산소로서 우리가 일상생활에서 늘 마시고 있는 대기 중의 산소를 뜻한다. 반면, 활성산소란 체내의 생리적 대사 과정에서 전자 1개를 빼앗긴 불안정한 산소를 말한다.

활성산소는 주위로부터 전자 하나를 더 얻어 보다 안정된 상태로 가려는 성질을 가지고 있기에 산화력이 강하고 세포에 손상을 줄 정도로 매우 불안정하고 민감하게 반응한다. 그렇기에 이러한 활성산소가 과잉 생성되면 인체에 산화작용을 일으켜 세포의 손상 및 파괴, DNA 변형, 독소 생성, 질병 발생, 노화 촉진 등을 일으킬 뿐만 아니라 체내의 여러 아미노산을 산화시켜 단백질의 기능 저하, 핵 염기의 변형, 당의 산화분해 등을 일으켜 세포의 돌연변이 및 암의 원인이 되기도 한다. 활성산소에는 슈퍼옥사이드 라디칼, 과산화수소, 일중항산소, 하이드록시 라디칼의 4종이 있는데, 이 가운데 하이드록시 라디칼은 1개만으로도 50%의 치사율로 사람을 죽일 수 있을 만큼 강력한 산화력을 지니고 있어 성인병이나 암을 일으키고 노화를 앞당기는 가장 위험한 활성산소이다.

호흡을 통해 체내로 유입된 산소는 혈액 속의 헤모글로빈과 결합하여 혈관을 타고 온몸으로 전달되며, 우리가 섭취한 음식물의 탄수화물, 지방, 단백질 등의 영양분을 산화시켜 에너지를 만드는 대사 과정에 참여한다. 정상적인 호흡 과정에서는 산소 25분자가 환원될 때마다 활성산소 1분자가 생성된다. 건강한 상태일 때에는 활성산소를 체내의 SOD(항산화방어기작을 하는 효소)와 카탈라아제가 자동으로 제거하기에 별로 문제가 되지 않지만, 체온상승, 스트레스, 과격한 운동, 자외선, 과로 등으로 체내의 아드레날린 농도가 높아지거나 공해, 유해 식품, 환경호르몬, 노화 등으로 활성산소가 과다하게 생성되면 우리 몸속의 산소를 다량으로 소비시킴으로써 심각한 산소 부족 증상을 일으킨다. 특히, 활성산소는 결합력과 산화력이 강하며 어느 것과도 쉽게 결합하기 때문에 세포 인지질의 전자를 빼앗고 DNA를 손상하여 세포를 산화함으로써 여러 가지 질병을 일으킨다. 또한 대사 과정의 부산물로 생긴 수소이온도 산소를 대량으로 소비시키기 때문에 발암 요인이 될 수 있다.

활성산소의 병태

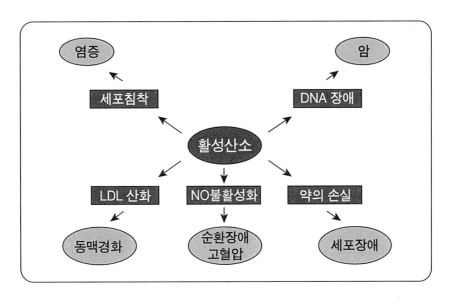

3) 활성산소의 발생원인

 활성산소의 발생 원인은 크게 세 가지 범주로 나눌 수 있다. 첫째, **자연적 요인**
으로서 음식물의 소화, 활동, 외상, 면역 작용, 허혈 후 재관류, 항암제 투여, 비
만 체질 등이 있고, 둘째, **환경적 요인**으로서 배기가스, 중금속, 방사선, 자외선,
초음파, 유해 전자파, 화학물질(세제, 살충제 등) 등이 있으며, 셋째, **습관적 요인**으
로서 스트레스, 과격한 운동, 과음, 과식, 과로, 흡연, 과산화지질 식품 섭취(인스
턴트식품 등) 등이 있다.

 하지만, **더 직접적인 원인은 세포 내 소기관인 미토콘드리아의 기능 장애** 때문
이라고 할 수 있다. 즉, 위와 같은 여러 원인으로 인해 미토콘드리아의 세포호흡
기능이 손상을 받아 세포 수준에서 장애가 발생하면 체내 활성산소 중 거의 90%
정도가 이곳 미토콘드리아에서 생성된다.

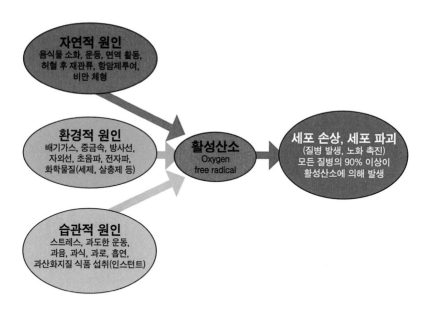

활성산소의 발생원인

4) 관련 질환

실제, 인간의 질병은 약 90%가 활성산소와 그것이 지질과 반응하여 생성된 과산화지질에서 비롯된다고 주장하는 학자도 있다. 활성산소의 공격을 받기 쉬운 곳은 뇌, 혈관, 피부의 세포 등인데, 현재 활성산소에 의해 유발된다고 여겨지는 주요 질병에는 암, 백혈병, 백내장, 동맥경화, 당뇨병, 뇌졸중, 심근경색, 간염, 신장염, 교원병, 폐 경화증, 피부궤양, 위궤양, 장궤양, 관절류머티즘, 천식, 아토피성 피부염, 파킨슨병, 알츠하이머병, 남성 불임증, 베체트병, 가와사키병, 자외선과 방사선에 의한 질병, 노화 촉진 등이 있다.

활성산소 과다로 인해 생길 수 있는 질병	
뇌	치매, 파킨슨병, ADHD, 불면증, 우울증, 암, 편두통, 루게릭병, 다발성 경화증, 강박장애, 자폐 스펙트럼, 양극성 장애
눈	황반변성, 망막변성, 백내장
심장	심근경색, 고혈압, 죽상경화증, 협심증
폐	천식, 만성 폐쇄성 폐질환, 알레르기성 질환, 암, 만성 기관지염
신장	만성 신질환, 신장염
혈관	죽상경화증, 하지정맥류, 고지혈증

면역계	만성 염증, 자가면역질환, AIDS, 헤르페스, 크론씨병, 간염
관절	관절류머티즘, 골관절염, 건선성 관절염
피부	주름, 여드름, 피부암, 습진, 건선, 피부염
기타	당뇨병, 만성피로, 중금속 중독, 라임병, 섬유근육통

5) 활성산소 과다를 줄이는 방법

활성산소 과다를 줄이기 위해서는 섭식과 생활 습관에 신경을 써야 한다. 권장되는 음식으로는 항산화물질이 풍부한 베리류 과일과 토마토, 호두, 감자, 시금치, 부추, 버섯 등이 있다. 또, 도움이 되는 생활 습관으로는 과도하지 않은 적당한 유산소운동 하기, 스트레스 줄이기, 과음 및 흡연 줄이기, 과식하지 않기, 자외선 차단제 사용하기, 인스턴트 음식 자제하기, 환경 오염 물질 피하기 등이 있다.

9. 단백질 병리 현상

1) 단백질의 생리적 기능

단백질은 아미노산이 펩타이드 결합으로 연결된 고분자 화합물인데, 탄소, 수소, 산소, 질소, 인, 황 등으로 구성되어 있으며, 주로 우리 몸의 구성 물질로 쓰인다. 단백질은 세포 원형질의 성분이며, 근육의 주성분이자 효소나 호르몬의 주성분이다. 또한 에너지원으로 쓰여 1g당 약 4kcal의 열량을 낸다.

단백질은 체내에서 다음과 같은 다양한 역할들을 수행한다. 즉, 미세섬유, 중간섬유, 미세소관을 통해서 세포 안을 지지하거나 콜라젠, 엘라스틴의 형태로 세포 밖을 지지하고, 액틴과 미오신을 통해 신체의 운동을 조절하거나, 호르몬 등의 각종 리간드 물질이나 수용체와 같은 신호 전달자 역할도 한다. 그리고, 세포막의 물질 수송 통로도 단백질이 관여하고, 체내 화학 반응의 촉매인 효소와 면역을 담당하는 면역글로불린과 같은 항체도 단백질로 이루어져 있다. 이 밖에도 생체 내 고분자 물질들의 수선과 유지를 담당하는 등 여러 기능을 담당한다.

2) 관련 질환

체내 대사에서 일부 단백질이 병리적으로 생성되어 축적되면 다양한 질환을 일으키기도 한다. **대표적으로 아밀로이드증**이 있는데, 아밀로이드라는 당단백질이 한 곳 이상의 체내 조직이나 장기에 지나치게 쌓여서 조직이나 장기의 기능 장애를 일으키는 질환을 총칭한다. 원래 단백질은 생성 비율과 같은 비율로 분해되는데, 아밀로이드 침전물은 대단히 안정적이어서 분해되는 속도보다 더 빠르게 침착된다. 아밀로이드증은 한 곳의 장기나 조직에 손상을 주는 국소성 아밀로이드증과 주로 심장, 뇌, 신장, 소화기관에 손상을 주며 몸 전체에 걸쳐 일어나는 전신성 아밀로이드증으로 나눌 수 있다. 아밀로이드증은 주로 노인에게 잘 발생하고, 남성이 여성보다 2배 정도 많이 발생한다. 아밀로이드증은 초기에는 증상이 없는 경우가 많은데, 증상은 수개월에서 수년에 걸쳐서 이것이 침범된 조직과 기관에 따라 다양하게 나타난다. 일반적으로 피로, 호흡곤란, 체중 감소가 나타날 수 있고, 축적된 부위에 따라 다음과 같은 증상이 나타난다.

① 뇌 : 치매, 기억력 장애

② 심장 : 심부전증, 부정맥, 심장 비대

③ 신장 : 신부전증

④ 신경계 : 신경통, 감각 이상, 무감각, 따끔거림, 허약감

⑤ 소화계 : 만성 설사, 변비, 과도한 가스, 구토, 장내 출혈(대변 색이 붉거나 커피 색임), 저작 또는 연하(삼킴) 곤란

⑥ 혈액 : 혈구 수 감소, 쉽게 상처 나거나 출혈함

⑦ 췌장 : 당뇨

⑧ 피부 : 피부 발진

⑨ 근육 : 근육 쇠약, 관절통

노인반의 주성분이라 할 수 있는 일종의 작은 단백질인 베타 아밀로이드가 과도하게 생성되어 뇌에 침착되면서 뇌세포에 해로운 영향을 주고, 뇌세포의 골격 유지에 중요한 역할을 하는 타우 단백질의 과인산화, 염증반응, 산화적 손상 등으로 뇌세포가 손상되면서 흔히 노인성 치매로 알려진 알츠하이머병을 유발하게 된다. 또 알파 시누클레인은 뇌세포 사이에 신경전달을 돕는 단백질인데, 이 단백질이 세포에 쌓이는 현상이 파킨슨병의 특징 가운데 하나이다. 세포 안에서 더 이상 필요 없는 물질들을 분해하는 소기관 가운데 리소좀이 있는데, 알파 시

누클레인을 포함한 여러 단백질도 소임을 다하거나 불필요해지면 리소좀에서 분해된 뒤 제거된다. 그런데 알파 시누클레인 단백질에 돌연변이가 생기면 리소좀에 의한 단백질 분해 과정을 차단할 뿐 아니라 제거되어야 할 다른 단백질의 분해까지 막는다. 그 결과 뉴런이 사멸되면서 파킨슨병 같은 신경퇴행성 질환이 진행된다.

한편, 효소와 같은 단백질의 부족이나 결핍 때문에 질환이 발생할 수도 있다. 유당 분해 효소인 락타아제가 결핍되거나 활성도가 정상치보다 저하되는 경우 유당불내증이 생기는데, 이 경우는 우유 대신 발효유인 요구르트를 마시는 것이 좋다. 그 밖에도 유전질환 중에 많은데, 헥소사미니다아제의 결핍으로 유발되는 테이-삭스병, 페닐알라닌 수산화효소의 활성 저하로 인해 체내에 페닐알라닌이 과도하게 축적되어 발생하는 페닐케톤뇨증, 유당이 소화 흡수되면서 분해되어 생성된 갈락토스를 간에서 포도당으로 전환하는 갈락타아제가 합성되지 못하여 발생하는 갈락토세미아 등이 있다.

10. 지질 이상

우리 몸에서 **지질에 이상이 생기면 이상지질혈증이 발생**할 수 있다. **이상지질혈증이란 혈액 내에 총콜레스테롤, LDL콜레스테롤, 중성지방이 증가하거나 HDL콜레스테롤이 감소한 상태**를 말한다. 특히, 중성지방이 증가해 체내에 축적되면 고중성지방혈증이라는 이상지질혈증이 발생할 수 있다. 중성지방은 지질의 일종으로 장에서 흡수된 지질에 포함되어 있거나, 섭취된 당질과 지방산을 재료로 해서 간에서 합성된다. 그렇기에 당질 위주의 식사를 하는 사람에게 위험성이 크다. 또한, 저체온인 사람도 정상인보다 대사량이 떨어지다 보니 대사되지 않고 체내에 남아있는 혈당이나 중성지방, 콜레스테롤로 인해 위험성이 커진다. 중성지방은 포도당과 더불어 인체의 좋은 에너지원으로 사용되지만, 과잉 축적 시 비만 및 고혈당의 위험을 높인다. 동맥경화증에 대해선 논란의 여지가 있긴 하지만, 중성지방이 높으면서 동시에 HDL콜레스테롤도 낮은 경우에는 대사증후군과 연관되어 동맥경화의 위험인자로 작용할 가능성이 크다.

중성지방은 150mg/dL 미만이면 '정상', 150~199mg/dL이면 '경계', 200mg/dL 이상이면 '높음'으로 진단한다. 그리고 이상지질혈증의 정상범위는 다음과 같다.

① 총콜레스테롤 200mg/dL 이하

② LDL콜레스테롤 130mg/dL 이하

③ HDL콜레스테롤 60mg/dL 이상

④ 중성지방 150mg/dL 이하

중성지방은 이차적인 원인에 의한 상승이 흔하게 나타나는데, 비만, 활동량 부족, 흡연, 음주 과다, 탄수화물의 다량 섭취 등과 당뇨병, 만성신부전, 신증후군 등의 질환 및 베타 차단제, 스테로이드, 에스트로겐 등의 약제에 의해서 상승할 수 있다.

예방을 위해서는 식이, 운동, 체중 관리에 신경써야 하고, 알코올 역시 체내 중성지방 합성을 증가시키기 때문에 과음하지 않는 게 좋다. 한편, 생선 기름에 함유된 EPA, DHA 등의 오메가3 지방산은 혈액 내의 중성지방 수치를 낮추는 데 도움이 된다.

11. 이차적 영양실조

영양실조에는 일차적 원인과 이차적 원인이 있다. 일차적 영양실조는 주로 기근, 전쟁, 경제 사정 등으로 식량 공급이 제대로 이루어지지 않아 발생하는 형태의 영양결핍으로 앞서 질병의 식이적 원인 편에서 다룬 내용에 해당한다.

한편, **이차적 영양실조는 일차적 영양실조 이외의 영양실조를 말하는데, 적절한 영양공급을 받는 사람이 급성 혹은 만성 질환으로 영양결핍이 생긴 상태를 말하며, 이는 체내 대사 과정이 급격히 변하여 발생**한다. 내과와 외과의 모든 성인 입원 환자 중 1/3~1/2가량이 영양실조 상태라는 보고가 있으며, 이차적 영양실조로 초래되는 질환은 일차적 영양실조의 경우와 거의 같다.

12. 상재 균총 이상

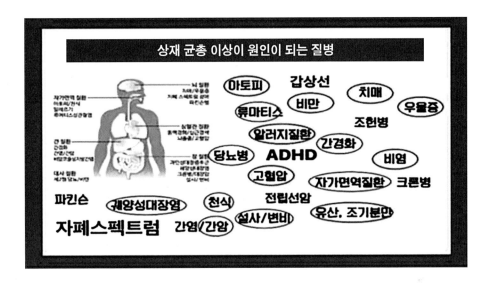

1) 상재 균총

성인 한 명의 몸에 존재하는 미생물은 약 2kg 정도로 추산된다. 이를 세균수로 환산하면 대략 100조~1,000조 마리 정도인데, 그 종류만도 1만 종이 넘는다. 즉, **우리 몸에는 우리 몸의 세포 수에 맞먹거나 이보다 훨씬 더 많은 수의 미생물이 우리 몸을 숙주로 삼아 동거하고 있다. 이렇게 건강한 정상인의 피부와 점막에 상주하면서 평상시엔 인체에 해를 끼치지 않는 미생물 집단을 상재 균총이라고 한다.** 태아 때는 무균상태로 있다가 태어나는 순간부터 세균 등 미생물의 접촉을 받게 되면서 인간은 상재 균총을 보유하게 된다. 이들은 **우리 몸의 피부, 소화관, 안구, 구강, 비강, 기도, 요도, 여성 생식기 등에 정주하고 있는데, 이 가운데 약 99%에 해당하는 100조 마리 이상은 장관에 서식하고 있고, 그다음으로 1조 마리 정도가 피부에 분포하는 순**이다.

상재 균총의 구성은 사람마다 각각 다르다고 알려져 있으며, 그 다양성의 감소가 질병의 발생과 관계가 있는 것으로 보고되고 있다. 상재 균총은 생명에 필수적이지는 않지만, 숙주인 우리 몸과 공존하면서 우리 몸의 건강과 정상 기능 유지에 결정적인 역할을 한다. 대표적으로 점막과 피부 위에 있는 상재 균총은 '세균 방해'를 통하여 병원균 같은 외래의 미생물 침입이나 정착을 방지하고, 그에 기인하는 감염성 질환을 예방하는 역할을 한다. 그렇기에 상재 균총이 억제되면 그 부위에 공백이 생기고, 이 공백은 환경이나 몸의 다른 부위에 있던 미생물들로 채워지게 되는데, 그런 미생물들은 기회 감염균으로 작용하고 병원균이 될 수 있다. 상재 균총에는 보통 유익균, 중간균, 유해균이 함께 존재하는데, 일반적으로 유익균은 늘어나고 유해균은 줄어드는 것이 좋지만, 그렇다고 상재 균총으로서의 유해균이 반드시 우리 몸에 해롭기만 한 것은 아닌 이유가 바로 이 세균 방해에 있다. 한편, 상재 균총의 다른 면모로는 평상시엔 해롭지 않던 이들이 피부나 점막의 손상으로 병원균의 침입 문호가 열리면 상재 균총이 병원균으로 작용하여 이로 인한 감염증이 발생할 수 있다. 중심 정맥 카테터나 요도 유치 카테터 등의 기구에 관련되는 감염증의 주된 원인균도 바로 상재 균총이다. 숙주의 저항력이 약해지면 감염증을 일으키는 위험성이 높아진다는 의미이다.

지구의 본래 주인은 원핵생물, 즉 세균을 비롯한 미생물들이었다. 그러므로, **우리는 우리 몸속에 정상적으로 자리 잡은 미생물들을 인위적으로 몰아내려고 할 것이 아니라 지혜롭게 공존하는 법을 익혀야 한다.** 우리 몸에 부속된 별도의 기관이라고 부를 정도로 평소에 유익한 기능을 많이 하는 상재 균총에 이상이 생기면 다양한 질환이나 기능 저하가 유발될 수 있기 때문이다.

2) 장내 상재 균총

1〉 일반적 기능

우리 몸에 있는 상재 균총의 99%는 장관에 분포한 장내 미생물군이다. 그리고 그 가운데 90% 이상은 세균에 속한다. 대변에서 수분을 뺀 고형분 중 1/3이 장에서 나온 세균에 해당하는데, 이들 장내세균은 우리 몸에 매우 중요한 역할을 하고 있다. 대부분 태어날 때 어머니의 몸으로부터 이어받게 되는데, 자연분만 시 산모의 질 속에 있던 세균이 장내세균의 중요한 원천이 되기에 제왕절개로 태어난 아이는 자연분만으로 태어난 아이들보다 장내세균이 적고 관련 질환에도 취약한 편이다. 모유 수유 과정도 장내세균을 높이는 데 중요하다고 한다. 장내세균은 세 가지 중요한 일을 한다. 첫째, 대장으로 들어온 음식물 잔해를 추가로 분해해서 영양분을 획득한다. 둘째, 외부에서 침입한 병원균인 식중독균, 곰팡이 등을 못 자라게 한다. 셋째, 비타민 등 인체에 필요한 물질을 생산한다. 현재까지 밝혀진 장내세균의 주요 기능을 소개하면 다음과 같다.

① 소화, 흡수 및 대사의 기능에 관여한다.

장내세균의 역할 중 가장 기본적인 것은 소화를 돕는 일인데, 대장에 기생하면서 소장에서 미처 소화하지 못한 채 내려온 잔여 찌꺼기를 재료로 하여 섬유질을 분해하기도 하고 콜레스테롤 대사 작용을 돕거나 인체에 필요한 성분을 합성하고 영양분을 공급하는 역할을 한다.

② 약 3천 종의 체내효소를 만들어낸다.

체내효소는 생명력의 근원인데, 결핍되거나 소모되면 노화를 앞당겨 질병을 일으키는 원인이 된다. 그러므로 무병장수하려면 몸속의 효소가 충분하게 유지되고 있어야 한다. 그런데, 장내세균이 체내효소 대부분을 만든다. 반면, 체내효소를 소모하는 주범은 활성산소이다. 장내세균과 관계하여 기능하는 체내효소는 장 점막 효소, 당·단백·지방 분해 효소, 해독 효소, 간 기능 관련 효소, 뇌·신경 관련 효소 등이 있다. 이 가운데 소화효소는 음식물 소화에 사용되며, 해독 효소는 독소나 활성산소의 해독에 대량으로 사용된다.

③ 유해균, 해로운 바이러스, 기생충과 같은 잠재적 침입자에 대항해 물리적, 화학적 장벽을 만들어 감염을 예방하고 독소를 장에서 제거한다.

장내세균은 몸에 들어온 세균이나 해로운 침입자가 자리 잡지 못하도록 장 속을 가득 채우거나 제거하여 감염을 예방하고 장을 보호한다. 일상생활을 하면서 하루에 약 3천억 개나 되는 세균이 입을 통해 들어온다고 한다. 이들 세균의 대부분은 위산 등의 소화액에 의해 죽는다. 하지만 살아남은 세균이나 독소는 장으로 운반되는데, 거기서 상재 균총에 의해 밀려나거나 제거된다. 게다가 장내를 산성으로 유지하여 장의 부패나 이상 발효를 억제함으로써 설사나 변비를 예방하고 유해 물질과 병원균이 증가하는 것을 억제한다.

④ 화학물질이나 발암물질을 분해한다.

장내세균은 해독기로 작용하므로, 장내에 유익균이 줄어들면 해독을 담당하는 간의 부담이 커진다.

⑤ 면역계통을 활성화하여 자연치유력과 저항력을 향상한다.

장내세균의 면역 작용은 장뿐만 아니라 몸 전체에 해당하므로 암 등의 질병으로부터 몸을 보호하는데, 최근 연구에서는 면역계를 총괄하여 자가면역 질환이나 제1형 당뇨병 등을 예방하는 데 관여한다고 한다. 특히, 대표적인 장내 유익균인 유산균은 백혈구의 대식세포, 림프구, NK세포 등의 면역세포를 활성화함으로써 암이나 각종 질병을 방지한다. 또한 인터페론 생산능력을 높이는 데에도 일조하여 바이러스 등 이물질의 침입으로 세포가 자극을 받으면 몸의 세포 전체에 알려 바이러스의 증식을 억제한다.

⑥ 신경전달물질과 같은 뇌 화학물질 및 비타민, 호르몬 등을 생산하고 방출한다.

장내세균은 비타민과 미네랄, 폴리페놀, 호르몬, 단백질을 생성해서 그 물질들이 필요한 기관에 전달한다. 즉, 비타민 B_5, 비타민 B_7, 비타민 K 등을 생성하며, 호르몬을 합성하고, 기분, 감정, 식욕 및 건강에 관여하는 화학물질을 만든다. 뇌 화학물질인 세로토닌 생성도 장내세균이 하는 일인데, 실제로 세로토닌의 95%는 장에서 나온다.

⑦ 모든 종류의 만성 질병에 영향을 미치는 인체의 염증 경로를 통제하고, 스트레스를 처리하는 데 도움을 준다.

장내세균은 염증 조절 물질인 사이토카인을 분비하여 체내 염증에 영향을 미칠 수 있고, 또 장내세균이 만들어내는 산물들이 장에서 분비하는 여러 가지 호르몬들을 조절하여 뇌를 비롯한 전신에 영향을 미칠 수도 있기에 스트레스 반응에 관여하는 스테로이드 호르몬에도 영향을 줄 것으로 본다.

⑧ 정신활동을 돕는다.

장내세균의 균형이 유지되면 스트레스 호르몬인 코르티솔을 조절하여 불안이나 우울 개선에 탁월하며, 어떤 미생물은 뇌세포 분열을 유도하는 화합물을 만드는데, 그 화합물은 인지력에 큰 영향을 끼친다.

⑨ 밤에 숙면할 수 있도록 돕는다.

장내세균은 세로토닌을 생성하는데, 이 세로토닌은 밤에 입면을 유도하는 멜라토닌을 만드는 주재료이다. 그러므로, 장내세균에 의해 낮에 세로토닌이 잘 분비되면 밤에는 멜라토닌이 분비되면서 숙면할 수 있게 된다.

⑩ 항생물질의 부작용을 막아준다.

아울러 장내세균이 글루텐 알레르기 반응이나 과민대장증후군 등을 치료한다는 연구 결과도 있다. 과학자들은 상재 균총이 면역계를 발달시키고, 감염을 예방하며, 식욕과 체중을 조절하고, 뇌와 호르몬의 균형을 유지한다는 사실을 밝혀냈다. 아직 연구가 시작되는 단계이긴 하지만, 다발성 경화증, 당뇨병, 파킨슨병, 조현병, 암, 자가면역질환 같은 질병도 상재 균총과 관련이 있는 것으로 밝혀져 있다. 이렇듯 장내세균은 건강 유지와 노화 방지에 여러 가지 중요한 기능을 하고 있다.

2〉 종류별 기능

장내세균은 크게 유익균, 중간균, 유해균의 3종으로 나뉜다. 건강한 사람의 장에는 유익균뿐 아니라 중간균과 유해균까지 존재하는데, 그 비율은 2:7:1 정도다. 만약 이 비율이 유익균보다 유해균이 더 우세한 쪽으로 기울게 되면 장내 상재 균총 이상으로 질병이 발생할 수 있다.

몸의 건강 상태를 유지하는 역할은 강한 항산화 효소를 함유한 유익균이 맡는다. 비피더스균이나 락토바실러스균 등 유산균이 대표적인 유익균인데, 장에서 발생한 활성산소와 독소를 중화하여 면역력을 활성화함으로써 질병으로부터 몸을 지킨다. 반면, 강한 산화효소를 함유하는 웰치균, 포도상구균 등의 유해균은 소화가 덜 된 육류와 우유, 유제품 등의 단백질을 부패시켜 독소를 만들고 면역력을 떨어뜨려 질병에 걸리기 쉽게 하며 노화를 진행한다. 그리고, 장내세균의 대부분은 약한 산화효소를 함유하는 중간균이 차지한다. 박테로이데스 등 중간균은 유익균이 우세한 환경에 있으면 유익균이 되고, 유해균이 증식하면 유해균이 되는 기회주의 세균이라고 할 수 있다. 예를 들어, 대장균은 원래 병원성이 없지만, 면역력이나 저항력이 저하되면 해로운 병원균으로 바뀐다.

보통 모유를 먹는 유아의 장에는 유산균이 많이 살고 있으나 나이가 들면서 그 비율이 점차 감소한다. 그리고 동물성이나 가공식품 위주의 불량한 식단, 불규칙하거나 과식, 폭식 등의 절도 없는 식습관, 질 낮은 식수, 담배, 술, 약품, 변비 등에 의한 장내 환경 악화, 화학물질 등으로 인한 생활환경의 오염에 의해서도 유산균이 줄어든다. 유산균을 늘리기 위해서는 식물성 섬유를 많이 함유한 음식의 섭취가 중요한데, 정제되지 않은 곡물, 해조류, 채소, 콩류, 버섯류에 많다. 유산균의 증식에 요구르트가 좋다고 하지만 요구르트의 유산균은 외래균이어서 장에 정착하는 데 개인차가 있다고 알려져 있다.

유산균은 장운동을 활발하게 하고, 소화 및 흡수를 돕는다. 면역계를 자극하여 면역력을 높이기에 장내 유산균이 우세하면 감기에 잘 걸리지 않고 상처도 쉽게 낮고 암에 대한 저항력이 높아지는 등 많은 이점이 있다.

비피더스균은 비타민 B_1, B_2, B_6, B_{12}나 비타민 K 등 활력 강화와 미용에 관여하는 비타민을 만든다. 유산이나 초산을 생성하여 장내를 산성으로 유지한다. 이 강한 산은 바이러스나 독소의 침입을 방어하고 감염을 막는 역할을 한다. 또한 산은 장을 자극하여 연동운동이 활발히 이루어지도록 하기에 배변이 원활해져 장을 깨끗하게 유지할 수 있다.

유해균 중 대표적인 것은 웰치균인데, 이들은 컨디션 불량이나 피부 트러블, 초조, 불면, 어깨결림, 두통, 냄새가 지독한 방귀나 대변, 급기야 암이나 생활습관병을 초래하기도 한다. 대장으로 내려오는 음식물에 포함된 아미노산이나 단백질을 분해하여 암모니아 등의 '유해 물질을 만든다. 이 때문에 방귀나 대변의 냄새가 강해진다. 또한 가스는 장을 통해 체내로 흡수되기 때문에 체취나 구취의 원인이 되기도 한다. 유해 물질은 간으로 운반되어 해독되지만, 다 처리되지 못하면 혈관을 단단하게 만들면서 동맥경화나 암을 유발하는 요인이 되기도 한다.

건강한 사람의 장에는 유익균이 많이 번식하지만, 동물성 음식 위주로 식생활을 하거나 약을 많이 먹는 사람은 유익균이 적어 장내 균총의 균형이 무너진다. 유익균을 많이 확보하려면 양질의 식사, 좋은 물, 규칙적인 배설, 휴식과 수면, 적당한 운동, 그리고 즐거운 마음 상태 등이 필요하다.

3> 관련 질환

장내 상재 균총 이상과 관련된 질환으로는 ADHD, 알레르기 질환(천식, 알레르기 비염, 아토피성 피부염, 음식 알레르기 등), 자폐 스펙트럼, 치매, 파킨슨, 만성피로, 불안증, 우울증을 비롯한 기분장애, 불면증, 당뇨병, 당 및 탄수화물 중독, 과체중, 비만, 저체중, 인지력 저하, 만성 변비 및 설사, 잦은 감기, 감염성 질환, 과민성 장증후군 및 크론병을 포함한 장 장애, 염증성 간질환, 위염, 식도염, 위궤양, 십이지장궤양, 소화불량, 유당불내증, 글루텐불내증(셀리악병), 고지혈증, 통풍, 신장결석, 관절염, 섬유근육통, 포틴, 갑상샘 질환, 결핵, 베체트병, 안구건조증, 시력 저하, 편두통, 고혈압, 죽상동맥경화증, 만성 효모 문제, 여드름 및 습진 등의 피부 문제, 구취, 치주염, 구강질환(충치, 잇몸병 등), 뚜렛 증후군, 불임, 과도한 생리증후군과 폐경증후군, 자가면역질환, 암 등이 있다. 즉, 육체적으로나 정신적으로나 건강에 관한 거의 모든 것이 장내 상재 균총의 상태에 달려 있다고 해도 과언이 아니다.

장내 유익균이 줄어들 경우 우리 몸에 나타나는 현상

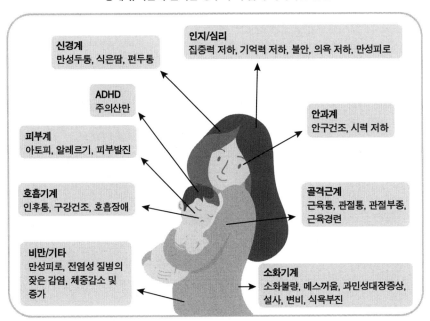

1] 면역 질환

현대인이 문명 생활을 하면서 장내세균의 수가 계속 줄어들었다고 한다. 그 이유 는 섭취하는 음식물의 종류가 옛날 사람들보다 극히 제한적이고, 가공식품 등에서 다양한 식품첨가물을 많이 사용하고 있으며, 항생제를 무차별적으로 남용하기 때 문이다. 특히, 항생제는 세균 감염성 질환을 치료할 때뿐 아니라 사육하거나 양 식하는 동물을 섭취할 때 간접적으로 체내로 유입되는데, 유익균과 유해균을 구 별하지 않기에 항생제를 남용하면 앞서 살펴본 다수 유익균의 수많은 건강상 이 점을 살리지 못하고 빈대 잡으려다 초가삼간 태우는 격이 된다.

다음 도표에서 보면, 1950년 이후로 감염 질환은 현저히 감소하는 추세지만, 크론병, 천식, 다발성 경화증, 제1형 당뇨병과 같은 면역 질환은 꾸준히 증가하 는 것을 알 수 있다. 이는 지난 반세기 동안 항생제의 사용과 위생의 발달로 상재 균총에 변화가 생기면서 감염 질환은 꾸준히 감소했지만, 면역 이상과 관련된 질환이 증가하는 예기치 못한 상황이 발생했다고 해석할 수 있다. 게다가 인류는 항생제 오남용으로 인해 내성을 가진 균을 출현시켰고, 결국 슈퍼박테리아까지 발견되기에 이르렀다. 그러함에도 미국 통계 자료에 따르면 제약회사가 생산하는 항생제의 30~70%가 인간이 아닌 동물용, 즉 가축의 사료에 첨가되어 사용되고 있다고 한다. 그렇기에 우리의 식탁은 늘 위험에 노출돼 있다는 것이 안타까운 현실이다.

감염 질환과 면역 질환 발생의 상관관계

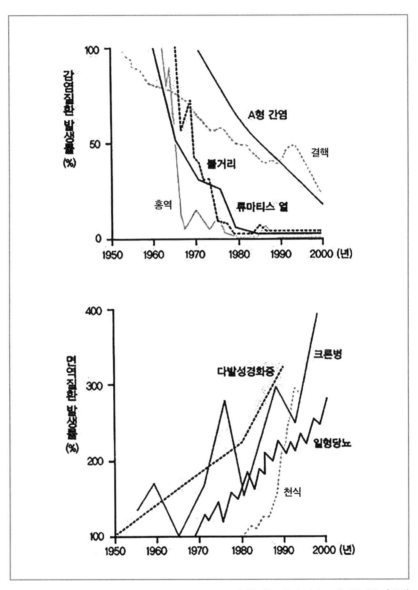

© The New England Journal of Medicine(2002)

대표적인 면역 질환인 알레르기가 있는 아이들의 장에는 비피도박테리아와 락토바실러스균의 수가 적으며, 알레르기가 발생하게 될 아기의 장에도 이미 장내 유익균이 부족한 것으로 나타난다. 아토피성 피부염이 생긴 아이의 경우, 비피도박테리아와 같은 유익균이 어릴 때부터 적고 클로스트리듐이나 포도상구균과 같은 유해균이 상대적으로 많다. 특히, 알레르기 체질인 아기 대부분이 태어난 지 1개월 안에 초기 증상을 보이기 때문에 아기가 태어나서 얼마나 빨리 유익균을 얻는가가 최대 관건이다. 분만 과정에서 엄마로부터 유익균을 받지 못하는 제왕절개로 태어난 아기들은 자연분만으로 태어난 아기들에 비해 알레르기 체질이 될 확률이 높다. 임신말기에 산모가 항생제를 복용하거나 장내세균총의 형성이 완성되기 전인 생후 1년 안에 아기가 항생제를 복용한 경우, 그 양과 기간에 비례하여 아기에게 천식과 아토피성 피부염과 같은 알레르기 질환이 발생할 가능성이 커진다. 알레르기 형성은 장내 비피도박테리아/클로스트리듐의 비율과 관련이 있다. 건강한 장은 이 비율이 높다. 건강한 상태에서는 비피도박테리아가 수적으로 우세하여 클로스트리듐을 억제한다. 하지만, 나이가 들면, 비피도박테리아의 수가 감소하여 클로스트리듐과 같은 유해균의 수가 증가하고, 장기능과 면역기능이 저하된다.

다수의 논문에서 과민성 장증후군 환자의 장내세균 구성을 정상인과 비교했을 때, 과민성 장증후군 환자의 장에는 유익균이 감소해 있었고, 반대로 엔테로박테리아, 대장균, 박테로이드 같은 균들이 증가해 있었다. 과민성 장증후군 환자의 장에는 정상인보다 비피도박테리아의 수가 절반으로 감소해 있었고, 유해성이 높은 클로스트리듐이 주를 이루고 있었다.

2] 장-뇌 축

특히, **장내 상재 균총 이상으로 비롯되는 신경정신과 질환은 장-뇌 축**(Gut-Brain Axis) **이론으로 설명**되고 있다. 장-뇌 축 이론이란 장관 내 신경 조직과 뇌가 연결되어 있어서 장과 뇌가 축을 이루며 서로 영향을 준다는 학설이다. 뇌와 장의 소통이 뇌에서 장으로 전달되는 단순한 일방통행이 아니라 장 또한 뇌에 영향을 준다는 이 학설을 뒷받침하는 증거들이 의학계에서 꾸준히 발표되고 있다. 이 학설에 따르면, 스트레스가 장 트러블을 일으킬 수 있듯이 장내 환경, 특히 장내세균의 구성이 뇌에 영향을 미칠 수 있다고 한다. 예를 들면, 불안장애는 특정 장내

병! 도대체 왜 생길까?

미생물이 c-Fos 단백질 생성을 자극하여 불안을 일으킨다. 이처럼 신경정신질환이나 행동장애도 장내 미생물 균총 이상과 연관된 것으로 밝혀지고 있다.

① 뇌 ⇒ 장 : 스트레스를 받으면 뇌는 코르티솔을 분비해 장과 장내 미생물에 변화를 준다. 이로 인해 변비나 설사가 생길 수 있다.
② 장 ⇒ 뇌 : 특정 장내 미생물이 분비하는 물질(단쇄지방산, 카테콜아민, 가바, 히스타민 등)은 미주신경을 타고 뇌에 영향을 준다. 장내 미생물은 트립토판이란 물질, 즉, 몸 안에서뿐 아니라 뇌에서 중요한 역할을 담당하는 세로토닌의 양, 생성을 조절하는 데에 영향을 미치기도 한다. 이와 관련해 우울증, 자폐 스펙트럼, 파킨슨병, 루이소체 치매 등이 생길 수 있다.
③ 뇌 ⇔ 장 : 뇌에 중요한 역할을 하는 행복 호르몬인 세로토닌의 양과 생성의 조절자가 바로 장내 미생물이므로 장이 뇌에 더 많은 영향을 준다.

3] 장내세균과 타 기관계 간의 상호작용

장내세균, 면역계, 내분비계, 신경계는 서로 영향을 주고받으면서 항상성을 유지하고 건강 상태를 이룬다. 불규칙하고 나쁜 식습관은 장내 환경을 나쁘게 만들고 장내세균의 균형이 깨지면 신경계에 영향을 미친다. 먼저, 두통, 복통, 불면, 어깨결림, 생리불순과 쉽게 피로해지는 것과 같은 자율신경 실조증의 증상이 나타난다. 자율신경이란 자신의 의지와는 관계없이 혈관, 심장, 위장, 췌장, 방광, 내분비샘, 땀샘, 침샘 등을 지배하여 몸의 기능을 자동으로 조절하는 신경이다. 위와 장도 자율신경이 지배하는 장기이므로 불규칙한 식사로 장의 조화가 깨지면 신경계에도 영향을 준다. 스트레스를 받으면, 교감신경이 우위가 되면서 과립구가 늘어나고 장에서는 유해균이 증가한다.

건강과 장수를 위해서 가능한 한 스트레스를 쌓아두지 말고 부교감신경, 림프구, 유익균을 각각 우위로 유지하는 것이 중요하다. 올바른 식습관, 좋은 물 섭취, 규칙적인 배설, 적당한 운동과 심호흡, 휴식, 수면, 정신적 평온, 행복감이 그 비결이다. 한편, 장내세균을 비롯한 상재 균총에 해로운 물질로는 설탕이나 글루텐, 유전자변형식품(GMO) 등의 식품과 항생제, 경구피임약, 비스테로이드 항염제, 환경호르몬, 염소 등이 있으므로 이들에 노출되는 것을 삼가야 한다. 또, 규칙적으로 식사하되 단순당이나 밀보다는 쌀이 탄소 영양원으로서 유익하고,

동물성 단백질도 필요는 하지만 콩이나 두부와 같은 식물성 단백질이 권장되며, 지방의 섭취량을 전체적으로 줄이되 불포화지방산 형태로 섭취하고, 배를 따뜻하게, 수분을 적당하게 유지하는 것이 관건이다.

4| SIBO

한편, SIBO(Small Intestinal Bacterial Overgrowth : 소장 내 세균 과잉 증식)도 문제가 된다. **장내세균은 대장에 약 100조 개, 소장에 약 1만 개가 있는데, 최근 들어 소장에 세균이 갑자기 정상보다 10배 이상 폭증하는 이 SIBO가 문제로 떠오르고 있다.** 소장에서 일어나는 이러한 비정상적인 세균 증식으로 인해 많은 질환이 발생한다는 연구 결과들이 있다. 식욕부진, 복통, 관절통, 위장의 경련, 메스꺼움, 복부 팽만감, 소화불량, 가스, 배에서 나는 소리, 설사와 변비, 체중감소, 영양결핍, 피로감, 집중력 저하, 멍한 뇌, 우울증 등이 주요 증상이고, 더 큰 문제는 심부전, 간부전, 신부전, 뇌경색, 치매 등 전신 질환이 나타난다는 것이다. 이는 지나친 장내세균으로 인해 역습을 당한 형국이니 무엇이든 모자람도 지나침도 없는 중용의 상태가 가장 건강할 수 있는 조건이라는 점을 다시금 알 수 있는 대목이다.

SIBO란 소장에서 일반적으로 발견되지 않는 세균 유형이 비정상적으로 증가하는 상태를 말한다. 소장은 소화기관 중 가장 긴 부분으로 약 6.1m이며 음식이 소화액과 혼합되어 영양분이 혈류로 흡수되는 곳이다. 대장과는 달리 소장에서는 음식물이 빨리 통과되며 담즙이 존재하기 때문에 세균이 비교적 적다. 그러나 수술이나 질환을 겪은 후, 또는 기타 다양한 요인으로 인해 음식물이나 노폐물이 소장을 천천히 통과하면서 세균의 개체 수가 늘어나는 환경을 만든다. 이렇게 과도하게 많아진 세균은 다량의 가스(메탄이나 수소가스)를 발생시켜 복부 팽만, 각종 소화 장애, 설사를 유발한다. SIBO의 대표적 문제는 영양소 흡수를 방해하고 비타민 흡수에도 지장을 끼쳐 영양결핍과 체중감소를 가져오며, 장누수증후군을 유발하여 골다공증 등 심각한 만성 질환으로 이어질 수 있다.

또한 세균의 과잉 증식은 영양의 흡수를 방해하여 영양실조와 체중감소를 가져오며 장누수증후군을 유발하여 심각한 만성 질환으로 이어질 수 있다.

장내 환경이 악화하면 가스가 차고, 장이 팽창 또는 수축할 때 부하가 커진다. 이렇게 되면 장 점막 세포가 약해지면서 세포끼리 연결고리가 끊어지고 만다. 정상적인 장 점막은 병원균과 소화가 되지 않은 단백질이 혈관 안으로 들어가지 않도록 차단해 주지만, 연결고리가 끊어진 장 점막은 차단해야 할 병원균도 통과시킨다. 이렇게 장 점막의 필터 기능이 고장 난 상태를 '장누수증후군(Leaky Gut Syndrome)'이라고 한다.

장누수증후군에 걸리면 간암의 원인으로 작용하는 독소 LPS도 혈류를 타고 전신에 퍼진다. 장 점막이 알레르기를 유발하는 물질까지 통과시키면서 면역세포가 자신의 몸을 공격하는 자가면역질환을 초래할 위험도 있다. 면역기능이 저하되기에 감염증과 알레르기 질환이 발생하기 쉽다. 증상을 개선하려면 청어, 고등어에 함유된 오메가3, 항산화 성분이 있는 청록색 채소를 많이 섭취하고, 알코올과 카페인, 글루텐(밀에 함유)이 들어간 음식을 피해야 한다.

과민성 장증후군 환자 중 약 80%가 SIBO를 앓는다. 변비나 설사, 복부 팽만감이 오랫동안 이어진다면 SIBO를 의심할 필요가 있다. 소장의 문제는 몸 전체에 심각한 영향을 미치므로 문제를 빠르게 발견해 개선해야 한다.

장운동을 느리게 하는 약물을 복용하거나 해서 기본적으로 장의 연동운동이 저하되면 세균 이상 증식, 즉 SIBO를 일으킨다. 그 밖의 원인으로는 노화, 만성 췌장염, 쓸개 절제술, 자궁 내막의 비정상적인 성장, 복부 수술로 장 유착이 일어난 경우, 제산제(PPI) 복용 등으로 위산이 부족해진 경우, 소장 게실, 만성 스트레스, 면역체계 이상, 소장의 pH 변화 등이 있다.

5| 중간균의 반란

한편, 박테로이데스 균들은 대장에 가장 흔한 균으로 해를 주지 않고 사는 중간균에 속하지만, 외상의 결과로 이 균이 다른 균들과 함께 복강이나 골반조직 안으로 들어가게 되면 농양과 균혈증을 일으킨다. 즉, 정상 균총이라도 숙주 안에서 제 위치에 있을 때는 해를 주지 않고 도움을 줄 수 있지만, 정상 위치가 아닌 다른 부위에 대량으로 들어가는 경우나 호발 조건이 존재하면 병을 일으킬 수 있다.

3) 피부 상재 균총

피부는 세균이 발육하기에 적합한 환경이므로 출생 전에는 사실상 무균 상태였다가 출생 직후부터 세균 오염을 받아 각종 세균이 존재하게 된다. 이들 정상 피부에 존재하는 미생물의 집단을 피부 상재 균총이라 한다. 우리 몸에서 피부에는 장관 다음으로 많은 상재 균총이 있다. 장내 상재 균총이 100조 개라고 할 때 피부에는 1조 개가량 된다. 피부 상재 균총은 장내 상재 균총과 마찬가지로 병원균으로부터 우리 몸을 지켜낸다. 일반적으로 세균은 산에 약한 것으로 알려져 있다. 피부 상재 균총은 우리의 피부가 약산성으로 유지될 수 있도록 환경을 조성한다. 그러므로 소독제를 과다 사용하는 것뿐만 아니라 알칼리성 세정제로 몸을 자주 씻어도 피부 상재 균총을 망가뜨리는 결과를 낳을 수 있다. 피부 상재 균총은 그 외에도 보습 성분을 생성해 피부 건조를 방지하고, 활성산소와 과산화지질을 분해하여 피부 결을 정돈하는 기능이 있다. 그렇기에 피부 상재 균총은 우리 몸의 0차 방어선으로서 우리 몸을 방어하는 군인과 피부 표면을 정돈하는 환경미화원과 같은 역할을 맡고 있다고 할 수 있다.

대표적인 피부 유익균은 표피포도상구균이다. 건강한 사람의 피부로부터 표피포도상구균을 분리해 배양한 후 다시 피부에 적용하자 전체적으로 보습력과 지질 함량이 증가했다. 또한 산성도가 낮아져 피부 환경이 건강해진다는 것이 연구를 통해 밝혀졌다. 더불어 피부에서 특별한 질병을 일으킨다는 보고는 없다.

반면, **대표적인 피부 유해균은 황색포도상구균**이다. 이들은 정상적인 피부에서는 큰 문제를 일으키지 않는다. 그러나 아토피성 피부질환이 있는 경우, 가려움 증상이 나타나는 부위에 유독 황색포도상구균의 수가 많았다. 그런데, 이 균을 제거하니 아토피 증상이 완화되었다.

유익한 피부 미생물이 유해균을 억제하는 물질을 분비하는데, 이렇게 분비된 물질은 병원성 미생물의 생장 자체도 억제하지만, pH를 약산성으로 유지해 피부 환경을 애초에 병원성 미생물이 살 수 없는 조건을 만들기도 한다. 피부 자체의 활동보다 앞서 더 확실한 방법으로 원천적인 감염 가능성을 낮춰주는 것이다.

피부에는 많은 균이 존재하고, 이들이 다양한 항생 기능성 물질뿐 아니라 우리의 면역력을 키워서 외부에서 침투하는 미생물을 방어하도록 돕고 있다. 이러한 미생물 균총의 균형이 깨지면 쉽게 병원균에 감염되며, 피부 트러블이 생기기도 한다.

4) 질내 상재 균총

돌출된 남성의 생식기와는 달리 여성의 생식기는 함몰되어 있으므로 세척을 통해 청결을 유지하기 어렵다. 그래서 이곳의 건강을 지키기 위해 유익균이 살면서 유해균의 침입을 막는다. **건강한 여성의 질에 사는 상재균은 대부분 유익균인 유산균**이다. 여성 감염은 세균, 바이러스, 진균 등 다양한 원인으로 발생한다. 유산균은 질벽에 붙어서 살며 유해균의 침입을 막아주고 청결을 유지해 주는 필수적인 존재다. 즉, 여성에게 유산균은 성병 감염을 막아주는 1차 방어선이라고 할 수 있을 것이다.

건강한 질에는 락토바실러스균이 주를 이루는데, 이들은 질내 산도를 낮게 유지하여 유해균의 성장을 억제한다. 이 균의 70~95%가 과산화수소수를 형성하지만, 질염이 발생하면 이 수치가 5%로 감소한다. 여성 요로감염 환자의 질내 세균을 분석하면 이 유산균의 수가 감소하고, 이와 반비례하여 대장균의 수가 증가한 것을 볼 수 있다. 2005년에 발표된 논문에서는 세균성 질염이 있는 에이즈 환자의 질에 락토바실러스균과 HIV의 수가 반비례하는 것으로 나타났다. 즉, 유익균이 줄면 바이러스가 증가한다.

5) 기타 상재 균총

1〉 구강 상재 균총

구강에 존재하는 세균의 종류는 약 700종 정도로 다양하다. 구강 점막과 치아에는 균들이 살고 있고, 침 1mL에 들어 있는 균만 해도 대략 1억~수백억 마리에 이른다. 이들 대부분이 질환을 일으키지 않는 상재균이다. 입은 우리 몸에 음식물이 들어오는 입구이면서 동시에 유해균이 침입하는 입구이기에 유익한 상재균의 존재가 필수적이다.

구강의 건강 상태에 따라 균의 구성이 달라진다. 건강한 잇몸에는 호기성 그람양성균이 주를 이루지만, 구강질환이 발생한 잇몸에는 혐기성 그람음성균이 많다. 장내세균과 마찬가지로 구강에 상주하는 균의 구성을 건강하게 유지하는 게 중요하다. 잇몸병을 만성적으로 앓는 환자의 구강에 사는 유산균의 종류와 수는 건강한 잇몸을 가진 사람들과 차이가 있다. 특히 잇몸질환 환자의 잇몸에는 락토바실러스 가세리 유산균이 적은 것이 관찰되었다. 또, 스트렙토코쿠스 뮤탄스균이 증가하면 이가 썩는 치아우식증이 발생하며, 포르피로모나스 긴기

발리스 균과 같은 유해균의 수가 증가하면 잇몸질환과 구취를 일으키는 원인이 된다.

　유익균이 구강 건강을 증진할 수 있다는 근거는 치즈나 요구르트 같은 유산균이 함유된 음식을 먹는 사람들의 구강 상태가 일반인에 비해 건강하다는 사실에서 찾을 수 있다. 실제로 락토바실러스 브레비스라는 유익균은 잇몸질환으로 인한 잇몸출혈과 잇몸염증을 현저하게 줄일 수 있고, 베체트병에서 나타나는 심한 구강궤양에도 효과적이라는 사실이 밝혀졌다. 유익균은 충치 예방에도 도움을 준다. 2001년에는 락토바실러스 GG균이 함유된 우유를 먹은 아동의 충치 발생률이 낮았다는 결과가 발표되었다.

2> 기도 상재 균총

　건강한 사람의 기관과 폐에서는 미생물이 발견되지 않는다. 하지만, 상부 호흡기인 인후부에는 다양한 세균이 상재 균총으로 서식하고 있는데, 폐렴구균 등 병원성 세균을 포함해 면역력이 저하되면 질병을 일으킬 수 있는 황색포도상구균 등이 상재 균총으로 존재한다. 그러므로, 위생관리를 소홀히 하는 등으로 이들 균총에 이상이 생기면 폐나 호흡기질환이 발생할 수 있다. 또, 일부 연쇄상구균들은 상부 호흡기에 상주하는 가장 흔한 균인데, 발치나 편도 절제를 하면서 혈류 내로 대량 유입되면 심장의 기형 판막이나 인공 판막에 정착하여 감염성 심내막염을 일으킬 수도 있다.

3> 요도 상재 균총

　남녀 모두 방광에서는 미생물이 발견되지 않기에 요도의 방광 쪽은 무균이고, 체외로 이어지는 끝 쪽으로 갈수록 많은 세균이 발견된다. 대장균, 프로테우스 미라빌리스 등이 있고 이 중 일부는 기회 병원성 세균이 되어 요도 내의 산성도가 바뀌면 증식하여 요도염을 일으키는데, 남성보다는 여성에게 많이 발생한다.

4> 안구 상재 균총

　오랜 세월 동안 안구 건강에서 미생물의 역할은 논쟁의 대상이 되어 왔다. 과학자 중 상당수가 건강한 눈에는 미생물들이 눈물에 의해서 사멸하거나 씻겨져 나가기에 상재 균총이 형성되기 어려울 것으로 생각했다. 그러나, 최근 각종 연구를 통해 안구와 그 주변의 점막에도 눈 건강을 좌우하는 핵심 미생물이 서식하고 있어 이들의 수가 너무 적어지거나 혹은 과도하게 증식하면 안질환을 일으킬 수 있다고 결론지었다. 예를 들면, 코리네박테리움 마스티티디스라는 세균은 면역세포를 자극해 유해 미생물을 죽이는 항균 인자를 만들어 눈물로 배출하고, 안구 표면에 존재할 때면 실명을 유발하는 두 종류의 유해 세균에 더 강한 저항력을 보인다고 한다.

제13장

조절적 원인

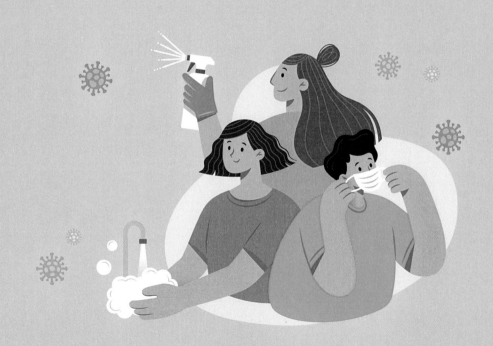

1. 호르몬 이상

호르몬이란 우리 몸의 특정 부분에서 분비되어 혈액을 타고 표적기관으로 이동하는 일종의 화학물질을 일컫는다. 혈액 속으로 분비되어 이동하기에 내분비라고 하며, 이와는 달리 혈관이 아닌 별도의 도관을 통하여 직접 분비되는 침이나 땀, 피지, 유즙, 점액, 소화액 등은 외분비라고 한다. 표적기관에 도착한 호르몬은 세포 외부 혹은 내부에 위치하는 수용체와 결합하여 작용을 나타낸다. 호르몬은 구성 성분에 따라 크게 펩타이드 호르몬과 스테로이드 호르몬으로 나눌 수 있다.

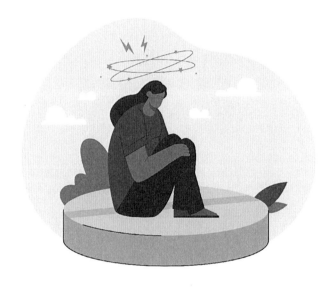

병! 도대체 왜 생길까?

호르몬의 종류와 분비되는 위치

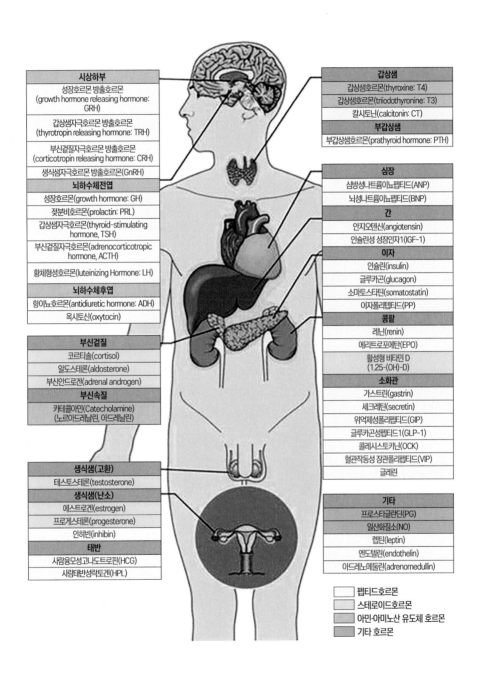

시상하부
성장호르몬 방출호르몬 (growth hormone releasing hormone: GRH)
갑상샘자극호르몬 방출호르몬 (thyrotropin releasing hormone: TRH)
부신겉질자극호르몬 방출호르몬 (corticotropin releasing hormone: CRH)
생식샘자극호르몬 방출호르몬(GnRH)

뇌하수체전엽
성장호르몬(growth hormone: GH)
젖분비호르몬(prolactin: PRL)
갑상샘자극호르몬(thyroid-stimulating hormone, TSH)
부신겉질자극호르몬(adrenocorticotropic hormone, ACTH)
황체형성호르몬(luteinizing Hormone: LH)

뇌하수체후엽
항이뇨호르몬(antidiuretic hormone: ADH)
옥시토신(oxytocin)

부신겉질
코르티솔(cortisol)
알도스테론(aldosterone)
부신안드로겐(adrenal androgen)

부신속질
카테콜아민(Catecholamine) (노르아드레날린, 아드레날린)

생식샘(고환)
테스토스테론(testosterone)

생식샘(난소)
에스트로겐(estrogen)
프로게스테론(progesterone)
인히빈(inhibin)

태반
사람융모성고나드트로핀(HCG)
사람태반성락토겐(HPL)

갑상샘
갑상샘호르몬(thyroxine: T4)
갑상샘호르몬(triiodothyronine: T3)
칼시토닌(calcitonin: CT)

부갑상샘
부갑상샘호르몬(prathyroid hormone: PTH)

심장
심방성나트륨이뇨펩티드(ANP)
뇌성나트륨이뇨펩티드(BNP)

간
안지오텐신(angiotensin)
인슐린성 성장인자1(IGF-1)

이자
인슐린(insulin)
글루카곤(glucagon)
소마토스타틴(somatostatin)
이자폴리펩티드(PP)

콩팥
레닌(renin)
에리트로포에탄(EPO)
활성형 비타민 D (1.25-(OH)-D)

소화관
가스트린(gastrin)
세크레틴(secretin)
위억제성폴리펩티드(GIP)
글루카곤성펩티드1(GLP-1)
콜레시스토키닌(OCK)
혈관작동성 장관폴리펩티드(VIP)
글레린

기타
프로스타글란딘(PG)
일산화질소(NO)
렙틴(leptin)
엔도텔린(endothelin)
아드레노메둘린(adrenomedullin)

- 펩티드호르몬
- 스테로이드호르몬
- 아민·아미노산 유도체 호르몬
- 기타 호르몬

1) 호르몬의 종류와 기능

분비되는 위치에 따라 호르몬의 종류를 분류해서 그 작용을 살펴보면 다음과 같다.

① 뇌하수체에서 분비되는 호르몬에는 성장호르몬, 프로락틴, 갑상샘자극호르몬, 부신피질자극호르몬, 난포자극호르몬, 황체형성호르몬, 항이뇨호르몬, 옥시토신 등이 있는데, 이 호르몬들은 다른 내분비계 기관들의 수용체에 작용하여 그곳의 호르몬 분비를 자극한다.

성장호르몬은 몸의 성장을 촉진한다. **프로락틴**은 여성이 임신했을 때 유방에서 젖을 만들도록 도와주고 성적 욕구를 감소시킨다. **갑상샘자극호르몬**은 갑상샘에서 갑상샘호르몬을 만들도록 자극한다. **부신피질자극호르몬**은 콩팥 위의 부신에서 코르티코이드를 만들도록 자극한다. **난포자극호르몬과 황체형성호르몬**은 남성에서는 정자의 형성을 자극하고 남성호르몬을 만드는 데 관여하며, 여성의 경우에는 난자의 형성을 자극하고 여성호르몬을 만드는 데 관여하며 정상적으로 생리하도록 한다. **항이뇨호르몬**은 체내에 수분이 부족할 때 신장에 작용하여 소변을 농축시키고 소변의 양을 감소시킨다. **옥시토신**은 분만을 앞둔 여성의 자궁 수축과 유즙배출을 자극한다.

② 송과선에서 분비되는 **멜라토닌**은 생체리듬과 수면 조절에 관여한다.

③ 갑상샘호르몬과 칼시토닌은 갑상샘에서 분비되는 호르몬이다. **갑상샘호르몬**은 체온 유지와 신체 대사의 균형을 유지하는 데 중요한 역할을 담당하고, **칼시토닌**은 뼈와 신장에 작용하여 혈중 칼슘 수치를 낮추어주는 역할을 한다.

④ 부갑상샘호르몬(파라토르몬)은 부갑상샘에서 분비되는 호르몬이다. **부갑상샘호르몬**은 뼈에 작용하여 칼슘의 흡수를 촉진하고, 신장에 작용하여 칼슘의 재흡수를 촉진하며 비타민 D의 합성을 도와준다. 결과적으로 부갑상샘호르몬은 혈중 칼슘 농도를 증가시킨다.

⑤ 심장에서 분비되는 **이뇨 조절 호르몬**은 나트륨 이온의 재흡수를 조절한다.

⑥ 글루코코르티코이드(당질코르티코이드; 코르티솔)와 알도스테론(무기질코르티코이드), 그리고 부신 안드로겐은 부신피질에서 분비된다. **글루코코르티코이드**는 포도당의 대사에 영향을 주기 때문에 당질코르티코이드라고 하며, 스트

레스나 자극에 대한 우리 몸의 대사와 면역반응을 조절한다. **알도스테론**은 혈압, 혈액량, 전해질 조절에 관여한다. **부신 안드로겐**은 남성호르몬으로서 그 작용 효과는 테스토스테론의 1/5에 불과하긴 해도 2차 성징의 발현에 영향을 준다.

⑦ 아미노산 타이로신에서 유도된 카테콜아민에 속하는 **아드레날린과 노르아드레날린**은 부신수질에서 분비되는데, 자율신경, 특히 혈압 조절에 중요한 역할을 한다.

⑧ 글루카곤과 인슐린은 이자에서 분비된다. 이 두 호르몬은 혈당 조절에 관여하는데, **글루카곤**은 혈당을 높이고 **인슐린**은 혈당을 낮추는 역할을 한다.

⑨ 위에서 분비되는 **가스트린**은 위액의 분비를 촉진한다.

⑩ 콩팥에서 분비되는 **에리트로포이에틴**은 혈구 세포의 증식을 조절한다.

⑪ 테스토스테론을 주성분으로 하는 안드로겐은 남성호르몬으로서 고환에서 분비되고 에스트로겐과 프로게스테론은 여성호르몬으로서 난소에서 분비된다. **남성호르몬**은 남성 생식기의 발달과 2차 성징의 발현에 관여하고, **여성호르몬**은 여성 생식기의 발달과 유방 발달과 같은 2차 성징의 발현에 관여한다.

⑫ 피하지방에서 분비되는 **렙틴**은 식욕 억제에 관여한다.

⑬ 피부에서 분비되는 **비타민 D 전구체**는 칼슘의 재흡수를 조절한다.

이처럼 호르몬의 일반적 기능에는 신체의 성장 및 발달의 조절, 자율 기능 및 본능적 행동의 조정, 전해질 또는 영양소의 대사 조절을 통한 생체 항상성 유지 등이 있다. 또한, 핵 속 유전자의 활성화, 전사나 번역 속도 조절을 통한 특정 효소나 단백질의 합성 속도의 조절, 이미 존재하는 효소의 구조나 형태를 변화시켜 효소의 활성 조절 등에도 관여한다.

2) 대표적 관련 질환

체내 호르몬 체계에 이상이 생기면 관련 질환이 유발되는데, 이러한 호르몬의 기능 이상은 일차성과 이차성으로 나눌 수 있다. 일차성 즉, 원발성은 내분비샘 자체에 원인이 있는 경우로 호르몬 생산 자체의 과잉이나 과소, 혹은 표적기관의 감수성 증가나 저하를 들 수 있다. 그리고 이차성 즉, 속발성은 과잉 자극에 의한 생산 과다, 혹은 정상 자극의 결핍에 의한 생산 과소를 들 수 있다. 이 가운데 생산 과다는 주로 그 부위나 자극을 유발한 내분비샘 부위의 종양으로 인한 경우가 많다.

┌ 성장호르몬 과다 : 말단비대증, 거인증, 심부전, 당뇨, 고혈압, 종양
└ 성장호르몬 과소 : 저신장증

┌ 프로락틴 과다 : 고프로락틴혈증
└ 프로락틴 과소 : 저프로락틴혈증

┌ 갑상샘자극호르몬 과다 : 중추성 갑상샘 기능 항진증
└ 갑상샘자극호르몬 과소 : 중추성 갑상샘 기능 저하증

- 부신피질자극호르몬 과다 : 쿠싱병

- 항이뇨호르몬 과소 : 중추성 요붕증

┌ 갑상샘호르몬 과다 : 갑상샘 기능 항진증, 그레이브스병
└ 갑상샘호르몬 과소 : 갑상샘 기능 저하증, 크레틴병, 하시모토병

┌ 부갑상샘호르몬 과다 : 골다공증, 골연화증
└ 부갑상샘호르몬 과소 : 부갑상샘 기능 저하증

- 부신피질호르몬 과다 : 쿠싱병, 고지혈증, 고혈압, 면역력 저하

┌ 코르티솔 과다 : 비만, 근조직 손상, 면역기능 약화
└ 코르티솔 과소 : 저혈당증, 근육약화, 빈혈, 저혈압, 식욕 저하, 체중 감소

┌ 알도스테론 과다 : 콘 증후군
└ 알도스테론 과소 : 다뇨증, 저혈압, 탈수증, 체내산성화, 칼륨중독, 애디슨병

┌ 부신 안드로겐 과다 : 성조숙증, 여성의 남성화
└ 부신 안드로겐 과소 : 체모 감소

- 인슐린 저항성 혹은 과소 : 당뇨병

- 그렐린 과다 : 비만

- 렙틴 과소 : 비만

- PYY 과소 : 비만

- 생식선(성선)에서 분비되는 호르몬 과소 : 성선기능저하증, 무월경, 불임

2. 호르몬 저항성

호르몬 저항성이란 해당 호르몬에 대한 수용기의 반응이 떨어지는 상태를 말한다. 즉, **호르몬의 분비 자체에는 문제가 없으나 다양한 원인으로 수용기 세포에서 내성이 생겨 해당 호르몬에 정상적으로 반응하지 않아 그 호르몬의 체내 작용 효율이 떨어지는 것**이다. 제2형 당뇨병에서 나타나는 인슐린 저항성이 대표적인 예이고, 그 외에도 렙틴 저항성, 갑상샘호르몬 저항성, 호르몬 저항성 암 등과 관련이 있다.

1) 인슐린 저항성

인슐린 저항성이란 여러 가지 원인으로 세포에 인슐린 내성이 생겨 인슐린에 정상적으로 반응하지 않고 인슐린 효율이 떨어지는 것이다. 결국 몸 전체의 많은 세포가 인슐린 저항성을 갖게 되면 그 신체는 인슐린 저항성이 있는 것으로 본다.

인슐린 저항성 상태에서 어떤 세포들은 이전과 동일한 반응을 얻기 위해 정상보다 더 많은 양의 인슐린을 요구한다. 따라서 인슐린 저항성의 핵심적인 특징은 이전보다 혈중인슐린 수치가 높고, 종종 인슐린이 제대로 기능하지 않는 것이다.

인슐린의 주요 역할은 혈당을 조절하는 것이다. 혈당 수치가 높게 유지되는 것은 위험하고, 심지어 사망을 초래할 수도 있다. 따라서 우리 몸은 혈액 내 포도당을 다른 곳으로 옮겨 혈당 수치를 정상화하는데 이때 필요한 것이 인슐린이다. 하지만, 인슐린 저항성이 있으면 포도당을 조절하기 어려워 높은 혈당 수치를 정상화하지 못한 채, 당뇨병의 보편적 징후인 고혈당증에 이른다. 사실, 제2형 당뇨병에서는 인슐린이 포도당보다 훨씬 더 확실한 예측변수가 된다.

1〉 관련 질환

인슐린 저항성으로 인한 악영향은 엄청나게 많은데, 우선 대사증후군으로 진행되어 각종 질병에 노출된다. 또, 렙틴 저항성을 유도하게 된다. 그리고, 부신 기능의 저하로 염증이 생기고, 에너지대사나 면역력이 저하되며, 스트레스 조절

불능 상태가 된다. 그 외에도 인슐린 저항성은 수많은 심각한 만성 질환에 관여하고, 인슐린 저항성이 있는 사람들 대부분은 결국 심장질환이나 기타 심혈관질환 관련 합병증으로 사망한다.

1] 심혈관질환

거의 모든 고혈압 환자는 인슐린 저항성을 갖고 있고, 그 밖에도 동맥경화증, 확장성 심근증 등에서 인슐린 저항성이 나타난다.

2] 뇌와 신경질환

알츠하이머병의 가장 중요한 특징은 뇌가 충분한 포도당을 얻는 능력을 상실하는 것이다. 근육에서와 마찬가지로, 인슐린은 포도당이 뇌로 이동하는 것을 촉진한다. 그렇지만, 뇌에 점차 인슐린 저항성이 생기면 에너지 수요를 충족시킬 만큼의 포도당을 얻는 능력이 떨어지기 시작한다. 따라서 힘을 잃은 엔진처럼 뇌가 제대로 기능하지 못하는 포도당 대사 저하 현상이 발생한다. 이러한 포도당 대사 저하가 심해질수록 임상적 알츠하이머병의 시작은 빨라진다.

인슐린 저항성은 혈관성 치매의 발병과도 연관이 있는데, 20년 이상 거의 1만 명에 달하는 성인 남성을 추적 조사한 연구에서 인슐린 저항성이 있는 대상자는 인슐린에 민감한 대상자보다 혈관성 치매 발병 위험이 2배 정도 높다는 사실이 밝혀졌다.

또, 파킨슨병도 인슐린 저항성과 관련이 있다. 인슐린은 뇌의 도파민을 변화시킨다. 인슐린 저항성이 가장 심한 피험자에게서 뇌의 도파민 생성률이 가장 낮게 나타났다. 그렇기에 도파민이 소실되면 운동 문제를 일으킨다. 파킨슨병 환자의 최대 30%는 제2형 당뇨병 환자이며, 최대 80%는 인슐린 저항성이 있을 가능성이 크다.

그리고, 중년 여성들을 대상으로 한 연구에서 인슐린 저항성이 있는 사람은 정기적으로 편두통에 시달릴 가능성이 2배나 높다는 것이 발견되었다.

3] 생식기능

인슐린 저항성이 있는 어린이는 성조숙증을 경험할 가능성이 크다.

임신초기에 인슐린 저항성이 심하게 나타난 여성은 임신 중후기에 자간전증을 경험할 확률이 훨씬 높다.

다낭성 난소 증후군은 인슐린 과다로 인해 생기는 질병으로, 전 세계적으로 1천만 명의 여성에게 영향을 주는 가장 흔한 여성 난임의 원인이다.

인슐린 저항성이 있는 남성은 발기부전이 올 위험이 크며, 인슐린 저항성이 심해질수록 발기부전은 악화한다.

4] 피부질환

인슐린 저항성이 있는 사람들은 인슐린에 민감한 동일 조건의 사람들보다 쥐젖이 생길 가능성이 크다. 쥐젖의 정식 명칭은 '연성 섬유종'인데, 보통 피부가 작게 튀어나와 늘어진 것이다. 쥐젖은 고인슐린혈증이 피부 구조를 형성하는 각질 세포의 성장과 분화를 자극한 결과물일 수 있다.

건선 환자는 인슐린 저항성이 있을 가능성이 정상보다 약 3배나 높을 정도로 강한 연관성이 있다.

여드름이 있는 사람은 없는 사람들보다 공복 혈중인슐린 농도가 높다.

5] 암

암세포는 당류, 그중에서도 포도당을 매우 좋아한다. 인슐린 저항성이 있으면 혈중인슐린 농도가 높아져 암세포도 성장시킨다. 포도당과 인슐린의 조합은 고인슐린혈증인 사람이 암으로 사망할 확률이 거의 2배에 이르는 이유를 이해하는 데 필수적이다. 인슐린 저항성과 가장 연관이 큰 암은 유방암이다. 인슐린 저항성이 있는 남성은 인슐린에 민감한 남성보다 전립선이 비대해질 가능성이 2~3배 정도 높다. 높은 인슐린은 혈류 속도를 낮추고 이는 곧 소변 배출 속도의 저하를 의미한다. 인슐린 저항성이 높은 남성은 나이, 인종, 체중이 같은 인슐린에 민감한 남성보다 전립선암이 발생할 가능성이 2.5배 높다. 인슐린 저항성이 있는 결장암 환자는 인슐린 저항성이 없는 환자보다 암으로 사망할 확률이 약 3배 더 높다.

6] 기타

인슐린 저항성은 건강한 근육의 기능을 저해하며 근육 손실, 근력 감소, 기능 저하를 유발할 가능성이 있다.

인슐린 저항성은 담석증을 유발할 수도 있는데, 인슐린 저항성이 생기고 인슐린 농도가 올라가면 간은 정상보다 더 많은 콜레스테롤을 생산하기 시작하며, 이 때문에 담즙에는 지나치게 콜레스테롤이 많아진다. 게다가 인슐린은 담낭의 운동성을 떨어뜨리므로 인슐린 저항성이 높은 사람은 담낭의 수축 기능이 떨어진다. 실제로 인체 대상의 여러 연구에서 인슐린 저항성이 담석의 가장 큰 위험 요소라는 것을 발견했다.

인슐린 저항성은 신장결석과도 관련된다. 고농도의 혈중인슐린은 혈중 칼슘의 양을 늘린다. 소변은 신체의 다른 곳보다 pH가 높은데, 인슐린 저항상태의 신장은 소변 내 산도를 유지할 분자를 만들 능력이 감소할 가능성이 크다. 따라서 소변의 pH가 더 알칼리성으로 변화되면서 다양한 분자(칼슘, 요산염 등)를 용해하는 능력이 점점 떨어지게 된다. 그 결과 결석의 형성이 시작된다.

인슐린 저항성은 신부전의 위험을 50% 높이는데, 그 정도가 심할수록 더 위험하다.

인슐린 저항성으로 인슐린이 과도하게 많이 생산되다가 이를 생산하는 췌장이 지치면서 인슐린 생산이 감소하면 혈당 조절이 되지 않아 더 많은 요산이 재흡수되어 요산 수치가 오르면서

인슐린 저항성이 커지면 혈중인슐린의 양이 많아지고 신장이 재흡수하는 요산의 양이 증가한다. 배출되는 요산의 양을 직접 감소시키므로 곧바로 요산 수치가 올라가 고요산혈증이 나타나는 것인데, 이는 통풍의 발병과 밀접한 관련이 있게 된다.

최대 약 70%에 이르기까지 대부분의 과체중 혹은 비만한 사람들은 인슐린 저항성이 있다. 한 연구에서는 처음에는 아이들의 체중이 비슷했지만, 인슐린 수치가 높은 아이들은 성인이 되었을 때 비만이 될 확률이 36배나 높았다고 한다. 보스턴의 연구팀은 인슐린 농도가 낮을수록 체중증가가 느리고, 인슐린 농도가 높을수록 체중증가가 빠르다는 사실을 발견했다.

2〉 인슐린 저항성이 생기는 이유
① 유전적 요인
② 인종적 요인 : 히스패닉 〉 몽골로이드 〉 니그로이드 〉 코카소이드
③ 나이가 들수록 인슐린 저항성은 심해진다. 또, 인슐린 저항성이 심해도 노

화가 촉진된다.

④ 지나치게 많은 인슐린은 인슐린 저항성을 유발한다.

⑤ 스트레스의 초기 단계에서 에피네프린이 분비되어 심박수와 혈압을 높인다. 하지만, 장기간의 지나친 에피네프린 분비는 인슐린 저항성을 유발할 수 있다.

⑥ 전형적인 스트레스 호르몬인 코르티솔은 혈당을 높이려고 애쓰는데, 그동안 인슐린은 혈당을 낮추려고 노력한다. 이 두 호르몬은 대응 조절 호르몬이다. 서로 반대로 작용하는데, 승자는 코르티솔이다. 그 결과로 인슐린 저항성 상태가 되며, 가장 극적인 사례가 쿠싱 증후군이다.

⑦ 갑상샘 기능 저하증은 인슐린 민감성의 저하와 연관된다. 일반적으로 갑상샘호르몬 생성이 줄어들면 세포의 인슐린 수용체 역시 감소하는데, 이것은 인슐린의 영향도 줄어든다는 의미이다.

⑧ 염증

⑨ 산화 스트레스 : 이는 해로운 분자들이 세포에 유발하는 피해의 총칭인데, 이 해로운 분자들은 보통 미토콘드리아에서 나온다.

⑩ 미세먼지, 담배 연기

⑪ MSG 1g은 인슐린 저항성 발생위험을 14% 높인다.

⑫ 비스페놀 A

⑬ DDT 같은 유기 염소계 살충제

⑭ 과당은 인슐린 저항성을 높인다. 설탕은 아주 쉽게 산화 스트레스를 높인다. 설탕보다 200배의 단맛을 지닌 인공감미료인 아스파탐도 설탕과 거의 같은 효과를 낸다.

⑮ 지질 다당류는 염증반응을 활성화한다.

⑯ 지나치게 적은 소금 섭취가 인슐린 저항성으로 이어진다.

⑰ 전략적 단식이 아닌 기아

⑱ 일주일만 수면이 부족해도 인슐린 저항성이 약 30% 더 상승할 수 있다. 또, 매일 1시간 이상 낮잠을 자는 사람들은 낮잠을 자지 않는 사람들에 비해 인슐린 저항성이 생길 가능성이 크다. 반면, 매일 30분 이하로 낮잠을 자는 사람들은 인슐린 저항성이 생길 가능성이 작다.

⑲ 활동량 부족은 인슐린 저항성이 생길 가능성을 높인다.

2) 렙틴 저항성

체지방 관리와 다이어트에 가장 중요한 호르몬이 렙틴이다. 우리 몸속의 지방을 일정하게 유지하는 데 관여하는 호르몬으로 지방이 축적될 때 분비되어 식욕을 억제해 주고 지방의 연소와 분해를 돕는다. 그와 반대로 배고픔의 신호를 보내는 호르몬인 그렐린도 있다. 다시 말해, 렙틴은 식욕 억제 호르몬이고, 그렐린은 식욕 증진 호르몬이다.

탄수화물이나 술 등을 지속적으로 섭취하게 되면 체지방이 증가하면서 인슐린 저항성이 커진다. 체지방 증가로 렙틴이 계속 분비되는데도 인슐린 저항성에 의해 뇌에 신호가 전달이 안 돼 결국 렙틴 저항성이 생긴다. 인슐린 저항성이 생기면 렙틴도 제 기능을 제대로 할 수 없게 되는 것이다. 이렇게 되면 포만감을 느끼지 못하고 계속 먹게 되는 악순환이 되는 것이다. 렙틴 저항성을 일으키는 주범은 지방을 축적하도록 하는 인슐린 저항성 때문이며, 혈당 수치를 높이는 음식들과 관련이 있다. 그 외에도 잠을 충분히 못 자고 스트레스를 받게 되면 코르티솔의 과다 분비로 인한 부작용이 탄수화물 탐닉으로 이어지면서 인슐린이 과다 분비되는데, 그 결과 인슐린 저항성이 생겨 렙틴 저항성으로 이어지기도 한다. 그러면 렙틴은 더욱 식욕을 증가시키고 비만과 대사증후군 등 건강에 여러 가지 이상 신호가 켜지게 되는 것이다.

3) 갑상샘호르몬 저항성

평균적으로 체지방이 많아질수록 갑상샘호르몬의 분비는 증가한다. 이런 현상은 결국 갑상샘호르몬 저항성을 유발하는데, 우리 몸이 갑상샘호르몬에 대한 반응을 떨어뜨리는 것이다.

갑상샘호르몬 저항성 증후군은 뇌하수체 및 말초 조직에서 갑상샘호르몬에 대한 저항성으로 인해 갑상샘호르몬의 반응성이 감소하여 혈청 갑상샘호르몬 수치가 증가해 있음에도 불구하고 혈청 갑상샘자극호르몬 수치가 억제되지 않아 전신 대사기능에 이상을 일으키는 드문 유전질환이다. 발생 빈도는 5만 명당 1명 정도로 추정된다. 갑상샘호르몬 저항성 증후군의 임상 증상은 다양하게 나타나는데, 성장장애나 지적 장애 등의 임상 양상을 나타내기도 한다.

3. 신경전달체계 이상

1) 인체의 신경망

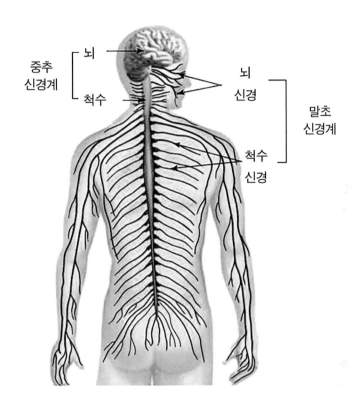

우리 몸의 신경계는 중추신경계와 말초신경계로 이루어진다. 이는 **중추신경계인 뇌와 척수, 그리고 말초신경계로 연결된 우리 몸 각 부분 사이에 필요한 정보를 서로 주고받는 연락망으로서, 이 전달체계를 통해 각 기관계 간 긴밀한 공조를 할 수 있게 되어 생리 현상이나 신체활동을 조절하거나 조정**하게 된다. 그렇기에 인체의 항상성을 유지하는 동시에 생명을 유지하고 번식하는 모든 과정에도 관여한다.

이러한 신경망은 뉴런이라는 신경세포를 중심으로 이루어진다. 뉴런은 신경

아교세포와 함께 신경계와 신경조직을 이루는 기본 단위로서, 신경계의 모든 작용이 이들의 상호작용으로 이루어진다. 신호의 전달은 뉴런 내에서는 전기적 신호로 이루어지고, 뉴런 간에는 보통 시냅스에서 화학적 신호로 이루어진다. 좀 더 구체적으로 설명하자면, 뉴런 내에서는 뉴런의 세포막에 막전위에 따라 열리고 닫히는 Na^+, K^+ 등의 이온통로가 존재하여, 이들 이온이 세포막 안팎으로 이동함으로써 전기 신호가 전달된다. 그리고, 뉴런 간에는 수상돌기와 축삭돌기가 맞닿아 있는 시냅스 부분에서 축삭돌기의 말단으로부터 신경전달물질이라는 화학물질이 분비됨으로써 연접한 다음 뉴런의 수상돌기에 자극을 전달하게 된다.

1〉 중추신경계

 중추신경계에는 뇌와 척수가 있다. 뇌는 신호를 온몸에 전달하며, 정보를 처리하고 해석하여 판단하며, 저장하고 지시를 내린다. 척수는 뇌에서 발원하여 척추 속에서 보호를 받으며 엉덩이까지 이어지는데, 뇌와 말초신경 사이의 신호 전달 통로로 몸의 말단부에서 받아들인 감각 정보는 후근을 통해 척수를 지나 뇌로 전달되고, 뇌에서 내린 명령은 척수를 지나 전근을 통해 말단의 반응기에 전달된다. 뇌의 통제가 필요 없는 반사의 중추로도 작용하는데, 대표적으로 무릎반사, 회피반사, 아기의 배뇨반사 등이 있다.

2〉 말초신경계

 말초신경계는 뇌와 척수로 이루어진 중추신경계를 제외한 모든 신경 조직을 통칭하는 용어이다. 그렇기에 중추신경계와 말초 기관을 연결하는 통로로서 기능하며, 기능적으로 크게 체성신경계와 자율신경계로 구분할 수 있다. 우리가 의식적으로 조절할 수 있는 말초신경계의 부분인 체성신경계에는 뇌에서 발원하는 12쌍의 뇌신경과 척수에서 발원하는 31쌍의 척수신경이 있다. 우리의 의지와는 관계없이 조절되며 항상성 유지에 필수적인 자율신경계에는 흥분성의 교감신경계와 그에 길항적으로 작용하는 진정성의 부교감신경계가 있다.

2) 신경전달물질

신경전달물질은 화학적 시냅스에서 신경세포 간에 신호를 전달하는 매개체의 역할을 하는 분자로 일명 '화학적 전령'으로 알려져 있다. 신경전달물질은 시냅스전 신경세포에서 합성되어 축삭 말단에서 방출되며, 방출된 신경전달물질은 시냅스후 세포(신경세포, 근육, 분비세포 등)에 존재하는 신경전달물질 수용체와 결합하여 수용체를 활성화하여 새로운 신호를 발생시킨다. 단, 같은 성분이더라도 최종 작용은 그 물질 자체가 아니라 그 물질이 있는 위치에 따라 달라지므로 어디서, 어떻게, 어떤 농도로 작용하느냐가 중요하다.

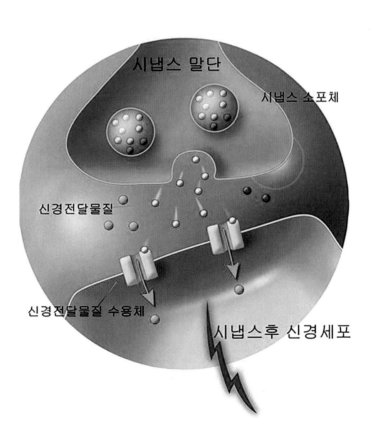

주요 신경전달물질과 그 특징

분류	신경전달물질	특징 및 관련 질환
아미노산	글루탐산 (Glu)	· 중추신경계의 가장 흔한 신경전달물질 · 중추신경계 대부분의 흥분성 시냅스에서 이용 · 과도하게 분비되면 허혈성 뇌졸중, 뇌전증 등에 문제 발생 · 공포증을 유발하거나 외상 후 스트레스 장애와도 관련 · 도파민계와 상호작용을 통해 조현병의 증상을 일으키거나 완화할 것으로 추정
	감마- 아미노부틸산 (GABA)	· 뇌에서 대부분의 억제성 시냅스의 신경전달물질로 사용 · 항불안, 항우울, 항경련, 혈압강하, 간 기능 개선 작용 · 과다 분비 시 뇌 기능이 손상되는데, 이는 뇌졸중의 후유증으로 발생하는 기능 해리, 즉 뇌졸중이 일어난 곳에서 먼 부위도 손상되는 증상의 원인으로 지목
	글라이신 (Gly)	· 비필수 아미노산 중 하나로 단백질을 만드는 데 이용되며, 특히 콜라겐 생성에 주요 물질 · 주로 척수의 억제성 시냅스에서 신경전달물질로 작용 · 행동장애나 신경학적 증상을 보이는 비케톤 고글라이신혈증, 고프롤린혈증, 사르코신혈증 등을 유발
아민	아세틸콜린 (Ach)	· 중추신경계와 말초신경계에서 두루 기능 수행 · 근육에 대한 자극, 신경계에서 기억과 학습에 필수적, 또한 급속 안구운동(REM) 수면 조절 · 신경근접합부를 구성하는 운동신경 말단에서 분비되고, 운동신경 자극이 골격근의 수축을 유발 · 자율신경계에서 중요한 신경전달물질이며, 특히 부교감신경계의 경우 신경절 이전과 이후 뉴런 모두에서 신경전달물질로 이용 · 중추신경계에서 아세틸콜린은 시냅스 가소성, 각성, 보상 기전, 학습과 기억 등을 조절하는 데에 일조하므로 알츠하이머병에서 보이는 기억 장애와 연관되어 있을 듯
	도파민 (DA)	· 뇌 안의 특정 부위에 무리 지어 분포하는 도파민 뉴런에서 분비되는 카테콜아민계 신경전달물질 · 주로 에너지, 의욕, 동기부여, 흥미, 각성, 강화, 보상, 운동 조절, 실행기능, 집중력, 학습 속도, 작업 효율 등에 관여 · 부족해지면 우울증, 파킨슨병, ADHD, 하지불안증후군, 그리고 진전 등의 추체외로 증상 발생 · 과잉 시 강박증, 조현병, 환각, 망상 등 발생

아 민		· 커피나 술, 담배, 환각제 등 물질뿐 아니라, 인터넷, 스마트폰, 디지털 게임, 도박, 성, 업무 등의 특정 행위도 중독질환에 포함되는데, 이러한 질환의 발생에는 도파민이 부족해도 갈망이 생길수 있고, 과다해도 몰입이 용이
	에피네프린	· 아드레날린과 같은 용어 · 부신수질에서 분비되어 근육, 간 그리고 지방조직 등에서 에너지 생성 대사 조절에 관여 · 아드레날린성 신경세포에서 신경전달물질로 기능 · 격렬한 근육운동을 할 때, 근육에서 에피네프린 호르몬이 분비되어 글리코겐 분해와 당 분해가 촉진 · 생리적으로 분비가 촉진되는 주된 이유는 스트레스에 의한 것이므로 일명 스트레스 호르몬이라 불리는데, 주로 신체적인 위협,흥분, 소음, 빛, 높은 주위 온도가 원인 · 부신수질에서 에피네프린과 노르에피네프린이 분비되면, 호흡통로가 확장되어 산소 유입이 쉬워지고, 심박의 속도와 세기가 증가하며 혈압 또한 상승하여 산소와 포도당과 같은 연료가 조직으로 유입되는 속도가 증가 · 과다하면 고혈압, 떨림, 두통, 구역감, 수면 문제 등 유발
	히스타민	· 아미노산의 일종인 히스티딘에서 유도되는 흥분성 신경전달물질 · 알레르기와 염증반응의 매개체이면서, 위산 생성의 자극제, 그리고 뇌의 여러 부분에서 신경전달물질로 작용 · 어떤 수용체와 결합하느냐에 따라 소화, 신경, 면역 등 다양한 생체 반응에 관여하는 신호 전달물질 · 아민 신경전달물질의 분비 감소, 히스타민 분비 조절, 통각과 위산 분비, 그리고 음식 섭취의 조절, 가려움증 유발, 사이토카인의 생산 및 분비 등의 기능 · 말초에선 알레르기 반응과 연관된 기능을 하지만, 중추신경계에선 의식의 각성에 관여 · 작용이 만성적으로 과하면 알레르기 관련 질환이 발생하는데, 대표적으로 만성피로, 마른기침, 코막힘, 가려움증, 두드러기 등 · 내장근 수축 작용으로 심장근육을 수축시켜 가슴을 두근거리게 하고, 위장 근육을 수축하여 위경련, 장 경련 등의 증상을 유발하며, 기관지 근육을 수축시켜 천식이나 만성기침의 원인이 될 수 있고 자궁을 수축시켜 월경통을 유발하며 눈의 홍채를 수축시켜 눈을 침침하게 만드는 등의 다양한 증상 유발 · 혈관 확장 작용으로 어지러움, 편두통과 같은 혈관성 두통의 원인

아민		종, 정맥류, 치핵의 원인이 되고, 가려움증, 다리 저림이나 멍이 잘 드는 현상, 눈 밑이 까맣게 되는 다크서클 증상 등 발생 · 위장관에서 위산과 소화액을 분비하는 작용이 있기에 과다하면 위산과다에 의한 위염, 위궤양 등의 아주 흔한 증상이 발생 · 뇌에 있는 히스타민성 신경절에서 히스타민이 과잉 분비되면 히스타민의 각성작용에 의해 불면증과 불면에 의한 만성피로 증상이 발생
	노르 에피네프린 (NE)	· 노르아드레날린과 같은 용어 · 에피네프린의 전구체로 카테콜아민계 신경전달물질 · 자율신경계에서 흥분성 신경전달물질로 작용 · 저혈당, 공포, 추위에 대응하기 위해 부신수질의 크로마틴 세포에 있는 타이로신으로부터 합성 · 중성지질과 글리코겐의 분해를 촉진할 뿐만 아니라, 집중력, 심박출량, 혈압, 대사활동 등을 증가 · 에피네프린에서 메틸기 하나가 빠진 유사한 구조로 기능 또한 비슷하지만, 약간 다른 점이 있는데, 노르에피네프린은 에피네프린보다 전신의 말초혈관을 수축시켜 혈압을 크게 상승시키지만, 에너지대사나 심장에 대한 작용은 훨씬 약한 편 · 카테콜아민들은 신경계에서는 신경전달물질이지만 순환계에서는 호르몬으로 작용 · 노르에피네프린은 주로 교감신경과 평활근, 심근, 분비샘 등과의 시냅스에서 신경전달물질로 작용 · 과하면 수전증 같은 떨림이나 머리카락이 갑자기 하얗게 변해버리는 마리 앙투아네트 증후군 등 발생 · 각성, 공포, 스트레스, 우울증, 양극성 장애 등과 관련
	세로토닌 (5-HT)	· 트립토판에서 유도되어 대개 억제성으로 작용하는 모노아민계 신경전달물질 · 기분, 체온조절, 기억, 사고 학습, 주의집중, 고통 인식, 식욕, 수면, 근수축, 심혈관 반응, 성행위, 불안, 우울 등과 관련 · 뇌에서 분비되는 양은 우리 몸 전체에서 분비되는 양의 20% 정도에 불과하며 나머지 80%는 위장관에 있는 장크롬친화세포에서 분비되어 위장관 운동성을 조절 · 보통 위장관, 혈소판, 뇌, 중추신경계에서 관찰 가능 · 혈소판에서 혈청 속으로 방출되어 혈관을 수축시킴으로써 지혈작용을 돕는 물질이기도 하고, 뇌의 시상하부에서 신경전달물질로 작용 · 보통 남성의 세로토닌 수치가 여성보다 1.52배가량 높아서 대체

		로 남성의 성격이 여성보다 밝으며 외향적이고 회복탄력성이 높은 것으로 보인다는 연구 결과
아 민		· 매운 음식을 먹을 때 엔도르핀과 함께 분비 · 행복감을 느끼게 하며 식욕을 떨어뜨리는 역할 · 사람의 감정은 대개 세 가지 신경전달물질에 의해서 형성되는데, 바로 도파민, 노르에피네프린, 세로토닌 · 도파민은 쾌락의 정열적 움직임, 긍정적인 마음, 성욕과 식욕 등을 담당하고, 노르에피네프린은 불안, 부정적 마음, 스트레스 반응 등을 담당하는데, 세로토닌은 도파민과 노르에피네프린을 적정 수준으로 해서 자율신경의 균형을 유지 · 공격성, 사회성 등 많은 심리 기능이 적절히 기능하도록 통제하며 그래서 우울증, 외상 후 스트레스 장애 환자의 경우 세로토닌 수치가 매우 낮은 편 · 세로토닌 신경이 잘 발달한 사람일수록 정서적으로 안정되어 있고, 명랑하고 행복감을 느끼며, 활기차고 의욕적이고, 습관성과 중독성이 조절되며, 장내 유익균이 증가하여 면역력이 향상되고, 호르몬과 대사기능이 원활한 편 · 결핍되면 우울증, 성격장애, 신경성 식욕부진증, 이상식이, 탄수화물 갈구증, 불안증, 공황장애, 강박증, 간헐적 폭발 장애, 야간발한, 자살도 유발될 수 있으며, 남성에게 부족하면 조루도 유발 · 그 외에도 조현병, 수면장애, 발달장애, 퇴행성 뇌질환, 물질남용, 스트레스 장애, 운동장애 등 여러 신경정신질환을 유발하는 요인으로 지목 · 특히, 우울증과의 관계는 매우 중요 · 밤에 송과선에서 세로토닌으로부터 합성되는 멜라토닌은 일주기 리듬과 관련되므로 계절성 정서장애나 비행 시차 적응에 활용
신 경 펩 타 이 드	콜레시스토 키닌 (CCK)	· 십이지장과 공장에서 생성되는 폴리펩타이드 · 비장 수축 촉진작용과 이자 효소 분비 촉진작용이 있으며, 위산분비를 억제 · 장관 운동 촉진, 소장에서의 전해질 흡수 억제, 십이지장선의 분비 촉진 · 위장관 펩타이드로 먼저 알려졌으나 뇌에도 대뇌피질, 해마, 중격에 많이 존재 · 흥분성 신경펩타이드로서 조현병, 공황장애, 신경성 식욕 부진증, 식욕 이상 항진증 등의 병태생리에 관여한다고 추정 · 뇌에서 포만감을 불러일으켜 식욕을 억제하는 기능이 있기에 이 물질과 관련해 결함이 있으면 유전적 비만 체질

신경펩타이드	다이노르핀	· 엔도르핀, 엔케팔린과 함께 내인성 오피오이드 펩타이드 · 중추 작용으로는 진통, 말초 작용으로는 장관 수축 억제에 관여 · 중독, 스트레스, 식욕 조절과 관련
	엔도르핀	· 체내에서 생성되는 모르핀(endogenous morphine)이라는 뜻 · 양귀비에서 추출되는 모르핀은 가장 강력한 진통제인 만큼 엔도르핀은 대뇌에서 분비되는 사실상의 내인성 천연마약 · 중추신경계, 특히 뇌하수체에서 많이 발현 · 격렬한 유산소운동을 할 때, 흥분했을 때, 고통을 느낄 때, 매운 음식을 먹을 때, 사랑을 느낄 때, 오르가슴을 느낄 때 분비 · 기분을 좋게 하고, 진정 및 진통 작용
	엔케팔린 (Enk)	· 체내에서 통각을 조절하는 펩타이드 · 자연적 진통 작용, 아편의 작용과 같은 희열감이나 행복감 유발 · 웃을 때 엔도르핀과 함께 나오는 물질 · 모르핀보다 300배 강한 물질 · 뇌와 부신수질에서 고농도로 발견되는데, 특히 해마 및 전두엽피질 부위에서 스트레스를 주는 반응 때 펩타이드들이 두뇌의 기능과 관련이 있는 것으로 보고
	신경 펩타이드 Y (NPY)	· 뇌를 포함한 중추신경계나 말초신경계에서 주로 합성 및 작용 · 체내에서 식욕이나 에너지 균형에 중요한 역할 · 중추신경계에서는 섭식 행동을 유발하고, 에너지 소비를 줄여 체내에 에너지를 축적하는 데에 기여 · 교감신경에 작용하여 혈관의 수축을 조절 · 불안감과 스트레스를 줄이는 역할도 수행 · 작용이 과다하면 비만 유발 · 분비 과다 요인으로는 유전적인 요인 외에도 외부에서 음식의 공급 부재로 인한 스트레스나, 불안에 의한 감정변화, 환경에 의한 지속적인 스트레스 등
	소마토 스타틴	· 위, 장, 이자의 델타세포에서 분비되어 여러 소화효소의 분비를 억제하는 작용 · 뇌 시상하부에서는 매우 적은 양이 생성되는데, 이는 신경호르몬으로 기능함으로써 뇌하수체 전엽으로 이동하여 성장호르몬과 갑상샘자극호르몬의 방출을 억제 · 성장 억제 호르몬이라고 부르는 성장호르몬 방출 억제인자이기에 말단비대증 등의 치료제로 활용
	P물질 (substance P)	· 뇌척수 등 중추신경계뿐만 아니라 장관 등의 말초에도 널리 분포하여 통각을 통해 고통을 인지하는 과정에 중요한 흥분성 신경 펩타이드

신경펩타이드		·혈관을 확장해 혈압을 강하하고, 평활근 수축, 타액 분비 촉진, 면역반응 조절 등의 작용
	혈관활성장내폴리펩타이드 (VIP)	·십이지장에서 합성되며 대뇌피질에도 존재하는 펩타이드 ·글루카곤의 약 1/3의 과혈당증 효과, 혈관 확장으로 혈압 강하, 위액의 분비 억제, 소화관의 평활근 수축억제, 소장으로부터의 전해질이나 수분의 분비 촉진 작용 ·남성의 발기를 일으키는 물질로서도 중요 ·중추에서는 아세틸콜린과 함께 방출되며 그 작용에 관여
	갈라닌	·뇌, 특히 시상하부와 척수, 이자 및 종양에 있는 억제성 신경펩타이드 ·수유, 통증, 수면, 기억, 심혈관 기능, 성행위, 경련, 각종 중독, 우울증, 식욕 및 혈압 조절에 관여
	오렉신	·하이포크레틴과 같은 용어 ·뇌의 시상하부에서 분비 ·허기지면 분비 증가, 포만감을 느끼면 분비 감소하여 식욕 조절. 의식을 깨우거나 주의력을 높이는 등의 수면 조절과 각성 기능
	그렐린	·주로 위에서 합성되는데, 허기질 때 식욕을 촉진하는 일명 공복호르몬 ·표적세포는 주로 뇌 시상하부의 궁상핵과 뇌하수체 전엽에 존재 ·공복 시 식욕 증가, 포만 시 식욕 억제로 섭식 조절, 이 외에도 포도당 대사, 보상 행동, 학습과 기억조절 등 ·심각한 비만과 엄청난 식욕을 보이는 유전질환인 프레더-윌리 증후군 환자의 그렐린 농도는 매우 높다고 보고

4. 생체리듬 교란

1) 생체리듬과 생체시계

1〉의미와 종류

생체리듬이란 생물체의 생명 활동에서 발생하는 여러 종류의 자율적이면서 주기적인 생체현상의 변동을 의미하는데, 생물학적 리듬이라고도 한다. 심장박동, 소

태양 주기에 따른 생체 시계와 몸의 변화

밤 0~3시
수면 유지 호르몬 멜라토닌 분비가 최고에 이르러 깊은 수면 상태

3~6시
체온이 가장 낮아짐. 새벽 기상했을 때 보온에 신경 써야

오후 9시~ 자정
수면 유지 호르몬 멜라토닌 분비 시작해 깊은 수면 유도
체온을 낮추는 방향으로 가야 수면 유도에 효과

오전 6시쯤
기상 준비하면서 스트레스에 대항하는 호르몬 코르티솔 분비 시작

오후 6~ 9시
혈압이 최고에 이름

오후 6시쯤
체온이 가장 높아짐

정오 ~ 오후 6시
신체와 정신 활동에서 코디네이션 능력 최적화
가장 빠른 반응 속도 보임
햇볕 쬐는 야외 활동을 많이 하면 수면 호르몬 멜라토닌 축적 활발

오전 6~9시
혈압이 가장 빠르게 상승하고 불안정해짐. 심혈관질환 악화 주의해야 할 시간대

오전 9시~정오
각성도가 최고조에 이름. 중요한 회의나 결정을 하기에 좋음

화관 연동운동, 호흡, 혈압, 체온, 호르몬 분비, 혈액 내 면역세포 수, 대사, 소변 생성량과 성분, 월경, 기분 변동, 정신활동, 각성도, 수면과 각성 등 생체의 중요한 기능에서 나타난다. 이것에는 낮과 밤, 여름과 겨울 등 외계의 환경변화에 적응하기 위해 일어나는 외인성 리듬과 율동성이 전혀 없는 환경에 놓여도 일정한 리듬을 갖는 심장박동, 호흡, 뇌파 등 내인성의 것이 있다. 이러한 생체리듬은 생명체에 본래부터 내재해 있는데, 주기 조절 유전자로는 CLOCK, TIM, PER, NOCTURNIN 등이 알려져 있다.

이렇게 내재하는 주기적 리듬 발신 장치를 **생물학적 시계, 즉 생체시계(체내시계)**라고 한다. 예컨대, 사람의 체온은 종일 누워있거나 어둠 속에 갇혀 있는 상황 속에서도 시간에 따라 일정하게 변하는데, 이는 생명체의 내부에는 일정한 리듬이 존재하고 시계와 같은 메커니즘이 작동한다는 것을 의미한다.

이러한 생체시계의 주기는 다음과 같이 크게 세 종류로 나눌 수 있다. 즉, 뇌파, 심장박동, 호흡, 눈 깜박임, 콧구멍 확장, 혈액순환, 식욕 등 **'하루보다 짧은 초일 주기(ultradian rhythm)'**, 밤과 낮의 변화에 따른 체온이나 혈압의 변화, 소변의 생성, 수면과 각성 등 **'대략 24시간의 일간 주기(circadian rhythm)'**, 여성의 월경(월간 주기 : circatrigintan rhythm)이나 계절성 기분 변동(연간 주기 : circannual rhythm), 모발 생장 등 **'하루보다 긴 장일 주기(infradian rhythm)'**를 갖는 것들이다. 이 가운데 **대략 24시간 주기의 일주기(일간 주기) 리듬이 가장 많이 연구되었고 일반인들에게도 가장 널리 알려져 있다. 인간의 일주기 리듬은 24.5~25시간 사이로 밝혀져 있는데, 이는 조수간만의 주기와 거의 일치한다.** 조수는 12시간 24분마다 간조와 만조를 반복하고 있는데, 12시간은 지구의 자전, 24분은 달의 공전 때문이다. 하지만, 그 연관성에 대해서는 정확히 밝혀지지 않은 상태다. 이 주기가 지구의 자전주기보다 약간 더 길기에 아침에 잠에서 깨어 햇볕을 쬠으로써 그 차이만큼을 당겨서 보정을 해줘야 날마다 조금씩 뒤로 밀리는 것을 방지할 수 있다. 세균과 같은 원핵 생물로부터 동식물에 이르기까지 유기체는 일반적으로 24시간의 일주기 리듬을 지니고 있다. 이러한 리듬은 일반적인 피드백 고리에 기반을 두고 있으나 특정 유전체들은 독립적으로 진화한다. 사람을 비롯한 여러 동물은 독물이나 의약품과 같은 화학적 요인뿐 아니라 소음, 더위, 추위, 전리방사선과 같은 물리적 요인에 대해서도 저항력이 약해지는 시간이 따로 있다. 일간 주기 시계는 멜라토닌과 밀접한 관련이 있는 한편, 연간 주기 시계는 뇌의 안쪽 기저 시상하부(MBH)의

핵과 관련되어 있는데, 연간 주기 리듬에 중요한 갑상샘호르몬의 신진대사에 영향을 미친다.

2〉 역할과 중요성

앞서 소개한 대로 생체는 심장박동이나 뇌파와 같은 1초 미만의 짧은 주기부터 계절성 기분 변동이나 모발 생장과 같은 1년 이상의 긴 주기까지 생명 현상 자체가 리듬으로 이루어져 있다고 할 수 있다. 바꾸어 말하면, 이 생체리듬에 이상이 생기는 것은 곧 건강의 이상을 의미한다고 해도 과언이 아닐 정도로 생체리듬은 건강에 필수적이다. 방금의 예를 다시 든다면 심장박동에 이상이 생기는 것이 부정맥이고, 뇌파에 이상이 생기는 대표적인 질환이 뇌전증이며, 계절성 기분 변동은 계절성 정서장애를, 모발 생장의 이상은 대표적으로 탈모를 유발하는 것이다.

우리의 게놈 안에 있는 모든 유전자는 주기성, 특히 24시간 주기를 갖추고 있기에 생체리듬은 생물체의 모든 차원에서 관찰할 수 있는데, 주로 뇌, 심장, 간, 신장, 폐와 같은 기관과 신경계, 심혈관계, 소화기계, 내분비계와 같은 기관계를 통해 생체리듬이 지켜진다. 인체에서 측정하거나 셀 수 있는 것(호르몬과 약물을 작용하게 하는 세포 내 수용체, 혈구 등), 양이 조절되는 것(혈장, 오줌, 침 등)은 모두 일주기 리듬이 존재함을 보여준다. 뇌의 활동도 낮에 최고의 효율을 보이며, 새벽 4시경 효율이 가장 떨어진다. 혈압, 체온, 근력도 낮에 올라가고 밤에 떨어진다. 인체에서 발견된 일주기 리듬은 170가지가 넘는 것으로 알려졌다.

대표적으로, 영양분 또는 에너지 감지 경로, 즉 세포의 허기와 포만감 감지 경로는 24시간 주기를 지닌다. 에너지 신진대사 경로도 24시간 주기의 생체리듬에 따라 모든 주요 영양분의 신진대사와 세포 기능에 영향을 미친다. 세포 유지 메커니즘도 생체리듬으로 이루어진다. 세포가 에너지를 만들 때 활성산소종이라고 하는 쓰레기를 생성하는데, 이를 청소하는 시간이 메커니즘에 따라 정해져 있다. 복구와 세포분열도 하루 주기 리듬으로 진행된다. 우리 몸은 매일 복구되고 회복되는데, 바로 밤에 우리가 잠을 자는 동안이다. 세포 간 소통도 하루 주기 생체리듬으로 이루어진다. 각각의 신체 기관들은 서로 소통할 필요가 있으며, 이러한 소통은 뚜렷한 리듬에 따라 일어난다. 가령 배가 부르면, 체내 지방조직에서 렙틴 호르몬이 생성되어 그만 먹게 하라는 신호를 뇌로 보낸다. 마찬가지로

병! 도대체 왜 생길까?

우리가 음식을 먹으면, 우리 장에서 분비되는 호르몬들이 췌장에 연락해서 인슐린을 생성하게 한다. 그래야 음식에서 섭취한 포도당이 우리 간과 근육에 흡수될 수 있다. 이러한 세포 간 소통은 하루 중 특정한 시간에 특히 강하게 일어나고 다른 시간에는 약해진다. 세포 분비도 생체리듬으로 이루어진다. 세포는 저마다 이웃 세포나 전신을 대상으로 가치 있는 무언가를 생성하는데, 이 물질은 혈류를 타고 돌거나 이웃 세포에 전달된다. 이러한 분자들을 생성하고 분비하는 과정은 하루 주기로 일어난다. 예를 들면, 간에서 생성되는 혈액 응고에 필요한 여러 유형의 분자들이나 비강 내벽이나 장 내벽, 폐 내벽에서 생성되는 윤활 물질들이 그러하다. 그리고, 거의 모든 약물 표적도 생체리듬을 지닌다.

인간의 생체시계는 수면 패턴, 체온조절, 혈압변화 등을 직접 조절하는 역할을 하며, 호르몬 분비량 조절과 관련된 내분비계와 면역계, 순환기계, 배설계 등에도 광범위한 영향을 미친다. **인간을 비롯한 고등동물의 기준 생체시계는 뇌 시상하부의 시교차상핵**(SCN: Supra Chiasmatic Nuclei)**에 있다**고 알려져 있다. 이곳은 눈에서 뇌로 들어가는 정보망인 시신경이 중간에 좌우로 교차하는 영역인 시신경교차의 바로 윗부분에 있는 아주 작은 신경 세포들의 집단을 일컫는다. 여기에는 허기, 포만감, 수면, 체액 평형, 스트레스 반응 등을 조절하는 사령부가 있다. 시교차상핵을 구성하는 2만 개의 세포들은 성장호르몬을 생성하는 뇌하수체, 스트레스 호르몬을 분비하는 부신, 갑상샘호르몬을 생성하는 갑상샘, 생식 호르몬을 생성하는 생식선에 간접적으로 연결되어 있다. 또한 수면호르몬인 멜라토닌을 생성하는 송과선과도 간접적으로 연결되어 있다. 시교차상핵은 신경과 호르몬의 활동을 조절하여 인간의 24시간 주기의 다양한 기능들을 작동하고 조절하여 일상 리듬의 중심을 이룬다.

또, 시교차상핵은 빛과 시간을 이어주는 연결고리다. 망막의 멜라놉신 세포가 시교차상핵과 직접 연결되어 외부세계로부터 빛에 대한 정보를 입수하여 인체의 다른 부분과 이를 공유한다. 멜라놉신은 수면-기상 일주기를 빛에 따라 조절하는 감광 단백질인데, 청색광에 가장 민감하고 적색광에 가장 둔감하다. 그렇기에 청색광을 인식함으로써 활성화된 멜라놉신은 뇌에 신호를 보내게 되고 실제 시간과 상관없이 우리 뇌는 지금이 낮이라고 생각하고 반응한다. 시교차상핵이 빛에 의해 재설정되면 뇌하수체, 부신, 송과선 등 시상하부에 있는 다른 모든 시계도 재설정된다. 이렇듯, 원자시계가 전 세계 모든 시계의 기준 시계 역할을 하는 것처럼, 체내 곳곳에 각각 존재하는 말초 생체시계들을 통솔하는 기준 생체시계가 바로 시교차상핵에 있는 것이다. 이들 일주기 시계는 체내에서 서로 유기적으로 연관되어 리듬 정보가 통합되고 동기화(synchronization)하여 시간 정보가 일치되도록 일주기 항상성이 유지되고 있다. 단, 주로 빛에 의해 조절되는 기준 생체시계와는 달리, 조직이나 기관, 세포에 특이적으로 존재하는 말초 생체시계는 온도, 섭식, 시차 변화, 운동, 호르몬 등 외부 자극에 영향을 받는다. 생체시계(일주기 리듬)는 단순히 시간을 알려주는 것 이상이다. 생체시계는 하루 동안 인체 주요 기관들의 작동과 휴식을 제어한다. 즉, 시계이면서 동시에 지휘자다. 생체리듬은 생물학적 기능을 최적화한다. 그러므로, 우리는 생체시계를 통해 모든 생체활동이 자연스럽게 이루어지게 할 수 있다. 만성 질환의 발병 원인은 우리 안에 뿌리 깊이 박혀 있는 이 원초적이고 보편적인 건강 코드인 생체리듬을 현대의 생활 습관이 교란하고 있기 때문이다. 일주기 리듬을 조절하는 주기 유전자를 분리하여 생체시계의 비밀을 밝혀낸 공로로 3명의 미국 과학자가 2017년 노벨 생리의학상 수상을 하면서 이 분야가 우리 건강에 미치는 영향력을 널리 인정받게 되었다.

3〉 주요 일주기 리듬

꺼려지는 체내 사건	발생 시간대	반가운 체내 사건
통풍 발작이 가장 많다.	AM 자정	
	1시	배란이 최고조에 이르고, 자연스러운 분만 진통이 가장 일어나기 쉽다.
울혈성 심부전 증상이 최고조에 이른다.	2시	가장 깊게 잠들고, 성장호르몬이 가장 많이 분비된다.
천식 발작이 가장 심하고, 유아돌연사 증후군에 의한 사망이 가장 많다.	3시	피부 및 세포의 복구가 가장 빠르고, 소변의 생성이 가장 적다.
뼈의 파괴가 가장 심해진다.	3시 반	
집중력, 논리적 추리력 등의 인지기능과 경계심 등이 가장 떨어져 야근 중 실수가 가장 잦고, 군발두통, 편두통이 시작된다.	4시	세로토닌은 가장 적게 분비되고, 멜라토닌은 가장 많이 분비되며, 자연분만이 가장 많다.
체온이 가장 낮아진다.	4시 반	

증상	시간	상태
치통이 시작되고, 운전 중 교통사고 위험이 가장 크며, 천식 발작이 가장 심해진다.	5시	
	5시 반	꿈을 가장 많이 꾼다.
사인에 무관하게 사망 가능성이 가장 크다.	6시	코르티솔과 인슐린의 분비가 가장 많고, 키가 가장 잘 큰다.
혈압과 맥박이 높아지고, 고초열이나 감기, 독감의 증상이 가장 악화한다.	7시	
	7시 반	남성의 테스토스테론이 가장 많아져 성욕이 가장 왕성하고, 임신 가능성도 가장 크다.
관절류머티즘의 통증이 최고조에 이르고, 코피가 가장 많이 터지며, 우울증의 증세가 가장 심해진다.	8시	멜라토닌의 분비가 멈춘다.
	8시 반	장의 움직임이 가장 활발하여 배변이 원활해진다.
심장발작, 뇌졸중이 가장 많이 발생한다.	9시	체중이 가장 가볍고, 소화능력이 높은데, 특히 지방의 흡수가 최고조다.
협심증, 심장병에 의한 돌연사가 가장 많다.	10시	지각의 민첩성과 각성도가 높아진다.
위궤양에 의한 출혈이 가장 많다.	PM 정오	소변의 생성이 가장 많고, 집중력과 논리적 추리력 등이 가장 높아진다.
	2시	눈과 팔의 협조가 가장 좋다.
점심 식후 식곤증으로 인해 각성도가 가장 떨어진다.	3시	세로토닌과 엔도르핀이 가장 많이 분비되고, 치통이 가장 덜하며, 낮잠 자기에 최적이다.
긴장성 두통이 가장 심해진다.	4시	반응시간이 가장 짧아진다.
퇴행성 관절염이 가장 심해진다.	5시	호흡하기 가장 편하고, 근육의 강도와 유연성, 악력이 가장 높아지며, 심폐 효율도 가장 좋아지고, 스포츠 종목 대부분의 연습에 최적의 시간이다.
장궤양으로 인한 출혈이 가장 빈발한다.	5시 반	
콜레스테롤의 농도가 상승하고 다발성 경화증과 결합조직염의 통증이 심해진다.	6시	미각이 가장 예민해지고, 경계심이 가장 높아진다.
산통이 가장 자주 일어난다.	7시	체온이 가장 높아진다.

엔도르핀의 분비가 가장 적고, 요통이 가장 심해진다.	8시	알코올에 대한 저항력이 가장 높고, 육상 또는 수영 기록이 가장 좋게 나온다.
아이들의 성장통이 가장 심해진다.	9시	멜라토닌의 분비가 시작되고, 피부 민감성이 가장 높다.
갱년기 증상인 달아오름이 가장 자주 일어난다.	10시	인터류킨이 가장 많이 분비되어 면역력과 심혈관계 기능이 가장 좋다.
하지불안증후군의 상태가 악화하고, 피부의 과민성 및 가려움증이 최고조에 이르며, 천식 유발 인자에 대한 예민성이 가장 높아진다.	11시	성욕이 고조되고 섹스 회수가 가장 많아진다.

4〉 여성의 28일 월경주기 리듬

여성의 월경주기가 약 28일로 규칙적인 것은 임신의 가능성을 높이기 위한 것이다. 배란기 밤에 달빛 밝기 정도의 빛을 계속 켜 두면 생리불순이 안정된다. 이는 멜라토닌의 리듬을 정상으로 되돌리는 기능을 한다고 볼 수 있다.

일	체내 사건
1	하혈이 시작된다.
2	기분이 우울해진다.
5	에스트로겐 농도가 상승한다.
9	가장 편하게 호흡할 수 있다.
10	긍정적이고 밝은 꿈을 꾼다.
13	에스트로겐 농도가 정점에 이르며, 황체형성 호르몬이 급증한다.
14	배란이 일어나고, 시각과 후각이 가장 예민해진다.
15	수정 확률이 가장 높고, 성욕이 최고조이며, 성관계 시 오르가슴이 격렬하다.
17	체온이 가장 상승한다.
18	통증에 대한 내성이 최고가 된다.
21	프로게스테론의 농도가 가장 높아진다.
22	혈압이 가장 높아진다.
23	월경 전 증후군이 시작된다.
24	부종, 체중증가, 유방의 불편감이 자주 일어난다.
25	편한 잠을 이루기가 가장 어렵다.

25~27	관절염, 천식, 당뇨병, 소화기관의 질병, 결합조직염, 고초열, 편두통, 발작, 피부 문제 등이 심해진다.

5〉 주요 연주기 리듬(북반구 기준)

월	건강 관련 사건
1	과식증에 의한 폭식이 늘어난다. 정소암, 자궁암의 진단이 가장 많다. 감기나 독감이 가장 많다. 유아돌연사증후군이 가장 많이 일어난다. 심장발작, 뇌졸중이 가장 많아진다.
2	남성의 정자 수가 가장 많아진다.
3	고초열이 악화한다.
4	폐경 전의 유방암 진단이 가장 많아진다. 통풍이 가장 심하게 악화한다. 자살이 가장 많다.
6	당뇨병 조절이 가장 쉽다.
7	다발성 경화증의 증상이 악화한다. 손톱의 성장이 가장 빠르다.
9	천식 발작이 가장 자주 일어난다.
10	남성이 테스토스테론 분비와 성행위가 가장 많다. 초경이 가장 많이 일어난다. 폐경 후의 유방암이 가장 많이 발생한다. 흑색종 피부암이 가장 자주 발생한다.
11	소아당뇨병의 발병이 가장 많다. 동계 우울증의 증상이 시작된다.
12	혈압, 콜레스테롤이 가장 높아진다. 겨울철 체중증가가 시작된다. 천공성 궤양의 위험도가 가장 높다. 유아돌연사증후군에 의한 사망이 가장 많다.

2) 건강한 생체리듬의 특징

아침에 잠에서 깨기 전부터 이미 체내시계는 우리 몸이 기상을 대비하도록 준비시킨다. 우선 송과선에서 수면호르몬인 멜라토닌 생성을 중단하는 것으로부터 시작한다. 호흡이 조금씩 빨라지고, 혈압이 서서히 높아짐에 따라 맥박은 분당 몇 회씩 빨라진다. 우리가 눈을 뜨기 전에 이미 심부 체온은 0.5℃ 올라간다. 건강에 대한 우리의 감각은 전체적으로 우리의 하루 리듬에 의해 지배된다. 아침에 건강하다는 것은 간밤에 숙면한 덕분에 잠에서 깰 때 잘 쉬고 개운한 느낌이 들고, 건강한 배변으로 간밤에 쌓인 독소를 제거하고, 정신이 맑고 몸이 가볍다고 느끼며, 허기를 느껴서 아침 식사를 하고 싶어지는 것을 의미한다. 눈을 뜨면 금세 부신에서는 스트레스 호르몬인 코르티솔을 더 많이 생성하여 우리가 일상적인 아침 일과를 서둘러 수행하도록 돕는다. 췌장은 아침 식사를 처리하기 위해 인슐린을 분비할 준비를 마친다. 저녁에 건강하다는 것은 몸의 긴장이 풀리고 피로감을 느끼며 별다른 노력 없이도 깊은 잠에 빠지는 것을 의미한다.

3) 생체리듬에 영향을 주는 요인

생체리듬은 생명체에서 거의 일정한 주기의 체내시계에 맞춰 생화학적, 생리학적, 또는 행동학적 변화가 반복되는 생물학적 현상인데, 이에 영향을 주어 시간을 재설정하고 환경에 동기화하는 요인들이 있다. 바로, **자이트게버**(zeitgeber: timegiver)라고 불리는 인자들인데, 생체를 둘러싼 다양한 환경적 자극들이 자이트게버 역할을 한다. 가장 대표적이고 영향력 큰 것이 빛, 그중에서도 햇빛이다. 특히, 가시광선 중 블루라이트에 대한 감수성이 크고, 술, 담배, 카페인 등의 기호식품을 포함한 약물, 온도, 습도, 어둠, 소리, 취침과 기상 시각, 사회적 상호작용, 활동량, 섭식 패턴, 감염이나 종양 등의 질병, 스트레스, 나이 등도 포함된다. 최근 연구에서는 고염식이 야간에 시교차상핵의 신경 흥분성을 현저히 높여서 생체리듬에 영향을 줄 수 있다는 결과도 나왔다.

수면, 섭식, 활동, 광 자극(햇빛을 비롯해 전등이나 디지털 영상 등 인공광 포함)이 생체리듬을 만드는 큰 축이라고 할 수 있는데, 특히 환절기에는 그 관리를 잘해야 한다. 장내 미생물에도 생체리듬이 있어 장내에서 그 구성이 밤낮으로 바뀐다. 그러므로 밤낮 무분별한 섭식은 소화기질환을 유발할 수 있다.

4) 아침형 인간 vs. 저녁형 인간

원래는 해가 뜰 때 일어나고 해가 지면 잠잘 준비를 하는 아침형의 생체주기가 바람직하다. 그러나 사회문화적 요인 등으로 청년기에는 저녁형의 패턴으로 사는 경우가 많은데, 건강에는 해롭다. 우선, 야간에 밝은 조명 아래 있으면 멜라토닌이 감소하고 수면 부족으로 전반적인 면역력도 저하되고, 성장호르몬도 감소하며, 주의력결핍, 멍한 정신, 손상 세포 복구력 감소 등을 야기하고, 설상가상으로 야식을 하게 됨에 따라 소화불량, 고혈당, 지방 연소량 감소 등도 유발되어 대사질환의 위험을 높인다. 실제 연구에서도 저녁형에서는 불면증, 우울증, 불안장애, 당뇨병, 비만, 심혈관질환, 치매, 심지어 암도 잘 걸리는 경향이 있다고 한다.

아침형	특징	저녁형
정오경	가장 민첩한 시간대	오후 6시경
늦은 아침	가장 생산적인 시간대	늦은 밤
오후 2시 30분경	가장 활동적인 시간대	오후 5시 30분경
오전 9시~오후 4시	컨디션이 최고인 시간대	오후 8시~10시
오후 3시 30분경	체온이 가장 높은 시간대	오후 8시경
오전 3시 30분경	체온이 가장 낮은 시간대	오전 6시경
대부분 60대 이상	연령대	대부분 대학생 혹은 20대
오후 10시경 누우면 바로 잠든다.	취침 시간대	평소엔 제각각, 휴일엔 밤을 꼬박 새우기도 한다.
일어나고 싶을 때 일어난다.	기상 시간대	평일엔 억지로 일어나고, 휴일엔 더 늦게 일어난다.
불필요	알람 시계의 필요성	여러 개 필요
최적 시간대는 낮 근무	교대 근무의 적응성	최적 시간대는 저녁 근무인데, 밤 근무나 윤번제 교대에도 적합
시차에 적응하기 힘들어한다.	시차여행의 적응성	시차의 변화에 비교적 잘 적응하는데, 특히 서쪽으로 향할 경우가 수월하다.

5) 생체리듬에 해로운 다양한 형태의 시차증

밤 10시부터 새벽 5시 사이에 3시간 이상 깨어 있는 날이 연간 50일 이상인 사람은 유럽에서 공식적으로 규정한 교대 근무자(시차증) 조건에 부합하는 사람이다. 그러나 우리의 생활 방식을 살펴보면 우리 중 상당수가 시차증, 즉 사실상 교대 근무자에 속한다고 할 수 있다. 교대 근무자나 그에 준하는 생활을 하는 사람은 낮에는 밤만큼 푹 잘 수 없기에 만성 수면 부족, 만성피로 등에 시달린다. 면역체계가 만성적으로 악화하여 감기와 우울증, 심지어 암에 걸리는 경우가 더 많다. 특히, 여성은 유방암, 남성은 전립선암의 발병률이 훨씬 높다고 한다. 생체시계를 기준으로 보면 소화기능은 낮에 움직이므로 설사, 변비, 가슴앓이, 소화성 궤양 등 소화기질환이 2배 이상 많다. 스웨덴에서 실시한 조사에 의하면, 낮에 일하는 일반적인 사람들보다 교대제 근무를 5년 이상 해온 사람에게는 남녀를 불문하고 심장발작을 일으킬 확률이 30% 높다고 한다. 미국의 조사에서는 교대제 근무 간호사들은 반 이상이 월경주기가 불규칙하고, 스튜어디스들도 생리불순을 호소하는 경우가 많다고 한다. 교대제 여성은 난임, 유산, 조산, 저체중아 출산 가능성 크다. 그렇기에 사실 서머타임제도 건강에는 불리하다.

단, 흥미로운 것은 규칙적으로 야간 근무를 하는 경우엔 부정적인 영향이 거의 없다는 점이다. 다시 말해, 야간 근무 시간이 계속 바뀌는 환경이 가장 몸에 해롭다. 특히 3교대 근무의 경우처럼 신체조직은 새로운 시간대에 겨우 적응하자마자 다시 근무 시간대가 바뀌면 큰 혼란을 겪는다. 끊임없이 새로운 환경에 적응하느라 몸이 조절 기능을 잃게 되고 생체의 개별적인 리듬이 조화와 통합을 이루지 못한다. 그 결과 신체 기관이 서로의 목소리를 듣지 못하고 소통을 할 수 없게된다. 이 현상을 암에 걸린 환자들에게서 볼 수 있다.

관련 연구를 바탕으로 2007년에 **WHO 산하 국제암연구소(IARC)에서는 '생체리듬을 교란하는 야간 및 교대 근무'를 2A군 발암원으로 분류**해 놓았다.

① 전통적인 교대 근무 : 긴급 구조 요원, 경찰, 의료인, 항공교통 종사자 등이 포함된다.

② 교대 근무와 유사한 생활 방식 : 고등학생, 대학생, 음악가, 공연 예술가, 초보 엄마, 가정 내 돌보미, 교대 근무자의 배우자가 해당한다.

③ 임시직 : 임시 계약직이나 탄력제 노동자, 프리랜서 등이 해당한다.

④ 시차증 : 하루 안에 둘 이상의 시간대를 넘나들며 여행할 때 일어나는 증상이다. 매일 8백만 명에 달하는 사람들이 항공 여행을 하는데, 이중 절반은 최소 두 가지 시간대를 넘어 여행한다.

⑤ 사회적 시차증 : 주말에 늦게 자고 평소보다 최소 2시간 늦게 일어날 때 발생한다. 현대사회에 사는 사람들 가운데 50% 이상이 사회적 시차증을 경험한다.

⑥ 디지털 시차증 : SNS나 디지털 기기를 통해 여러 시간대 거리에 떨어져 있는 친구나 동료와 채팅하기 위해 밤에 깨어 있을 때 일어나는 증상이다.

⑦ 계절성 생체리듬 교란 : 극지방 일대(캐나다, 노르웨이, 핀란드, 러시아 북부, 칠레 남부 등)에 사는 사람들은 계절에 따라 일광 노출 시간이 8시간 이상 극단적

으로 차이가 난다.

6) 관련 질환

지구가 자전하면서 우리도 24시간 주기로 생활하게 되는데, 이러한 자연계의 리듬과 일주기 리듬의 만성적인 불일치는 다양한 질병의 발생위험을 증가시킨다. 우리들의 세포는 거의 모두가 저마다 이런 약 24시간 주기의 생체시계를 하나씩 지니고 있다. 이 시계는 밤낮으로 다양한 시간에 수천 개의 유전자를 가동하거나 멈추도록 프로그램되어 있다. 이런 일상 리듬이 하루나 이틀 잠시 방해를 받으면 우리 생체시계는 이 유전자들에 올바른 메시지를 보내지 못한다. 만약 이러한 교란 상태가 몇 주 혹은 몇 달 동안 계속된다면 우선 피로와 무기력을 초래하고, 전반적인 면역력 저하로 이어지며, 불면증에서부터 ADHD, 우울증, 불안장애, 편두통, 당뇨병, 비만, 심혈관질환, 치매, 심지어 암에 이르기까지 온갖 병을 얻게 될 수 있다.

우리 몸의 유전자 중 10~30%가 일주기 리듬에 영향을 받는다. 가령, 스트레스 호르몬이라 불리는 코르티솔은 아침 8시에 절정으로 분비된다. 해가 뜨면 몸이 깨고 각성해야 하기 때문이다. 거꾸로 수면을 유도하는 호르몬인 멜라토닌 분비는 저녁에 늘어난다. 이런 생체리듬을 대뇌 시상하부에서 관장하는데 뇌에서 보낸 신호대로 생체리듬을 유지하면 각종 조절이 제대로 이뤄지고 균형을 이루면서 건강을 유지할 수 있다. 생체신호는 제대로 보내는데 이에 어긋나게 생활한다면 체계가 망가지고 간이나 위 등 말초 조직에 영향을 준다. 특히, 영향을 많이 받는 조직이 간이다. 결국 생체시계가 교란되면 지질대사를 조절하는 과정이 흐트러지고 심혈관질환의 발병 위험을 높인다. 가장 중요한 요인은 유전자가 교란되는 것인데 야식을 먹고 활동량은 적게 하는 등의 나쁜 습관이 합쳐져 각종 병을 발병하는 원인이 된다. 밤에 안 자고 스마트폰, TV 등 블루라이트(컴퓨터 모니터, 스마트폰, TV 등에서 나오는 파란색 계열의 광원)에 노출되는 것만으로도 당뇨병 위험을 높인다는 연구 결과도 있다.

일주기 시계는 생리와 대사에서 환경 주기와 생물학적 주기를 동기화함으로써 규칙적인 일주기 항상성을 통해 정상 생리 기능을 유지한다. 그러나 외부 입력의 불규칙한 노출은 생체시계를 교란하여 일주기 항상성을 붕괴시킬 수 있다. 기준 생체시계가 인지한 빛에 의한 낮과 밤의 주기, 환경적인 낮과 밤의 주기, 음식의 섭취, 활동, 작업, 휴식, 수면 주기 등에서 내부 생체주기 리듬의 불일치가 발생하면, 대사 이상 등 비정상적인 상태를 초래해 건강에 악영향을 미칠 수 있다. 일주기 시계와 질병의 상호작용은 생리적 요인뿐 아니라 빛, 소리, 온도, 섭식 행동, 생활 습관, 사회적 시간 등 개인이 받는 '자이트게버'에 따라 영향을 받기 때문에 복잡성을 띤다.

시간이 지남에 따라 생체리듬 교란이 건강에 미치는 영향

단기 생체리듬 교란
(1~7일)

졸림증/불면증, 집중력 부족, 편두통, 짜증, 피로, 까칠함, 소화불량,
변비, 근육통, 복통, 복부 팽만, 혈당 상승, 감염에 대한 민감성

유전적 소인/영양 부족과 복합적으로 작용한 결과
생체리듬 교란의 만성화
(수주, 수개월, 수년)

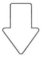

장질환, 면역 질환, 대사 질환, 감정 또는 기분 장애, 퇴행성 신경 질환,
생식기 질환, 만성 염증, 다양한 암

생체리듬이 어긋나 있는 기간이 길수록 중증 질환 발병 위험이 커진다.

생체리듬이 깨지면 무슨 일이 일어날까?

ADHD
자폐
계절성 정서장애
불안장애
공황발작
우울증
학습능력 저하
야간 뇌전증
양극성 장애
중환자실에서 잘 생기는 섬망
편두통
외상후 스트레스 장애
발작
조증
정신병
다발성 경화증
헌팅턴병
알츠하이머병
파킨슨병
세균성 감염증
수면병
말라리아
관절염
천식
알레르기
림프종

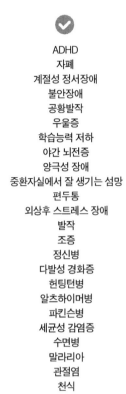

다낭성 난소 증후군
불규칙한 월경주기
산후우울증
불임
입덧
유산

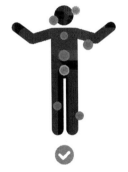

불면증
프레더 - 윌리 증후군
스미스 - 마제니스 증후군
폐쇄성 수면무호흡증
지연성 수면위상 증후군
비24시간 수면 - 각성 증후군
가족성 전진성 수면위상 증후군

생체리듬 교란과 관련된 질환

장누수증후군
소화불량
속쓰림
복통
크론병
궤양성 대장염
과민성 장증후군
염증성 장질환
대사증후군
체중 증가/비만
소아 비만
제2형 당뇨병
당뇨병전증
뇌졸중
이상지질혈증
고혈압
부정맥
만성신부전
지방간
비알코올성 지방간염
난소암
유방암
간 섬유증
대장암
간암
폐암

7) 균형 잡힌 생체리듬의 유지 방법

1 〉 수면과 기상

언제, 또 어떻게 기상하느냐는 생체리듬의 회복과 유지에 가장 중요하다. 인간의 생체시계 주기는 약 24.5시간이므로 지구 자전주기에 맞추기 위해서는 매일 조금씩 당겨주는 보정을 해야만 한다. 즉, 아침 햇빛으로 생체시계를 초기화해야 한다. 아침에 눈으로 햇빛이 들어오면 뇌세포의 생체시계를 앞당기는 효과가 생기므로 아침에 스트레칭과 함께 가벼운 산책이 추천된다.

아침에 잠에서 깨어 첫 햇살을 받으면 망막에 있는 멜라놉신 광센서가 활성화되면서 시교차상핵의 기준 생체시계에 아침이 밝았음을 알리게 된다. 대개 이 기준 시계에 아침이 등록되면, 체내에 알람 시계가 있는 것처럼 잠에서 깨라는 자극이 자동으로 전달된다. 그런데, 만약 진짜 알람 시계가 있어야 일어날 수 있다면, 이는 기준 생체시계가 아직 여전히 밤이라고 생각하고 있다는 뜻이다. 그러므로 알람 시계에 대한 의존을 줄이고 충분한 수면시간을 확보하여 기준 시계가 아침이라고 인식할 때 일어나는 것이 좋다.

날마다 규칙적으로 기상하는 것이 좋고, 자정부터 새벽 4시를 포함하여 7시간 이상의 수면이 필요하다. 수면 중엔 모든 빛을 차단하는 것이 좋다.

2〉 음식 섭취

하루의 첫 햇살은 우리의 뇌 시계를 빛에 맞춰 동기화한다. 이와 마찬가지로 하루 중 가장 먼저 섭취하는 첫 음식 한 입은 우리 몸에 있는 나머지 생체시계에 하루의 시작을 알리는 신호를 보낸다. 그리고, 식사 시간은 규칙적으로 유지하는 것이 좋고, 취침 전 마지막 음식 섭취가 끝나고 공복 상태가 되어야 비로소 생체시계도 야간 모드로 돌입할 수 있으므로 취침 3시간 전에는 금식해야 하고, 이후 아침까지 야식 없이 12시간 이상 공복 상태를 유지하는 것이 좋다. 같은 양과 종류의 음식을 매일 12시간 이내에 다 먹고 나머지 12시간 이상은 공복을 유지한 쥐들은 비만, 당뇨, 간과 심장질환에 대한 방어력이 더 강했다는 것이 이를 뒷받침해준다.

3〉 육체적 활동

아침 기상 직후 스트레칭과 가벼운 산책에 이어 해 질 녘에도 강하지 않은 햇볕을 1시간 내외로 쬐면서 산책, 수영, 자전거 타기 등의 땀을 흘리는 운동을 하는 것이 좋다. 강도 높은 운동을 통해 활동량을 늘리는 것도 좋다. 낮잠은 되도록 삼가는 것이 좋다.

4〉 빛 자극

앞서 얘기한 바와 같이 빛은 생체리듬에 가장 큰 영향을 미치는 자이트게버이다. 그러므로, 건강한 생체리듬의 유지를 위해서는 신경을 써야만 하는 요인이 된다. 우선, 낮에는 햇볕을 충분히 쬐는 것이 좋다. 그러나 심야에는 인공광원,

즉 전등이나 디지털 기기의 화면을 되도록 접하지 않는 것이 좋다. 왜냐하면, 우리 몸의 생체주기는 TV, 모니터, 스마트폰 화면에서 나오는 빛의 영향을 받아 멜라토닌의 생산을 억제하기 때문이다. 특히, 블루라이트가 유해한데, 대부분 파란빛을 띤 조명은 휴식에 필수적인 멜라토닌의 생성을 방해한다. 파란빛이 감광 신경절 세포를 통해 생체리듬에 영향을 미친다는 발견은 불면증을 이해하는 데 큰 도움을 줬다. 블루라이트는 햇빛, LED, 형광등이 높고, 백열등은 낮은 편이다. 그러므로, 밤에는 블루라이트 차단 기능을 설정하여 불빛을 노란색 계열로 바꾸는 것이 좋고, 안경을 낀다면 그런 기능이 있는 렌즈를 착용하는 것이 좋겠다.

5〉 기타

밤늦게 음주나 흡연을 하거나 카페인을 섭취하는 행위는 삼가야 하고, 스트레스 조절에 신경써야 한다.

다행히, 생체리듬이 깨졌더라도 원래의 조화로운 상태로 되돌아가는 일은 그다지 어렵지 않다. 즉, 불과 몇 주 만에 우리의 생체리듬을 최적화할 수 있다는 말이다. 밝은 빛을 쬐거나 정기적으로 하는 유산소운동은 생체시계를 초기화하는 데 도움이 된다.

시차증에 대처하는 방법은 서쪽으로 여행하면 수면 시작을 지연시켜야 하므로 저녁 햇빛을 찾아 나서고, 동쪽으로 여행하면 수면 시작을 앞당겨야 하므로 아침 햇빛을 찾아 나서는 것이다.

제14장

원인 미상

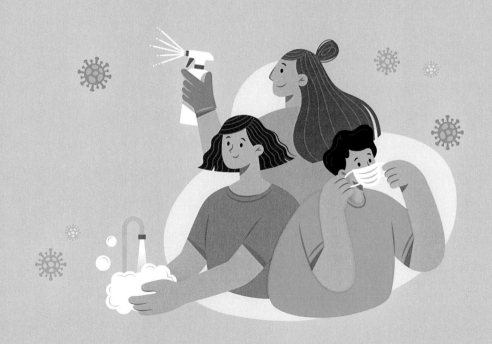

특발성이란 앞서 살펴본 모든 병인의 분류 가운데 어디에도 속하지 않고 현대과학으로는 아직 정확한 원인이 명확히 밝혀지지 않은 채 해당 질환이 저절로 생겼다고 보는 원인 미상의 성질을 통칭하는 의학적 용어이다. 이러한 특발성 질환에는 특발성 출혈성 혈소판혈증, 특발성 골수섬유증, 특발성 무형성빈혈, 특발성 비혈소판 감소성 자반증, 특발성 혈소판 감소성 자반증, 특발성 한랭글로불린혈증, 특발성 부갑상샘 기능 저하증, 특발성 성장호르몬 결핍증, 특발성 부신생식기 장애, 특발성 고칼슘뇨, 특발성 파킨슨병, 특발성 근긴장이상증, 특발성 뇌전증, 특발성 과다수면, 특발성 신경병증, 특발성 말초성 자율신경 병증, 특발성 안와 염증성 질환, 특발성 돌발성 난청, 급성 비특이성 특발성 심장막염, 특발성 저혈압, 특발성 폐섬유증, 특발성 치아의 침식, 특발성 급성 췌장염, 특발성 지방변, 특발성 두드러기, 특발성 통풍, 특발성 척주측만증, 미만성 특발성 골격 과다골화증, 특발성 골다공증, 특발성 골 무균괴사, 특발성 산모 혈소판 감소증으로 인한 신생아 혈소판 감소증, 특발성 식도확장증, 특발성 심근병증, 특발성 피부위축증, 특발성 호흡곤란증후군 등이 있다. 이 밖에 기능성 위장관 질환을 비롯해 현대 서양의학적 검사법으로는 원인이 뚜렷이 규명되지 않는 각종 기능성 질환들도 있다.

그러나, 이는 단지 현대 서양의학의 형이하학적 방법으로 아직 그 정확한 원인을 밝혀내기 어렵다는 것일 뿐 근본적으로 원인이 없다는 뜻은 물론 아닐 것이다. 잠시 관심을 돌려 우주로 시야를 넓혀보자.

약 138억 년 전 빅뱅이라는 대폭발로 탄생한 우주는 그 구성에 있어 관측이 가능한 보통 물질(은하, 별, 원자, 소립자 등)은 4.9%밖에 안 되고 나머지 95.1%는 아직 실체를 제대로 파악하지 못하고 있는 형편이다. 다만, 존재 양식으로 미루어 중력이 있는 물질 형태가 26.8%, 전 우주에 걸쳐 분포하며 중력을 거슬러 우주를 가속 팽창시키는 요소로 여겨지는 가상의 에너지 형태가 68.3% 정도라고 추정되는데, 이를 각각 암흑물질(dark matter)과 암흑에너지(dark energy)라고 부른다. 넓디넓은 대우주에서 현재까지 인간의 힘으로 알 수 있는 구성요소는 고작 5%도 되지 않고, 나머지 95% 이상은 간접적인 방법으로 겨우 존재는 확인했으나 그 누구도 그 이상의 실체에 대해서는 제대로 아는 바가 없다는 말이다. 특히, 우주의 2/3 이상은 물질이 아니라 에너지, 즉 기운으로 이루어져 있다. 이에 대한 근거는 우주배경복사에서 들 수 있다. 우주배경복사에서 발견되는 무늬의 크기를 통해 우주의 곡률을 계산할 수 있는데, 현재 우주에서 관측을 통해 추정되는 암흑물질 및 보통 물질의 밀도는 임계밀도 기준으로 약 0.3인데 반해 우주배경복사를 통해 계산한 우주의 밀도는 1이다. 즉, 보통 물질에 암흑물질까지 다 합쳐도 설명되지 않는 아직 아무도 확실히 알지 못하는 무엇인가가 우주의 약 70%를 채우고 있다는 말이 된다. 이처럼 과학은 감각과 이성에만 의존하는 그 자체의 형이하학적 한계를 스스로 인정하고 있다. 그렇기에 인류는 과학만능주의에 빠져 오만해져서는 안 되며, 항상 대자연과 대우주 앞에서 겸손해져야 한다.

다시 원래 얘기로 되돌아오면, 특발성 질환이란 결코 원인이 없다는 뜻이 아니라 현대의 과학적 의학으로는 그 정확한 원인을 밝혀낼 수 없다는 뜻이다. 우주에서 인간이 파악할 수 있는 실체는 5%도 채 되지 않는데, 특히 어찌 보면 지구상에 생명을 탄생시키고 진화하게 하는 에너지와 상통하는 면이 있다고 할 수 있는 70%에 육박하는 미지의 막대한 암흑에너지의 기운이 우리의 건강에 어떤 영향을 미치고 있을런지 그 누가 알 수 있겠는가?

나오며

---

1. 최근의 질병 양상과 보건 실태의 특징

현대의 질병 양상 추이

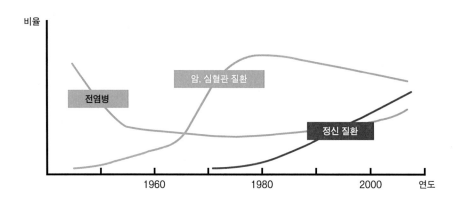

2020년 한국인 사망원인 및 추이 비교(출처: 통계청)

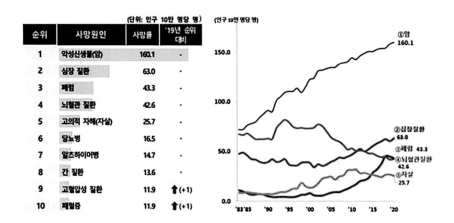

제2차 세계대전 이후 질병의 변화 양상은 앞의 표와 같은데, **백신과 항생제의 개발로 전염병의 발병률은 급격히 감소하였으나 산업화와 기후변화, 교통의 발달 등으로 21세기 들어 다시 신종 감염병 등이 등장하며 증가추세**에 있다. 반면, **암이나 심혈관질환 등 만성 질환은 1970년대 이후 물질적 풍요와 함께 급격히 늘었다가 완만한 감소추세나 여전히 중심 질환**이다. 그래서 세계보건기구(WHO)에서도 사회적, 경제적으로 가장 부담되는 4대 만성 질환으로 암, 당뇨병, 심뇌혈관질환, 만성 호흡기질환을 꼽고 있다. 한편, 또 다른 주목할 만한 특징은 **1980년대 이후 정신질환이 꾸준히 증가추세**에 있다는 점이다. 이는 급격한 사회 변화와 각종 유해 물질의 증가를 비롯해 다양한 요인이 복합적으로 작용했을 것으로 보인다.

한편, 사람들 대다수가 온전히 건강한 상태가 아니다. 즉, **완전한 건강 상태에 있는 사람이 드물고, 대부분 건강과 질병의 중간지대인 미병(未病)의 상태**에 있다. 그러다 보니 몸이 쉽게 피로하거나 여기저기 불편하더라도 막상 병원에 가서 검사하면 특별한 진단이 나오지 않는다. 하지만, 이러한 증상들은 장차 본격적인 질병으로 진행할 수 있기에 결코 간과해서는 안 되는 단계라고 할 수 있다.

또, 무작정 오래 사는 게 좋은 것이 아니고 건강하게 오래 살아야 한다. 그런데, 'OECD 보건 통계 2022'에 발표된 한국인의 기대수명은 2020년 기준 83.5세로, 이는 OECD 국가 중 일본에 이어 2위에 해당하지만, 질병이나 부상으로 인한 유병 기간을 제외한 건강수명은 66.3세로 나머지 17.2년은 병치레를 하면서 살고 있다는 뜻이다. 기대수명 1위인 일본의 경우, 꾸준한 건강관리의 생활화로 건강수명 또한 길지만, 우리나라는 그러한 습관이 부족한 듯한데, 1인당 의료기관 이용률도 최상위권이고, 자살률은 OECD 평균의 2배를 넘는 압도적 1위다. 그러함에도 임상 의사나 간호사 등 의료 인력의 수는 하위권에 머물러 있다.

그리고, 건강 불평등 상태도 심한데, 즉 **건강하게 오래 사는 사람과 병들어 빨리 죽는 사람의 차이가 벌어지고 있다**는 것이다. 이는 소득, 사회적 지위, 교육 수준, 직업, 인종 등이 큰 영향을 미치는 요인으로 조사되고 있다. 예를 들면, 우리나라에서 비빈곤 가구보다 빈곤 가구의 만성 질환자 비율이 2배를 훌쩍 넘어선다는 조사는 앞서 문화적 원인 편에서 이미 살펴본 바 있지만, 2014~2017년 건강보험 빅데이터를 분석한 결과 의료급여 수급자가 건강보험 가입자보다 평균수명이 무려 13년이나 짧았다.

2. 경각심을 가져야 할 10대 주요 병인

앞서 본편에서는 병이 생기는 다양한 원인에 대해 다각적으로 살펴보았다. 총 14개의 범주로 분류하여 다뤄봤는데, 그 가운데 필자가 경각심을 가져야 할 10대 주요 병인을 다룬 순서대로 꼽아본다면 다음과 같다.

① 유전적 이상, ② 면역계 이상 및 면역력 저하, ③ 영양 불균형, ④ 문명화, ⑤ 불행한 인간관계, ⑥ 스트레스, ⑦ 오욕칠정, ⑧ 유해산소, ⑨ 상재 균총 이상, ⑩ 생체리듬 교란

유전적 인자는 타고나는 것이기에 이상 여부가 건강의 중요한 관건이 될 수밖에 없고, **면역**은 자신을 지키는 방패이므로 이에 이상이 생기거나 그 원천의 힘이 약해지면 곤란하다. **영양 불균형**은 영양실조나 영양과잉을 말하는데, 후진국에서는 전자 때문에 걱정이고, 선진국에서는 후자 때문에 고민이다. 건강은 섭식과 밀접한 관련이 있으므로 영양 문제는 역시 빼놓을 수 없는 병인이다. 그리고, **문명화**로 인해 생활이 풍족해지고 편리해지고 안락해졌지만 자연 상태일 때보다 건강은 오히려 위협받는 역설적인 상황이 되어버렸다. 유럽에서 과학혁명이 산업혁명으로 이어지려던 18세기에 일찍이 장 자크 루소가 자연으로 돌아가라고 했던 호소를 새삼 상기하지 않더라도 이대로 성찰이 부족한 문명화가 가속화된다면 우리가 사는 세상은 온통 오염되고 질병이 만연하게 될 것이다. **인간관계**는 사람이 혼자서 날 수도 없고, 살 수도 없는 존재인 만큼 일생 그 가운데서 불가피하게 받게 되는 영향이 많을 수밖에 없다. 그렇기에 인간관계가 불행하다면 건강에도 적지 않은 악영향이 미칠 수 있다. 특히, 태아기를 포함한 성장기 동안 양육자로부터 적절한 양육을 받지 못하면 그 폐해는 더욱 커진다. **스트레스**는 이미 만병의 근원이라고 상식처럼 되어 있는데, 사회가 복잡다단해지고 경쟁이 심해지면서 더욱 많아지고 있다. **오욕칠정**은 욕망과 감정이라는 우리 내면의 본능적 마음을 말하는데, 이것은 강한 힘을 갖고 있어서 제대로 다스리지 못하면 내상을 크게 입을 수 있다. 신라의 고승 원효대사의 일화로 유명한 '일체유심조(一切唯心造)'가 불교 최고의 교리서인 『화엄경』의 핵심 사상이듯 마음에 따라 천국에 있을 수도 있고, 지옥에 있을 수도 있다. **유해산소**는 체내의 과도한 활성산소를 말하는데, 이는 여러 가지 원인으로 발생하지만, 우리가 걸리는 질병의 약 90%와 관계가 있을 것으로 보기도 하는 주요 병인이다. **상재 균총**은 우리와 동

거하고 있는 우리 몸의 세포 수보다 더 많다고 알려진 미생물 집단인데, 이들은 우리 몸에 부속된 별도의 기관이라고 부를 정도로 평소에 유익한 기능을 많이 하기에 우리의 아주 소중한 동반자라고 할 수 있다. 관리를 잘못하여 이들에 이상이 생기면 다양한 질환이나 기능 저하가 유발될 수 있다. 그리고, 마지막이자 필자가 가장 중요하게 생각하는 병인은 **생체리듬 교란**이다. 모든 생물체는 고유의 생체리듬이 있다고 한다. 이 리듬을 따라 규칙적이고 절도 있게 생활해야 건강할 수 있는데, 무절제하고 균형 잃은 생활을 한다면 크고 작은 수많은 병이 불시에 찾아오게 된다.

3. 한의학의 선구적 혜안

필자만 중요하게 생각하는 것이 아니라 최근 들어 세계적으로 뜨거운 연구주제가 되어 있는 **생체리듬이나 면역력에 관해서는 한의학의 선구적 혜안**이 돋보인다.

기원전인 전국시대에 편찬되어 한의학 역사상 현존하는 가장 오래된 의서인 황제내경은 소문과 영추로 나뉘는데, 각각 81편으로 이루어져 있다. 전 세계에서 그리스도교의 성경 다음으로 가장 많은 언어로 번역된 책이 노자의 도덕경이라는데, 이 역시 81장으로 되어 있다. 이렇게 형식에서도 어림잡을 수 있듯 한의학의 뿌리는 무위자연과 불로장생을 추구했던 도가사상의 영향을 많이 받은 것으로 추정되고 있다.

특히, 황제내경의 맨 앞 제1편 상고천진론(上古天眞論) 첫머리에서 바로 무병장수와 불로장생에 관한 동양적 패러다임을 제시하고 있는데, "上古之人, 其知道者, 法於陰陽, 和於術數, 食飮有節, 起居有常, 不妄作勞, 故能形與神俱, 而盡終其天年, 度百歲乃去."이라고 되어 있다. 풀어보자면, '옛사람들은 양생의 법도를 아는 자이기에 자연이 변화하는 음양의 규율에 따르고, 수신양생을 적절히 하며, 먹고 마심에 절제가 있고, 기거함에도 절도가 있으며, 쓸데없이 무리한 일을 벌이지 않아 몸과 마음이 함께 할 수 있기에 천수를 누리고 100세가 넘어서야 세상을 떠나갔던 것이다.'라고 적어놓았다.

여기에 나타난 고인들의 건강관리법에는 5가지 수칙이 등장하고 있다. 첫째,

법어음양(法於陰陽)이다. 즉, 무엇보다도 자연이 변화하는 음양의 규율에 따라 사시에 순응하는 생활을 해야 건강할 수 있다는 말이다. 아무리 문명이 발달해도 대자연의 법칙을 바꾸거나 거스를 수는 없기 때문이다. 둘째, **화어술수(和於術數)**이다. 즉, 정기(자생력: vital energy)를 기르고 보전하는 양생법에 맞는 적절한 생활을 해야 건강할 수 있다는 말이다. 여기에는 호흡법, 체조법, 방중술 등이 포함된다. 셋째, **식음유절(食飮有節)**이다. 즉, 먹고 마시는 것을 절제해야 한다는 것이다. 아무것이나 아무때에 함부로 먹고 마시지 말라는 것이다. 그 종류와 양, 때, 습관 등을 적절히 해야 건강할 수 있다는 말이다. 넷째, **기거유상(起居有常)**이다. 즉, 기상과 취침을 일정한 시간에 절도 있게 해야 한다는 것이다. 해가 지면 자리에 들고, 해가 뜨면 일어나는 사시에 순응한 규칙적인 생활을 해야 건강할 수 있다는 말이다. 다섯째, **불망작로(不妄作勞)**이다. 즉, 쓸데없이 무리하게 일을 만들지 말라는 것이다. 불필요한 일에 에너지를 소모하면 그 스트레스로 단명하니 무위자연의 지혜를 본받아 이를 경계해야 건강할 수 있다는 말이다. 이 수칙들을 한마디로 정리하면, 음양의 법칙 하에 있는 자연에 순응하며 정기(생명을 유지하는 바른 기운)를 보존하라는 말이다.

이것이 바로 오늘날 서양식 현대과학이 밝혀내고 있는 생체리듬과 면역력의 중요성을 동양에서는 이미 2천여 년 전에 일찌감치 꿰뚫고 강조해 둔 것이 아니면 무엇이겠는가?

4. 다양한 병인에 굴하지 않는 건강한 삶을 위하여

건강관리에 있어서 동서고금의 대원칙은 '부정거사(扶正祛邪)'이다. '**부정(扶正)**'이란 정기(正氣)를 북돋운다는 뜻인데, 주로 면역력 같은 내재적 소인을 개선하여 질병에 대항하는 힘을 기르는 것으로, 우리 몸의 본체에 우선 집중하는 건강관리 방법이다. 반면, '**거사(祛邪)**'란 사기(邪氣)를 물리친다는 뜻인데, 주로 내재적 소인 이외의 나머지 외부적 병인을 적절히 관리하고 퇴치하여 질병을 예방하거나 치료하는 것으로, 질병의 외적 요인에 우선 집중하는 건강관리 방법이다.

한의학에서는 전통적으로 미병(未病) 상태에서의 예방을 중요시하여 우리 몸에서 병든 한 부분보다는 건강한 전체의 자생력에 거시적으로 방점을 둔 부정(扶

병! 도대체 왜 생길까?

正)을 강조해 왔던 반면, 서양의학에서는 전체보다는 특정한 부분에 미시적으로 초점을 맞춰 세포 단위 연구나 미생물 연구, 혹은 수술 같은 방법으로 거사(祛邪)에 치중해온 느낌이다.

WHO에서 코로나19 팬데믹의 종료를 선언하더라도 **이제는 어쩔 수 없이 바이러스와 공존해야 하는 시대**이다. 백신과 치료제도 중요하지만, 더 중요한 것은 **면역력 강화 등을 통해 예방에 주력하고, 앞으로 유사한 사태에 맞닥뜨리지 않도록 병인을 원천적으로 차단하기 위한 환경 조성에 사회적인 노력**을 함께 기울이는 것이다. 물질문명으로 오염된 21세기를 사는 현대인들에게 한의학의 가장 오랜 경전인 황제내경이 세계적으로 재조명되고 한의학이 다시금 주목받게 된 이유는 질병 예방과 조기 치료를 강조하는 WHO의 정신과 맞닿아 있기 때문일 것이다.

고대 그리스로부터 발전해 온 서양의 물질문명은 특히 최근 200년간 과학기술의 눈부신 진보를 이룩해냈고, 이에 힘입어 서양의학 또한 괄목할 만한 진전을 보인 면이 분명 있지만, 인간의 오만함으로 자연과의 조화를 무시하고 눈앞의 편리함만을 좇은 나머지 그 뒤에 수반될 엄청난 재앙을 미처 내다보지도 못한 채 섣부른 물질주의를 맹신하며 경쟁적으로 산업화에 안달해왔고, 급기야 이러한 맹목적 추구가 과열되면서 자행된 무분별하고 탐욕스러운 난개발은 각종 심각한 환경오염을 초래하였다.

이와 같은 서양의 물질 중심 사상은 주객이 전도되어 생명 경시 풍조를 낳게 되었고 그러한 인간중심의 근시안적 탐욕의 씨앗은 부메랑이 되어 세상을 오염시키고 모두의 건강을 위협하며 고스란히 인간에게 그 폐해가 되돌아오고 있다. 과학기술 문명이 물질적 풍요와 생활의 편리를 보장해 줄 거라는 장밋빛 일면에만 사로잡혀 그것의 이면에 도사리고 있다가 장차 몰아닥칠 엄청난 재앙을 충분히 가늠치 못한 것이었다. 결국 소탐대실의 형국이 된 셈이다. **다시 동양의 지혜를 배워야 할 때고, 또한 자연과 조화를 이루어 지속 가능한 의학으로의 대세 전향을 마땅히 이루어야 할 때다.**

당신이 현재 치료 중인 질병이 없고 하루하루 무탈하게 살아가고 있는 건강인이라면 당신은 비록 절감하지 못할지라도 그것은 이미 큰 축복이다. 건강은 건강할 때 지켜야 한다. 잃어버린 후엔 돌아오기 힘든 실낙원이 되어 버린다. 결국 **자연의 섭리에 따라 생활하고 순리에 맞게 처신하며 스스로를 돌보는 삶을 사는 것이 무병장수의 길이겠으나, 아무리 많이 잘 알더라도 정작 중요한 것은 얼마나 옳게 잘**

실천해 내느냐에 달려 있다. 부끄럽게도 사실 이는 필자부터 반성해야 할 점이기도 하다.

이 책은 함께 사는 식구도 없이 홀로 고질을 돌보고 스스로 건강을 챙기면서 2년 남짓에 걸쳐 낮에는 본업인 진료에 종사하고 밤에는 치열하게 집필하는 생활을 하며 공들여 완성한 결과물이다. 그런 만큼 그동안의 **고락이 잔뜩 녹아있지만, 미흡한 부분도 많을 것**이다. 앞으로 **독자들의 소중한 의견을 귀담아듣고 후속편에서는 더욱 신경쓰고자** 한다. 본편은 병인을 주제로 비교적 이론적, 간접적, 예방적 측면에서 건강관리에 관한 내용을 주로 다루었는데, 후속편에서는 양생을 주제로 해서 보다 실천적, 직접적, 치료적 측면에서 다양하고 구체적인 건강관리의 방법들을 소개하고 다뤄보고자 하는 포부가 있다.

그동안 이 책을 쓰느라 수많은 문헌을 찾아보면서 수고스럽기도 했지만, 필자 스스로 많은 공부를 할 수 있어서 무엇보다 좋은 경험이자 행복한 시간이었다. 그리고, **독자 여러분도 이 책을 통해 유익한 정보를 얻을 수 있었다면 필자로서 그보다 기쁠 수 없고, 그동안의 작업이 참 보람될 것이다. 모쪼록, 그동안 인내를 갖고 시간을 들여 이 책을 읽느라 수고하신 독자 여러분의 앞날에는 모든 병인이 칼같이 피해 가서 늘 건강한 삶이 펼쳐지기를 두 손 모아 진심으로 기원한다.**

5. 감사의 글

두고두고 양서로서의 가치가 있는 유용한 책을 한번 남겨 보고자 하는 꿈을 평소에 꾸고 있었다. 마침 모두가 힘든 시기에 짧지 않은 기간 동안 적지 않은 분량과 가볍지 않은 내용의 책을 나름대로 공들여 완성하였는데, 단독 저작으로는 생애 처음으로 출판하게 되어 매우 뿌듯하고, 그걸 해낸 필자 자신에게 우선 감사한 마음이다.

특히, 가장 가까운 인간관계이지만 안타깝게도 성장 과정에서 부적절했던 양육방식 때문에 결과적으로 필자의 건강과 인생에 큰 지장을 초래하여 너무나 분하고 서운한 나머지 등지고 살려고도 했고, 지금까지도 마음에 맺힌 그 응어리가 다 삭질 않고 있지만, 뒤늦게나마 당신의 불찰을 반성하고 속죄하는 태도로 하나뿐인 아들에게 위안이 되는 여생을 살고자 노력하시는 어머니께 감사드린다. 가

정학 박사이기도 하신 어머니는 이 책의 초고부터 여러 차례 정독하면서 정성 어린 조언을 해주신 숨은 공신이다.

한밭도서관을 비롯해 대전 시내의 여러 도서관을 찾아다니며 한 번에 100권도 넘는 책을 서가에서 뒤지거나 서고에서 찾아달라고 요청하여 산더미같이 쌓아두고 열람하다가 폐문 시간이 되면 한 아름씩 대출하고 또 반납하는 작업을 거의 2년간 했었는데, 늘 친절했던 담당 직원들께도 감사한 마음이다.

틈틈이 자료 검색이나 문서 작업을 도와준 실장 이하 우리 한의원 직원들에게도 감사하다.

또, 이 책을 쓰는 동안 응원해 주고, 탈고 전 부분적으로나마 미리 읽고 의견을 남겨주기도 했던 지인들(같은 대전 하늘 아래 있으면서 이성이지만 동성같이 허물없는 초등학교 동창 친구이자 직업환경의학과 전문의인 최선행 선생, 고등학교 동창이자 미국통 감염내과 전문의인 김종훈 교수, 취미 동호회에서 알게 된 이래 줄곧 좋은 인연을 이어오고 있는 든든한 20년 지기 형님이자 의대 생화학 교실 교수를 역임하신 허재완 박사님, 잠시 부원장으로 채용하면서 업무적으로 인연을 맺긴 했으나 이후에도 계속 편하게 연락하고 지내는 오지현 선생)과 그 밖에 일일이 거명하지 않더라도 관심을 가지고 지지해 주신 주변 분들께 감사의 인사를 전한다.

그리고, 필자의 졸고가 세상에 알려질 수 있도록 플랫폼을 제공해 주신 북랩의 손형국 사장님과 투고한 초고 샘플을 보신 후 흔쾌히 출판 제안을 주신 김회란 본부장님, 그리고 교정부터 인쇄까지 완성도 높은 작업을 위해 수고해 주신 여러 담당자분 등 출판사 관계자들께도 감사의 인사를 전한다.

끝으로, 이 책을 읽는 많은 독자에게 널리 도움이 된다면 그보다 감사한 일은 없을 것이다.

|참고 도서

1. Duke Johnson 원저, 안현순 역, 『최적건강관리 혁명』, 전나무숲, 2012.

2. KBS 첨단보고 뇌과학 제작팀, 『태아성장보고서』, 마더북스, 2012.

3. Mark F. Bear, Barry W. Connors, Michael A. Paradiso 원저, 강봉균 외 21인 역, 『신경과학』, 바이오메디북, 2009.

4. Mary K. Campbell, Shawn O. Farrell 원저, 김재호, 장혜영 역, 『생화학』, 학술정보, 2003.

5. 가미노가와 슈이치 원저, 전선영 역, 『장이 편해야 인생이 편하다』, 김영사, 2011.

6. 강경훈, 『후성유전학』, 고려의학, 2015.

7. 강인정, 『체질보감』, 넥서스, 1998.

8. 계명찬, 『화학물질의 습격』, 코리아닷컴, 2018.

9. 고기환, 『죽음을 부르는 활성산소』, 고요아침, 2014.

10. 고연화, 『건강 마사지』, 공주대학교 출판부, 2004.

11. 고토 나오히사 원저, 손영수, 주창복 역, 『전자기파란 무엇인가』, 전파과학사, 2018.

12. 곤도 가즈오 원저, 김선영 역, 『활성산소를 물리쳐서 100세에 도전한다』, 우듬지, 2004.

13. 구보 게이이치 원저, 이서연 역, 『자세만 고쳐도 통증은 사라진다』, 한문화, 2012.

14. 구성자, 김희선 공저, 『새롭게 쓴 세계의 음식문화』, 교문사, 2005.

15. 권대준 외 7인 공저, 『병원 미생물학』, 고려의학, 2009.

16. 기울리아 엔더스 원저, 배명자 역, 『매력적인 장 여행』, 2014.

17. 김광호 외, 『양방 예방의학』, 계축문화사, 2004.

18. 김교헌 외 7인 공저, 『젊은이를 위한 정신건강』, 학지사, 2010.

19. 김기운, 윤상규, 정윤석, 최상천 공저, 『임상 독성학』, 군자출판사, 2006.

20. 김도리, 『남성 건강관리』, 마인드북스, 2017.

21. 김석진, 『내 몸의 유익균』, 하서, 2011.

22. 김세현, 『면역력 키우는 장내 미생물』, 지식과 감성, 2020.

23. 김수현, 『김수현의 식생활백서 100문 100답』, 달뜸, 2012.

병! 도대체 왜 생길까?

24. 김원학, 임경수, 손창환 공저,『독을 품은 식물 이야기』, 문학동네, 2014.

25. 김창규,『바른 자세 건강법』, 해냄, 2006.

26. 김창규,『바른 자세가 보약이다』, 해냄, 2000.

27. 김창엽,『건강할 권리』, 후마니타스, 2013.

28. 김태종,『미생물 이야기』, 나무나무출판사, 2020.

29. 네사 캐리 원저, 이충호 역,『유전자는 네가 한 일을 알고 있다』, 해나무, 2015.

30. 니시노 세이지 원저, 김정환 역,『숙면의 모든 것』, Bronstein, 2020.

31. 니시하라 가츠나리 원저, 변은숙 역,『똑똑한 엄마가 아이를 병들게 한다』, 알마, 2011.

32. 니시하라 가츠나리 원저, 윤혜림 역,『면역력을 높이는 생활』, 전나무숲, 2008.

33. 니와 유키에 원저, 남원우 역,『활성산소를 다스리면 무병장수할 수 있다』, 문예출판사, 2001.

34. 니탸 라크루아, 프란체스카 리날디, 샤론 시거, 르네 태너 원저, 곽은정, 이향희 공역,『건강 바디 마사지』, 성안당, 2017.

35. 대한병리학회 대구·경북지부학회 편저,『간추린 병리학』, 정문각, 2004.

36. 대한비타민연구회,『비타민치료』, 한솔의학, 2012

37. 데이브 아스프리 원저, 정세영 역,『최강의 식사』, 앵글북스, 2017.

38. 데이비드 펄머터 원저, 윤승일, 이문영 공역,『장내세균 혁명』, 지식너머, 2016.

39. 동의학사전 편찬위원회,『신동의학사전』, 여강출판사, 2003.

40. 러셀 포스터, 레온 크라이츠먼 원저, 김한영 역,『바이오클락』, 황금부엉이, 2014.

41. 로랑 슈발리에 원저, 이주영 역,『우리는 어떻게 화학물질에 중독되는가』, 흐름출판, 2017.

42. 루이기 루카 카발리-스포르차 원저, 이정호 역,『유전자, 사람, 그리고 언어』, 지호, 2005.

43. 류현미, 김문영, 안현경, 김민형, 박보경, 박정은 공저,『태아의 식생활』, 그리고책, 2016.

44. 리처드 도킨스 원저, 이한음 역,『조상 이야기』, 까치, 2005.

45. 리처드 홉데이 원저, 임치호 역,『태양이 나를 건강하게 만든다』, 해바라기, 2002.

46. 마쓰다 야스히데 원저, 이혁재 역,『면역력을 높이는 장 건강법』, 조선일보사, 2005.

47. 마이클 스몰렌스키, 림 랜버그 원저, 김수현 역,『마법의 생체시계』, 북뱅크, 2005.

48. 마키타 젠지 원저, 전선영 역,『식사가 잘못됐습니다』, 더난출판, 2018.

49. 막시밀리안 모저 원저, 이덕임 역,『안 아프게 백 년을 사는 생체리듬의 비밀』, 추수밭,

2019.

50. 무라카미 카즈오 원저, 김원신 역, 『유전자 혁명』, 사람과 책, 1999.

51. 무라타 히로시 원저, 박재현 역, 『장이 살아야 내 몸이 산다』, 2009.

52. 바니 하리 원저, 김경영 역, 『내 몸을 죽이는 기적의 첨가물』, 동녘라이프 2020.

53. 박동창, 『맨발로 걸어라』, 국일미디어, 2021.

54. 박명윤, 이건순, 박선주 공저, 『파워푸드 슈퍼푸드』, 푸른행복, 2010.

55. 박상철, 『노화 혁명』, 하서, 2010.

56. 박순경, 『임산부 건강』, 한국태아교육원, 2012.

57. 박원기, 『치마 속 행복찾기』, 유나미디어, 2006.

58. 박재갑 외, 『인간과 유전병』, 동아출판사, 1995.

59. 박학에 목숨 거는 사람들 원저, 황미숙 역, 『놀라운 우리 몸의 비밀』, 시그마북스, 2008.

60. 배상철 외 공저, 『내 면역은 내가 지킨다』, 자유아카데미, 2021.

61. 벤저민 빅먼 원저, 이영래 역, 『왜 아플까』, 북드림, 2022.

62. 사마키 에미코 외 공저, 박주영 역, 『인간 유전 상식사전 100』, 중앙에듀북스, 2016.

63. 사이토 가쓰히로 원저, 장은정 역, 『유해물질의문100』, 보누스, 2016.

64. 사친 판다 원저, 김수진 역, 『생체리듬의 과학』, 세종, 2020.

65. 서재걸, 『슈퍼유산균의 힘』, 위즈덤하우스, 2014.

66. 신동화, 『당신이 먹는 게 삼대를 간다』, 민음인, 2011.

67. 신야 히로미 원저, 박인용 역, 『건강 완전정복』, 한언, 2007.

68. 신영균, 『스트레스를 이기는 100가지』, 행복을 만드는 세상, 2007.

69. 신재용 편저, 『이제마의 사상체질』, 학원사, 2002.

70. 아베 히로유키 감수, 황혜숙 역, 『독소가 내 몸을 망친다』, 동도원, 2012.

71. 아보 도오루 원저, 윤혜림 역, 『면역력을 높이는 밥상』, 전나무숲, 2019.

72. 아보 도오루, 이시하라 유미, 후쿠다 미노루 원저, 장은주 역, 『면역력 슈퍼 처방전』, 김영사, 2011.

73. 아보 도오루, 후나세 스케, 기준성 공저, 박주영 역, 『우리가 몰랐던 면역혁명의 놀라운 비밀』, 중앙생활사, 2019.

74. 안네테 자베르스키 외 1인 공저, 신혜원 역, 『건강의 적들』, 열대림, 2011.

75. 안덕균, 『한국본초도감』, 교학사, 2003.

76. 알랭 랭베르 원저, 곽은숙 역, 『생체시계란 무엇인가?』, 민음사, 2006.

77. 야마구치 하지메 원저, 김정운 편역,『애무, 만지지 않으면 사랑이 아니다』, 프로네시스, 2007.

78. 양기화,『우리 일상에 숨어 있는 유해물질』, 지식서재, 2018.

79. 어브리 밀런스키 원저, 김영설 역,『유전자 검사가 당신의 운명을 바꾼다』, 한의학, 2002.

80. 엄융의,『건강 공부』, 창비, 2020.

81. 에다 아카시 원저, 박세미 역,『그림으로 보는 만병통치 장 습관』, 매일경제신문사, 2020.

82. 에다 아카시 원저, 박현숙 역,『장내세균의 역습』, 비타북스, 2020.

83. 연상원,『체질로 병 빨리 낫는 법』, 글도깨비, 2000.

84. 예병일,『처음 만나는 소화의 세계』, 반니, 2021.

85. 오모리 다카시 원저, 신정현 역,『경피독』, 삼호미디어, 2008.

86. 오새은,『음식이 나다』, 북카라반, 2020.

87. 오유진,『활성산소(유해산소)가 질병의 원인이었다』, 이화문화출판사, 1997.

88. 와타나베 유지 원저, 김정환 역,『먹으면 안 되는 10대 식품첨가물』, 싸이프레스, 2014.

89. 이경우 역,『황제내경소문』, 여강출판사, 1994.

90. 이동엽,『자세 혁명』, 동아일보사, 2013.

91. 이병삼,『내 체질 사용설명서』, 청홍, 2013.

92. 이병욱,『면역습관』, 비타북스, 2021.

93. 이보연, 박종권 공저,『우리아이 이럴 땐 어떡하죠?』, 꿈이있는세상, 2005.

94. 이선동,『100년 건강수명을 위한 건강관리법』, 푸른솔, 2020.

95. 이승남,『내 몸속의 면역력을 깨워라』, 리스컴, 2020.

96. 이시하라 유미 원저, 홍성민 역,『병 없이 건강하게 사는 100세 습관』, 더난출판, 2013.

97. 이시형,『면역혁명』, 매일경제신문사, 2020.

98. 이종목, 이계윤, 김광운 공저,『스트레스를 넘어 건강한 삶 가꾸기』, 학지사, 2003.

99. 이현모,『하이엔드 오디오 가이드』, 다울림, 2017.

100. 임경수, 김원학, 손창환 공저,『식물 독성학』, 군자출판사, 2010.

101. 임경수, 김원학, 손창환, 유승목 공저,『한국의 독초』, 군자출판사, 2013.

102. 장영택,『잘못된 육아상식』, 현민시스템, 1997.

103. 장항석,『진료실 밖으로 나온 의사의 잔소리』, 반디출판사, 2014.

104. 전국 미생물학 교수 편역,『미생물학』, 의학서원, 2015.

105. 전국 한의과대학 사상의학교실 편,『사상의학』, 집문당, 2005.

106. 전국한의과대학 간계내과학교수 공저,『간계내과학』, 동양의학연구원, 2001.

107. 전국한의과대학 공동교재편찬위원회 편저,『본초학』, 영림사, 2004.

108. 전국한의과대학 심계내과학교실 편저,『한방 순환·신경내과학』, 군자출판사, 2010.

109. 전나무숲 편저,『면역력의 힘』, 전나무숲, 2021.

110. 정희덕,『홀푸드테라피』, 들녘, 2020.

111. 제나 마치오키 원저, 오수원 역,『면역의 힘』, 윌북, 2021.

112. 조대경, 이관용, 김기중 공저,『정신위생』, 중앙적성출판사, 1996.

113. 조엘 펄먼 원저, 이문영 역,『내 몸의 자생력을 깨워라』, 쎔앤파커스, 2013.

114. 조한경,『환자 혁명』, 에디터, 2019.

115. 차봉석 편저,『직업병학』, 계축문화사, 2007.

116. 최미리, 김창균,『건강관리와 운동』, 대경북스, 2006.

117. 최혜미 외 11인 공저,『영양과 건강 이야기』, 라이프사이언스, 2002.

118. 츠루미 다카후미 원저, 김희철 역,『효소 식생활로 장이 살아난다 면역력이 높아진다』, 전나무숲, 2014.

119. 케이티 브로스넌 원저, 김보은 역,『미생물 정원』, 달리, 2021.

120. 탁상숙,『파이토케미컬을 먹어라』, 다봄, 2015.

121. 태웅 건강연구회 편,『만병의 근원 스트레스를 즐기자』, 태웅출판사, 2005.

122. 팀 스펙터 원저, 이유 역,『쌍둥인데 왜 다르지?』, 니케북스, 2017.

123. 페터 슈포르크 원저, 유영미 역,『인간은 유전자를 어떻게 조종할 수 있을까』, 갈매나무, 2013.

124. 피터 하우리, 셜리 린드 원저, 류영훈 역,『잠이 보약이다』, 동도원, 2005.

125. 필립 R. 레일리 원저, 한국유전학회 역,『당신의 유전자는 안녕하십니까?』, 전파과학사, 2020.

126. 하루야마 시게오 원저, 반광식 역,『뇌내혁명』, 사람과책, 1996.

127. 한동하,『면역이 답이다』, 페가수스, 2019.

128. 한방여성의학 편찬위원회,『한방여성의학 I』, 정담, 2007.

129. 한방여성의학 편찬위원회,『한방여성의학 II』, 정담, 2007.

130. 한상석,『아무튼, 사는 동안 안 아프게』, 더블:엔, 2020.

131. 함경식, 정종희, 양호철 공저,『소금, 이야기』, 동아일보사, 2008.

132. 허준 원저, 윤석희, 김형준 외 역,『동의보감』, 동의보감 출판사, 2005.

133. 허현회,『병원에 가지 말아야 할 81가지 이유』, 맛있는책, 2012.

134. 호시노 다이조 원저, 김향 역,『슈퍼면역력』, 브레인스토어, 2009

135. 홍윤철,『질병의 종식』, 사이, 2017.

136. 황태영,『식품첨가물 완전 정복』, 좋은땅, 2019.

137. 황태영,『식품첨가물의 숨겨진 비밀』, 경향BP, 2014.

138. 히가시 시게요시 원저, 임희선 역,『내 몸을 살리는 7가지 습관』, 해바라기, 2009.

| 참고 논문 및 웹사이트

- Wikipedia 위키백과

- 나무위키

- 네이버 지식백과

- 다음 백과

- http://www.chungnamilbo.co.kr/news/articleView.html?idxno=584337

- http://www.foodnews.co.kr/news/articleView.html?idxno=67436

- http://www.munhwa.com/news/view.html?no=2018112701032121080003

- http://www.seehint.com/HINT.asp?no=11786

- http://www.segye.com/newsView/20131128002119

- https://blog.naver.com/ghkdakfqhr/222359638717

- https://blog.naver.com/gksehdgns06/222094248323

- https://blog.naver.com/hejin8903/221840348364

- https://blog.naver.com/monicakim721/222222948043

- https://blog.naver.com/shinyui14/222437320583

- https://blog.naver.com/simscha/221510023306

- https://blog.naver.com/smcli/222370020670

- https://blog.naver.com/sunzone89/222408378666

- https://blog.naver.com/venomous1st/222261931653

- https://mk.co.kr/news/home/view/2001/12/355196/

- https://terms.naver.com/entry.naver?docId=1002313&cid=42443&categoryId=42443

- https://terms.naver.com/entry.naver?docId=2109242&cid=63166&categoryId=51023

- https://weekly.cnbnews.com/news/article.html?no=120992

- https://www.nocutnews.co.kr/news/5158544

- https://www.youtube.com/watch?v=dFozJ1nw6OY

- http://aboutsaju.com/index.php?mid=study_history

- http://cyw.pe.kr/xe/a42/523780

- http://dailymedi.com/detail.php?number=794794

- http://general.kosso.or.kr/html/?pmode=obesityDisease

- http://pub.chosun.com/client/article/viw.asp?cate=C03&nNewsNumb=20170122689

- http://sf.koreatimes.com/article/20200813/1323778

- http://taas.koroad.or.kr/sta/acs/exs/typical.do?menuId=WEB_KMP_OVT_UAS_ASA

- http://weekly.khan.co.kr/khnm.html?mode=view&code=123&artid=201903251529511&pt=nv

- http://www.100ssd.co.kr/news/articleView.html?idxno=74575

- http://www.100ssd.co.kr/news/articleView.html?idxno=77917

- http://www.atlasnews.co.kr/news/articleView.html?idxno=1933

- http://www.babytimes.co.kr/news/articleView.html?idxno=49302

- http://www.dailymedi.com/detail.php?number=830019&thread=14r02

- http://www.docdocdoc.co.kr/news/articleView.html?idxno=28310

- http://www.doctorsnews.co.kr/news/articleView.html?idxno=140289

- http://www.dpharm.co.kr/health/dec

- http://www.dt.co.kr/contents.html?article_no=2013121702019976788001

- http://www.e2news.com/news/articleView.html?idxno=240186

- http://www.greenpostkorea.co.kr/news/articleView.html?idxno=101271

- http://www.gysarang.com/Module/MBoard/MBoard.asp?Gubun=16&Srno=1835&PState=View

- http://www.headlinejeju.co.kr/news/articleView.html?idxno=435366

- http://www.healthinnews.co.kr/news/articleView.html?idxno=11234

- http://www.ikunkang.com/news/articleView.html?idxno=19338

- http://www.ikunkang.com/news/articleView.html?idxno=19748

- http://www.ikunkang.com/news/articleView.html?idxno=26209

- http://www.ilyoseoul.co.kr/news/articleView.html?idxno=39273

- http://www.jadam.kr/news/articleView.html?idxno=13215

- http://www.koreahealthlog.com/news/articleView.html?idxno=23849

- http://www.ksilbo.co.kr/news/articleView.html?idxno=672102

- http://www.kwangju.co.kr/article.php?aid=110286360047485025

- http://www.lkp.news/news/articleView.html?idxno=7777

- http://www.mdilbo.com/detail/5yPgc8/513320

- http://www.medical-tribune.co.kr/news/articleView.html?idxno=99155

- http://www.mindgil.com/news/articleView.html?idxno=70117

- http://www.munhwa.com/news/view.html?no=2009102701032330073002

- http://www.munhwa.com/news/view.html?no=2018112701032121080003

- http://www.naeil.com/news_view/?id_art=399450

- http://www.newsmp.com/news/articleView.html?idxno=37081

- http://www.nspna.com/news/?mode=view&newsid=42872

- http://www.opticnews.co.kr/news/articleView.html?idxno=33694

- http://www.psychiatricnews.net/news/articleView.html?idxno=10784

- http://www.psychiatricnews.net/news/articleView.html?idxno=32880

- http://www.realfoods.co.kr/view.php?ud=20171221000762

- http://www.research-paper.co.kr/news/articleView.html?idxno=38788

- http://www.seehint.com/hint.asp?md=204&no=11530

- http://www.seehint.com/HINT.asp?no=12660

- http://www.sex-med.co.kr/Sub04/Sub04_01.aspx?mode=view&categoryID=5&srno=1282

- http://www.sisafocus.co.kr/news/articleView.html?idxno=111321

- http://www.sisaweekly.com/news/articleView.html?idxno=35512

- http://www.smnews.co.kr/default/all_news_body.php?part_idx=47&idx=113848

- http://www.snuh.org/health/encyclo/search.do

- http://www.sobilife.com/news/articleView.html?idxno=17099

- http://www.thegolftimes.co.kr/news/articleView.html?idxno=51704

- http://www.thinkfood.co.kr/news/articleView.html?idxno=60976

- http://www.whosaeng.com/130579

- http://www.wikileaks-kr.org/news/articleView.html?idxno=120558

- http://www.yaksik.net/detail.php?number=1598

- https://120pro.tistory.com/752

- https://aftertherain.kr/concert/concert.php?work=view&idx=75519&cate=2031

- https://basicmedicalkey.com/principles-of-infectious-disease/

- https://biz.newdaily.co.kr/site/data/html/2015/09/23/2015092310096.html

- https://blinkit.co.kr/nutrition/%EC%8B%9D%ED%92%88%EC%9D%84-%EB%83%89%EB%8F%99%ED%95%98%EB%A9%B4-%EC%98%81%EC%96%91-%EC%84%B1%EB%B6%84%EC%97%90-%EC%98%81%ED%96%A5%EC%9D%84-%EB%AF%B8%EC%B9%A9%EB%8B%88%EA%B9%8C/

- https://blog.daum.net/bbss7202/13344

- https://blog.daum.net/jinsanlu550703/2759373

- https://blog.daum.net/kmozzart/14202

- https://blog.daum.net/moansea/5224457

병! 도대체 왜 생길까?

- https://blog.daum.net/yooho278/7754361

- https://blog.naver.com/28gim/221742588331

- https://blog.naver.com/383y45/221509445257

- https://blog.naver.com/52dawn/222128833328

- https://blog.naver.com/7412k/221566139142

- https://blog.naver.com/8medi/222483551475

- https://blog.naver.com/all_onthedesk/221993106219

- https://blog.naver.com/appcomo/222323765032

- https://blog.naver.com/archdevils/222382809698

- https://blog.naver.com/avan21/221981994742

- https://blog.naver.com/azertyu/222190696275

- https://blog.naver.com/begoodskin/221346893224

- https://blog.naver.com/bkt543/221983859895

- https://blog.naver.com/bohun1102/222576384913

- https://blog.naver.com/buzzfaith/221814499903

- https://blog.naver.com/careonus/222507859941

- https://blog.naver.com/ccenter0222/222656812749

- https://blog.naver.com/chantelle006/222042868253

- https://blog.naver.com/cinema10581/222655567078

- https://blog.naver.com/clearskin15/220919817282

- https://blog.naver.com/cloudpotato/222749060730

- https://blog.naver.com/congguksu/221236453048

- https://blog.naver.com/cooingjy/221798888204

- https://blog.naver.com/coreakkr/222277094009

- https://blog.naver.com/dancerkun/220729753074

- https://blog.naver.com/davle9073/220911192180

- https://blog.naver.com/decem0712/221202728356

- https://blog.naver.com/dietsin79/221661163683

- https://blog.naver.com/dlswns23i/222458208780

- https://blog.naver.com/doctorhkh/222239400086

- https://blog.naver.com/donjoa72/222670323095

- https://blog.naver.com/doo-bu/222644079824

- https://blog.naver.com/dplanit/222474245438

- https://blog.naver.com/drnamuro/222533815810
- https://blog.naver.com/drsjd126/222072815612
- https://blog.naver.com/duldwl90/222466833200
- https://blog.naver.com/dyddir348/222032804046
- https://blog.naver.com/ehs_consulting/222279727624
- https://blog.naver.com/ejqmflem12/222687397212
- https://blog.naver.com/eoth10/222621910121
- https://blog.naver.com/haha-hihi/221581014053
- https://blog.naver.com/hamsoa1605/222654703880
- https://blog.naver.com/hansj5418/222238362753
- https://blog.naver.com/heavenschild/222305282773
- https://blog.naver.com/hrikim/222431950660
- https://blog.naver.com/hyogeun85/222087222156
- https://blog.naver.com/hyouncho2/221758741235
- https://blog.naver.com/hyouncho2/222830002912
- https://blog.naver.com/i06351/10169117160
- https://blog.naver.com/inalcohol/222236111296
- https://blog.naver.com/insectwagon102/222542306457
- https://blog.naver.com/ipgosi/222415901642
- https://blog.naver.com/ispytwo/222479881001
- https://blog.naver.com/jcjgo982/222632864147
- https://blog.naver.com/jmjin1/222557503597
- https://blog.naver.com/jubufarms/222278995538
- https://blog.naver.com/jw_lifestyle/220809756028
- https://blog.naver.com/jyb1104/221390272196
- https://blog.naver.com/kbking21/40139486850
- https://blog.naver.com/khdream7588/222185803248
- https://blog.naver.com/khj90733/222210757862
- https://blog.naver.com/kimsoksan/221391565091
- https://blog.naver.com/kins20/222499003934
- https://blog.naver.com/kkeundeul/222533272564
- https://blog.naver.com/kma_131/222070127327
- https://blog.naver.com/kma_131/222187765474

병! 도대체 왜 생길까?

- https://blog.naver.com/kma_131/222699803830

- https://blog.naver.com/kokomnm12/222109341607

- https://blog.naver.com/ksj7720/20160332048

- https://blog.naver.com/lefhod0706/222231961490

- https://blog.naver.com/likesfamily73/222565231617

- https://blog.naver.com/ljy7311/222627020595

- https://blog.naver.com/loveis8199/100140124526

- https://blog.naver.com/lovely9hee/222679587126

- https://blog.naver.com/mbudc/221779176964

- https://blog.naver.com/mickey7677/222597127688

- https://blog.naver.com/minimina0226/221434840521

- https://blog.naver.com/miraeedu21/222567252287

- https://blog.naver.com/mmafitness/222100110443

- https://blog.naver.com/mnlee08/222625918102

- https://blog.naver.com/moonkyungfil/222000664339

- https://blog.naver.com/muse0481/222354349311

- https://blog.naver.com/muti8713/222217262965

- https://blog.naver.com/myngsk/140179877202

- https://blog.naver.com/nagoya07/222621539446

- https://blog.naver.com/navvva/222613780357

- https://blog.naver.com/newfiveplus/222010062515

- https://blog.naver.com/ninanowell/221330218569

- https://blog.naver.com/nose8275/220991767362

- https://blog.naver.com/nuegae/222614923654

- https://blog.naver.com/occkei/222668798849

- https://blog.naver.com/ohrhema/221102672220

- https://blog.naver.com/onenature/222462889468

- https://blog.naver.com/oregin01/222397882796

- https://blog.naver.com/osdrcircle/222605663052

- https://blog.naver.com/penopia/222077248070

- https://blog.naver.com/ppury99/222618265536

- https://blog.naver.com/ppury99/222641197610

- https://blog.naver.com/propolis5/222653817597

- https://blog.naver.com/pureunsummate/222656433469
- https://blog.naver.com/redmin88/221953678277
- https://blog.naver.com/rhokaa/221994439045
- https://blog.naver.com/ridia718/221259082548
- https://blog.naver.com/seoulstmarypc/222160359157
- https://blog.naver.com/shin00512/220080916577
- https://blog.naver.com/silvermhc/222257168581
- https://blog.naver.com/sinfarmer/222608502098
- https://blog.naver.com/skinlux/10142423045
- https://blog.naver.com/smileforyou_/220931258548
- https://blog.naver.com/smsh2003/222404819816
- https://blog.naver.com/soasi/221382497974
- https://blog.naver.com/solnaex/222555932091
- https://blog.naver.com/sonsa_yun/222492972437
- https://blog.naver.com/soriclinic0304/222591748977
- https://blog.naver.com/soulnlove/222542992445
- https://blog.naver.com/spiritboxer/221556946211?isInf=true
- https://blog.naver.com/ssrg501/222734832749
- https://blog.naver.com/starry365/222639674851
- https://blog.naver.com/suntrol/222259834829
- https://blog.naver.com/swsaengki/220402458866
- https://blog.naver.com/syjeong29/221110043350
- https://blog.naver.com/thxjamie365/222692663756
- https://blog.naver.com/tirebank_cs/222154272638
- https://blog.naver.com/tumyoung/221414534028
- https://blog.naver.com/ussassa0/221114640648
- https://blog.naver.com/wallpaper0613/222533910002
- https://blog.naver.com/wndmlwksu76/222532191110
- https://blog.naver.com/wonderglobal/222500441041
- https://blog.naver.com/wpfhals9391/222378588097
- https://blog.naver.com/yakjalmeokza/222028790592
- https://blog.naver.com/youngits/222498384472
- https://blog.naver.com/zmqpo/221934652372

병! 도대체 왜 생길까?

- https://brunch.co.kr/@07d4fea261fc48a/46

- https://brunch.co.kr/@hongnanyoung/125

- https://cafe.daum.net/bekjung/FYTv/169?q=%EA%B8%B0%ED%9B%84%EB%B3%80%ED%99%94%EC%99%80+%EC%83%9D%ED%83%9C%EA%B3%84+%EB%B3%80%ED%99%94&re=1

- https://cafe.naver.com/aremoon/559

- https://cafe.naver.com/healthnhealing/7021

- https://cafe.naver.com/yonsei365/717

- https://contents.premium.naver.com/hughkim/knowledge/contents/220204211127854Jl

- https://ferstx.tistory.com/2950

- https://foodvaccine.tistory.com/352

- https://gscaltexmediahub.com/csr/esg-climate-change-definition-and-causes/

- https://happy-box.tistory.com/3289

- https://health.chosun.com/site/data/html_dir/2014/03/24/2014032403054.html

- https://health.chosun.com/site/data/html_dir/2014/11/04/2014110402313.html

- https://health.chosun.com/site/data/html_dir/2016/12/06/2016120602053.html

- https://health.chosun.com/site/data/html_dir/2017/04/17/2017041701545.html

- https://health.chosun.com/site/data/html_dir/2021/06/22/2021062201683.html

- https://health.chosun.com/site/data/html_dir/2021/11/19/2021111901717.html

- https://health.chosun.com/site/data/html_dir/2022/02/16/2022021601923.html

- https://health.chosun.com/site/data/html_dir/2022/03/21/2022032101942.html

- https://healthhabit.tistory.com/93

- https://health-note.tistory.com/109

- https://holaman.tistory.com/675

- https://home.kepco.co.kr/kepco/KO/D/htmlView/KODBHP008.do?menuCd=FN05040208

- https://horhor.tistory.com/225

- https://in.naver.com/kimjubu/contents/357840886334464?query=%EA%B3%BC%EB%A1%9C+%EC%A6%9D%EC%83%81

- https://itfix.tistory.com/251

- https://jhealthmedia.joins.com/article/article_view.asp?pno=19559

- https://kftddd55.tistory.com/170

- https://kimfox21.tistory.com/3

- https://kin.naver.com/qna/detail.naver?d1id=7&dirId=7010107&docId=416254455&qb=6riw7ZuE7JmAIOyniOuzkQ==&enc=utf8&section=kin.ext&rank=2&search_sort=0&spq=0

– https://kiss7.tistory.com/979

– https://kna.forest.go.kr/kfsweb/cmm/fms/FileDown.do?atchFileId=FILE_000000020038522&fileSn=1&dwldHistYn=&bbsId=

– https://kna.forest.go.kr/kfsweb/cmm/fms/FileDown.do?atchFileId=FILE_000000020046857&fileSn=0&dwldHistYn=&bbsId=

– https://ko.wikihow.com/%EB%A8%B8%EB%A6%AC%EC%B9%B4%EB%9D%BD-%EA%B4%80%EB%A6%AC%ED%95%98%EB%8A%94-%EB%B0%A9%EB%B2%95

– https://korean.mercola.com/sites/articles/archive/2018/07/27/%EB%A9%B4%EC%97%AD-%EC%B2%B4%EA%B3%84%EB%A5%BC-%ED%96%A5%EC%83%81%EC%8B%9C%ED%82%A4%EB%8A%94-%EB%A6%BD%ED%94%84-%EB%A7%88%EC%82%AC%EC%A7%80.aspx

– https://korean.mercola.com/sites/articles/archive/2019/02/26/%EC%95%8C%EC%BD%94%EC%98%AC%EC%9D%80-dna%EB%A5%BC-%EC%86%90%EC%83%81%EC%8B%9C%ED%82%B5%EB%8B%88%EB%8B%A4.aspx

– https://kormedi.com/1286357/%EC%8A%A4%ED%8A%B8%EB%A0%88%EC%8A%A4%EB%8A%94-%EB%91%90-%EA%B0%80%EC%A7%80-%EC%9C%A0%EC%8A%A4%ED%8A%B8%EB%A0%88%EC%8A%A4%EC%99%80-%EB%94%94%EC%8A%A4%ED%8A%B8%EB%A0%88%EC%8A%A4/

– https://kormedi.com/1343263/%EA%B2%B0%ED%98%BC-%EB%B6%88%EB%A7%8C%EC%A1%B1-%ED%9D%A1%EC%97%B0%EB%A7%8C%ED%81%BC%EC%9D%B4%EB%82%98-%EA%B1%B4%EA%B0%95%EC%97%90-%EB%82%98%EB%B9%A0-%EC%97%B0%EA%B5%AC/

– https://kormedi.com/1346276/%EC%A2%8C%EC%9A%B0-%EB%8B%A4%EB%A5%B8-%ED%8C%94%EB%8B%A4%EB%A6%AC-%EA%B8%B8%EC%9D%B4-%EB%B3%91%EC%9D%84-%EB%B6%80%EB%A5%B4%EB%8A%94-%EB%B9%84%EB%8C%80%EC%B9%AD/

– https://kormedi.com/1385335/%EF%BB%BF%EB%83%89%EB%8F%99-%EB%B0%8F-%ED%86%B5%EC%A1%B0%EB%A6%BC-%EC%B1%84%EC%86%8C-%EC%98%81%EC%96%91%EC%86%8C-%EC%86%90%EC%8B%A4-%EB%A7%89%EB%8A%94%EB%8B%A4/

– https://kormedi.com/1407299/%ed%9d%94%ed%95%98%ec%a7%80%eb%a7%8c-%eb%8f%85ec%84%b1%ec%9d%b4-%ec%9e%88%eb%8a%94-%ec%8b%9d%ed%92%88-9%ea%b0%80%ec%a7%80/

– https://kr.iherb.com/blog/glutathione-guide/1015

– https://kr.iherb.com/blog/what-is-sibo-and-what-can-help/248

– https://m.blog.naver.com/PostView.naver?blogId=krobins683&logNo=220435450870&proxyReferer=https:%2F%2Fm.search.naver.com%2Fsearch.naver%3Fquery%3D%25ED%2585%2594%25EB%25A0%2588%25EB%25B9%2584%25EC%25A0%2584%25EC%259D%25B4%2B%25ED%2595%25B4%25EB%25A1%259C%25EC%259A%25B4%2B%25EC%259D%25B4%25EC%259C%25A0%26where%3Dm%26sm%3Dmob_hty.idx%26qdt%3D1

– https://m.blog.naver.com/PostView.naver?isHttpsRedirect=true&blogId=ldj1975&logNo=220343886036

– https://m.post.naver.com/viewer/postView.nhn?volumeNo=10181546&memberNo=4656652

– https://m.post.naver.com/viewer/postView.nhn?volumeNo=11055844&memberNo=25729852

– https://m.post.naver.com/viewer/postView.nhn?volumeNo=15368209&memberNo=16558375

– https://m.post.naver.com/viewer/postView.nhn?volumeNo=16465939&memberNo=28643647

– https://m.post.naver.com/viewer/postView.nhn?volumeNo=18060874&memberNo=1322459

– https://m.post.naver.com/viewer/postView.nhn?volumeNo=21211459&memberNo=43457750

– https://m.post.naver.com/viewer/postView.nhn?volumeNo=28379245&memberNo=38766620

– https://m.post.naver.com/viewer/postView.nhn?volumeNo=28491060&memberNo=111988&vType=VERTICAL

– https://m.post.naver.com/viewer/postView.nhn?volumeNo=30389572&memberNo=46318136&vType=VERTICAL

– https://m.post.naver.com/viewer/postView.nhn?volumeNo=30838635&memberNo=37968322

– https://m.post.naver.com/viewer/postView.nhn?volumeNo=32679593&memberNo=3551273

– https://m.yna.co.kr/amp/view/AKR20160504094800017

– https://m.yonhapnewstv.co.kr/news/MYH20200312009000038

– https://maydong.tistory.com/890

– https://merging2heart.tistory.com/321

– https://monographs.iarc.who.int/list-of-classifications

– https://n.news.naver.com/mnews/article/001/0001082492?sid=103

– https://n.news.naver.com/mnews/article/005/0000553975

– https://n.news.naver.com/mnews/article/055/0000163101

– https://ncis.nier.go.kr/main.do

– https://news.joins.com/article/23818777

– https://news.kbs.co.kr/news/view.do?ncd=3483672&ref=A

– https://news.kbs.co.kr/news/view.do?ncd=5345588

- https://news.mt.co.kr/mtview.php?no=2021100810331642713

- https://news.naver.com/main/read.naver?mode=LPOD&mid=tvh&oid=055&aid=0000307396

- https://news.naver.com/main/read.naver?mode=LPOD&mid=tvh&oid=214&aid=0000431032

- https://news.naver.com/main/read.naver?oid=293&aid=0000020712

- https://news.naver.com/main/read.nhn?mode=LSD&mid=sec&sid1=100&oid=011&aid=0000032123

- https://news.naver.com/main/read.nhn?mode=LSD&mid=sec&sid1=102&oid=001&aid=0000628699

- https://news.naver.com/main/read.nhn?oid=584&aid=0000010572

- https://news.v.daum.net/v/20171003031122189?rcmd=rn

- https://nutri.fandom.com/ko/wiki/%EB%83%89%EB%8F%99

- https://pals.tistory.com/1926

- https://post.naver.com/viewer/postView.naver?volumeNo=17236676&memberNo=15460571&vType=VERTICAL

- https://post.naver.com/viewer/postView.naver?volumeNo=27990576&memberNo=42229470&vType=VERTICAL

- https://post.naver.com/viewer/postView.naver?volumeNo=30953339&memberNo=23519771&vType=VERTICAL

- https://post.naver.com/viewer/postView.naver?volumeNo=32739610&memberNo=23205962&vType=VERTICAL

- https://post.naver.com/viewer/postView.naver?volumeNo=32741781&memberNo=45564485&vType=VERTICAL

- https://post.naver.com/viewer/postView.naver?volumeNo=32745135&memberNo=45564485&vType=VERTICAL

- https://post.naver.com/viewer/postView.naver?volumeNo=33705834&memberNo=37968322&vType=VERTICAL

- https://post.naver.com/viewer/postView.naver?volumeNo=33728130&memberNo=45715917&vType=VERTICAL

- https://post.naver.com/viewer/postView.naver?volumeNo=33960777&memberNo=3551273&vType=VERTICAL

- https://post.naver.com/viewer/postView.nhn?volumeNo=17621883&memberNo=38666163&vType=VERTICAL

- https://post.naver.com/viewer/postView.nhn?volumeNo=27423046&memberNo=2112650&vType

=VERTICAL

- https://post.naver.com/viewer/postView.nhn?volumeNo=27721438&memberNo=3265970&vType=VERTICAL

- https://post.naver.com/viewer/postView.nhn?volumeNo=28008376&memberNo=12282441&vType=VERTICAL

- https://post.naver.com/viewer/postView.nhn?volumeNo=29898485&memberNo=28656674&vType=VERTICAL

- https://post.naver.com/viewer/postView.nhn?volumeNo=31822515&memberNo=40708925&vType=VERTICAL

- https://pusyap.com/%EC%88%98%EB%A9%B4%EB%B6%80%EC%A1%B1-%EC%83%9D%EC%B2%B4%EB%A6%AC%EB%93%AC-%EB%AC%B4%EB%84%88%EC%A7%80%EB%A9%B4-%EB%B2%8C%EC%96%B4%EC%A7%80%EB%8A%94-%EB%AC%B4%EC%84%9C%EC%9A%B4-%EC%9D%BC/

- https://reviewheeya.tistory.com/107

- https://science.ytn.co.kr/program/program_view.php?s_mcd=0082&key=201508181553074175

- https://science.ytn.co.kr/program/program_view.php?s_mcd=0082&key=202002041614473642

- https://scienceon.kisti.re.kr/commons/util/originalView.do?cn=JAKO200173606273783&dbt=JAKO&koi=KISTI1.1003%2FJNL.JAKO200173606273783

- https://shindonga.donga.com/3/all/13/1233123/1

- https://steptohealth.co.kr/a-guide-to-industrial-piercing-and-its-aftercare/

- https://steptohealth.co.kr/tight-clothes-are-not-good/

- https://storybong.tistory.com/126

- https://terms.naver.com/entry.naver?docId=6030894&cid=67205&categoryId=67206

- https://terms.naver.com/entry.naver?docId=6035251&cid=51616&categoryId=67171

- https://tonadokwon.tistory.com/55

- https://tv.naver.com/v/22081467

- https://tv.naver.com/v/22081472/list/733948

- https://tv.naver.com/v/3106517

- https://weekly.donga.com/3/all/11/71733/1

- https://wellbeing2.tistory.com/290

- https://wooris.tistory.com/834

- https://www.aftertherain.kr/m/concert/concert.php?work=view&idx=8077

- https://www.amc.seoul.kr/asan/healthinfo/body/bodyDetail.do?bodyId=187

- https://www.amc.seoul.kr/asan/healthinfo/disease/diseaseDetail.do?contentId=31785

- https://www.amc.seoul.kr/asan/healthinfo/disease/diseaseDetail.do?contentId=33908

- https://www.amc.seoul.kr/asan/healthstory/lifehealth/lifeHealthDetail.do?healthyLifeId=28411

- https://www.brainmedia.co.kr/MediaContent/MediaContentView.aspx?contIdx=503

- https://www.cell.com/trends/genetics/pdf/S0168-9525(97)01059-7.pdf?_returnURL=https%3A%2F%2Flinkinghub.elsevier.com%2Fretrieve%2Fpii%2FS0168952597010597%3Fshowall%3Dtrue

- https://www.chosun.com/national/welfare-medical/2022/07/27/VU2OUG2SQNATBBJYUYAI6SIOBI/?utm_source=naver&utm_medium=referral&utm_campaign=naver-news

- https://www.chosun.com/opinion/specialist_column/2021/03/11/BJRAVLN575ARXKSF5STTJCGWLI/

- https://www.chosun.com/site/data/html_dir/2017/06/02/2017060202321.html

- https://www.dailysecu.com/news/articleView.html?idxno=78907

- https://www.dkmc.or.kr/medinfo/medinfo02.php?exec=view&idx=25706

- https://www.donga.com/news/article/all/20120413/45513966/1

- https://www.donga.com/news/article/all/20180708/90957211/4

- https://www.dongascience.com/news.php?idx=23356

- https://www.edaily.co.kr/news/read?newsId=01213606622681784&mediaCodeNo=257&OutLnkChk=Y

- https://www.edunet.net/nedu/contsvc/viewWkstCont.do?clss_id=CLSS0000000362&menu_id=81&contents_id=e690fc33-d59a-458a-80e2-9c4183381b75&svc_clss_id=CLSS0000018007&contents_openapi=naverdic

- https://www.fatsecret.kr/%EC%B9%BC%EB%A1%9C%EB%A6%AC-%EC%98%81%EC%96%91%EC%86%8C/

- https://www.fnnews.com/news/201509101442460944

- https://www.google.co.kr/url?sa=i&url=http%3A%2F%2Fejumi.tistory.com%2Fattachment%2Fcfile8.uf%4021313144592C2966321776.pdf&psig=AOvVaw1Wg8vCZMrECT6PEi9wYrH6&ust=1650786132871000&source=images&cd=vfe&ved=0CAwQjRxqFwoTCJi94_nXqfcCFQAAAAAdAAAAABAD

- https://www.greenpeace.org/korea/update/12602/blog-ce-climate-virus/

- https://www.greenpeace.org/korea/update/12602/blog-ce-climate-virus/

- https://www.greenpeace.org/korea/update/14584/blog-ce-climate-emergency-virus-choseungyeon/

- https://www.hani.co.kr/arti/international/international_general/1010159.html

- https://www.hani.co.kr/arti/legacy/legacy_general/L63735.html

- https://www.hani.co.kr/arti/opinion/column/741768.html

- https://www.hankookilbo.com/News/Read/201810111627353345

- https://www.hankookilbo.com/News/Read/A2021110522550001140?did=NA

- https://www.healthline.com/health/mental-health/climate-change-mental-health#Some-may-feel-it-more-than-others

- https://www.hidoc.co.kr/healthstory/news/C0000519740

- https://www.hidoc.co.kr/healthstory/news/C0000519740

- https://www.hidoc.co.kr/healthstory/news/C0000572053

- https://www.hidoc.co.kr/healthstory/news/C0000609278

- https://www.hidoc.co.kr/healthstory/news/C0000664449

- https://www.hira.or.kr/ebooksc/ebook_472/ebook_472_201803281057049800.pdf

- https://www.hira.or.kr/re/stcIlnsInfm/stcIlnsInfmView.do?pgmid=HIRAA030502000000&sortSno=164

- https://www.ibabynews.com/news/articleView.html?idxno=40662

- https://www.ibabynews.com/news/articleView.html?idxno=90911

- https://www.joongang.co.kr/article/17420128

- https://www.joongang.co.kr/article/23636086#home

- https://www.joongang.co.kr/article/2382857

- https://www.joongang.co.kr/article/8490790

- https://www.khan.co.kr/life/health/article/201911281508002

- https://www.khan.co.kr/life/health/article/202104232033025

- https://www.korea.kr/news/pressReleaseView.do?newsId=156151027

- https://www.kpanews.co.kr/article/show.asp?idx=216545

- https://www.kpanews.co.kr/article/show.asp?idx=216545&category=H

- https://www.mbn.co.kr/news/life/2763284

- https://www.mbn.co.kr/news/life/3613237

- https://www.me.go.kr/hg/web/board/read.do?menuId=1263&boardId=276663&boardMasterId=142

- https://www.medicalnewstoday.com/articles/in-conversation-why-climate-change-matters-for-human-health

- https://www.mk.co.kr/news/it/view/2016/08/568445/

- https://www.ncbi.nlm.nih.gov/pmc/articles/PMC33693/

- https://www.news1.kr/articles/?3318049

- https://www.news2day.co.kr/article/20170811091326

- https://www.newspim.com/news/view/20160719000294

- https://www.nocutnews.co.kr/news/1211983

- https://www.nocutnews.co.kr/news/4656900

- https://www.nocutnews.co.kr/news/5705997

- https://www.nocutnews.co.kr/news/610524

- https://www.rra.go.kr/FileDownSvl?file_type=notice&file_parentseq=597&file_seq=2

- https://www.scienceall.com/%ea%b3%b5%ed%95%b4public-nuisance/

- https://www.scienceall.com/%ea%b8%b0%ed%98%95monstrosity-malformation/

- https://www.sciencetimes.co.kr/news/%ED%8C%8C%EB%9E%80%EB%B9%9B%EC%9D%B4-%EC%83%9D%EC%B2%B4-%EB%A6%AC%EB%93%AC%EC%97%90-%EC%98%81%ED%96%A5-%EC%A4%80%EB%8B%A4/

- https://www.sciencetimes.co.kr/news/30%C2%B740%EB%8C%80-%EB%82%A8%EC%84%B1%EC%9D%98-%EB%8F%84%EB%B0%95-%EC%A4%91%EB%8F%85-%EC%9D%B4%EC%9C%A0%EB%8A%94/?cat=36

- https://www.seoul.co.kr/news/newsView.php?id=20081021500005

- https://www.seoul.co.kr/news/newsView.php?id=20200311500175&wlog_tag3=naver

- https://www.seoul.co.kr/news/newsView.php?id=20220529500085&wlog_tag3=naver

- https://www.stcarollo.or.kr/Sub06/Sub06_04.asp?MODE=V&MODULEID=2&SRNO=5153

- https://www.wikitree.co.kr/articles/730895

- https://www.yeongnam.com/web/view.php?key=20141028.010200739460001

- https://www.yna.co.kr/view/AKR20150713176500017

- https://www.yna.co.kr/view/AKR20151218061200009

- https://www.yna.co.kr/view/AKR20160223174400009

- https://www.yna.co.kr/view/AKR20161118048600009

- https://www.yna.co.kr/view/AKR20170411157400017

- https://www.yna.co.kr/view/AKR20170731064000017

- https://www.ytn.co.kr/_ln/0103_200712041207390306

- www.ilyoseoul.co.kr/news/articleView.html?idxno=107446

- EBS 명의

- EBS 클래스 e

- KBS 뉴스9

- KBS 생로병사의 비밀

| 찾아보기

(4)

4체액설 48

(A)

ADHD 37

AIDS 68, 134

A형 혈우병 34

(B)

BPA 122

BRCA1 유전자 43

BRCA2 유전자 43

B세포 60

(C)

cafestol 302

CHEK2 43

CIDS 68

CT 207

(D)

DEET 122, 128

DES 122

DNA 28

DNA 메틸화 46

DNMT 46

(G)

GABA 388

Gut-Brain Axis 364

(H)

HDL콜레스테롤 149

(I)

IARC 87

ICD 23

(K)

kahweol 302

KCD 23

(L)

LDL콜레스테롤 149

LSD 203, 204

L-글루탐산나트륨 187

L-카르니틴 175

(M)

MDMA 203, 204

MPN 194

MSG 186

(N)

NK세포 62

(P)

PCB 123

PFOA 121

PFOS 121

PHA 194

PHMG 130

P물질 392

(R)

RNA 간섭 47

(S)

SARS 135

SIBO 366

substance P 392

(T)

T세포 60

(V)

VDT 증후군 295

VX 130

(W)

WAGR 증후군 31

WHO 18

(X)

X 연관 무감마글로불린혈증 34

XXX 증후군 32

X선 207

(Z)

zeitgeber 402

(ㄱ)

가뭄 228, 230, 231

가스트린 377

가습기 살균제 130

가시광선 90

가지 138, 194

간디스토마 193

간흡충증 193

갈라닌 393

갈락토세미아 353

갈락토스 146

감기 135

감마-아미노부틸산 388

감마리놀렌산 172

감미료 181

감수 138
감응론 259
감자 138, 194
갑상샘자극호르몬 376
갑상샘호르몬 376
강산 109
강염기 109
강직성 척추염 67
개미산 110
개인주의 253
거인증 378
건강 18
건선 67
건성 피부 311
건조지방 220
겉멋 지상주의 250
게르스트만 슈트로이슬러 샤잉
　커 증후군 136
게임 중독 296
결핵 137
결혼 264
겸상적혈구 빈혈증 33, 44
경담(驚痰) 337
경피독 307
경피증 67
계절병 214
계절성 정서장애 217
고결방지제 182
고구마 195
고사리 138, 194
고산 기후대 222
고압적 태도 263
고혈압 38
고환여성화증후군 34
골프 엘보 280
공복 호르몬 393
공수병 135
공해병 214

공황장애 39
과당 146
과로 276
과립구 61
과불화 화합물 121
과산화수소 110
과식 284
관절류머티즘 67
광견병 135
교감신경 63
교대 근무 404
구강 호흡 282
구리(Cu) 104, 161
구성소 146
구순열 36
구순포진 134
구취 315
국제암연구소 87, 404
군자란 139
궤양성 대장염 67
균계 141
그레이브스병 67, 378
그렐린 384, 393
극저주파 87, 90
근교약세 266
근막통증증후군 281
근육긴장 278
근이영양증 35
근친혼 265
글라이신 388
글루카곤 377
글루코코르티코이드 376
글루타치온 176
글루탐산 388
글루포시네이트 127
글리실리진산이나트륨 181
글리코겐 146
글리포세이트 127

기(氣) 50
기능성 질환 412
기담(氣談) 337
기분장애 38
기상 212
기상병 213
기생성 항원 67
기체(氣滯) 336
기타 항고혈압제 201
기형 58
기호식품 297
기후 212
기후변동 222
기후변화 223
껌 304

(ㄴ)
나병 137
나이트로벤젠 100
나이트로사민 182
나트륨(Na) 160, 162
나팔꽃 138
나프탈렌 128
난포자극호르몬 376
납 104
낭포성섬유증 33
내분비면역계 64
내장 지방 341
내측상과염 280
냉대 221
냉동 191
노권 276
노닐페놀 121
노르아드레날린 390
노르에피네프린 390
녹내장 218
농약 126
뇌종양 44

뉴런 385
니그로이드 73
니켈 105
니코틴 173
니코틴산아미드 156

(ㄷ)
다당류 146
다발성 경화증 67
다발성근염 67
다운 증후군 30
다이노르핀 392
다이에틸스틸베스트롤 122
다이에틸톨루아마이드 122,
　128
다이옥신 122
다인 유전질환 29
다중밀집사고 272
다크초콜릿 196
단당류 146
단백질 151, 351
단일유전자질환 29
담결(痰結) 337
담괴(痰塊) 337
담궐(痰厥) 337
담배 140, 299
담음(痰飮) 336
담쟁이덩굴 138
답손 201
당뇨병 378
당류 146
당절임 190
당질 146
당질코르티코이드 376
대극 138
대기오염 241
대마 139, 203
대상포진 134

대식세포 61
대용차 302
대황 139
더스트 볼 228
덱스트로메토판 200
도박 중독 306
도시화 240
도파민 388
독감 135
독미나리 139
독신 265
돌연변이 44
돌연변이 유발원 44
동물 142
동상 80
동의수세보원 49
동작 279
동창 80
두발 309
디기탈리스 139
디부틸히드록시톨루엔 183
디스트레스 325
디조지 증후군 31
디쿠마롤 127
디티오카르밤산염 127
디프테리아 137

(ㄹ)
라니냐 227, 228
라돈 128
라듐 128
라우릴황산나트륨 308
락스 184
락토바실러스균 359, 369
레버 시신경위축증 35
레스베라트롤 171
레시틴 174
레이노 증후군 80

레이저광 91
레지오넬라병 238
레지오넬라증 137
레포츠 305
렉틴 194
렙토스피라증 217
렙틴 377, 384
렙틴 저항성 384
루테인 172
루푸스 67
리놀렌산 151
리모넨 171
리보플래빈 156
리케차 136
리코펜 168, 171
리튬 202
린네 132
린덴 128
림프구 61
림프절 60

(ㅁ)
마그네슘(Mg) 160, 162
마라스무스 152
마리화나 203
마약류 202
마이크로파 90
마이크로플라스틱 125
마찰 85
마황 139
만성 골수 백혈병 31
말단비대증 378
말라리아 137
말초신경계 386
망간(Mn) 105, 161
매독 137
매미꽃 139
매실 195

매실나무 139
맥아당 146
멋 250
메스암페타민 203
메스칼린 203
메타돈 203
메탄올 100
메틸크산틴 201
메프로바메이트 203
멘델 유전질환 29
멜라놉신 397
멜라토닌 376
면역 59
면역결핍증 68
면역글로불린 62
면역기관 60
면역력 59
면역 질환 65
모노아민 옥시다아제 억제제
　　202
모르핀 202
모틸린 285
몰리브덴(Mo) 161
몽골로이드 74
몽유병 37
묘성 증후군 31
묘안 증후군 31
무기질 159
무기질코르티코이드 376
무위자연 417
무정자증 35
무좀 81, 141
무중력상태 84
무지외반증 58, 239, 250
문명병 236
문명화 236
문주란 139
물리적 방어벽 61

미나마타병 106
미네랄 159
미병 415
미세먼지 124
미세플라스틱 125
미토콘드리아 유전질환 35
밀가루 192

(ㅂ)
바르비탈 203
바이러스 133
바이로이드 133
바이오틴 157
박주가리 141
박테로이데스 359
박테리오파지 134
반복사용 긴장성 손상증후군
　　280
반성 유전질환 34
반하 140
발색제 182
발진열 136
방로과다 292
방사능 오염 241
방울양배추 195
방임적 태도 264
배뇨 289
배변 289
백선증 141
백일해 137
백피증 33
백혈병 43
버섯 194
베체트병 67
베타 아밀로이드 352
베타차단제 200
베타카로틴 171
벤젠 101

벤조다이아제핀 201
벤조산 183
벤조에이피렌 283
벤조페논 308
벤조피렌 123
벽음(癖飮) 338
병원감염 210
병원체 59
병인 23
병인 분류도 26
병인 분류표 25
보건 7
보존료 182
복부비만 341
복사나무 139
복수초 139
복음(伏飮) 338
복제 실수 교정 유전자 42
본초 167
볼거리 134
부갑상샘호르몬 376
부교감신경 64
부비동염 317
부신 안드로겐 376
부신피질자극호르몬 376
부자 140
부타디엔 101
부틸히드록시아니솔 308
북극진동 227
분사제 183
분자계통학 132
불량식품 177
불로장생 417
불소(F) 114, 163
불포화지방산 147
불화수소 111
붕산 127
브로콜리 195

브롬화메틸 127
블루라이트 296, 409
비강 생리식염수 세척 318
비강 호흡 282
비강건조증 318
비만 341
비만 체질 50
비물질적 공해 242
비소 105
비수 50
비스페놀 A 122
비염 317
비정형 항우울제 201
비출혈 318
비타민 154
비타민 P 170
비피더스균 359
빙과류 193

(ㅅ)
사기(邪氣) 59
사린 128
사막화 228
사상체질 49
사염화탄소 101
사이아노코발라민 157
사이안화나트륨 111
사이안화수소 114
사이안화칼륨 111
사이안화칼슘 111
사이클론 228
사이토카인 63
사카린나트륨 181
사탕 303
사행성 오락 305
사회 재적응 평정 척도 325
사회면역계 64
산도조절제 183

산불 231
산소 117
산소중독 118
산업화 241
산화방지제 183
산화에틸렌 114
살구나무 139
살균제 127, 183
살리실산염 200
살모넬라증 137
살서제 127
살충제 127
삼 139
삼환계 항우울제 201
상업주의 253
상재 균총 355
새집증후군 99
새차증후군 99
색소성건피증 33
생강 170
생리적 방어벽 61
생물학적 리듬 394
생물학적 시계 395
생체리듬 394
생체시계 395
샤프란 139
석류나무 139
석면 129
석산 139
선천면역계 61
선천성면역결핍증후군 68
설맹 221
섬유소 165
섬유질 165
성관계 291
성교 292
성생활 291
성장호르몬 376

세계보건기구 18
세계자연기금 120, 125
세균 136
세로토닌 390
세로토닌 재흡수억제제 202
세포 유전질환 29
세포성 면역 62
섹스 291
섹스 중독 294
셀레늄(Se) 106, 161, 163
소당류 146
소마토스타틴 392
소양인 49
소음 92
소음인 50
소인 24
소철 139
손목터널증후군 281
솔라닌 194
셰그렌 증후군 67
수국 139
수두 134
수면 286
수면진정제 201
수분 163
수분 중독 164
수산화칼륨 111
수선화 139
수은 106
수지상세포 62
수직감염 261
수질오염 241
수척 체질 50
수크랄로스 181
술 297
쉬겔라 137
스미스-마제니스 증후군 31
스콸렌 175

병! 도대체 왜 생길까?

스트레스 324

스트렙토코쿠스 뮤탄스 314,
369

스티렌 101

습담(濕痰) 337

습도 81

시교차상핵 397

시너 203

시아니딘 170

시차증후군 245

시클로덱스트린 184

식담(食痰) 337

식물 138

식습관 284

식이섬유 165

식이섬유소 165

식이성 섬유 165

식적 340

식품성 항원 66

식품오염 241

식품첨가물 181

신경면역계 63

신경섬유종 1형 33

신경성 식욕부진증 39

신경전달물질 387

신경펩타이드 Y 392

신념 333

실리코알루민산나트륨 182

심인성 질환 328

심장 글리코사이드 200

십병구담 336

쓰나미 231

(ㅇ)

아가리틴 194

아드레날린 377, 389

아라키돈산 151

아메바성 이질 137

아몬드 194

아미그달린 194

아밀로이드증 352

아산화질소 183, 223

아세설팜칼륨 181

아세트산 113

아세트알데하이드 101

아세트아미노펜 200

아세틸콜린 388

아스코르브산 158

아스파탐 181

아스페르길루스증 141

아스피린 200

아연(Zn) 161

아유르베다 47, 317

아주까리 138

아질산나트륨 182

아크릴로나이트릴 101

아크릴산 112

아크릴아마이드 129

아트라진 127

아편 202

아피제닌 170

아황산염 186

안구건조증 319

안드로겐 377

안식향산 183

안정제 184

안젤만 증후군 31

안토시아닌 168

안토크산틴 168

안티몬 107

알도스테론 376

알레르겐 65

알레르기 65, 215

알레르기 자반증 67

알루미늄 107

알리신 172

알츠하이머병 40, 352

알코올 297

알코올 의존증 40

알코올 중독 40

알파 시누클레인 352

암 41, 67

암모니아 114

암페타민 202

암흑물질 413

암흑에너지 413

압력 81

애기똥풀 139

애디슨병 378

애무 292

앵무새병 136

야뇨증 37

야바 203

야식 284

야콥 증후군 32

약제성 항원 67

양귀비 139

양극성 장애 38

양배추 195

양생 7, 417

어루러기 141

어혈 338

에드워즈 증후군 30

에리트로포이에틴 377

에볼라 출혈열 135

에스트로겐 377

에코데믹 243

에탄올 101

에틸니트릴산 182

에틸렌글리콜 102

에틸렌글리콜지방산에스테르
308

에피네프린 389

엑스터시 203

엔도르핀 392
엔케팔린 392
엘니뇨 227, 228
엘라그산 171
여과보조제 184
여드름 347
여행 278
연성하감 137
연초 140
열경련 78
열담(熱痰) 337
열대 220
열대성저기압 228
열대야 216, 225
열량소 146
열발진 78
열사병 78
열성 비만 체질 52
열성 수척 체질 52
열성 체질 50
열성유전 33
열탈진 78
염산 112
염색체 28
염색체질환 29
염소(Cl) 115, 160
염장 190
염증반응 61
엽산 157, 259
영양 불균형 146
영양결핍 146
영양과잉 146
영양실조 146, 354
오두 140
오렉신 393
오르포페닐페놀 308
오메가3 148
오메가 기름 148

오븐 188
오스트랄로이드 74
오욕칠정 330
오이 139
오일풀링 317
오존 115
오존층 파괴 243
옥살산염 195
옥시벤젠 308
옥시토신 376
온대 221
온도 78
온열질환 215
올리고당 146
옻나무 140
외모 지상주의 250
외분비 374
외측상과염 280
요오드(I) 161
우루시올 194
우성유전 32
우울증 38
운석 232
울담(鬱痰) 337
울프-허쉬호른 증후군 31
원내 감염 210
원생생물 137
원숭이두창 134
원핵생물 136
원형탈모 67
웰치균 359
윌리엄스 증후군 30
윌슨병 33
유기용제 99
유당불내증 353
유동파라핀 185
유방암 42
유산균 359, 369

유성생식 72, 291
유스트레스 324
유음(留飮) 338
유익균 356
유전 28
유전자 28
유해균 356
유해산소 347
유해화학물질 98
유행성 각결막염 216
유행성 이하선염 134
유행성 출혈열 217
유화제 185
은방울꽃 140
은행 194
은행나무 140
음란물 294
음부포진 134
이뇨 조절 호르몬 376
이당류 146
이롱증 35
이산화질소 115
이산화탄소 115
이산화황 116
이상기후 223
이상지질혈증 353
이소티오시아네이트 172
이소프로필메틸페놀 308
이코노미클래스 증후군 245
이타이이타이병 108
이형제 185
인(P) 160
인간게놈프로젝트 28
인공면역 62
인돌-3-카비놀 172
인산염 186
인슐린 377
인슐린 저항성 379

병! 도대체 왜 생길까?

인종 73
인화알루미늄 127
일간 주기 395
일본뇌염 134, 216
일산화질소 116
일산화탄소 116
일음(溢飮) 338
일주기 395
일체유심조 416
임질 137

(ㅈ)
자가면역성 용혈성 빈혈 67
자가면역질환 67
자궁경부암 134
자기장 86
자당 146
자세 279
자연면역 61
자연분만 70, 356
자외선 91
자이트게버 402
자일렌 102
자일리톨 181
자폐증 36
장내세균 356
장-뇌 축 364
장누수증후군 367
장력 83
장일 주기 395
장티푸스 137
저산소증 118
저체온증 79
적외선 90
전기 85
전기장 86
전리방사선 91
전립선암 43

전분 146
전신경화증 67
전자기장 86
전자기파 86
전자레인지 189
전자파 86
점막수축제 200
접촉성 항원 66
젓갈 190
정기(正氣) 59, 418
정신면역계 63
정자기장 87
젖당 146
제니스테인 170
제아크산틴 172
제왕절개 70, 209, 356, 364
제초제 127
젤리 304
조건부 생명체 133
조리흄 283
조습(燥濕) 81
조울증 38
조절소 146
조현병 39
종두법 62
종양 유전자 41
종양억제유전자 41
주담(酒痰) 337
주목 140
주요우울장애 38
주의력결핍/과잉행동 장애 37
죽염 196
중간균 356
중력 83
중성지방 353
중증 근무력증 67
중증급성호흡기증후군 135
중증열성혈소판감소증후군

217, 221
중추성 요붕증 378
중추신경계 386
지구온난화 223
지구자기장 87
지방 147
지성 피부 310
지음(支飮) 338
지진 231
지질 147
직업병 268
진균 141
진동 84
진저롤 170
질병 23
질산 112
질산나트륨 182
질산칼륨 182
집단주의 252
집착적 태도 264
쯔쯔가무시병 136
쯔쯔가무시증 217, 221

(ㅊ)
차(茶) 302
차별 252
차아염소산나트륨 184
착색료 185
찰과상 85
천남성 140
천연두 134
천연마약 202
천연향료 123
천오두 140
천인상응 212
철(Fe) 161
철쭉 140
청경채 195

청산 글리코사이드 194
체내시계 395
체르노빌 원전 사고 245
체액성 면역 62
체질 48
초산 113
초오 140
초음파 93
초일 주기 395
초콜릿 303
추출 용제 186
충치 314
취약성 X 증후군 34
치명적 가족성 불면증 135
치아우식증 314
치은염 314
치주염 315
침실 환경 289

(ㅋ)
카드뮴 107
카로티노이드 168
카르밤산 127
카바릴 129
카와웰 302
카카오 303
카페스톨 302
카페인 173, 300
칸디다증 141, 293
칼륨(K) 160
칼슘 통로 차단제 201
칼슘(Ca) 160
칼시토닌 376
캄필로박터 137, 193
캐러멜 303
캐러멜 색소 185
캐슈너트 194
캠퍼롤 170

커큐민 171
커피 300
컴퓨터 단층 촬영 207
케르세틴 170
케타민 202
코르티솔 376
코발트(Co) 108, 161
코엔자임Q10 173
코치닐 색소 185
코카소이드 74
코카인 202
코코아 303
코큐텐 173
코피 318
콕시디오이데스진균증 141
콘 증후군 378
콜레라 137
콜레시스토키닌 391
콜리플라워 195
콩 194
콰시오커 152
쾌적 습도 81
쿠루병 136
쿠마린 171
쿠싱병 378
크레졸 102
크레틴병 222, 378
크로이츠펠트-야콥병 135
크론병 67
크롬(Cr) 108, 161
클라미디아 136
클라인펠터 증후군 31
클로로부탄올 201
클로로세사몬 317
클로로젠산 168
클로로페녹시 127
클로로폼 102
클로로필 168, 172

(ㅌ)
타르 색소 185
타이레놀 200
탄수화물 146
탄저병 137
탈접지 239
탈륨 130
탈수 164
탈모 217, 310
탈크 184
태교 259
태양인 49
태음인 49
태풍 228
탤크 184
터너 증후군 32
털곰팡이증 141
테니스 엘보 280
테스토스테론 377
테이-삭스병 34, 353
토란 140
토마토 138, 194
토양오염 241
톡소포자충증 261
톨루엔 102
통조림 191
통증 질환 218
트랜스지방산 148
트리클로로에틸렌 103
트리코모나스질염 137
트리클로산 308
특발성 412
티아민 155

(ㅍ)
파두 138
파라벤 123, 308
파라셀수스 130

파라옥시안식향산에스테르류
  308
파라퀴트 127
파라토르몬 376
파브리병 34
파상풍 85
파이엘 판 60
파타우 증후군 30
판토텐산 156
판피어 291
팥 194
팥꽃나무 140
패혈증 137
페놀 103, 308
페닐케톤뇨증 33, 353
페티딘 203
펜사이클리딘 202
펜타클로로페놀 127
펠라그라 256
편도절제술 209
편모충증 137
포도당 146
포도상구균 359
포르노 중독 294
포스젠 116
포스핀 117, 127
포식작용 61
포화지방산 147
폭설 227
폭식 284
폭염 215, 224
폴리소르베이트 185
폴리염화바이페닐 123
폴리옥시에틸노닐페닐에테르
  308
폴리옥시에틸렌글리콜 308
폴리옥시에틸렌알킬페닐에테르
  308

폴리헥사메틸렌구아니딘 130
폼산 110
폼알데하이드 103
표백제 186
표피포도상구균 309, 368
풍담(風痰) 337
풍진 134
풍치 314
풍토병 219
퓨란 192
프라더-윌리 증후군 31
프라이온 133, 135
프랭클 332
프레온가스 223, 243
프로게스테론 377
프로락틴 376
프로폭시펜 203
프로필렌글리콜 201, 308
프타퀼로사이드 194
프탈레이트 123
프탈산에스테르류 308
플라스틱 125
플라스틱 오염 241
플라크 315
피레트로이드 127
피로 276
피리독신 156
피마자 138
피부사상균증 216
피지 346
피토베조르 167
피토케미컬 167
피하지방 341
필로폰 203
필수 지방 341
필수아미노산 151
필수지방산 148

(ㅎ)
하시모토 갑상샘염 67
하시모토병 378
하이포크레틴 393
한담(寒痰) 337
한대 221
한랭질환 51, 219, 221, 227,
  233
한성 비만 체질 53
한성 수척 체질 54
한성 유전질환 35
한성 체질 50
한열(寒熱) 50, 78
한열비수론 50
한진 216
한파 219
한포진 216
할미꽃 140
함수탄소 146
합성마약 203
항결핵제 201
항경련제 201
항말라리아제 201
항문질환 218
항상성 18
항생제 201
항이뇨호르몬 376
항정신병약 201
항편두통제 201
항히스타민제 200
해시시 203
해일 231
행위중독 296, 306
향미증진제 186
향정신성 물질 203
허리케인 228
허브차 196
허용적 태도 263

헌팅턴무도병 33

헛개나무 141

헤로인 202

헤스페리딘 170

헤테로사이클릭아민 188

헥사클로로벤젠 127

헥산 186

헬리코박터 파일로리 137, 255,
    257

현음(懸飮) 338

현호색 141

혈(血) 50

혈관 활성 장내 폴리펩타이드
    393

혈관염 67

혈당강하제 200

협죽도 141

호르몬 374

호르몬 저항성 379

호모 루덴스 305

호모 비아토르 278

호모 사피엔스 73

호모 에렉투스 187, 237, 252

호모 하빌리스 73, 246

호박 139

호중구 62

호흡 282

홍수 226, 227

홍역 134

화산 폭발 232

화상 78

화식 187

화학물질 98

환경파괴 242

환경호르몬 120

활동량 부족 277

활석 184

활성산소 347

황(S) 160

황사 231

황산 113

황산 디메틸 103

황색포도상구균 368

황제내경 59, 417, 419

황진 228

황체형성호르몬 376

황화수소 117

획득면역 61

후를러-샤이에 증후군 34

후비루 318

후성유전체 46

후성유전학 45

후천면역계 62

후천성면역결핍증후군 68,
    134

후쿠시마 원전 사고 245

훈증제 127

휘발유 103

흑사병 137

흑색 백선 141

흡입성 항원 66

흡인성 폐렴 315

흡입제 203

히스타민 389

히스톤 46

히스패닉 75

병! 도대체 왜 생길까?